临床中药学备要

编著 常章富

协编（按姓氏笔画排序）

毛敏 庄洁 李蔓荻 张敬生
武慧超 周驰 项妤 高琰
常秋红 谢俊大

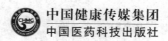

中国健康传媒集团

中国医药科技出版社

内 容 提 要

　　本书是常章富教授多年从事中医药教学、医疗及研究工作的经验总结，凝聚了作者数十年的心血。本书总论部分详述了中药学的基础知识；各论部分论述了578味常用中药的来源、药性、性能特点、功效应用、用法用量及使用注意，具有极高的学术价值。本书内容丰富，特点鲜明，文句简畅，提纲挈领，实用性强，是难得一见的学习临床中药的参考书，适用于广大临床医务人员、医学生及传统医学爱好者参阅，具有很高的使用价值。

图书在版编目（CIP）数据

临床中药学备要 / 常章富编著 . —北京：中国医药科技出版社，2018.9
ISBN 978-7-5214-0446-3

Ⅰ . ①临… Ⅱ . ①常… Ⅲ . ①中药学 Ⅳ . ① R28

中国版本图书馆 CIP 数据核字（2018）第 213541 号

美术编辑　陈君杞
版式设计　南博文化

出版　**中国健康传媒集团** | 中国医药科技出版社
地址　北京市海淀区文慧园北路甲 22 号
邮编　100082
电话　发行：010-62227427　邮购：010-62236938
网址　www.cmstp.com
规格　710×1000mm $^1/_{16}$
印张　32 $^1/_2$
字数　620 千字
版次　2018 年 9 月第 1 版
印次　2018 年 9 月第 1 次印刷
印刷　三河市双峰印刷装订有限公司
经销　全国各地新华书店
书号　ISBN 978-7-5214-0446-3
定价　**79.00 元**

序

　　临床中药学是中药学的一个分支学科，它源远流长，历史悠久，博大精深。因其内容丰富，卷帙繁长，给参阅带来诸多不便，不利于普及与推广，故撰写内容完备精要、便于参阅的临床中药学著作十分必要。然而，要想构思与撰写一部理论结合实践、论述严谨完备、用辞完备精要、参阅应用方便的临床中药学难度确实很大，更何况临床中药学是一个医药兼容、发展较快的学科。古往今来，有许多本草学家为此进行了不懈的探索，为普及与发展临床中药学做出了贡献，汪昂的《本草备要》就是典范之一。在此启发下，我即以拙作《常章富临床中药学讲稿》为基础，并参照《大观本草》《重修政和本草》《本草纲目》《中华本草》《颜正华中药学讲稿》《高等中医药院校教学参考丛书·中药学（第2版）》《现代中药学大辞典》《中华人民共和国药典·一部（2015年版）》，以及历代医药方书等，经过3年多的补充修改，逐字推敲，遂成此稿，并冠名曰《临床中药学备要》。

　　中医学认为，药物之所以能扶正祛邪，消除疾病，强身健体，是因其各具独有的性能特点，也可称为偏性。这种特有的偏性是每味中药的效用核心，是指导临床合理用药的重要理论基础，切不可轻视，理当深入研究、提高完善！针对目前研习中药唯知死记其功能而忽略其性能特点的倾向，本书在论述各药的性效应用时，首论其性能特点，并以此为纲详述其功效主治、配伍应用、使用注意等。每一味中药都具有独特的性能特点、功效主治、配伍应用及使用注意，环环相扣，互为印证，缺一不可。性能特点是论述其在性（气）、味、升降浮沉、归经、有毒无毒等方面所显现的特点；功效主治是论述其在临床治疗中所显现的效用与适应范围；配伍应用是依据性能特点与功效主治论述其在临床的具体应用；使用注意是依据其性能特点、功效主治论述其在应用时的注意事项。相互之间，既有各自的独特性，又有密切的内在联系。药物的性能特点统领并高度概括其功效主治、配伍应用与使用注意，而功效主治、配伍应用与使用注意又是其性能特点在防治疾病时的具体展现；药物的性能特点与功效主治是指导其配伍应用与使用注意的基本依据，而配伍应用与使用注意又是其性能特点与功效主治在防治疾病时的具体运用。在研用中药时，首先要弄清其性能特点，然后再以此为主线，理解记忆其功效主治，领悟掌握其配伍应用与使用注意等，以达谙熟活用之目的。

　　本书汲取了古今本草名家，特别是恩师颜正华教授等讲解《临床中

1

药学》的学术思想与经验，凝聚了我数十年的心血，体现了我研习、讲授《临床中药学》的思路、心得、体会，以及先贤的用药经验。本书内容丰富，理验兼备，文句简练，科学实用。希冀它的刊行能对从事中医临床工作的中医师和中药师、从事中医药教学的教师，以及中医药院校各类学生和喜爱中医中药的广大读者有所裨益，能为岐黄事业的兴旺发达添砖加瓦！

在即将付梓之际，谨向指导我研习教授临床中药学与临证悬壶的恩师颜正华教授，向引领我进入研习中药之门的启蒙老师庞俊忠教授等，向鼎力支持本书编刊的中国医药科技出版社的吴少祯社长、裴颢编审等，以及协助我编写的诸位同道和同学致以诚挚的谢意！向数十年来不顾病痛、辛勤持家、鼎力支持我研习中医药及编撰书稿的三位已故亲人致以崇高的敬意与沉痛的哀悼！

研学无止境，精业无歇停。撰写书稿虽已呕心沥血，但由于水平与能力所限，挂一漏万者难免，恳望同道及读者斧正为盼。

常章富

2018年8月

编写说明

本书分总论、各论及附编三部分，文末附有索引。

1.**总论** 共9章。

（1）厘清概念：简述中药的古今概念与种数、中药学及临床中药学的概念与内涵。

（2）起源与沿革：简释中药起源，回顾中药学发展史，简述历代重要本草著作及其他成就。

（3）产地与采集：论述产地对药材质量与疗效的影响、道地药材的含义及意义，采集对药材质量与疗效的影响、各类药材的采集时间等。

（4）炮制：简论中药炮制的目的与主要炮制方法，以及炮制对药物品质和性能的影响。

（5）性能：详论中药的四气、五味、升降浮沉、归经、有毒与无毒的概念、源流、产生或依据、效用、表述、对临床的指导意义。

（6）功效与主治病证：首论其概念、认定、表述及分类，继论初级功效与高级功效、功效与主治病证，以及性能特点与功效、主治病证之间的相互关系。

（7）配伍：详论中药配伍的概念、配伍七情的内涵，简论中西药联用的利弊。

（8）用药禁忌：论述四大用药禁忌的含义、源流及内涵。

（9）用药剂量及用法：论述剂量的概念、古今计算单位、确定依据及量效关系；简述用法的概念、给药途径、应用剂型，详述汤剂的煎煮方法、服药方法。

2.**各论** 共21章，论述常用中药578味（含附药71味）。每章设章前概述，部分分节或类。

（1）章前概述：一般按含义、药性特点、功效与主治病证、分类及各类的特点、使用注意等次第展开。未分节的章，若能分类者即分之，并列各类特点项。已分节的章，只在分类及各类的特点项论述各节药物的药性特点、功效及主治病证。

在大部分章的章前概述含义项之后，又依据各章的特点，简论该章主治病证的病因病机、证候、治则等。部分设功效术语简释，简释与本章主要功效相关或易混淆功效术语的内涵。

（2）各药的论述：一般按首载本草、来源、性味归经、别名、性能特点、功效、主治病证、配伍应用、用法用量、使用注意、附药或附注等次第论述。其中：①首载本草：即该药的始载本草，个别为医书或中医药期刊，原用名与现名不同者列后。②来源：源于植物、动物者明言其源于何科及药用部位，矿物者只明言其源于何类矿物，由人加工者则明言其源于何种半加工品。③别名：依据规范药名之原则，在来源之后选列常用别名。④药性：即指性味归经等。择善撷取多版高校教材、教参或药典等的观点，次第列述该药的味、性、有毒无毒、归经等。个别性味归经与其功效应用不符者，特据古今文献进行尝试性的补正。⑤性能特点：主药列性味归经之后，采用图示加文字说明法论述。附药只用简语表述。⑥功效、主治病证、配伍应用：主药按功效与对应的主治病证分段论述，每段首述功效，继则另行条述与之对应的主治病证与配伍应用；所列配伍药大多有临床治验依据，一般不超过5味。附药一般只述功效与主治病证。⑦用法用量：按先内服后外用次第列述。剂量，多指成人的一日用量。用法含不同炮制品的使用方法。⑧使用注意：论述该药的负效应，明示应注意或避忌的事项。⑨附注：在部分药之后还设附注，补述正文未尽而又必须说明的相关问题。

关于各章药物的排序，系根据笔者数十年的讲授经验或习惯，以中医治疗学和辨证学为纲，按药性或性能特点之同异次第排列，以利归纳记忆与鉴别应用。

3.附编　共有二篇：一为认证选药，即从临床用药角度总结适宜各主治病证选用的常用药；二为性状与性能，即从药物性状角度总结其对性能的影响。

4.索引　将各药（包括附药）的正名、别名、首载本草的原用名按笔画顺序排列，以备检阅。

常章富

2018年8月

CONTENTS 目录

临床中药学备要

临床
中药学
备要

4

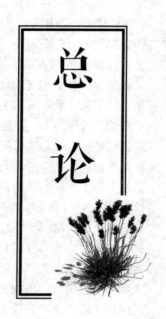

总论

我国是闻名世界的四大文明古国之一，有着灿烂的古代文化，中医药学就是这灿烂古文化的重要部分，是今之世人公认的国粹。

中医药学，从世界范围说，属传统医药范畴。传统医药在世界各国、各地区、各民族皆有。我国是一个多民族的国家，传统医药种类繁多，当前经系统整理的大约有35种。

在世界各国各地区的传统医药中，多数仅为经验性的，没有理论或理论不系统，且少有文字记述，均不及我国的传统医药完善、系统。在我国的传统医药中，保存最完善、最系统的就是中医药学，其次有藏医药学、蒙医药学、维医药学、傣医药学、苗医药学、壮医药学等。中医药学是中华民族防治疾病、强身健体的智慧结晶与经验总结，几千年来，我国人民对中医药学的不断研究、应用、发展，使其系统更加完善，生机勃勃！它是中华民族卫生保健的主要武器，为中华民族的繁衍昌盛立下了不朽的功勋，为促进世界医药学的发展做出了应有的贡献。

临床中药学是中医药学核心内容之一。它不但源远流长，历史悠久，而且内容丰富，博大精深，它是中华文化乃至世界文化的重要组成部分。今天，我们中华民族的子孙应努力发扬刻苦钻研的精神，学习继承发掘这份遗产，使其更加完善光大。尤其是在今天，当化学品给人类带来伤害日益严重的时刻，在世界化学制药进入步履艰难之时，药物学家转而研究天然药物，从中寻找既能防治疾病、又不损伤人体的新药，这就更显得继承与发展临床中药学的意义重大了。

临床中药学是中医药学四大基础课程之一，是从事中医药工作的必修课，无论是中医学学科的各专业，还是中药学学科的各专业均离不开临床中药学。

中医治疗疾病的最重要武器之一就是中药，倘若学不好临床中药学，不熟悉药性理论与各单味药的药性特点、功效、主治病证、配伍应用及使用宜忌等，那就不能成为善于合理用药的高明医生，为患者解除痛苦也就成了一句空话。

临床中药学又是中药学学科的核心，是基础的基础，中药的各项应用与研究工作，无不是以此为依据而展开的。倘若学不好临床中药学，那就不能成为合格的中药工作者，合理应用中药、深入研究中药、不断发展中药也就失去了根基，变成了无本之木。

第一章 厘清概念

一、中药

中药一词，始见于明李时珍《本草纲目·卷十八》山豆根条，原为山豆根别名，而不是今人所指的按中医药理论应用的药物的总称。

中药，指中医临床按中医药理论所用的药物。此为近代的说法，是西方（欧美）药物传入中国后，为了与来自西方各工业国的化学合成药物相区别，国人才给中医使用的传统药物起了这个名称。中药的名称古今有别。

（一）古名称

古将中药称为"药"或"本草"。

1. **药** 何谓药？东汉文字学家许慎作了较为贴切的解释。其在《说文解字·草部下》训释云："藥，治病艸（草）。从艸，樂声。"意思是说：药，就是治病的草（植物）。

今考，此称谓源于商代或更早，后世中医药文献中经常引用。大约到了西汉，又出现了中药的另一个古称谓，即"本草"。

2. **本草** 何谓本草？五代药物学家韩保昇作了较准确的解释。其在《蜀本草》中云："药有玉、石、草、木、虫兽，而直云本草者，为诸药中草类最多也"。此说是对本草含义的最好解释。

也就是说，古代中药大多数来源于天然物品，而极少人工合成。即使是人工合成的，也是经过简单加工的基本不改变理化属性的半加工品。这些天然物品包括植物、动物、矿物等，其中以植物（即本草）最多，故称之为本草。

今考，由汉以降，在中医药文献中使用本草称谓者也十分普遍，特别是中药专著更是如此。在古代，本草就是药，药就是本草，二者并用、通用。

（二）今名称

今称中药。即指当代国人（或世界各国人民）对中医传统使用药物的习称。中药之称之所以出现，是为了与西方欧美等国所用的药物相区别而言的。其既然是传统药物，当不只我国一家所独有，世界上很多国家均有传统药物，而且许多品种是相通的。为什么在我国此类传统药物就叫中药，而在别国就不叫中药？其含义是什么？至今仍有争议。于是，就出现了从不同角度给出的定义：

1. **强调产地或应用范围** 这类说法比较粗犷，不严密。似有道理，但经不起推敲。

（1）生长在中国的药物，故叫做中药。此说强调了产地，但却是片面的。古往今来所使用的中药中有不少是进口的，如乳香、没药、儿茶、血竭等。

（2）中国人用的药物，故叫中药。此说强调了应用范围，但却是片面的。许多药物不但中国人用，日本、朝鲜、东南亚乃至欧美等地的人也在使用。

2. 强调我国各民族认识与应用的药物 中药，是我国各民族在预防、治疗、诊断疾病的实践中发现、应用、历代不断予以补充的天然药物及基本不改变其理化属性的简单加工品。

此说将我国各民族在防治与诊断疾病的实践中，认识与应用的药物统统归于中药，有将传统药与中药相混淆之嫌，值得商榷。我国的民族药虽与中药休戚相关，但不能等同。它们各自均有独立的理论体系与应用方法，分别称为藏药、蒙药、维药、傣药、苗药等。这些民族药合在一起，再加中药，即可称我国的传统药。

3. 强调中医所用药物及其来源 中药，指中医治病时所用的药物，其来源以植物为主，动物与矿石为次，古又称本草（见《辞海》梁实秋主编）。

此说强调了中医治病时所用的药物，但尚欠严密。如今临床，西医、中西医结合医均常使用中药，而此说难以解释。

4. 强调应用以中医药理论为基础 此类说法比较科学，较准确地界定了中药的内涵，触及了中药的本质，但有待于规范统一。

（1）中药，是以中医学理论为基础，有着独特的理论体系和应用形式，充分反映了我国自然资源及历史、文化等方面的若干特点的天然药物及其加工品。此说除强调了中药是以中医学理论为基础，具有独特的理论体系和应用形式外，又指出它充分反映了我国自然资源及历史、文化等方面的若干特点，虽较准确地概括了中药的内涵，但却给人以文字冗长、松散漫远之感。

（2）中药，是指在中医理论指导下，用于预防、治疗、诊断疾病，并具有康复与保健作用的药物。此说强调了药物的应用是以中医理论为指导，触及了中药的本质，但防治疾病与康复保健似有重叠之处。

（3）中药，是指以中医药基础理论作为指导思想，并以此决定其应用的部分天然药物及其加工品。此说强调了药物的应用以中医药理论为指导，并界定这些物质是来源于天然物品及其加工品。

（4）中药，是指在中医药理论指导下认识和使用的药物。此说虽强调了药物的认识与应用是以中医药理论为指导，但对于药物的来源及其加工方法均未提及。

（5）中药，是指以中医药理论为指导，按照中医独特的传统炮制方法进行加工的，用于预防、治疗、诊断疾病的天然药物及其少数加工品。此说强调了以中医药理论为指导、中医独特的传统炮制加工方法及来源。

（6）在中医药理论指导下，用于防治疾病的药物，便称中药。此说将凡以中医药理论为指导用于防治疾病的药物界定为中药，言简意赅，客观准确，受到青睐。然，其应用范围少了"诊断"疾病一项，又当补之。

由此可知：所谓中药，即指在中医药理论指导下，用于防治、诊断疾病的药物。

（三）别名商榷

近年，有许多人常将中药称之为"中草药"，在"中药"中加了一个"草"字，这种说法虽强调了中药大多源于草木，但欠妥当，大可不必。因为中药既然包括了植物、动物、矿物及半加工品，那就已有"草"之义了，加一"草"字岂不是画蛇添足？

有人说，这种提法包括了民间医生（草医）用的草药，而草药与中药不同，这种说法也欠考虑。岂不知，草药本属中药或各民族药的范畴，是中药或各民族药的原生态时期的产物。譬如中药，今考古之本草方书，在某药被先祖用于防治诊断疾病的初期，大多是对症对病或对体质投用，如常山截疟等。而后经过漫长的临床应用和体悟，才将其冠于性味、归经、功效、主治及使用宜忌等，这些都是在中医药理论指导下进行的。由此可知，所谓的草药，就是指中药在临床应用的初级（或原始）阶段！

（四）实体表现

从哲学角度说，我们习称的中药是一个抽象概念，它的客观实体表现为药材中药、饮片中药、成药中药。这是因为，中药源于天然的植物、动物、矿物，从这些物品的天然状态到我们服用的药品，须经历产地采集加工、精细炮制加工、制成既定剂型三个阶段。在这三个阶段制成的物品，又分别被称为药材中药、饮片中药、成药中药。

所谓药材中药，又称中药材，简称药材或生药。是指以中医药理论为指导，取自植物、动物、矿物等未经精细加工炮制的天然药物。

所谓饮片中药，又称中药饮片，简称饮片。是指在中医药理论指导下，药材经过加工炮制处理后的制成品，可以直接供给调剂配方、煎制汤剂或制剂原料。

所谓成药中药，简称中成药。是指在中医药理论指导下，以合格的中药饮片或药材为主要原料，遵循方剂的组方原则配伍，按照一定的制备工艺生产，用于治疗、预防或诊断疾病的中药制品。

三类中药之间既是关联的，又是独立的。首先，前者是后者的基础，后者是前者的进一步加工，没有前者就没有后者，相互间紧密相连；其次，每一次的加工虽都是以中医药理论为指导，但却升华提高或改变了其原有的性能特点和临床疗效，故后者又不等同于前者，不能将其混为一谈。

目前，许多中医药著作，特别是《临床中药学》所称的中药，即指中药材与饮片，而中成药则仍用原称。中医临床处方与中药调剂所说的中药，绝大多数是指中药饮片与中成药，极少指中药材。

（五）品种量数

在我国现用的单味药物（包括民间）包括植物、动物、矿物、半加工品，到底有多少种，古代有多少？今有多少？

据统计，古代大约为3000余种（这里所说的"种"，与今之"种"有别，其一种中可以包括数味），其计算方法为：

《本草纲目》收载数＋《本草纲目拾遗》增补数＋民间流传或他书收载数。可用数学算式表示为：1892种＋716种＋300余种（估）≈3000余种。

当代大约为12000余种（这里的"种"是指动植物与矿物的"种"）。据科学出版社1994年出版的《中国中药资源志要》（中国药材总公司编）一书所载为：12694种。此为20世纪末全国（大陆地区）中药资源大普查之后的结果。

当代本草代表作《中华本草》收药近万种，正文收载8980种，备考药物571种，合之为9551种。

二、中药学

（一）概念

1. 古代名 俗称本草，即本草学，指研究本草认、采、制、用、理、种（驯）等的学科。

2. 当代名 中药学，即指专门研究中药药性理论，各种中药及中成药的来源、采制、生产、化学成分、药理、性味归经、功效、主治病证、用量用法、使用注意、质量控制，以及药用植物的栽培、药用动物的驯养等的学科。

（二）内容

1. 古代 产地，认，采，制（炮制、生产），用（性味、归经、功效、主治），理（药性理论），种（栽培、驯养）。

2. 当代 来源（产地、形态、宏观与微观、古今品种变迁），栽培（包括组织培养、驯养等），采收（时间、部位），化学成分（中药化学），药理（实验研究、临床研究），中药药性理论，各药的药性，功效与主治病证，临床配伍应用，用法用量，使用宜忌（注意），质量控制（成分分析），生产（中药炮制、工艺流程等），剂型（中药药剂）等。

三、临床中药学

从今天看来，上述中药学实为广义中药学，或称大中药学。它的内涵十分广泛，包括了许多分支学科，临床中药学只是其中之一。

（一）概念

所谓临床中药学，即中药临床应用学，是研究中药基本理论和各药的药性能特点、功效主治、配伍应用、用量用法及使用宜忌，以及来源、采制对其药效影响等知识的一门学科。

既往习惯将其称为中药学或狭义中药学，随着学科的不断发展今正名为临床中药学。其研究重点是临床如何应用中药和用好中药，中医药理论是其灵魂，中医临床实践是其基础。

（二）内容

临床中药学的内容包括总论与各论两大部分。总论主要论述中药的发展简史、中药药性理论（中药性能）、中药的功效与主治病证、中药的应用，以及炮制、采集及产地等对中药性效的影响。各论主要分类论述各常用中药的来源、性味、归经、功效、主治病证、配伍应用、用量用法、使用注意等。

　　临床中药学内容丰富，特别是各类单味中药的性能功效与配伍应用各有不同，研习起来难度较大，非下苦功夫不可。但也不是绝对没有省时省力之法，系统（按章节）归纳对比式的学习方法，就是又一种行之有效的方法。具体可采用同章节对比、它章节对比、功能相似对比、名称相似对比、同出一物对比等，读者不妨一试。再则，学习中要注意抓重点，各章各节的重点在目的与要求项已经说明，而单味药的重点有不少读者尤其是初学者往往不知，其实单味药的重点就是性能特点与功效，若记住了某药的性能特点和功效，其他内容就容易贯通。此外，在研习时还须注意参考古今相关著作，如《大观本草》《重修政和本草》《本草纲目》《本草备要》《本草从新》《本草求真》《高等中医药院校教学参考丛书·中药学》《中药学题集》等，并联系中医基础理论、中医诊断学、中医临床各科等，以及历代医生的鲜活经验，并在实践和应用中反复领悟，深化记忆，才能谙熟中药的药性理论与各药的性能特点、功效、主治病证、配伍应用、用量用法及使用宜忌等，达到准确、有效、灵活应用之目的。

第二章　起源与沿革

第一节　中药的起源

中药的起源可追溯到原始社会（远古~约公元前2070年）。从古籍的记载和传说来看，中药起源于原始社会人类的生产活动、生活实践和早期的医疗实践。大约在原始社会，人们在生产活动和生活实践的过程中，由于采食植物和狩猎，不可避免地会误食一些"毒物"，引发呕吐、泄泻，甚至昏迷、死亡等毒害反应，从而促使人们不得不主动去辨认这些"毒物"，以免毒害反应的继续发生。同时为了与疾病作斗争，人们又逐步将这些"毒物"加以利用，如当人体发生疾病的时候，便利用这些"毒物"的催吐、导泻等作用进行治疗。通过长期的反复实践，不断总结交流，从而形成了早期的药物疗法。可见中药的起源与食物有着密切的关系，所以自古就有"药食同源"之说。西汉刘安《淮南子·修务训》所云"神农……尝百草之滋味……当此之时，一日而遇七十毒"，就是对我们祖先发现药物过程的生动写照。

据医史学家的研究，原始社会时期人类用以充饥的食物，大多是植物类，故最先发现的也是植物药。随着生产力的发展，农耕、动物驯养、渔猎生产的进步，人们对药物和食物的认识不断提高，随之对植物药和动物药的认识也逐渐深化。原始社会晚期，随着采石、开矿和冶炼业的兴起，人们又相继发现了矿物药等。总之，远古人经过无数次有意识地试验、观察，逐步积累了最初的药物知识。

第二节　中药学的历史沿革

一、夏商周时代（约公元前2070~前221年）

由夏至周，我国由原始社会进入奴隶社会（夏商）和封建社会（周）。随着社会的发展，人类的进步，生产力的提高，人们治病用药的经验逐步增加。随着文字的出现，记录和传播这些知识的方式也由口耳相传发展到了文字记载。

夏代（约公元前2070~前1600年），人们从野果与谷物自然发酵的启示中，逐步掌握了酒的酿造技术，并已开始用谷物酿酒。至殷商时期，酿酒业已十分兴盛。在出土的殷商甲骨文中即有"鬯其酒"之记载。所谓"鬯其酒"，就是酿造芳香的药酒。酒，不仅是可食用的饮料，而且是能治病的药物，被称为"百药之长"。它不但具有"通血脉""行药势"等作用，而且还是制作药酒常用的溶媒。酒与药酒的发明，并用于保健与疾病的治疗，使医药学前进了一步。

夏商两代（约公元前2070~前1046年），陶器的广泛使用，为中药汤剂的发明创造了条件。汤液的发明，为中药汤剂的问世奠定了基础。《战国策·魏策》云：伊尹创汤液。据考，伊尹为商汤之臣，精于烹调，曾著《汤液经》。

商代（公元前1600～前1046年），在金文中已有了"藥"字。东汉许慎《说文解字·草部下》将其训释为"治病艸（草）。从艸，樂声。"指出药即治病之草（植物）。再者，此时的人们已逐步掌握了一些药物的疗效和毒害作用，如《尚书·说命》云："若药弗瞑眩，厥疾弗瘳。"意思是说，用药如达不到令人头晕目眩的效果，病就不能治好。传说此书是由商代名相傅说（音悦）奉商王武丁之命而撰，说明当时的人们不仅掌握了用药治病的知识，而且已认识到药物的毒害作用与疗效之间的关系。

西周时期（公元前1046～前771年），已有专业医师用药治病的文字记载，如《周礼·天官冢宰》云："医师掌医之政令，聚毒药以供医事""疾医掌养万民之疾病""以五味、五谷、五药养其病"。东汉经学家郑玄注云："五药"即"草、木、虫、石、谷"。说明当时的人们不但认识掌握了不少治病的药物，而且还将其分为五类。

《诗经》是我国最早的诗歌总集，其编成于春秋时期，所收载的诗歌大抵为周初至春秋中叶的作品。书中涉及植物、动物、矿物及其他可为药者约300余种，其中不少被后世本草著作所收载。

春秋战国时期（公元前770～公元221年），我们的祖先对药物知识的积累愈加丰富。成书不晚于战国时期（公元前475～公元221年）的《山海经》载药120余种，大多数为动物、植物类药，少数为矿物及其他类药，许多沿用至今。

公元1973年，在长沙马王堆汉墓出土的帛书《五十二病方》是我国现存最早的方书，其抄写年代大约在秦汉之际（公元前3世纪末），所载医方大约源于春秋战国时期。全书共载方300余个，涉及药物290余种（可释药名299种），并详细记载了药物的炮制，处方的制剂、用法、禁忌等。

公元1977年，在安徽阜阳出土了汉简《万物》，虽抄写于西汉初年，而编撰年代却大约在春秋战国时期，现存竹简载药70余种，包括玉石、草木、米谷、菜、果、兽、虫鱼、禽等各类，涉及疾病30余种。说明本草学在春秋战国时期已略具规模，并可能有专著问世。

二、秦汉时期（公元前221～公元220年）

西汉时期，已有药学专著问世。据司马迁《史记·扁鹊仓公列传》载，名医公孙阳庆曾传其弟子淳于意《药论》一书。西汉晚期，"本草"一词已被广为采用，既是药物或药物学之代称，又是药学专著之替名。本草学已成为医生的必修学科，涌现了一批通晓本草的学者。

现存最早的专著《神农本草经》（简称《本经》），在汉代问世。该书并非出于一时一人之手，而是经历了较长时期的补充和完善。其成书年代虽尚有争议，但不会晚于公元2世纪。原书已佚，现存各种版本均系明清以来由学者考订、整理、辑复而成。

其序例赅要地总结了药物的四气五味、有毒无毒、配伍法度、服药方法、剂型选择等，初步奠定了药学理论的基础。各论载药365种，按药物补虚强壮、无毒或有毒、有毒而祛邪治病的不同，分为上、中、下三品。每药之下，依次列述药物的正名、性味、主治功用、生长环境，以及别名、产地等。

《本经》的三品分类法是中药学按功用分类之始，所记各药的功用大多朴实有验。如水银疗疥，麻黄平喘，常山截疟，黄连治痢，牛膝坠胎，海藻消瘿，阿胶止血，人参补虚，乌头止痛，半夏止呕，茵陈退黄等。其中有些还是世界上最早的记载，如用水银治皮肤病，要比阿拉伯和印度早500~800年。

《本经》系统总结了汉以前的药学成就，对后世本草学的发展具有深远的影响，是我国最早的珍贵药学文献。

三、魏晋南北朝时期（公元220～581年）

由于战乱，大量文献被毁，"千不遗一"。虽然如此，但此间留下的本草书目仍有近百种之多。重要的本草著作，除《李当之药录》（约公元220年）、《吴普本草》（约公元239年）及《徐之才药对》外，首推梁代陶弘景的《本草经集注》。该书约完成于公元500年左右，载药730种。

陶氏在是书序例中，首先回顾了本草学的发展概况，接着对《本经》序例条文逐一加以注释、发挥，具有较高的学术价值。同时，针对当时药材伪劣品较多的状况，补充了大量采收、鉴别、炮制、制剂及合药取量等方面的理论和操作原则。并增列了"诸病通用药""解百毒及金石等毒例""服药食忌例"等，丰富了本草学的内容。

在各论部分，陶氏首创按药物自然属性分类法，将所载药物按玉石、草木、虫兽、果、菜、米食及有名未用分为7类。同时，在各类中又承袭《本经》三品分类法，将药物按上、中、下三品次第列述。所载药物半数源于《本经》，半数源于陶氏《名医别录》。为便于区别，采用朱写《本经》文，墨写《别录》文，再以小字作注。对药性，又以朱点、墨点、无点方式，以别其性热、性冷、性平。

本书第一次全面系统地整理、补充了《本经》，反映了魏晋南北朝时期的本草学成就，初步确立了综合性本草著作的编写模式。

此外，本时期还开创了新兴的本草分支学科——炮制学。我国第一部炮制专著《炮炙论》问世，是书大约由南朝刘宋的雷敩所著，叙述药物通过适宜的炮制，可以提高药效，减轻毒性或烈性，收录了300种药物的炮制方法，许多至今仍在沿用。（注：近年有学者通过考证研究，提出雷敩为隋末唐初人，《炮炙论》成于公元623年至624年的辅宋时期，与苏颂的"隋人说"相近，值得重视。）

四、隋唐五代时期（公元581~960年）

隋唐时期，医药学有较大发展，各地使用的药物总数已达千种。然而，由于此前的国家长期分裂、战乱等多种原因，致使药物品种及名称混乱，加之《本草经集注》百年多的传抄，出现不少错误。因此，急需对本草再次进行认真的整理。

唐显庆四年（公元659年），朝廷颁行了由李勣等领衔、苏敬等编纂的《新修本草》，又称《唐本草》。全书共54卷（一说53卷），载药844种（一说850种）。书中除本草正文外，还增加了药物图谱，并附以文字说明，开创了以图文对照法编著综合性本草之先例。

本书的完成，依靠了国家的行政力量和充分的人力物力，并在成书后由朝廷颁行全国，法定为医学生的必修之书，是我国历史上第一部官修药典性本草。

因本书是在普查全国药材基础上撰成，故无论内容和形式都有新的特色，反映了唐代的药学成就，对后世本草学的发展影响极大。

是书很快传到国外，对世界医学特别是日本医学发展也有一定影响。

《新修本草》也是世界上第一部药典性本草著作，比公元1546年问世的欧洲纽伦堡药典（《科德药方书》）早887年。

唐开元二十七年（公元739年），陈藏器编成了《本草拾遗》。作者深入实践，不仅增补了大量民间药，而且辨识品类也极审慎。陈氏在书中提出了著名的"十剂"理论，将药物的功用概括为宣、通、补、泻、轻、重、滑、涩、燥、湿十类。为深化中药功效分类法提供了新思路。

唐代，医药学家对食物药已有专门研究。孙思邈（公元581~682年）受佛、道、儒教的影响，终身隐居不仕，悉心钻研医药，取得巨大成就。因其对本草学的发展贡献巨大，故被后人尊称为"药王"。永徽三年（公元652年），孙氏著《备急千金要方》（简称《千金方》）。该书专列《食治篇》，按果实、蔬菜、谷米、鸟兽（附虫鱼）四类，列述162种食物的性能效用，是我国现存最早的食疗专篇，为饮食疗法的发展奠定了基础。

由孟诜原著、张鼎改编增补而成的《食疗本草》，大约在开元二十七年（公元739年）成书，该书全面总结了唐以前的营养学和食疗经验，是这一时期最有代表性的食疗专著。

唐代已开始使用动物组织、器官及激素制剂。《新修本草》记载了用羊肝治夜盲症和改善视力的经验。《本草拾遗》记录了用人胞（即胎盘）治血气羸瘦与妇人劳损。《千金方》记录了用羊靥（羊的甲状腺）和鹿靥（鹿的甲状腺）治甲状腺病。

酵母制剂在公元前即有记载，到了唐代已普遍用于医药，《千金方》和《药性论》（甄权著，大约成书于公元627年）等都对神曲的性质与功用有了明确的记述。

唐至五代初，对外来药也有专门研究，其成果突出体现在李珣的《海药本草》。该书大约成于公元925年，是这一时期专门记载外来药的药学专著。书中主要介绍了域外及我国岭南地区所产药物，扩充了本草学内容，反映了这一时期对外来药的引进情况及认识水平。

唐武德七年（公元624年），国家设立了药学专校，称为"药园"。园内辟有良田300亩，培植药材850种，以供处方应用及鲜药之需。在每年春天招收16岁至20岁的"药园生"，教学内容是药物的栽培、采制、鉴别，以及认识药物的有毒、无毒等，毕业后成绩好的选拔为教师，称为"药园师"。

唐代和国外往来日趋频繁，药物的对外交流也日益增多。尤其值得提出的是唐代精通药学的扬州僧人鉴真，应日本留学生的邀请，于公元743~753年的10年中，经过6次渡海，终抵日本传授药学知识，对日本药学的发展，做出了巨大贡献。被日本人尊为"药王"，死后立庙纪念，至今还保存有他的生活遗迹。

五代时期，后蜀（公元935~965年）之主孟昶命韩保升等，将《新修本草》增补注释，撰成《重广英公本草》，又称《蜀本草》。是书增补的资料丰富，尤其是对药物图形的解说，更详于前代本草，对本草学的发展起到了一定的作用。

此外，吴越国时，佚名人曾撰《日华子本草》，又称《大明本草》。该书大约在公元970年问世，书中对药性的论述有不少新的见解，是一部实用性较强的地区性临床药书。

五、宋代时期（公元960~1279年）

宋代，由于雕版印刷技术的广泛传播与应用，为本草学术的发展提供了有利条件。宋代朝廷极为重视，并多次组织专家学者进行本草修订工作。开宝六年（公元973年），宋太祖命刘翰、马志等，以《新修本草》为底本进行校修，编成《开宝新详定本草》。宋太祖看后不甚满意，次年（公元974年）又命李昉等再次刊订，编成《开宝重订本草》（简称《开宝本草》）。这是宋朝廷第一次修订本草。

嘉祐二年（公元1057年），宋仁宗又命掌禹锡等校订本草。至嘉祐五年（公元1060年），《嘉祐补注神农本草》（简称《嘉祐本草》）刊行。全书载药1082种（实际统计1083种），是在《开宝本草》基础上补修而成。与此同时，掌禹锡等又上奏朝廷，建议仿唐《新修本草》编写法编撰《图经本草》。嘉祐三年（公元1058年），朝廷采纳了这一建议，诏令全国州路，征集药图和标本，并派苏颂负责编纂，历时三年功成，公元1061年刊行，又称《本草图经》。全书载药1000余种，附药图900多幅，是我国现存最早的版刻图谱。

《嘉祐本草》以《开宝本草》为基础，主在以文拾遗补阙；《图经本草》仿《新修本草》编写法，重在以图订伪求实。二者相合，图文对照，内容互补，堪称姊妹篇，具有极高的文献价值。

然而，《嘉祐本草》与《图经本草》也并非十全十美。首先，二书分别刊行，应用不便；其次，遗漏了许多医师方家的经验和民间单方验方，实属不妥。于是，一些医药学家自己动手修订本草，以拾遗补漏。

元丰五年（公元1082年），四川名医唐慎微，在上述二部本草基础上，又收集补充了大量宋以前各代名医方家对本草的真知灼见、经史传记和佛书道藏中有关药物的论述，以及民间防治疾病的经验和单方，撰成《经史证类备急本草》，简称《证类本草》。全书共30卷，载药1558种（一说1746种等），附方3000余首。该书图文对照，资料繁富；方药并收，药医结合；集宋以前本草之大成，堪称宋代本草代表作。不但具有很高的学术价值和使用价值，而且还有很高的文献价值。

本书在宋代曾几次修订。大观二年（公元1108年）经医官艾晟重修后，被作为官订本草而刊行，遂改名为《经史证类大观本草》，简称《大观本草》。

政和六年（公元1116年），又经医官曹孝忠重新校订，再次改名为《政和新修证类备用本草》，简称《政和本草》。

南宋绍兴二十九年（公元1159年），医官王继先又一次校订《大观本草》，更名为《绍兴校定经史证类备急本草》，简称《绍兴本草》。

淳祐九年（公元1249年，即蒙古定宗四年），平阳（今山西省临汾市）人张存惠对《政和本草》重新校刊，并将寇宗奭的《本草衍义》随文散入作为增订，又更名为《重修政和经史证类备用本草》，简称《重修政和本草》。

政和六年（公元1116年），负责采买辨验药材的寇宗奭，依靠一人之力撰成《本草衍义》（原名《本草广义》）。全书20卷，收药467条计570余种。它补充了《嘉祐本草》和《图经本草》的不足，指出并纠正了前人的许多疏漏和错误。对药物的性味、使用部位、功用效验和应用范围，论述得比较贴切，并有许多增补和发挥。尤其是对药材真伪优劣的鉴别，至今仍有参考价值。

国家设立药局，是北宋的一大创举，也是我国乃至世界药学史上的重大事件。熙宁九年（公元1076年），朝廷在京城汴梁（今河南省开封市）开设由国家经营的"太医局卖药所"，把丸散膏丹等成药归由国家专利出售。崇宁二年（公元1103年）增至五所，并另设"修合药所"（炮制作坊）二处。政和四年（公元1114年）又分别改名为"医药惠民局"和"医药和剂惠民局"。

药局的创立促进了药材检验、成药生产的发展，带动了炮制、制剂技术的提高，并制定了制剂规范，《太平惠民和剂局方》（公元1078年初刊）就是这方面的重要文献。是书简称《和剂局方》，由裴宗元、陈师文等编成，是我国第一部制剂规范，也是世界上现存最早的、由国家药局编撰的、具有药典性质的成方集。

此外，北宋《苏沈良方》（公元1075年）最早记载从人尿中提取性激素制剂"秋石"的制备方法，南宋陈衍《宝庆本草折衷》（公元1248年）记载以"猪胆合为牛黄"，以及宋代用升华法制取龙脑、樟脑，蒸馏法制酒等，均说明这一时期在中药制剂方面取得了巨大成就。

六、金元时期（公元 1115~1368 年）

宋代本草学的长足发展和本草著作的大量刊行，为金元时期本草学的发展奠定了基础。宋代医家儒臣对药物作用机理的探索，拓宽了金元医家的学术思路。这一时期，本草学发展的主潮流，由博采资料、考订基源，转为精炼药效、探讨药理。

金元两代朝廷，对修订本草重视不够。元代朝廷虽派人增修过本草，但已早佚，对本草学的发展几无影响。而出自临床医生之手的私著本草却取得了成就，推动了本草学、特别是药性理论的发展。这些临床医生编著的本草，不求详备，但求实用，具有明显的临床药学特征。如刘完素的《素问药注》《本草论》，张元素的《珍珠囊》（公元1186年前），李东垣的《药类法象》《用药心法》（公元1298年前），王好古的《汤液本草》（公元1298年），朱丹溪的《本草衍义补遗》（约公元1358年）等。

这些本草著作的主要成就概之有二：一是发展了升降浮沉、归经等药性理论，使之系统化，并作为论述各药性效的重要内容；二是深入探求药效原理，以药物形、色、气、味为主干，借助于气化、运气及阴阳五行学说，建立了一整套法象药理模式。这些成就虽然丰富了中药的药性理论，强调用药要注意季节、气候的影响，但其简单、机械的推理方式，又对后世本草学的发展产生了消极影响。

忽思慧编著的《饮膳正要》，成书于至顺元年（公元1330年），是元代著名的食疗专著。书中记载了不少回、蒙等民族的食疗方药和元代宫廷食物的性质，以及有关膳食的烹饪方法，至今仍有较高的参考价值。

七、明代时期（公元1368~1644年）

明代，随着医药学的发展，药学知识和技术的进一步积累，沿用已久的《证类本草》已不能满足时代要求。弘治十六年（公元1503年），刘文泰奉敕修订本草。弘治十八年（公元1505年）编成，书名《本草品汇精要》，简称《品汇精要》。全书共42卷，目录1卷，收药1815种，按玉石、草、木、人、兽、禽、虫鱼、果、米谷、菜十部分列。每药又分名、苗、地、时、收、用、质、色、味、性、气、臭、主、行、助、反、制、治、合治、禁、代、忌、解、赝24项记述。这种将药物分项解说的方法虽是本书的一大特色，但有分项过繁、界限不明之不足。本书所绘药图均为工笔彩绘，共收图1358幅（一说1360幅），其中366幅为新增药图，还有少量制药图，是我国古代收药图最多的一部彩色图谱，堪称古代彩绘本草之精品。

该书是明代惟一的官修药本草，书成之后存于内府而未刊行，直至1936年始由商务印书馆据故宫旧抄本铅印出版，但无药图，故其对以后的本草学发展影响较小。

伟大的医药学家李时珍（公元1518~1593年），以毕生精力对本草学进行了全面的整理总结。历时27年，于万历六年（公元1578年）编成《本草纲目》（简称《纲目》），万历二十一年（公元1593年）刊行。全书52卷，约200万言，收药1892种（新增374种），附图1100多幅，附方11000余首。序例部分对本草史和中药基本理论进行了全面、系统的总结和发挥。各论按药物的自然属性和生态条件分为水、火、土、金石、草、谷、菜、果、木、服器、虫、鳞、介、禽、兽、人16部、60类。各药按正名、释名、集解、正误、修治、气味、主治、发明、附方诸项逐一介绍。是书不但集我国16世纪以前药学成就之大成，而且在植物、动物、矿物、地理、冶金、天文、化学、物候等方面也有突出成就。

本书问世后，不但在国内广为流传，对国外也有很大影响。从17世纪初至本世纪止，先后有多种文字的译本或节译本流传世界各地，对世界医学乃至自然科学做出了举世公认的卓越贡献。

此后，倪朱谟的《本草汇言》（公元1624年）和缪希雍的《本草经疏》（公元1625年）等也为本草学发展做出了贡献。

明代的专题本草著作较多，也取得了较大成就。永乐四年（公元1406年），朱橚的《救荒本草》问世。书中选择可供灾荒时食用之物414种，记述其名称、产地、形态、性味良毒、食用部位及加工烹饪方法等，并精心绘制成图，对农学、植物学及医药学的发展产生了重要影响。

15世纪中期（公元1436~1449年），兰茂通过实地调查，搜求云南地区药物400余种，撰成《滇南本草》，它不仅是明代著名的地方本草，也是我国现存古代内容最丰富的地方本草。

万历四十年（公元1612年），李中立著成《本草原始》，该书着重研究中药药材，被认为是我国古代出色的药材学（或生药学）专著。

天启二年（公元1622年），缪希雍撰成《炮炙大法》，是明代最有影响的炮制专著。

这一时期人工栽培的药物已达200余种，种植技术也有很高的水平，如川芎茎节的无性繁殖，牡丹、芍药的分根繁殖。提取药物成分的记载也较前增多，嘉靖四十四年（公元1565年）陈嘉谟撰成《本草蒙筌》，该书虽为学习中药的启蒙读物，但所载用五倍子制百药煎（没食子酸），却早于欧洲200余年。

约于17世纪问世的《白猿经》，所载用新鲜乌头制取冰晶状"射罔"，实为乌头碱之结晶。比欧洲人在19世纪初叶才从鸦片中提炼出号称世界第一种生物碱的吗啡，还要早100多年。

此外，卢复历时14年，以《本草纲目》和《证类本草》所载资料为主，于万历四十四年（公元1616年）辑成《神农本草经》3卷，为《本经》现存最早的辑复本。

八、清代时期（公元1644~1911年）

清代，研究本草之风盛行。一是承前代治学之法，顺应医药学的发展，继续补充修订本草，如赵学敏的《本草纲目拾遗》（公元1803年）等；二是适应临床，切合实用，撷取《本草纲目》之精粹，编辑成节要性本草，如汪昂的《本草备要》（公元1694年）、吴仪洛的《本草从新》（公元1657年）、黄宫绣的《本草求真》（公元1769年）等；三是考据辑佚，从古代文献中重辑《神农本草经》等，如孙星衍、顾观光等人的辑本；四是对《本经》进行注释发挥，如张璐的《本经逢原》（公元1695年）、邹澍的《本经疏证》（公元1837年）等。在这些著作中具有代表性的有《纲目拾遗》和《本草求真》等。

《本草纲目拾遗》初稿成于乾隆三十年（公元1765年），此后又不断增补修订，定稿于嘉庆八年（公元1803年）。全书共10卷，载药921种，其中新增药物716种。补充了马尾连、金钱草等大量疗效确切的民间药和金鸡勒、日精油等外来药，极大地丰富了本草学，同时对《本草纲目》虽收载而记述不详的加以补充，错误的加以订正，不但总结了我国16~18世纪本草学发展的新成就，还保存了大量今已散佚的方药书籍的部分内容，具有重要的文献价值。

《本草求真》成书于乾隆三十四年（公元1769年），载药521种（不算附药）。全书各论9卷，分述各药的气味、归经、功能主治、配伍应用、使用宜忌及与其相关药物的性能异同，并简述其自然属性、药用部位、品质优劣及炮制贮藏等。各论之后附脏腑病证主药、六淫病证主药、药物总义等。在以临床实用为宗旨的思想指导下，各论按药物性效将其分为补、涩、散、泻、血、杂、食物七大类，每大类又分若干小类，共计32小类。为了方便检阅，特用卷前、卷后均设目法。卷前目如前所述，按药物性效分类，便于临床医生及熟悉药物性能者查检；卷后目按药物自然属性分列，且每药名后又标以序号，便于不熟悉药物性能者检索。这种双目法在当时是一种创举。所用的药物性效分类法，不仅较《本经》三品分类和陈藏器十剂分类更为先进，而且极大地影响了当代临床中药学的药物分类。

清代有大批民间药物专著，也为综合本草提供了新内容，如《纲目拾遗》就引用了《百草镜》《草药书》《李氏草秘》等十余种，此外，还有何谏的《生草药性备要》（公元1681年）、莫树蕃的《草药图经》（公元1827年）、刘兴的《草木便方》（公元1870年）及无名氏的《天宝本草》（公元1883年）等。

清代的专题类本草门类齐全，其中也不乏佳作，如：张睿的《修事指南》（公元1704年）专论药物炮制，章穆的《调疾饮食辨》（公元1813年）和王孟英的《随息居饮食谱》（公元1861年）专论食疗，唐容川的《本草问答》（公元1893年）专论药理，郑肖岩的《伪药条辨》（公元1901年）专论药材鉴别等。

九、民国时期（公元1911~1949年）

辛亥革命后，西方文化及西方医药学在我国的进一步传播，对我国的社会及医药事业的发展产生了重大影响。在此期间，曾出现了一股全盘否定传统文化的思潮，中医药学的发展受到了一定的阻碍。但是，在先贤的顽强奋争下，中药学以其顽强的生命力，按照自身的规律继续向前发展。

随着中医药学校的建立，一批适应教学和临床应用需要的中药学讲义相继问世。这些中药学讲义对各药性能主治的论述大为充实，其中尤以张山雷《本草正义》（公元1932年）的论述和发挥最为精辟中肯。

药学辞典类大型工具书的出现，是这一时期中药学发展的一件大事。其中成就和影响最大的当推陈存仁的《中国药学大辞典》（公元1935年）。全书收词目4300条，汇集古今有关论述，资料详博，查阅方便。虽有不少错讹，仍不失为近代第一部具有重要影响的大型药学辞书。

中药学的现代研究亦开始起步。植物学、生药学工作者对确定中药品种及资源调查做了大量工作。许多药学工作者则致力于单味中药的化学成分及药理作用研究，将中药学的发展推向了新的阶段。

十、新中国时期（公元1949年至今）

中华人民共和国成立以来，人民政府高度重视中医药事业的继承和发扬，并制定了相应的政策和措施。随着现代自然科学技术和国家经济的发展，本草学也取得了前所未有的成就。

从1954年起，各地出版部门根据卫生部的安排和建议，积极进行中医药文献的整理刊行。在本草方面，陆续影印、重刊或点校评注了《神农本草经》《新修本草（残卷）》《大观本草》《重修政和本草》《滇南本草》《本草品汇精要》《本草纲目》等数十部重要古代本草著作。之后，对亡佚本草的辑复和流散于海外的珍贵古本草文献的收集也相继展开，并取得了成绩。

20世纪90年代，中国文化研究会动用大量人力物力，收集全世界130个图书馆及私人密藏有关本草文献编纂成《中国本草全书》（公元1999年）。全书收录影印了自公元前220年~公元1911年间，我国古、近代所有重要本草专著及相关本草文献，共计410册，附彩色图片7000余幅，黑白图片20000幅。其中历代本草专著160卷，方剂类本草文献76卷，古代医籍所载本草文献14卷，古代农学著作所载本草文献20卷，佛教、道教典籍中所载本草文献13卷，古代地方志所载本草文献22卷，古代外国学者撰写的本草文献49卷，古代各种类书保存的本草文献38卷，藏、蒙、维、回、彝、鲜等少数民族本草文献4卷，本草杂著包括戏剧、小说、诗、词、歌、咏、笔记、史料等记载的本草文献3卷。书后附有索引及附录7卷。

是书集历代现存本草之大成，内容宏博，成就辉煌。它不仅使我国现存的本草书籍免遭损毁的厄运，而且使近百部流散于海外的孤本、珍本本草书籍得以回归祖国；不仅收集了现存的本草专著，而且广泛采录了散见于其他文献中相关的本草资料。它的问世必将为继承、弘扬我国宝贵的中医药文化遗产起到重要作用。

20世纪50年代以来，政府先后数次组织各方面人员对中药资源进行了大规模调查，编写了一大批全国性或地方性中药专著或手册，极大地丰富了本草学，药物总数已达12800余种（生物或矿物种）。中药现代研究无论在深度和广度上都取得了巨大的成就，中药鉴定学、中药药理学、中药化学、中药炮制学、中药药剂学等分支学科有了新的发展。

中药新著不仅数量多，而且门类齐全，将本草学提高到崭新的水平。其中，最能反映当代本草学术成就的有各版《中华人民共和国药典》《中药志》《全国中草药汇编》《中药大辞典》《原色中国本草图鉴》《中国中药资源志要》及《中华本草》等。

《中华人民共和国药典》以法典形式确定了中药在当代医药卫生事业中的地位，也为中药材及中药制剂质量的提高、标准的确定起到了巨大的促进作用。

《中药大辞典》历时20余年编纂而成，全书分上册、下册和附编三部分，收药5767种，资料丰富，内容翔实，非常实用。

《中华本草》为当代本草代表作。该书是由国家中医药管理局主持，南京中医药大学总编审，全国60多个单位500余名专家历时10年共同编纂的划时代巨著。全书共34卷。前30卷为中药，已于公元1999年9月出版，包括总论1卷，药物26卷，附编1卷，索引2卷。共载药8980味，备考药571种，插图8534幅，引用古今文献约1万余种，计约2800万字。

后4卷为民族药专卷，包括藏药、蒙药、维药、傣药各1卷。藏药卷，已于2002年出版，收载常用藏药396种，插图395幅，计约140万字；蒙药卷，已于

2004年出版，收载常用蒙药421种，插图484幅，计约160万字；维药卷，已于2005年出版，收载常用维药423种，插图320幅，计约150万字；傣药卷，已于2005年出版，收载常用傣药400种，插图351幅，计约100万字。

书成之后，又于2005年编写出版了苗药卷。全书共收苗药391种，插图400余幅，是对《中华本草》的补充。

该书全面总结了中华民族两千余年来传统药学的成就，集中反映了20世纪中药学科、藏药学科、蒙药学科、维药学科、傣药学科、苗药学科的发展水平，不仅对中医药、藏医药、蒙医药、维医药、傣医药、苗医药的教学、科研、临床治疗、资源开发、新药研制等具有一定的指导作用和实用价值，而且对我国传统医药学特别是中医药学走向世界具有十分重要的历史意义。

中药教育事业迅速发展，为本草学的发展造就了一大批高质量专业人才。当前，中药教育已形成了中专、大专、本科、硕士、博士、博士后各层次的完整培养体系，各种中药专业教材也多次编写修订，质量不断提高。

总之，我国的中药学源远流长，硕果累累。当今，它的发展已进入了一个新阶段，必将会取得更大的成就，为人类的卫生健康事业做出应有的特殊贡献。

第三章　产地与采集

中药的产地、采收与贮存是否得当，是影响药材质量的重要因素。对野生动物、植物的不合理采收，会破坏药材资源，降低药材产量。

现代研究证明，中药的产地、采收与贮存，直接影响药物有效成分的含量。研究中药的产地、采集与贮存，是保证药材质量和保护药材资源的重要课题。

第一节　产　　地

一、产地影响药材质量

由于药物产地的水土、气候、温度、日照等自然条件的不同，同一种类的药物在不同的地区出产，其质量与疗效差异很大。经过长期的应用比较，逐渐形成了"道地药材"的概念。

二、道地药材

道地药材，也称"地道药材"。即产于某一地区，质量好，疗效佳，历史久的优质药材。

确定道地药材的关键是临床疗效。药材的临床疗效与品种、产地、质量等多种因素有关。如四川的黄连、川芎、附子，江苏的薄荷、苍术，广东的砂仁、陈皮，东北的人参、细辛、五味子，云南的茯苓，河南的地黄，山东的阿胶等，都是著名的道地药材。

道地药材虽在长期的生产和用药实践中形成，但并不是一成不变的。如环境条件的变化及无计划的采掘使上党人参灭绝，东北人参遂独为道地；三七原产广西，称为广三七、田七，云南产者（滇三七）后来居上，遂为三七的新道地产区。

长期的临床实践证明，重视中药产地与质量的关系，强调道地药材的开发和应用，是保证中药疗效的重要环节。随着医疗事业的发展，中药材需求量日益增加，再加上很多药材的生产周期长，产量有限，单靠道地药材产区的扩大生产，已经无法满足药材需求，故必须在保证药材质量和疗效的前提下，研究道地药材的栽培和养殖技术，创造特定的生产条件，开展异地引种药用植物和驯养药用动物，以扩大药源，生产优质中药材。

第二节　采　　集

中药材的有效成分，是药物效用的物质基础。这种物质基础的质和量，又受到中药材的采收季节、时间和方法的影响。

中药材的采集是确保药物质量的重要环节，是影响药物性能和疗效的重要因素。

一、植物类药物的采收

在不同生长发育阶段的植物中，其化学成分的积累是不相同的，甚至会有很大差别。有些药物因生长年限不同，所含有效成分差异很大。如甘草中的甘草酸，生长三四年者比生长一年者几乎高出一倍；人参总皂苷的含量，以生长6~7年者最高。有些则随月份变化，如丹参以7月份有效成分含量最高；黄连也以7月份小檗碱含量最高，可延续到第6年。有些随时辰变更而变化，如曼陀罗中生物碱的含量，早晨叶子含量高，晚间则根中含量高。由此可知中药材讲究采收时间是有科学根据的。

按药用部位的不同，各类药采集时间如下所述。

（一）全草类

多数在植株充分生长、枝叶茂盛的花前期或刚开花时采收。有的割取地上部分，如薄荷、荆芥、益母草、紫苏等；有的带根拔起入药，如车前草、蒲公英、紫花地丁等。茎叶同时入药的藤本植物，则待其生长旺盛时割取，如夜交藤、忍冬藤等。此外，有的须用嫩苗，如绵茵陈等。

（二）叶类

通常在花蕾将放或正在盛开时进行。此时植株茂盛，性味完壮，药力雄厚，最宜采收，如大青叶、荷叶、艾叶、枇杷叶等。个别也有例外，如桑叶须在秋末冬初经霜后采。

（三）花类

一般应在花蕾开放时采收，次第开放者应分次采收，如菊花、旋覆花、月季花。有些应在花蕾含苞欲放时采收，如金银花、槐米、辛夷等。此外，红花则宜在花瓣由黄色变橙红色时采收，以花粉入药的蒲黄则须在花朵盛开时采收。

（四）果实和种子类

多数果实类药材当在其成熟后或将成熟时采收，如瓜蒌、枸杞、马兜铃；少数有特殊要求者则须在果实幼嫩时采摘，如乌梅、青皮、枳实等。以种子入药者，属同一果序的果实成熟期相近，可以割取整个果序；属次第成熟，则应分次采摘。有些干果成熟后很快脱落，或果壳裂开种子散失，宜在开始成熟时采收，如茴香、白豆蔻、牵牛子等。易变质的浆果宜在清晨和傍晚时采收，如枸杞、女贞子等。

（五）根和根茎类

一般在早春和深秋采收为宜，此时新芽初萌或植株将枯，根或茎中有效成分含量最高，如天麻、苍术、葛根、桔梗、大黄、玉竹等。其中有的因冬采春采而质量有别，如天麻冬采者质佳，春采者质差。此外，也有少数例外，如半夏、延胡索以夏季采收为宜。

（六）树皮和根皮类

多在春夏之间采剥，因这时植株生长旺盛，树皮易于剥离，如黄柏、厚朴、杜仲等。有些根皮类药则以秋后采收为佳，如牡丹皮、地骨皮、苦楝根皮等。此外，肉桂则宜在十月采收，因此时油多又易剥离。

二、动物类药的采收

动物类药材因品种不同，采收各异。具体时间，以保证药效和容易获得为原则。如桑螵蛸应在3月中旬采收，过时则虫卵已孵化；鹿茸应在清明后45~60天截取，过时则角化；驴皮应在冬至后宰剥，因此时驴皮厚而质佳；斑蝥等小昆虫等应在数量较多的活动期捕捉；等等。

三、矿物类药的采收

一般可随时采收。

第四章 炮制

一、概念

炮制，即中药炮制。是指依据中医中药理论，按照中医临床辨证论治的需要，以及调配、制剂或药物自身性质特点的不同要求，所采取的一种专门的制药加工技术。简言之，炮制就是将原生药材加工成中药饮片的过程，是中药材在制剂前的各种必要加工处理的通称。

炮制，古称炮炙，也称修事、修治和修制。由于"炮"和"炙"的原意是指用火烧烤、焚烧、烘烤，或在烈日下曝晒等简单的加工处理，不能概括中药材在制剂前的各种加工处理技术，故今人改用"炮制"一词。

炮制是否得当，直接关系到饮片的药性、功效及治疗效果的优劣。

二、目的

1. 增强药效 大多数炮制方法均可从不同角度提高药效成分的溶出率，以增强药物的疗效，如切制能增加药材与溶剂的接触面积，使药效成分易于溶出等。许多中药经用某种特定的辅料炮制后，可增强药效，如蜜炙百部、紫菀，可增其润肺止咳作用；酒炒川芎、当归，可增其温经活血作用；醋制延胡索、香附，可增其止痛作用；姜汁炙半夏、竹茹，可增其止呕作用；羊脂炙淫羊藿，可增其补肾壮阳作用等。有的中药经火煅或清炒后可增强其药力，如火煅明矾为枯矾，可增其燥湿、收敛作用；炒制槐花，能增其止血作用；等等。

2. 消降药毒 即消除或降低药物的毒性、烈性或副作用。如川乌、附子、草乌、半夏、天南星、马钱子等毒性较大，生品内服极易中毒，炮制后毒性降低；巴豆、千金子毒大峻泻，去油用霜，可减缓其毒性与泻下力；酒炙常山，可减缓其峻烈的催吐作用；等等。

3. 改变性能 许多药物经炮制后可改变其性能，使之更能适合病情需要。如地黄生用凉血，而制成熟地黄则性转微温以补血见长；生姜煨熟，能减缓其发散之力，增强其温中之效；天南星经牛胆汁制后，不但能使其药性由温变凉，而且还能增强其息风止痉作用；大黄本为沉降之性，酒制后既能使其上行而清上焦之热，又能增强其活血化瘀作用；何首乌生用润降通便，制熟后则失去润降作用而专补肝肾；等等。

4. 便于贮藏 有些药物在贮藏前要进行干燥处理，降低其含水量，以免在贮存中因霉变、腐烂而变质。如植物类药材在贮藏前通常要干燥；桑螵蛸须蒸制杀死虫卵，防止孵化，以便贮藏等。

5. 保存效能 植物种子类药材要经过蒸、炒等加热处理，以终止种子发芽，保存药物的效能，如苏子、莱菔子等。一些含苷类成分较多的药材，其苷类成分在贮藏过程中可能被药材自身所含的酶所分解，故需在贮藏前通过加热处理而破坏其酶，以保存其效能，如黄芩、苦杏仁等。

6. 适宜调制 矿物、动物甲壳及某些种子类药材，需进行粉碎、切制等加工处理，以便处方调配或制剂，如自然铜、磁石、珍珠母、穿山甲等；许多植物类药材须经过加工切成段、丝、片、块等饮片，以便分剂调配。

7. 净药准量 即纯净药材，以便准确称量。在采收、保存药材的过程中，常混有泥土、杂质，或保留有非药用部分，必须经过纯净处理，去除杂质和非药用部分，以保证药物的净度和剂量的准确。如根类药材应洗去泥沙，除去芦头（残茎）；皮类药材应剥去粗皮（栓皮）；枇杷叶要刷去毛；蝉蜕要去头足等。

8. 矫味利服 动物类药材或其他有特殊臭味的药物，应采用漂洗、酒炙、醋炙、炒黄等处理，以矫味矫臭，利于服用，如海藻、肉苁蓉当漂去咸味、腥味等。

三、方法

1. 修制

（1）纯净：是采用挑、拣、簸、筛、刮、刷等手段，去掉灰屑、杂质及非药用部分，使药物清洁纯净的炮制方法。如拣去合欢花中的枝、叶，刷除枇杷叶、石韦叶背面的绒毛，刮去厚朴、肉桂的粗皮等。

（2）粉碎：是采用捣、碾、镑、锉等手段粉碎药物，以符合制剂和其他炮制法的要求的炮制方法。如牡蛎、龙骨捣碎，便于煎煮；琥珀、珍珠研粉，便于吞服；羚羊角镑成薄片，或锉成粉末，便于制剂和服用等。

（3）切制：是采用切、铡的手段，把药物切制成一定规格的炮制方法。经如此炮制的药物，既便于进行其他炮制，又利于干燥、贮藏和调剂时称量，还有助于药物成分的溶出。

切制的规格很多，如天麻、槟榔宜切薄片，泽泻、白术宜切厚片，黄芪、鸡血藤宜切斜片，白芍、甘草宜切圆片，肉桂、厚朴宜切圆盘片，桑白皮、枇杷叶宜切丝，白茅根、麻黄宜铡成段，茯苓、葛根宜切成块等。

2. 水制 是采用水或其他液体辅料处理药材的炮制方法。水制的目的主要是清洁、软化药物，调整药性。常用的有洗、淋、泡、漂、浸、润、水飞等。

（1）洗：是将药材放入清水中，快速清洗的炮制方法。

（2）淋：是将质地坚硬的药材，在保证其药效的前提下，放入水中浸泡一段时间，使其变软的炮制方法。

（3）润：又称闷。是根据药材质地的软硬，加工时的气温与使用的工具，用淋润、洗润、泡润、浸润、晾润、盖润、伏润、露润、包润、复润、双润等多种方法，使清水或其他辅料润透药材，在不损失或少损失药效的前提下，使药材软化，便于切制饮片的炮制方法。如淋润荆芥，泡润槟榔，酒洗润当归，姜汁浸润厚朴，伏润天麻，盖润大黄等。

（4）漂：是将药物置宽水或长流水中浸渍一段时间，并反复换水，以除去药物的腥味、盐分及毒性成分的炮制方法。如将昆布、海藻、盐附子漂去盐分，紫河车漂去腥味等。

（5）水飞：是借药物在水中的沉降性质分取药材极细粉末的炮制方法。常用于矿物类、贝甲类药物的制粉，如飞朱砂、飞炉甘石、飞雄黄、飞滑石等。

3. 火制

（1）炒：是将净选或切制后的药材置加热容器内，用不同的火力连续加热，并不断搅拌或翻动至一定程度的炮制方法。具体有不加辅料与加辅料之别。

不加辅料炒，又称清炒，具体有炒黄、炒焦、炒炭等。炒黄能增强疗效、缓和药性、降低毒性，如牛蒡子炒后，能缓和其寒滑之性，并易于煎出其有效成分；薏苡仁炒后，能增强其健脾止泻作用等。炒焦能增强疗效和缓和某些药物的性能，如栀子炒焦，能缓和其苦寒之性；槟榔炒焦，能使其药性缓和等。炒炭能增强药物的收敛止血作用，如栀子炒炭存性，能增强其凉血止血作用；乌梅炒炭，能增强其收敛止血作用等。

加辅料炒，是指将某种辅料放入锅内加热至规定程度，投入药物共同拌炒的炮制方法。所用固体辅料有中间传热作用，能使药物受热均匀，炒后能使药物质变酥脆，易于药物成分的煎出，并能降低毒性，缓和药性，增强疗效，常用的有土炒、麸炒、米炒、砂炒（烫）、蛤粉炒（烫）、滑石粉炒（烫）等，如土炒白术、麸炒枳壳、米炒斑蝥、砂炒穿山甲、蛤粉或滑石粉炒阿胶等。

（2）炙：是指用液体辅料拌炒药物，使辅料渗入药物组织内部，以改变药性，增强疗效或减少副作用的炮制方法。通常使用的液体辅料有蜜、酒、醋、姜汁、盐水、童便等。如蜜炙黄芪或甘草可增其补中益气作用，蜜炙款冬花可增其润肺止咳作用，酒炙川断可增其通血脉作用，酒炙牛膝可增其补肾强腰膝作用，醋炙青皮可增其疏肝止痛作用，盐炙杜仲、巴戟天可增其补肾作用等。

（3）煅：是将药物直接放于无烟炉火中或适当的耐火容器内煅烧的炮制方法。具体有明煅和闷煅之别。

明煅，又称直接煅。是将药物直接放于炉火上或装入适当的容器内，进行煅烧的方法。本法一则能使被煅药物质地松脆或失去水分，易于粉碎及煎煮，多用于坚硬的矿物药或贝壳类药，如煅白矾、煅赭石、煅紫石英、煅海蛤壳等。二则能增强被煅药物的收敛作用，如煅龙骨、煅牡蛎、煅赤石脂等。

闷煅，又称扣锅煅、间接煅、密闭煅。是将药物在高温缺氧的条件下煅烧成炭（全部炭化）的炮制方法。本法能改变药物的性能，产生新的功效，增强止血作用，或降低毒性，如血余炭、陈棕炭、灯心草炭、干漆炭等。

（4）煨：是将药物用湿面或湿纸包裹，置于加热的滑石粉中，或将药物直接置于加热的麦麸中，或将药物层层隔纸加热的炮制方法。在古代，是将药物用湿面或湿纸包括，埋于热火灰中，加热至面或纸焦黑、药物至熟为度，又称炮法。本法可降低药物的烈性或副作用，或改变其性能，如煨诃子、煨肉豆蔻等。

（5）烘焙：是将药材用文火间接或直接加热，使之充分干燥的炮制方法。以便粉碎、贮存或降低毒性。如焙虻虫、焙蜈蚣、焙壁钱幕（蟏子窝）。

4．水火共制

（1）煮：是用清水或液体辅料与药物共同加热的炮制方法。本法能降低药物的毒烈之性，如醋煮芫花，水煮川乌、草乌，可减低其毒性；或增强药物的某一功效，如酒煮黄芩可增强其清肺热的功效；或清洁药物，如以豆腐与珍珠同煮，能使令其洁净。

（2）蒸：是利用水蒸气或隔水加热药物的炮制方法。本法能减缓药物的猛烈之性，如酒蒸大黄可缓和其泻下作用；或改变药物的性能，何首乌经反复蒸晒后，不再有泻下力而能补肝肾、益精血等；或便于保存药效，或利于贮存，或便于切片，如清蒸黄芩、酒蒸黄芩、蒸桑螵蛸等。

（3）淬：是将药物煅烧红后，迅速投入冷水或液体辅料中，使其酥脆的炮制方法。淬后不仅易于粉碎，而且辅料被其吸收，可发挥预期疗效。如醋淬自然铜、鳖甲、赭石，黄连煮汁淬炉甘石等。

（4）燀：又称水烫。是将药物快速放入沸水中短暂潦过，立即取出的炮制方法。本法常用于种子类药物的去皮和肉质多汁类药物的干燥加工处理。如燀杏仁、桃仁，以便去皮；燀马齿苋、天门冬，以便晒干等。

5．其他制法

（1）制霜：是将种子类药材压榨去油或矿物类药材重结晶的炮制方法。如巴豆、千金子去油制霜，芒硝制成西瓜霜等。

（2）发酵：是将药材与辅料拌和，在一定温度和湿度条件下，经霉菌和酶的催化分解，使其发泡、"生衣"的炮制方法。以改变原药的性能，生产出新药。如神曲、豆豉、半夏曲等。

（3）发芽：又称蘖法。是将成熟果实及种子，在一定温和湿度条件下，促使其萌发幼芽，并由此而具有新的功效。如谷芽、麦芽、大豆黄卷等。

（4）复制法：是将净选后的药物加入一种或数种辅料，按规定程序反复加工的炮制方法。本法能增强疗效、改变药性、降低或消除毒烈之性。如以鲜姜、白矾制半夏，以鲜姜、白矾、牛（或猪）胆汁制天南星等。

此外，还有干馏法，如竹沥、蛋黄油、黑豆馏油等均为用此法所制，等等。

第五章　性能

中药的性能，即中药效用的基本性质和特征的高度概括，又称药性。研究中药性能的理论叫药性理论，包括四气、五味、升降浮沉、归经、有毒无毒等。

中医认为，药物防治疾病的基本功效，不外是扶正祛邪，消除病因，恢复脏腑功能的协调，纠正阴阳的偏盛偏衰，使机体在最大程度上复转到正常状态。药物之所以能够针对病情，发挥上述基本作用，是因其各具独有的性能特点，前人也称之为偏性。意思是说，以药物的偏性，调理脏腑功能，纠正疾病所表现的阴阳偏盛或偏衰，以达扶正祛邪、防治疾病之目的。

中药对人体的效用有两面性，即治疗效用和毒害作用。治疗效用即正效应，又称功效或功能。毒害作用即负效应，又称不良反应，包括副作用和毒性反应等。充分而合理地利用中药的治疗作用，尽量避免毒害作用的发生，既是高效安全用药的重要保证，又是临床用药的基本原则。

从上可知，中药的性能是在中医药理论指导下，依据用药后的机体反应归纳升华而得，是以人体为观察对象。它是古今本草研究者解释药物作用原理的主要工具，是临床用药的理论指导。

中药的性状，即药物所有特征的总和，包括形状、大小、色泽、气味、滋味、质地（轻重、疏密、坚软、燥润）等，是以药物（药材）为观察对象。古今本草研究者常将中药的性状与性能相联系，用主以性能、兼以性状的方法，解释药物的作用原理，书中在论述中药性能与单味药的性能特点时也欣然从之。然而，二者的含义不同，不能混为一谈。

第一节　四　气

一、概念

四气，即指药物具有的寒热温凉四种药性。它反映药物影响人体阴阳盛衰和寒热变化的作用特点。

四气之外，还有平性，是指药物寒热偏性不明显者，但这只是相对而言，实际上仍有偏温偏凉之别，还未超出四气的范围。

二、源流

《素问·五常政大论》等篇最早记述药有寒热。

《汉书·艺文志·方技略》有"经方者，本草石之寒温"之说，说明药性分寒温最迟不晚于西汉。《本经·序例》首先提出"药有寒热温凉四气"，"四气"之名始于此。

宋代，寇宗奭在《本草衍义》中，虽提出将四气改为四性，以相别于香臭之气，但未被广泛采纳。今则四气与四性并用。

三、产生

药性寒热温凉，从药物作用于人体所发生的反应概括而来，与所疗疾病的寒热性质相反。也就是说，药性的确定是以用药反应为依据，以病证寒热为基准。能够减轻或消除热证的药物，一般属于寒性或凉性，如石膏、板蓝根对气分高热、咽喉肿痛等热证，有清热泻火、解毒消肿作用，即表明其具寒凉之性。

反之，能减轻或消除寒证的药物，一般属于热性或温性，如附子、干姜对阳衰欲脱、脘腹冷痛等寒证，有温中散寒、回阳救逆作用，即表明其具温热之性。

四、效用

四气，从本质而言只有寒热二性。各自对机体作用有两面性，即正效应（治疗作用）与负效应（伤害作用）。

（1）正效应：此即在正确应用时，四气对人体的治疗作用。寒凉性有清热、泻火、凉血、解热毒等作用。温热性有温里散寒、补火助阳、温经通络及回阳救逆等作用。

（2）负效应：此即在应用不当时，四气对机体产生的伤害作用。寒凉性有伤阳、助寒之害。温热性则有伤阴、助火之害。

五、具体表述

寒、热、温、凉、平，是药物四气的概括性表述。在具体表述时，除上述五种外，又常按四气程度的不同进一步区分，标以大寒、大热、微温、微寒、平而偏凉、平而偏温等。

由上可知，中药的"气"实际不止4个，而是至少有5个，甚至于10个。为什么称"四气"而不称"五气"或"十气"呢？此乃四气是模拟我国四时气候而言，对应冬、夏、春、秋四时。

如此，那就只能将寒、大寒统归于寒，对应冬；热、大热统归于热，对应夏；温、微温、平而偏温统归于温，对应春；微寒、凉、平而偏凉统归于凉，对应秋。故习称四气，而不称五气，更不称"十气"。

六、阴阳属性

四气中，温热与寒凉属于两类不同的性质。

温、热属阳，大热、微温、平而偏温均归温热也属阳；寒、凉属阴，大寒、微寒、平而偏凉均归寒凉也属阴。

同一类气，又有程度上的差异，其阴阳属性又可再分。温次于热，温为阳中之阴，热为阳中之阳；凉次于寒，凉为阴中之阳，寒为阴中之阴；等等。

七、药性寒热与药物功效的关系

药性寒热与药物功效是共性与个性、抽象与具体的关系。药性寒热与八纲中的寒热相对应，是高层次上的抽象，而阴阳则是更高层次上的再一次抽象。药性寒热只反应药物影响人体阴阳盛衰和寒热变化方面的基本倾向，并不完全说明药物的具体作用，故掌握药性寒热不能脱离其具体功效，也只有这样才能掌握具体药物性寒或性热的特点。如：附子与干姜，虽均性热，但附子善回阳救逆，干姜则长于温中散寒。

药性寒热是从特定角度概括药物作用的性质，它只反映药物作用性质的一个侧面，而非全部。必须结合五味、升降浮沉等，方能全面认识与掌握药性。

八、对临床用药的指导意义

学习四气是为了指导临床合理用药。其意义有下列几点。

（1）据病证的寒热选择相应药物，治热病投寒药，治寒病投热药。如治气分高热，投寒性的石膏、知母；治亡阳欲脱，投热性的附子、干姜等。

（2）据病证寒热程度的差别选择相应药物。如治亡阳欲脱，选大热的附子；而治一般中寒腹痛，选温性的煨姜。反之，则于治疗不利，甚则损伤人体。

（3）寒热错杂者，则寒热并用，至于孰多孰少，据情而定。

（4）真寒假热或真热假寒者，则当分别治以热药或寒药，必要时加用药性相反的反佐药。

九、气的转化

通过适当的炮制，有些药物的气（即性）是可以转化的，在临床用药时经常采用。如生地黄性寒，而制成熟地黄则性微温；生甘草平而偏凉，而制成炙甘草则平而偏温；等等。

第二节　五　　味

一、概念

五味，即指药物因功效不同而具有辛甘酸苦咸等味。其既是药物作用规律的高度概括，又是部分药物真实滋味的具体表述。

二、源流

五味，最早见于《尚书·洪范》，《周礼》《左传》《礼记》亦载。此时的"五味"与今之药性"五味"有别，人们只是通过口尝确定药食的滋味，并试图以此来解释药食对人体的效用，后人称之为"滋味说"。之后，在五行等学说的影响下，口尝滋味说逐渐被改造为药性五味说。

战国时期，《黄帝内经》最早论述了五行与五味的关系，归纳了五味的基本作用及过食五味对机体的损害，并将其列为药性之一。

汉代，《本经》进一步确认，将药物的具体作用与味紧密结合起来。

此后，历代不断补充提高，味的确定亦逐步转为主以临床效用、参以口尝滋味。发展至今，遂成为今之中药药性理论中的五味学说。

三、产生

五味学说是中医归纳解释药物效能的说理工具。五味，最初是由健康人口尝药物的真实滋味而得知，如黄连味苦、蜂蜜味甘、生姜味辛、乌梅味酸、芒硝味咸等。继而人们发现药物的滋味与药效之间有着密切的联系和对应性，如功能发表行散的药多辛味、能补虚缓急的药多甘味、能敛肺涩肠的药多酸味、能降泄燥湿的药多苦味、能软坚散结的药多咸味。

于是，在遇到用口尝滋味不能解释药物的效用时，便依据上述规律反推其味，所推出的味与口尝味无关系。如葛根，临床证明其既能生津止渴，又能发表透疹，用口尝所得的甘味，只能归纳解释其能生津止渴，而对发表透疹则难以归纳解释；故又据发表透散多辛味的原则，遂赋于其辛味。如此，葛根的药味是甘、辛。

经过无数次推理比较，医药学家逐步认识到这种以药效确定药味的方法要比口尝法更科学、更接近于临床实际，故今之药味确定，主以药效，参以口尝。药味可以与滋味相同，也可以与滋味相异。药味既是药之滋味，又不拘泥于药之滋味。

四、效用及对临床的指导意义

五味是药物对人体不同效用的概括，效用中又包括正效应（即治疗作用）和负效应（即伤害作用）。各具体味对人体的效用分述如下。

1.辛　辛味能散、能行。

（1）正效应：①发散。如具辛味的荆芥、生姜、薄荷等，能发散表邪，治外感表证常选用。②行气、活血。如具辛味的香附与川芎，分别能疏肝理气与行气活血，治气滞、血瘀所致的各种病证常选用。

此外，有辛润一说，意即有的辛味药能行散、输布津液而润燥，如半夏味辛，合硫黄治虚冷肠燥便秘。或云有的辛味药自身就能润养，如菟丝子能养阴。还有辛燥、辛开之说，意即有的辛味药能燥湿、开窍等，如白芷等能散风、燥湿、通窍，治风湿或鼻塞等每用。

（2）负效应：耗气伤阴，故气虚阴亏者慎服。

2.甘　甘味能补、能缓、能和、能解毒。

（1）正效应：①补虚。如具甘味的黄芪能补气升阳，熟地能补血滋阴，核桃仁补肾，枸杞子滋补肝肾，治气虚、血虚、阳虚、阴虚等常分别选用。②和中、缓急、调和药性。如具甘味的甘草、饴糖等，能和中、缓急止痛、调和药性，治中焦不和、脘腹或四肢挛急作痛，或缓和药物的偏性常选用。③解毒。如具甘味的甘草、蜂蜜，能解药、食毒，治食物或药物中毒常选用。

此外，甘味药多质润而善于滋燥，如具甘味的阿胶、蜂蜜等，能滋润肺燥与肠燥，治肺燥、肠燥常选用。

（2）负效应：腻膈碍胃，令人中满，故湿阻、食积、气滞中满者慎服。

3.酸　酸味能收、能涩、能生津、能安蛔。

（1）正效应：①收敛固涩。如具酸味的五味子能固精止汗、涩肠止泻，五倍子能涩肠止泻，乌梅能敛肺止咳，山茱萸能收敛固脱，治正虚滑脱不禁诸证常分别选用。②生津。如具酸味的木瓜、乌梅能生津，治津伤口渴常选用。③安蛔。如具酸味的乌梅、醋等能安蛔，治蛔厥腹痛常选用。

此外，还能开胃，助消化，如具酸味的山楂、木瓜等，能开胃消食，治食积或津亏消化不良常选用。

（2）负效应：收敛邪气，闭门留寇，故邪气未尽之病证宜慎用。

4.苦 苦味能泄、能燥、能坚。

（1）正效应：①"泄"，原本有四散开来之意。按此，苦泄的含义有四：一指通泄，即泻下通便，如具苦味的大黄、芦荟、虎杖等，能泻下通便，治热结便秘每用。二指降泄，即降逆气，如具苦味的杏仁能降泄肺气，治咳喘气逆必投；赭石善降逆，治呃逆、呕吐、喘息常选。三指清泄，即清热泻火，如具苦味的黄连、栀子均能清热泄火，治火热内蕴或上攻诸证常选用。四指行（或散）泄，如具苦味的大黄除能降泄外，又能散泄，善活血化瘀，治血瘀兼便秘者每用；马钱子能散泄，善通络散结、消肿定痛，治顽痹痛、疮肿、癌肿每用；丹参能行泄，善活血通经、祛瘀止痛，治血瘀诸证每用。②燥湿，如具苦味性温的苍术、厚朴均能温燥寒湿，治寒湿诸证常选用；具苦味性寒的黄柏、苦参等均能清热燥湿，治湿热诸证每用。③苦坚的含义有二：一指苦能坚阴，意即泻火存阴，如均具苦味的黄柏与知母同用能降火坚阴，治阴虚火旺常选用。二指坚厚肠胃，如少量投用具苦味的黄连、龙胆草等能健胃，治脾胃虚弱可在使用大量其他健脾胃药的同时配入。

（2）负效应：伤津、败胃，故津大伤及脾胃虚弱者不宜大量服。

5.咸 咸味能软、能下。

（1）正效应：①软坚散结。如具咸味的昆布、海藻能消痰软坚，鳖甲能软坚散结，治瘰疬痰核、癥瘕肿块常选用。②泻下通肠。如具咸味的芒硝等，善泻热通肠、润软燥便，治热结便秘、燥结难下必用。

此外，咸能入血，如具咸味的水牛角，入血分能清热凉血定惊，治血分病常选用。咸入肾，如具咸味而性寒的龟甲能滋肾阴、退虚热，治肾阴虚或阴虚潮热常选用；咸味而性温的鹿茸，善壮肾阳、益精血，治肾阳虚或精血亏虚常选用。

（2）负效应：《素问·五脏生成篇》云："多食咸，则脉凝泣而变色"，有的药如食盐不宜多食，高血压动脉硬化者尤当如此。有的咸味药如芒硝，能伤脾胃，脾虚便溏者慎用。

6.涩 涩味能收、能敛。

（1）正效应：同酸味一样有收敛固涩作用，如具涩味的龙骨能收敛固涩，治滑脱诸证常选用；赤石脂能涩肠止泻，治久痢脱肛常选用；乌贼骨能收敛止血止带，治崩漏带下常选用。

（2）负效应：收敛邪气，闭门留寇，故邪气未尽之病证当慎用。

7.淡 淡味能渗、能利。

（1）正效应：渗湿利水。如具淡味的猪苓、茯苓，善利水消肿，治水肿、小便不利常选用。

（2）负效应：淡味药大多能伤津液，凡阴虚津亏者慎服。

以上所论共有七种味。然而，由于受到五行学说的桎梏，常将淡附于甘、涩附于酸，故习称五味，今人有主张将其简称为"味"。

8.芳香 其属"五臭"理论范畴；有的也标上辛味，称为辛香之气。芳香味能散、能行、能开。

（1）正效应：化湿、辟秽、开窍、醒脾等，如具芳香味的藿香能化湿，薄荷能辟秽，麝香能开窍，佩兰能醒脾等，治湿阻中焦、神昏窍闭、湿浊困脾等常分别选用。

（2）负效应：与辛味一样，能耗气伤津，故气虚津亏者慎用。

在五臭中还有臭、膻、腥、碱、焦等。其中：臭味与香味没有严格的界限，对人体的正负效应相似。焦味能健胃，如治食积不消常选用焦麦芽、焦山楂、焦神曲等。至于膻、腥、碱等，今之解释药性很少应用，故不作介绍。

五、具体表述

药"味"的具体表述，按分级的多少可分为两大类。

（1）三级表述法：如常将苦味分为微苦、苦、大苦等。

（2）二级表述法：如常将辛味分为微辛、辛；甘味分为微甘、甘；酸味分为微酸、酸；咸味分为微咸、咸；涩味分为微涩、涩；淡味分为微淡、淡等。

六、阴阳五行属性

1.阴阳 辛、甘、淡属阳，酸、苦、咸、涩属阴。芳香属阳。

因味有厚（浓）薄（淡）之分，故每种味均又可分阴阳。如辛属阳，可分为微辛与辛；前者为味薄者，当属阳中之阴；后者为味厚者，当属阳中之阳。苦属阴，可分为微苦、苦、大苦；前者为味薄者，当属阴中之阳；中者对于前者来说为味厚者，当属阴中之阴，而对于后者来说则为味薄者，当属阴中之阳；后者无论对前者还是中者均为味厚者，当属阴中之阴。等等。

2.五行 辛入肺应金，甘入脾应土，酸入肝应木，苦入心应火，咸入肾应水。

七、味的转化

通过特定的炮制手段，有些药物的味是可以转化的。如生大蒜辛温，而熟大蒜则甘温；生何首乌苦多甘少，而制何首乌则甘多苦少兼涩；椿皮生用苦多涩少，炒炭则涩多苦少；等等。

八、气味配合

（一）意义

气与味分别从不同角度说明药物的作用，其中气偏于定性，味偏于定能，只有将气、味合参才能较全面地认识药物的性能。如紫苏与薄荷，虽均味辛而能发散表邪，但紫苏性温而发散风寒，薄荷性凉而发散风热；黄芪与石斛，虽均味甘而能补虚，但黄芪性温而善补气升阳，石斛性微寒则善清热养阴。

（二）原则

气与味相合的原则有二：一为任何气与任何味均可组配；二为一药中气只能有一，而味可以有一个，也可以有二个或更多。味越多，说明其作用越广泛。

（三）规律

气味配合规律：气味均一；一气二味或多味。

（四）气味配合与疗效的关系

1. **气味相同，功能相近** 辛温的药多能发散风寒，药有麻黄、紫苏等；辛凉的药多能发散风热，药有薄荷、菊花等；苦寒的药多能清热解毒，药有黄芩、黄连等；甘温的药多能补气或助阳，药有黄芪、锁阳等。有时气味也有主次之别，如黄芪与锁阳虽均为甘温，但黄芪以甘为主则补气，锁阳以温为主则助阳等等。

2. **气味相异，功能不同** ①味异气同，功能不同：如麻黄辛温能散寒发表，苦杏仁苦温能降气止咳，乌梅酸温能敛肺涩肠，大枣甘温能补脾益气，肉苁蓉咸温能补肾助阳。又如鹿茸甘咸温能壮肾阳、益精血，苍术苦辛温能燥湿健脾、散风寒湿等。②味同气异，功能不同：如桂枝辛温能发表散寒，薄荷辛凉能发表散热，附子辛热能补火助阳，石膏辛寒能清热泻火等。又如知母苦甘寒能清热泻火、滋阴润燥，狗脊苦甘温能补肝肾、强腰膝、祛风湿。

第三节　升降浮沉

一、概念

升降浮沉，即指药物在人体的作用趋向。这种趋向与所疗疾患的病势趋向相反，与所疗疾患的病位相同。

二、源流

药物的升降浮沉学说起源于战国时期的《黄帝内经》。

金元时期渐趋成熟，以张元素建树最大，《珍珠囊》首载升降浮沉。

明清时期又有发展，总结出规律，并普及推广，用作辨证用药的说理工具，以补充性味理论之不足。

当今，逐步完善，更加科学。

三、产生及依据

（一）产生

药物的升降浮沉是通过观察药物的性状和研究药物的性能功效，逐步总结出来的。如薄荷质轻辛凉，功能疏散风热、清利头目，故性属升浮；赭石质重苦寒，功能平肝潜阳、降逆止血，故性属沉降。

（二）依据

1. **药物的质地轻重** 凡花叶类及质轻者多主升浮，如桑叶、菊花；种子、果实及质重的矿物贝壳类药多主沉降，如苏子、枳实、磁石、石决明等。

2. **药物的气味厚薄** 一般认为，味薄（辛、甘、微苦等）者升，气薄（寒、凉、微寒、平等）者降，气厚（热、温）者浮，味厚（酸、苦、咸等）者沉。气厚味薄者浮而升，味厚气薄者沉而降，气味俱厚者能浮能沉，气味俱薄者可升可降。如苏叶味辛性温属气厚味薄，故升浮；黄连、黄柏味苦性寒属味厚气薄，故沉降；浮萍味辛性寒属气味俱薄，故可升（发汗）可降（利水）；等等。

3. **药物的性味** 从四气讲，温升、凉降、热浮、寒沉。从五味讲，辛甘淡主升浮，酸苦咸主沉降。凡性温热、味辛甘的药多主升浮，如紫苏、荆芥等；性寒凉、味酸苦咸的药多主沉降，如天花粉、芒硝等。

4. **药物的效用** 药物的临床疗效是确定其升降浮沉的主要依据。病势趋向常表现为向上、向下、向外、向内，病位常表现为在上、在下、在外、在里，能够针对病情，改善或消除这些病证的药物，相对也具有向上、向下、向里、向外的不同作用趋向。如白前能祛痰降气，治肺实咳喘、痰多气逆，故性属沉降；桔梗能开宣肺气、利咽，治咳嗽、音哑、咽痛，故性属升浮；胖大海，既能清宣肺气、利咽而具升浮之性，又能清热解毒、通便而具沉降之性；前胡，既能降气祛痰而显沉降性，又能宣散风热而显升浮性；等等。

上述四点依据，在具体运用时应相互合参。特别是前三点，绝不能一途而取，还必须结合临床疗效，才能准确判定其性属升浮还是沉降，抑或升浮与沉降并具（也就是常说的二向性）。

四、效用

升和浮，沉和降，都是相对的。升是上升，降是下降，浮表示发散向外，沉表示收敛固藏和泄利等。

（1）正效应：升浮性的药，能上行向外，分别具有升阳发表、祛风散寒、涌吐、开窍等作用。沉降性的药，能下行向内，分别具有泻下、清热、利水渗湿、重镇安神、潜阳息风、消积导滞、降逆止呕、收敛固涩、止咳平喘等作用。

（2）负效应：如果不认识或不能合理地运用药物的升降浮沉之性，即可对人体造成伤害。

若将升浮之性明显的药误投或过用于病势上逆病证，即可加重病情。如治病势上逆的肝阳上亢证，本应投用沉降性的平肝潜阳类药，若误投桂枝、麻黄等升浮性药，岂不是助纣为虐？

若将沉降之性明显的药误投或过用于病势下陷病证，即可加重病情。如治病势下陷的久泻脱肛，本应投用升浮性的补气升阳类药，若误投大黄、虎杖等沉降性药，岂不是越治越重？

五、阴阳属性

升浮属阳，沉降属阴。具有二向性的药，从升降浮沉角度讲，其阴阳属性不明显，一般称其为阴中有阳，或阳中有阴；有时也称阴多阳少，或阳多阴少。

六、对临床用药的指导意义

人体的疾病是复杂多变的，疾病的病位有在上、在下、在表、在里，或兼而有之之别，疾病的发展趋势有外发、内陷、上逆、下陷，或兼而有之之异。掌握药物的升降浮沉之性，可以更好地指导临床用药，以纠正机体功能的失调，使之恢复正常；或因势利导，有助于祛邪外出。

1. **顺其病位选择用药**　一般说，病位在上、在表类病证，宜选用或配用具有升浮之性的药。如治病位在上之风热目赤肿痛，常选用药性升浮的薄荷、蝉蜕、蔓荆子等；治病位在表的风寒表证，常选药性升浮的荆芥、紫苏、防风等。

病位在下、在里类病证，宜用沉降之性的药。如治病位在下的脚气肿痛，常选用药性沉降的黄柏、苍术（主沉降）、牛膝等；治病位在里的热结便秘，常选药性沉降的大黄、芒硝、枳实等。

若见表、里同病或上、下同病，又当浮沉并用或升降并用，以双向调节。或选既升浮又沉降，具有双向调节作用的药，如治内有痰热咳嗽，外有风热感冒，常选既具升浮之性而宣散风热，又具沉降之性而降气祛痰的前胡；治上有肺热咽痛声哑，下有燥热便秘，常选具有上述双向调节作用的胖大海等。

或将升浮类药与沉降类药同时配用，如治外有风寒感冒，内有肺热咳喘，常选主升浮而能发汗解表、宣肺平喘的麻黄，配伍主沉降而能清泄肺热的生石膏同用，以外散风寒而发汗解表，内清肺热而平喘；治上有风火头痛，下有热结便秘，常选性升浮而能散风止痛的白芷、荆芥，与性沉降而能清热通便的生石膏、生大黄配伍同用，以上散风火而止痛，下清里热而通便。

2. **逆其病势选择用药**　一般说，病势下陷类病证，宜选用或配用具有升浮之性的药。如治病势下陷之久泻脱肛，常在补中益气的基础上，再配用药性升浮而能升举阳气的升麻、柴胡等；治病势上逆之肝阳上亢，常选用药性沉降的夏枯草、磁石、熟地黄等。

又如治病势外泄之虚汗不止，常在选用补虚药的基础上，再配性沉降而能收敛止汗的麻黄根、煅龙骨等；治麻毒闭肺，常在选用清热解毒药的基础上，再配性升浮而能宣肺开闭透疹的麻黄、浮萍等。

若见病势上逆之证与病势下陷之证同时互见于一体，亦当浮、沉并用，或升、降并用，以达双向调节之目的。如治既有病势下陷之久泻脱肛，又有病势上逆之火炎口疮，常在补中益气的基础上，再选配性升浮而能升举清阳的柴胡、炙升麻，并酌加少量性沉降而能清热泻火的胡黄连、炒黄柏等配伍同用，以益气升阳而举陷，清泻虚火而疗疮。

3. **据气机运行特点选择用药**　在组方遣药时，有时也根据人体气机升降出入、周而复始之特点，将升浮性药与沉降性药同用。至于以何为主，以何为辅，当据情酌定。如《伤寒六书》黄龙汤为泻热通便、益气养血之方，即主以性沉降之大黄、芒硝、枳实等，佐以少量性升浮之桔梗，使降中有升，以增强疗效。

此外，在特殊情况下，有时也采用顺其病势选择用药法，以因势利导祛除病邪。如治暴饮暴食之胃胀呕恶者，可选择性升浮而能涌吐之瓜蒂，以祛除食积，促进脾胃功能早日复常；治泻痢初起腹胀痛而按之痛重者，常选配性沉降的大黄、槟榔，以祛除湿热积滞，促进胃肠功能早日复常。

七、影响升降浮沉的因素

每一味药物的升降浮沉既是绝对的，又是相对的，在一定条件下是可以转化的。影响其转化的因素主要有两个方面：

（1）炮制：某些药物的升降浮沉之性可因炮制而改变，如酒炒则升、姜汁炒则散、醋炒则收敛、盐水炒则下行等。

（2）配伍：在复方配伍中，少量性属升浮的药，在同较多的沉降药配伍时，其升浮之性可受到一定制约；反之，少量性属沉降的药，在同较多的升浮药配伍时，其沉降之性可受到一定制约。

第四节 归　　经

一、概念

归，即归属，指药物作用的归属；经，即人体的脏腑经络。归经，即药物作用的定位。就是把药物的作用与人体的脏腑经络密切联系起来，以说明药物作用对机体某部分的选择性，从而为临床辨证用药提供依据。

二、源流

归经理论源于战国时期的《黄帝内经》。南北朝《名医别录》已有归经的模式，如"韭归心"等。宋代，作了补充。金元时期，逐步充实，并系统化。明代，进一步完善，《本草品汇精要》在各药专列"行"一项，表述其归经。清代，沈金鳌正式用"归经"一词，归经理论日趋完备，并成为药性理论的重要内容。

三、产生

归经理论产生于中医临床实践。前人在用药实践中观察到，一种药物往往主要对某一经或某几经发生明显的作用，而对其他经的作用较小，甚至没有作用。如同属寒性药，虽都能清热，但作用范围有别，有的偏清胃火，有的偏清肺热，有的偏清心火，有的偏泻肝火，有的偏泻肾火。又如同属补虚药，也有补肺、补脾、补肝、补肾之别。这说明药物的作用对机体的脏腑经络存在着选择性，将这些认识加以归纳，使之系统化，便成了归经理论。

四、依据

（一）理论依据

1. 脏象学说　所谓脏象学说，即论述人体脏腑各自的生理功能、病理变化及其相互关系的学说。它既是中医辨证论治的基础，又是中药归经的理论依据。如心主神志的生理功能出现异常，即可出现失眠、多梦、神志不宁、癫狂、痴呆、健忘、昏迷等症，分别选用枣仁（养心安神）、远志（宁心安神）、朱砂（镇惊安神）、麝香（开窍醒神）等可减轻或消除上述各症，即云其归心经；又如肺司呼吸，主宣肃，当出现咳喘胸闷等症时，即可知病变在肺，投用桔梗（宣肺祛痰止咳）、杏仁（平喘止咳）、桑白皮（清肺止咳）等药能减轻或消除上述病症，即云其归肺经。

2. **经络学说**　所谓经络学说，即研究人体经络的生理功能、病理变化及其与脏腑相互关系的学说。它补充了脏象学说的不足，是中药归经的又一理论依据。该学说认为人体除了脏腑外，还有许多经络，其中主要有十二经络及奇经八脉。每一经络又各与内在脏腑相联属，人体通过这些经络把内外各部组织器官联系起来，构成一个整体。体表之邪可以循经络内传脏腑，脏腑病变亦可循经络反映到体表，不同经络的病变可引发不同的症状。当某经络发生病变出现病症，选用某药能减轻或消除这些病症，即云该药归此经。如足太阳膀胱经主表，为一身之藩篱，风寒湿邪外客此经后，可引发头项痛、身痛、肢体关节酸楚等症，投用羌活（散风寒湿止痛）能消除或减轻这些症状，即云羌活归膀胱经，等等。

（二）确定依据

1. **药物特性**　每种药物都具有不同的形、色、气、味等特性，有些医家（特别是古人）有时也以此作为归经的依据，其中尤以五味多用，如辛入肺，陈皮、半夏、荆芥均味辛，故归肺经；甘入脾，饴糖、甘草、党参均味甘，故归脾经等。然按此确定药物的归经往往带片面性，即便是将诸特性合参有时也不准确。

2. **药物疗效**　前人通过长期的临床观察，逐步认识到每种药物治病都有一定的范围，以此确定药物的归经十分准确，如苏子、白前能治咳喘，而咳喘为肺脏功能失调所致，故归肺经；茯神、柏子仁能治心悸失眠，而心悸、失眠为心脏功能失调所致，故归心经；钩藤、天麻能治眩晕抽搐，而眩晕抽搐为肝脏功能失调所致，故归肝经；等等。

五、表述方法

一般采用十二脏腑经络法表述，常直接书为归心、肝、脾、肺、肾、胃、大肠、小肠、膀胱、胆、心包经等；或不提脏腑之名而用经络的阴阳属性表述，如入少阴、入太阴、入厥阴、入少阳、入太阳、入阳明。有时也将上述二法合并表述，如入少阴心经、入厥阴肝经等。此外，有时按入气、入血；走表、走里；入上焦、入中焦、入下焦；入卫分、入气分、入营分、入血分等表述。

六、对临床用药的指导意义

掌握归经，有助于提高用药的准确性，使临床用药更加合理。具体有二：

（1）指导医生根据疾病表现的病变所属脏腑经络而选择用药。如热证有胃火、心火、肺热、肝热之不同，治胃火牙痛、头痛，即选归胃经而善清胃火的黄连、升麻等；治心火亢盛，即选归心经而善清心火的黄连、莲子心等；治肺热咳喘，即选归肺经而善清肺热的黄芩、桑白皮等；治肝热或肝火证，即选归肝经而善清肝火的龙胆草、夏枯草等。

（2）指导医生根据脏腑经络病变的传变规律选择用药。由于脏腑经络的病变可以互相影响，临床治疗各种病证并不是某经病单纯使用某经药，还要根据脏腑经络之间的生理关系和疾病传变规律，选择归它经的药与之相配进行治疗。如咳嗽痰喘，治疗时就不能只选用归肺经的药。若为肝火犯肺所致，常以归肺经能清肺化痰的海蛤粉与归肝经能清热凉肝的青黛同用，使肝肺两清，咳喘早愈；若兼脾虚者，又当以归肺经的止咳化痰药与归脾经的健脾药同用，使痰消、咳喘早愈。

七、几点说明

（1）某些药物的归经有偏脏腑与偏经络之别。经络与脏腑虽有密切联系，但又各成系统，故有经络辨证和脏腑辨证不同，且前者早于后者。致使不同历史时期的医家在确定药物归经时，或侧重于经络或侧重于脏腑，如羌活与泽泻虽皆归膀胱，但含义不同，羌活擅散膀胱经风寒湿，其归膀胱是指作用偏于膀胱之经；泽泻擅清膀胱湿热，其归膀胱是指作用偏于膀胱之腑。

（2）一药可归一经，也可归二经，乃至数经。归经越多，说明其作用范围越广泛。

（3）归经必须与四气、五味、升降浮沉合参，单凭归经只能了解药物在人体的作用部位。只有与其他药性合参，才能全面认识药物的性能。

（4）归经所说药物作用的定位，是指中医的脏腑经络，不能与现代医学的解剖部位混为一谈。

（5）归经所依据的是用药后的机体效应所在，而不是指药物成分在体内的分布。

第五节　有毒与无毒

一、概念

要弄清有毒与无毒的内涵，就必须先弄清"毒"字的本意。今考，汉代许慎《说文解字·第一下》云："〔毒〕，厚也。害人之艸（草），往往而生。从'中'，毒声。"也就是说，所谓毒，即厚也。其本意应该是一个中性形容词，表示"多也""重也""剧也""峻烈也"等。"恶而厚"可谓之为"毒"，"善而厚"也可谓之为"毒"。中医药文献中常见。

语言是不断发展的，时至今日"毒"字的含义已转化为多指"恶而厚"（害），而极少指"善而厚"（益）。故而，大多数人只知"毒"字有"恶"的含义，却不知其为中性形容词，除表示"多也""厚也"等含义外，还有"善"的含义。

故而，在研究讨论中药的有毒无毒理论时则不能忘记此点。

1. 有毒

（1）狭义的"有毒"或"毒"，即单指药物对人体的伤害，属"毒"字之"恶而厚"的范畴。

一般说，凡有毒的药物，大多性质强烈，作用峻猛，极易毒害人体，常用治疗量幅度较小或极小，安全性低。用之不当，药量稍有超过常用治疗量，即可对人体造成伤害，轻者损伤人体，重者毙命。今人所说的"中药的毒性"即指此。药如砒石、千金子、巴豆、芫花、乌头、马钱子等。

（2）广义的"有毒"或"毒"，常见的有两种解释：①药物的总称。即：药皆有毒，毒即药，凡药皆可谓之"毒药"。此说古之文献多见。②药物的偏性。即药物对人体的某种偏性。中医药学认为，药物之所以能疗疾，就在于它具有某种或某些特定的、有别于其他药物的偏性。临床医生每取其偏性，以祛除病邪、调节脏腑功能。古人常将这种偏性称之为"有毒"或"毒"。意思是说，每种药物都具有各自的偏性，或散或收，或升或降，或寒或热，或补或泄，或润或燥，或兼而有之等，统称为"有毒"或"毒"。

从某种意义上说，广义的"有毒"虽在表述上有药物的总称与药物的偏性之分，而实际上却很难分割。凡药必有偏性，有偏性才称其为药。故也有人将药物的总称与药物的偏性合称为药物偏性的总称。

药物或药物的偏性，对人体有双重作用，既能祛邪疗疾，又能造成伤害。如：黄芩、黄连苦寒清泄，既可清热泻火，治热性病；又能伤阳败胃，引发寒邪内生或脾胃被伤等。干姜、附子辛热，既可散寒温阳，治阳虚里寒；又能伤阴助火，引发火邪内生或津液被伤等。升麻、柴胡升提，功善升举清阳，既可治病势下陷之证，又能加重病势上逆之疾。旋覆花、赭石沉降，功能降逆止呃止呕，既可治气逆呕呃喘息之证，又能加重病势下陷之疾等。凡此种种，皆谓之"有毒"或"毒"。它既包括"毒"字"善而厚"之义，又包括"毒"字"恶而厚"之义。此说古今皆可见到，对于全面认识中药的性能有指导意义。

2. 无毒 所谓"无毒"，即指单用某药，在不超过常规用量时，不会对人体造成伤害。古今中药学专著中所说的某药无毒多指此。

一般来说，凡无毒的药物，性质均比较平和，常用治疗量幅度较大，安全系数较高，临床应用时，只要合理对证，就不会对人体造成伤害。然而，这部分药也不是个个绝对无"毒"，不会对人体造成伤害。其中：①一部分偏性较突出，药力较强，当常量或稍大于常量应用时，一般不会损害人体，但大量应用则可对人体造成伤害，如：大黄苦寒，功能泻热通肠，若常量应用可治火热上攻或热结便秘，但大量或超大量应用则伤阳败胃。人参甘微温，功能补气生津、益智安神，若常量应用可治气虚欲脱及气津两伤等证，但大量或超大量应用则可引发滥用人参综合征，轻则火热上炎、口鼻出血，重则兴奋狂躁，乃至于死亡等。②另一部分则偏性甚弱，药力平和，即使大量或超大量应用，也不会对人体造成伤害，如粳米、浮小麦、山药、薏苡仁等药食两用之品。

综上所述，被列为无毒的中药，又可分为有潜在毒害的药与毫无毒害的药两大类。这样，连同前述有毒药，就可将中药分为三大类：即对人体有明显毒害的药、有潜在毒害的药与毫无毒害的药。

3. **有毒与无毒**　与"毒"的含义一样，"有毒与无毒"也有狭义与广义之别。

（1）狭义的有毒与无毒，即指药物对人体能否造成伤害。一般来说，凡标明有毒者，均表示该药偏性突出，会对人体造成明显的伤害，如砒霜、生乌头等有大毒，对人体毒害极大，特别在不合理应用时更是如此。而未标有毒者，则说明该药对人体伤害较小或根本不会伤害人体。其中偏性较突出者，如干姜、黄连等虽为无毒，但却对人体分别潜在着伤阴助火、伤阳助寒等损害；而偏性甚弱者，如浮小麦、粳米等则为名副其实的无毒，根本不会对人体造成伤害。

（2）广义的有毒与无毒，即指除表示药物能否对人体造成伤害外，还表示药物对人体治疗作用的强弱。一般说，有毒者力强，无毒者力弱。如大黄与巴豆虽均能泻下，但大黄无毒而力较缓，巴豆有大毒而力峻猛；肉桂与附子虽均能补火助阳，但肉桂无毒而力缓，附子有毒而力强；茯苓与香加皮虽均能利水消肿，但茯苓无毒而力缓，香加皮有毒而力强；等等。说明了药物对人体作用的两面性。

现代药理学中所说的毒性是指药物对机体的损害，副作用是指在常用剂量时药物出现与治疗需要无关的不适反应。毒性反应对人危害较大，多因过用、久用而致。副作用对人体危害轻微，停药后能消失。此种说法虽有时也被中医药学者所采用，但不能与中药的"有毒"或"毒"等同，此乃二者的内涵迥异之故。

二、源流

人们对中药有毒无毒的认识，可上溯到远古时代。在发现药物治疗作用的同时，就对药物的有毒无毒有了初步认识。

在原始社会，先祖通过生产和生活医疗实践，对药物的有毒与无毒已有了初步了解。

周代，医药学家已学会了用药物的"毒"治病。

战国秦汉时期，《黄帝内经》关于药物"有毒无毒"的论述，说明医药学家进一步认识到药物分为有毒与无毒两类。

汉代，药物的有毒无毒理论，同四气五味一样，已成为指导临床用药的基本原则。《神农本草经》论述了毒药的配伍、炮制及使用方法；并按药物的有毒无毒分为上、中、下三品。

魏晋南北朝，人们对药物毒性的认识逐步加深，梁代陶弘景所著《本草经集注》对所载药物逐一标明"有毒"或"无毒"。

唐代，王冰《次注黄帝素问·五常政大论》提出在使用药物时要做到："能毒者以厚药，不胜毒者以薄药""大毒治病十去其六，常毒治病十去其七，小毒治病十去其八，无毒治病十去其九。谷肉果菜，食养尽之，无使过之，伤其正也。不尽，行复如法。"这些论述，至今仍为指导临床用药的重要原则。

此后，历代医药学家，如金代的张子和、明代的张景岳、清代的徐大椿等对有毒无毒的理论与内容不断补充修正，使其日臻完善。

三、产生

有毒无毒的理论来源于生活、医疗和动物实验等实践。古代文献记载较多的是通过生活、医疗实践了解药物的有毒无毒，而通过动物实验者虽有记载，但却甚少，且非常简单。

当代，通过动物实验验证药物的有毒无毒已成为常规手段。应借鉴现代药理学研究成果，并结合临床报道，更好地认识有毒无毒。

四、确定依据

如何确定药物的有毒无毒？一直是中医药学家探讨的问题，时至今日，总括各家论述主要有下述三点。

（1）含否毒害成分。一般有毒药主含偏性非常突出的毒害成分，如砒石含三氧化二砷、马钱子含番木鳖碱等；而无毒药则不含或虽含而量却甚微。

（2）整体是否有毒。中药大多为天然药，一药中常含许多成分，这些成分相互制约，毒害成分也不例外，致使有些中药虽含毒害成分，但在整体上却不显示毒性。

（3）用量是否适当。使用剂量是否适当，是确定药物有毒无毒的关键，未超出人体最大耐受量即为无毒，超过则为有毒。无论是已标明有大毒的砒霜、有毒的乌头、有小毒的苦杏仁，还是未标明有毒而实有潜在毒害的人参、黄连、石膏等，均是如此，无一例外。

在上述三个依据中，"用量是否适当"尤为重要，它是确定药物有毒无毒的关键。

五、表述方法

当代，对偏性比较平和的无毒药一般不分级，具体行文时也不用文字标出。而对偏性突出或非常突出的有毒药一般分为三级，即大毒、毒、小毒，具体行文时常用文字标出其有大毒、有毒、有小毒，如云砒石有大毒、附子有毒、吴茱萸有小毒等。

有大毒的药，其作用强烈，对人体伤害较大；有小毒的药，其作用较缓，对人体伤害较小；有毒的药，其作用强度与伤害程度则介乎于大毒与小毒之间。

六、分类

1. 有毒类药　依据其毒害成分是否容易消减为标准，可分为两类。

（1）毒害成分不易消减类。即指此类药物的毒害成分应用炮制手段不易消除或减弱，如源于矿物类有大毒或有毒的砒石、砒霜、朱砂、轻粉、铅丹等。临床应用时，主要通过控制其剂量，以保证用药安全。

（2）毒害成分易于消减类。即指此类药物的毒害成分可通过炮制或控制用量消除或减弱。如源于植物类的乌头、附子、马钱子、巴豆、半夏等，源于动物类的蟾酥、白花蛇、蜈蚣、全蝎、蛇毒、蜂毒等，临床应用时，可通过合理炮制或控制剂量，以保证用药安全。

另，如前所说，也可根据药物偏性突出的大小，将其分为大毒、毒、小毒三类，以提示其对人体的作用强度与伤害程度，以便合理选用。

2. 无毒类药 依据超常规剂量使用能否毒害人体为标准，也可分为两类。

（1）潜在毒害类。即指此类药在常量或稍大于常量应用时，一般不会对人体造成毒害，而大量或超大量应用，就可能对人体造成毒害。如源于植物类的大黄、人参、甘草等，源于动物类的鹿茸、海狗肾、黄狗肾等，源于矿物类的磁石、代赭石、皂矾等。

（2）实际无毒类。即指此类药物，药食两可，即使是超大量应用或作食用，也不会毒害人体。如源于植物类的山药、小麦、薏苡仁等，源于动物类的紫河车、羊肉、猪肤等。

七、影响因素

药物的有毒与无毒受到多种因素影响。主要有：①药物的品种、来源、入药部位、产地、采集时间、贮存、加工炮制、剂型、制剂工艺等；②应用时的配伍、给药途径、用量、用药次数、时间长短、涂敷面积的大小等；③用药时病人的体质、年龄、性别、种属、皮肤与黏膜的状况等；④被污染的药物生长或加工环境；等等。

八、毒害原因

引起中药毒害的原因，主要有以下几点：

（1）品种混乱：有些人不辨真伪，误将混淆品种作正品使用，引发中毒。如有的地区曾误将有毒的香加皮作五加皮入药，导致中毒。

（2）误服毒药：有些人迷信传说和文献错载，误服有毒中药，致使中毒。如有人误信马钱子能避孕，取七粒捣碎服，遂致中毒死亡。

（3）用量过大：有些人误认为中药均无毒或毒害甚小，不必严格控制剂量，在求愈心切的心理支配下，盲目加大用量，导致中毒。如有人过量服用人参或大面积涂敷斑蝥而致中毒死亡。

（4）炮制失度：有些有毒药生用毒大，炮制后毒减。若炮制失度，毒害之性不减，即可引发中毒。如有人服用含有炮制失度的草乌制剂而致中毒。

（5）剂型失宜：有些药物在服用时对剂型有一定要求，违者则中毒。砒石不能作酒剂，违之则毙命。

（6）疗程过长：有些人误认为中药无毒，长期使用有毒的中药或含有有毒成分的中成药，导致毒害发生。

（7）配伍不当：中成药组方不合理、中药汤剂配伍不合理、中西药联用不合理等，也常导致毒害的发生。

（8）管理不善：有些单位对剧毒药管理不善，造成药物混杂，或错发毒药，遂致中毒。如有人在调剂时，误将砒石当花蕊石发给病人，导致中毒身亡。

（9）辨证不准：临床因辨证失准，寒热错投，攻补倒置，导致毒害发生的案例时有。如明为脾虚泄泻，反用大剂黄连，致使溏泄加重；虽为血虚，但兼便溏，仍投大剂当归，致使溏泻不已。

（10）个体差异：由于个体差异，各个体对某些药物的耐受性相异，乃至高度敏感，也常引起"毒害"。如白芍、熟地、牡蛎，本为无毒之品，常人服之一般不会发生毒害，但有个别病人服后引起过敏，临床时有报道。

（11）离经悖法：无论是应用单味中药，还是复方中药及中成药，都应在中医药理论指导下进行，否则就会引发或轻或重的毒害。如近年有人将张仲景《伤寒论》小柴胡汤，按原方原量制成颗粒剂，用于肝炎和肺炎的治疗，由于用药时不是以中药理论为指导，而是以西医药理论与药理研究结果为指导，结果导致严重的不良后果。

由上可知，导致药害的主要原因是人们对药物的了解不够或应用不当，而不在于药物自身所具的固有性效。

九、对临床用药的指导意义

药物对人体的作用具有两面性，有毒与无毒学说在动态中论述了中药这种对人体作用的两面性，对临床用药具有重要的指导作用。

1. 正确使用有毒药，化有毒为无毒

用量是决定有毒中药能否毒害人体的关键，经过合理炮制的有毒中药也是如此。一般说，凡是经过合理炮制的有毒中药，只要用量适当就不会对人体产生毒害。故而，对有毒或大毒的中药，无论以体内或体表何种方法给药，均须严格控制其用量，既不可一次过量用，又不可常量久用。有些人盲目地加大用量或常量久用，都是错误的。正确的用法是：从小剂量开始，逐步加量，至效而未出现毒害反应为止。

2. 区别对待无毒药，不使无毒变有毒

从总体看，无毒药与有毒药相比，虽有药性平和、常用治疗量幅度大、安全性高等优点，但也不是一味绝对不会对人体造成毒害，故临床应用应具体分析，区别对待。特别是对有潜在毒害作用类的药，更应小心谨慎。

3. 严把质量关，是减毒的根本措施

为了最大限度地减轻其对人体的伤害，保证高效安全用药，就必须从根本上解决问题，严格把好药材、饮片及成药的质量关，杜绝伪劣、假冒及霉变药品流入市场。每个中医药工作者必须具有高度的责任心和过硬的业务水平，在中药栽培、采收、贮存、生产及调剂等环节严格把关，务使品种准确而不掺杂伪劣，贮存妥切而不走油霉烂，炮制依法而不违规省时，制剂合理而不偷工减料。

4. 用法得当，是减毒的重要环节

中药的使用方法是否合理得法，对中药的有毒无毒影响极大。用之违法，非但无功，反而有害。临床用药应做到：

（1）合理配伍，避开配伍（包括中西药联用）禁忌。

（2）选择正确的、有利于增效减毒的给药途径。毒大力强者内服宜慎，尽量多地采用消化道（包括口服、鼻饲、肛门滴注）、呼吸道及体表给药法，少用或不用血管给药法。

（3）合理确定日（24小时内）给药次数。每日所用总量不能超过人体的最大耐受量。

（4）谨防蓄积中毒，不可无节度地长期使用有毒的单味药、复方或中成药。一般用至邪去病愈或初步痊愈，即可停用，以待自身调节；或减量用，或改用力缓之药，或以食调养，以巩固疗效。

（5）外用中药特别是有大毒者，不可超量大面积施用，以防过量吸收而致中毒。

5. 准确辨证，是减毒的必要保证

全面准确地辨析用药者的病证、体质、年龄、性别、种族及皮肤状况等，是消除或减缓中药不良反应的必要保证。杜绝乱用滥投，孕妇、老幼及体弱者忌用或慎用毒烈之品。

6. 识别过敏者，及早予以防治

中药的"有毒"，有时是指过敏反应。减少或杜绝中药的这种"有毒"反应，关键是善于识别，及早防治。而掌握导致过敏反应的一般规律，又是善于识别过敏反应的先决条件，故每一名医生在组方遣药时，务必要详细询问用药者的病史，弄清楚其对单味中药或中成药有无过敏史，以便避免使用对用药者致敏的药物。

用药后，医者与用药者都要密切观察，若出现皮疹、恶心、呕吐、心悸、尿血、喘息等不良反应，且这种反应与药物的性效无关，应立即停用，并酌情处理。若确系所用药物的过敏反应，应在条件允许下，尽可能确认变应原究为何种中药或中成药，并告知患者日后不得再用，以免重蹈覆辙。

有统计显示，中药注射剂注射给药导致过敏性休克和急性心源性脑缺氧综合征的机率，高于以其他剂型和给药途径的给药者，且有死亡病例，故临床应用中药注射剂尤当小心。

此外，中药的有毒无毒学说还纠正了某些人的"中药无毒可以放胆用之"的错误认识；便于应用"以毒攻毒"之法，选取有毒之药，治疗沉疴顽疾。

十、解救原则

遇有中药中毒，首先应立即停止原药的服用，以免加重病情。其次要通过查询中毒经过、所用方药及中毒症状，确定中毒原因及药物，便于合理解救。同时应用合理的解救方法和药物，尤其要结合现代认识及诊断方法，应用最佳解救措施，争分夺秒地进行救治。

十一、两点说明

（1）在古代文献中有关药物毒性的记载大多是正确的，但由于历史条件和个人经验与认识的局限，也有一些是错误的。如《本经》将有毒之丹砂列为无毒之上品，《本草纲目》将马钱子列为无毒等。对此，应当结合现代药理学研究成果予以重新认识。

（2）古代文献对药物的急性毒性记载多，而对慢性毒性确记载甚少，应结合现代临床与实验研究予以补正。如黄药子，古云无毒，今定为有小毒。

第六章 功效与主治病证

中药的功效与主治病证，既是遣药组方的依据和防治疾病的基础，又是临床中药学的核心内容和中医学的重要组成部分。深入研究中药功效与主治病证的含义、认定、表述方法及存在问题等，有助于学习、研究临床中药学。

第一节 功 效

一、概念

功效，是指中药防治、诊断疾病及强身健体的作用，又称功能、功用、效能、效用，其有高级与初级之别。

（1）高级功效：是指以中医药理论为基础，应用分析、归纳、推理、概括等手段，对中药防治、诊断疾病及强身健体作用的高度概括。其表述用语成熟精炼，简明扼要。

（2）初级功效：是指以中医药理论为基础，应用直接观察等手段，对药物防治、诊断疾病及改善机体某种状况的客观记载。其表述用语原始直白，虽也简明，但欠精炼。

二、认定

中医对中药功效的认识、概括和确定，是在中医药理论指导下，根据机体的用药反应（用药前后症状、体征的变化），通过审证求因、辨证论治及归纳分析的方法反推而得。中药功效的认定和系统形成，与中医药学理论体系的形成和发展有着密不可分的关系。对于初级功效的认定，相对容易简单，而对于高级功效的认定，则相对困难复杂。

对每味药物功效的认定，都经历了由初级渐进到高级的漫长过程。最初，人们只能认识到某药能防治某种疾病或调理机体的某种作用，这就是常说的单验方。这种单验方所表示的药物的主治病证，就是人们对药物治疗作用的最早认识。后来，人们用文字把这些单验方的主治病证或对人体某一机能的调理效用作为它的治疗作用记载于本草，便成为它的初级功效。继而，随着时间的推移和中医药理论的不断发展，通过临床反复实践与验证，人们对其治疗作用及其作用机理的了解越来越多，认识也愈加深刻。最后，再在中医药理论指导下，通过分析、归纳、推理、概括等手段，将其初级功效上升为高级功效，并不断补充完善。

今天，对某药功效的确定，一般要经过两个大的阶段：首先要广泛收集资料，了解古今中外中医药著作，特别是本草专著，对其性能特点（性、味、升降浮沉、归经、有毒无毒）、功效及主治病证等的相关论述；其次要以中医药理论为指导，认真分析所得资料，并参考当代临床经验和研究成果，应用文献考证、系统归纳、逻辑推理等手法，通过去伪存真、反复推敲，最后提炼出能准确反映其治疗作用的功效。

这种理性的概括与升华，既是对用药经验的总结，又是对药性理论的发展，使人们对药物的认识，从感性上升到了理性，出现了质的飞跃。从而，将中药的治疗作用概括得简明精炼，既紧密结合中医药理论，又有利于学习记忆，还为临床医生灵活掌握应用创造了极为有利的条件。

三、表述

中药功效的用语大多采用动宾短语结构构成的词组。其中，对初级功效的表述，常常与病证或症状等相对应，所用语句多为动词加疾病名称构成的词组，如"已心痛""已疥""截疟""治瘰""治皮胀""主寒热、疝瘕、头风、目黄、耳聋""延年"等。

对高级功效的表述，常常与病因病机、治则治法等相对应，所用语句多为动词加病邪（如风、寒、暑、湿、燥、火等）、脏器（如心、肺、脾、肾、肝、胃、小肠、胆、皮肤等）、生理机能或分泌排泄物（如阴、阳、气、血、津、液、精、尿、便）及病理产物或反应（如痰浊、瘀血、疼痛、结石）等名称构成的词组。如清热、燥湿、散风寒、祛风湿，平肝、补肝、补肾、清肺，补气、生津、行气、活血、通便、利尿，化痰、祛痰、泻火、化瘀、排石等。

当今，记述功效的用语大多比较简略，常凝练为短短的几个字，并形成较为固定的功效术语表述模式。一般使用由二字、三字、四字构成的词组，个别时也有超出者。其中：二字词组多表述单一型功效，如祛风、清热、泻下、截疟等。三字词组或表述复合型功效，如散风寒、清湿热等；或表述单一型功效，如清肺热、补脾气、疏肝气、治痢疾等。四字词组大多表述复合型功效，如发汗解表、发表理气等；少数表述单一型功效，如补益肺气、疏理肝气、发散表邪等。五字以上者则大多表述复合型功效，如祛风寒湿邪、滋补肝肾之阴、清泻肺胃之火等；个别表述单一功效，如清泻大肠之火、清泻三焦之火等。

四、分类

由于中药的功效是以中医药理论为指导，通过临床实践推导而得，故其表述用语也基本上与中医的治疗学或辨证学等相呼应。据此，其分类主要有：

1. 按中医治疗学分类

（1）对因功效：是指某些中药能针对病因起治疗作用。具体包含祛邪、扶正、调理脏腑功效、消除病理产物等。其中：①属于祛邪的功效有祛风、散寒、除湿、清热、泻下、涌吐、解毒、杀虫等；②属于扶正的功效有补气、助阳、滋阴、养血等；③属于调理脏腑或气血的功效有疏肝、柔肝、宣肺、和中、理气、活血、安神、开窍、潜阳、息风等；④属于消除病理产物的功效有消食、利水、祛痰、化瘀、排石、排脓等。

然而，因祛邪、扶正、调理脏腑功效、消除病理产物等往往相互关联，故上述划分又是相对的。如：泻下，既有祛除病邪的作用，又有消除病理产物及调理脏腑功效的作用。活血化瘀，既指改善血行不畅、血脉瘀滞的病理状态；又指消除瘀血的病理产物。再则，活血与化瘀的涵义也有区别，前者重在调理脏腑功效，后者重在消除病理产物。

（2）对症功效：是指某些中药能缓解或消除疾病过程中出现的某些或某种症状，有助于减轻患者痛苦，防止病情恶化，如止痛、止血、止呕、止咳、平喘、止汗、涩肠止泻、涩精止遗等。

（3）对病证功效：是指某些中药对疟疾、赘疣、痹证、鼻渊、黄疸、肺痈、绦虫证等病证，具有明显优于他药的疗效，如截疟、蚀疣、祛风湿、通鼻窍、利胆退黄、消痈排脓、驱杀绦虫等。

（4）对现代病症功效：是指某些中药对现代医学所描述的高血压病、高脂血症、糖尿病、肿瘤等病症有明显的疗效，而使用传统功效术语又难于表达清楚，权借现代药理学术语来表达，如夏枯草降血压、决明子降血脂、天花粉降血糖、半枝莲抗肿瘤等。

此外，还有根据中药作用于机体后的反应而确定的功效，如毛茛外用能引赤发泡等。

另，还必须明确，一味中药往往具有多种功效。不少药物既具有对因功效，又具有对症或对病证的功效。临床选择药物时，应尽量利用该药多种功效的综合作用，以取得更好的治疗效果。

2. 按中医辨证学分类

中药的功效是与中医的辨证方法相应而生，每一种中医的辨证方法都有与其相对应的中药功效群。

（1）针对八纲辨证的功效：是指中药的某些功效分别与八纲辨证的各纲辨证相对应。如：①对应表里辨证的有解表、发表、温里、攻里等；②对应寒热辨证的有散表热、清里热、散表寒、散里寒等；③对应虚实辨证的有补虚、泻实等；④对应阴阳辨证的有补阴、滋阴、敛阴、补阳、助阳、温阳、回阳等。

（2）针对病因辨证的功效：是指中药的某些功效分别与病因辨证的六淫与疫疠、七情、饮食劳伤、外伤等辨证相对应。如：①对应六淫与疫疠的有散风、祛寒、清暑、渗湿、燥湿、化湿、润燥、清热、泻火、解毒等；②对应七情的有镇惊、定惊、解郁、安神、省神、醒神等；③对应饮食劳伤的有消食、消积、补虚、强身等；④对应外伤的有生肌、敛疮、续筋接骨、解蛇虫毒等。

（3）针对气血津液辨证的功效：是指中药的某些功效与气血津液辨证的气、血、津液病证辨证相对应。如：①对应气病辨证的有补气、行气、降气、敛气等；②对应血病辨证的有养血、活血、止血、和血、摄血等；③对应津液辨证的有生津、保津、化痰、涤痰、化饮、逐饮、利水、逐水等。

（4）针对脏腑辨证的功效：是指中药的某些功效分别与脏腑辨证的各脏腑病证

辨证相对应。①对应一脏或一腑：对应心脏的有养心、清心、泻心火、补心血、通心脉等；对应肺脏的有宣肺、温肺、清肺、润肺、敛肺、降肺气等；对应大肠的有通肠（便）、润肠、滑肠、涩肠等；对应脾脏的有补脾、健脾、温脾、运脾、清脾热、补脾气、升脾阳等；对应胃腑的有温胃、健胃、养胃、开胃、泻胃火、降逆止呕等；对应肝脏的有疏肝、清肝、养肝、暖肝、泻肝火、平肝阳、潜肝阳、养肝阴（血）、息肝风等；对应胆腑的有利胆、清胆、温胆、利胆排石等；对应肾脏的有温肾、补肾、益肾、固肾、滋肾阴、助肾阳、暖肾气、补肾纳气、益肾填精等；对应膀胱腑的有清利膀胱湿热、散膀胱冷气等；对应三焦、脑腑、女子胞的有通利三焦、健脑、醒脑、暖宫等。②对应两脏或一脏一腑及其以上：补肺脾、补心脾、补肝肾、补肺肾、补脾肾之阳、补脾胃之气、补肺脾肾之阴等。

（5）针对经络辨证与六经辨证的功效：是指中药的某些功效与经络辨证或六经辨证的各经病证辨证相对应。如和解少阳、散太阳经风寒、散少阴经风寒、散厥阴经风寒、降厥阴经上逆之寒气等。

（6）针对卫气营血辨证的功效：是指中药的某些功效与卫气营血辨证的卫分、气分、营分、血分病辨证相对应。如疏散风热、清气分热、清营分热、透营转气、清营凉血、凉血解毒、散血解毒等。

（7）针对三焦辨证的功效：是指中药的某些功效与三焦辨证相对应。如宣化上焦湿浊、芳化中焦湿浊、清中焦湿热、清利下焦湿热、补中气、温中散寒等。

这种分类法，突显了中药学与中医学辨证学的紧密关系，有助于深入学习掌握与研究提高中药的功效。

第二节　主治病证

一、概念

所谓主治病证，是指药物在临床的主要适应病证，也称主要适应范围，简称主治。

二、认定

中药主治病证的认定，主要是通过生活实践与临床实践而得。其与中药功效的认定一样，也经历了漫长的历程。

三、表述

一般说，中药主治病证的表述用语可分为三类。

（1）病名类主治病证：是指以疾病的名称表述中药的主治病证，如疟疾、肺痈、肠痈、水火烫伤、毒蛇咬伤等。

（2）证名类主治病证：是指以疾病的证名表述中药的主治病证，如热淋、血淋、热咳、冷哮、湿热黄疸、风热表证、风寒表证、风寒夹湿表证等。

（3）症状名类主治病证：是指以病或证的某一症状名称表述中药的主治病证，如惊悸、耳鸣、耳聋、口臭等。

在上述三类表述用语中，当代使用最多的是证名，其次是病名，而症状名则最少。

此外，有时在使用中医学病证名难于表述个别药物的主治病证时，也借用现代医学的病症名，如胃下垂、高血压病、高脂血症等。

第三节　相互关系

一、初级功效与高级功效

初级功效是高级功效的基础，而高级功效是初级功效的升华与提高。明末清初之前，二者常相混杂表述，且多用初级功效，少用高级功效。明末清初之后，二者逐步分述，且高级功效的使用频率显著增加。直至当代，随着功效理论的日渐成熟，表述用语绝大多数使用高级功效，而极少使用初级功效。

二、功效与主治病证

中药的功效与主治病证是相互关联、密不可分的。主治病证是确定中药功效的依据，功效又提示了中药的主治病证。

对于初级功效来说极易理解。若在其前加上前置动词即为功效，而去掉前置动词则成了主治病证。如"治热痢"是黄连的初级功效，提示黄连的适用范围为"热痢"；而去掉"治"字后，"热痢"就是它的主治病证，成了它"治热痢"功效的依据了。

对于高级功效，其与主治病证的关系也不例外。此时，主治病证虽然也是其确定依据，但不是简单的对应与加减前置动词的关系，而是运用中医药理论，通过对主治病证进行辨证分析、归纳推理、高度概括而得。如鱼腥草能治肺痈咳吐脓血、肺热咳嗽和热毒疮疡等病证，因而具有清热解毒、排脓的功效；又能治热淋小便涩痛之证，故又有清热利尿通淋的功效。

同时，高级功效也提示了药物的主治病证，如上所说，由于鱼腥草有清热解毒、排脓、利尿之功，那就提示其主治病证为肺热、热毒、湿热引起的相关病证。

三、性能特点、功效主治、配伍应用的内在联系

在论述中药时，往往从性能特点、功效主治、配伍应用三个不同的角度进行。其中：性能特点是论述其在性（气）、味、升降浮沉、归经、有毒无毒等方面所显现的特点，也可称为作用机理或偏性所在；功效主治是论述其在临床治疗中所显现的效用与适应范围；配伍应用是依据其性能特点与功效主治论述其在临床的具体应用。三者之间，既有各自的独特性，又有十分密切的内在联系。

药物的性能特点统领并高度概括其功效主治，而功效主治又是其性能特点在防治疾病时的具体展现；药物的性能特点与功效主治是指导其配伍应用的基本依据，而配伍应用又是其性能特点与功效主治在防治疾病与强健身体时的具体运用。每一味中药都具有独特的性能特点、功效主治及配伍应用，三者环环相扣，互为印证，缺一不可。

在学习应用单味药时，首先要弄清其性能特点，并以此为纲，理解记忆其功效主治，领悟掌握其配伍应用。只有这样，才能为学好中药、用好中药打下坚实的基础。

第七章 配伍

一、概念

配伍，即中药配伍，是指根据病情、治法和药物性效，有选择地将两种以上药物配合应用。

二、源流

配伍用药的方法和理论，源于用药防治疾病的实践。春秋战国时期，人们已具丰富的配伍用药经验。汉代，《神农本草经·序例》将其条理总结，名曰"七情"配伍，为中药配伍奠定了理论基础。后世不断补充，日臻完善。

三、内容

（1）从广义讲，中药配伍的内容可概括为简单配伍与复杂配伍。

所谓简单配伍，即通常所说的药对，前人将这种用药规律高度概括为"配伍七情"。在七情配伍中，除"单行"外，皆从双元配伍用药角度，论述单味中药通过简单配伍后其性效变化的规律。

所谓复杂配伍，即通常所说的药方，前人将这种用药规律高度概括为"君臣佐使"。其从多元角度论述了药物在方中的地位和性效变化规律。

今虽将二者分别归属于临床中药学与方剂学范畴，但实际上是紧密相连的，药对是药方的基础，而药方则是药对的有机组合。

（2）从狭义讲，中药的配伍即"配伍七情"，又称"药物七情"，内容包括：

①单行：即单味药就能发挥预期治疗效果，不需其他药辅助。如独参汤单用人参补气固脱等。或云配伍各药单独取效，互不影响各自效应。如丹参配神曲，治血瘀有热兼食积脘胀，各自独行活血凉血与消食健胃之效，且互不干扰。

②相须：即性能相类似的药物合用，可增强原有疗效。如石膏配知母可增强清热泻火之效。

③相使：即两药同用，以一药为主，一药为辅，辅药能增强主药的疗效。相互配伍的两药，或性能相似，如以补气利水的黄芪为主，配以利水健脾的茯苓为辅，茯苓能增强黄芪的补气利水效果。或两药性能虽不一致，但治疗目的一致，如以清热燥湿解毒的黄连为主治湿热泻痢，常配行气调中止痛的木香，木香可增强黄连的治疗效果。

④相畏：即一种药物的毒烈之性，能被另一种药物减轻或消除，如生半夏的毒性能被生姜减轻或消除，故云半夏畏生姜。

⑤相杀：即一种药物能减轻或消除另一种药物的毒烈之性，如生姜能减轻或消除生半夏的毒性，故云生姜杀半夏。

⑥相恶：即两药合用，一种药物能使另一种药物原有功效降低，甚至丧失，如人参恶莱菔子，因莱菔子能削弱人参的补气作用。

⑦相反：即两种药物合用，能产生或增强毒副反应，如乌头反半夏、甘草反甘遂等。

总析上述七项，单行表示性效不变，临床可据情选用；相须、相使表示增效，临床用药要充分利用；相畏、相杀表示减毒，应用毒烈药时必须考虑选用；相恶表示减效，原则上用药时应加以注意；相反表示增毒，原则上用药时应绝对禁止。

若按协同与颉颃论，相须、相使、相反属协同，相畏、相杀、相恶属颉颃，单行则既不属协同也不属颉颃。

四、目的

药物配伍应用是中医用药的主要形式，其目的是：增强治疗效能，扩大治疗范围，适应复杂病情，减少不良反应。

五、中西药联用

（一）概念

顾名思义，即指将单味、复方中药或中成药与西药联用。

（二）内容

临床实践表明，中西药联用后，可导致四种主要结果。

1. **增效**　即增强或延长原有疗效。中药大多成分复杂，能宏观调节（多功能，多环节，多层次调节），疗效稳定持久；西药大多成分单一，针对性强，力专效宏，药效迅速。两者合理联用，不但能显示出各自的优越性，而且能标本兼顾，增强疗效。如：①银花与青霉素联用，能增强青霉素抗耐药性金黄色葡萄球菌作用；②麻黄与青霉素联用，治疗细菌性肺炎有协同增效作用；③香连化滞丸与痢特灵联用，可增强治菌痢的效果；等等。

2. **减毒**　即减少毒副作用。人们在接受药物治疗作用的同时，也受到其各种毒副作用的损害，不但中药是如此，西药更是如此。中西药联用往往能克服这一缺憾，使药物充分发挥其治疗作用，目前临床主要用于以中药减轻激素的反馈抑制作用、防治撤停激素后的反跳现象、化疗的毒副反应及一些西药在服用时对胃肠道或神经系统产生的副作用等。如：①灵芝、云芝、鸡血藤、刺五加、人参、生黄芪等，分别与环磷酰胺等抗癌药联用，能缓解或消除因使用这些抗癌西药所致的白细胞减少等不良反应；②甘草与链霉素联用，骨碎补与链霉素联用，黄精与链霉素联用，均能减轻链霉素对第八对脑神经等的毒害，并已得到临床验证；③能保肝的逍遥散与抗痨西药联用，能减轻抗痨西药对肝脏的损害；等等。

3. **减效**　即降低疗效。这类中西药联用所用的中药或中成药，一般均为无毒或毒性甚小之品，与西药联用后，虽不会增毒或产生新的毒性成分，但却能使原有成分丧失或失去活性，从而降低疗效。如：①含铁、镁、铝、钙的中药或中成药，与异烟肼联用，生成螯合物而失效；②含有机酸较多的中药及中成药，与碱性西药如碳酸氢钠、氨茶碱等碱性西药同服，可产生中和反应，使中西药的药效同时减弱或丧失；③含碱性成分的中药及其制剂，与维生素 B_1 同服，因胃酸降低而促使维生素 B_1 分解，降低维生素 B_1 的疗效；等等。

4. **增毒** 即增加或产生毒副作用。这类中药或中成药多为有毒或含有毒成分之品，与西药联用后能产生新的更毒物质或增强有毒物质的吸收。或者中药或中成药本为无毒，而西药却为有较明显的毒、副作用，同用后能使西药的毒性增强。如：①含 2 价汞离子的中药及中成药，如朱砂及其制剂朱砂安神丸、人丹、紫雪散、补心丸、活络丸、磁朱丸等与西药溴化钾、三溴合剂、碘化钾（治疗单纯性甲状腺肿）、碘喉片（利咽）等同服，汞离子与溴离子或碘离子在肠内发生化学反应，生成有剧毒的溴化汞或碘化汞，导致药源性肠炎或赤痢样大便；②含鞣质类中药如大黄、虎杖、诃子、五倍子等，若与磺胺类药物同服，使鞣质与磺胺类药物结合，影响排泄，导致血液及肝脏内的磺胺药浓度增高，严重者可发生中毒性肝炎；③含生物碱士的宁、麻黄碱、阿托品等的中药及其制剂，与士的宁、麻黄碱、阿托品类西药联用，可使作用累加而导致士的宁、麻黄碱、阿托品中毒；等等。

增效、减毒是临床可以采用的，减效、增毒是临床必须避忌的。

第八章　用药禁忌

中药的用药禁忌，即指在用药时一般应有所避忌。用药禁忌主要包括证候禁忌、配伍禁忌、妊娠用药禁忌和服药时的饮食禁忌四个方面。

一、配伍禁忌

（一）含义

所谓配伍禁忌，即指在一般情况下不宜相互配伍使用的药物。包括十八反、十九畏。

（二）十八反的源流及内容

1. **源流**　从现存文献看，最早论及相反药的是汉代《神农本草经》。南北朝时期，陶弘景《本草经集注·序录》专设诸药相畏相恶相反项，详列相反诸药。五代后蜀，韩保昇的《蜀本草》最早论及相反药有18种，十八反之名始此。据南宋陈衍《宝庆本草折衷·卷二》记载，相反药歌诀最早见于《经验方》。今世流传最广的相反药歌诀源于张从正《儒门事亲·卷十四》。

2. **内容**　十八反列述了三组相反药，分别是：①甘草反甘遂、（京）大戟、海藻、芫花；②乌头（川乌、附子、草乌）反半夏、瓜蒌（全瓜蒌、瓜蒌皮、瓜蒌仁、瓜蒌根）、贝母（川贝母、浙贝母）、白蔹、白及；③藜芦反人参、（南）沙参、丹参、玄参、苦参、细辛、芍药（赤芍、白芍）。

（三）十九畏的源流及内容

1. **源流**　十九畏起源尚无定论。十九畏歌诀最早见于明代刘纯《医经小学》，并流传至今。当代一般认为十九畏属相反药，须列入配伍禁忌。

2. **内容**　十九畏歌诀列述了九组共十九味相反药，具体是：硫黄畏朴硝，水银畏砒霜，狼毒畏密陀僧，巴豆畏牵牛，丁香畏郁金，川乌、草乌畏犀角，牙硝（即芒硝）畏三棱，官桂（包括肉桂）畏（赤）石脂，人参畏五灵脂。

（四）正确认识十八反、十九畏

（1）十八反、十九畏是前人用药禁忌的经验总结，对指导临床安全用药具有积极意义。

（2）历代医药学家对十八反、十九畏虽遵信者多，但持异议者亦不少，目前大多数认为不是绝对禁忌。

（3）对十八反、十九畏作为用药禁忌是否合理的研究，单凭文献整理不能解决问题，须借助于现代实验研究。

（4）近年来，对十八反、十九畏虽进行了不少实验研究，取得了一定成绩，但仍处于初级阶段，具体如何取舍，还难于确定。

（5）目前，凡属十八反、十九畏的配伍药组，若无充分根据和应用经验，仍不宜使用。

二、妊娠用药禁忌

（一）含义

所谓妊娠用药禁忌，即指有些中药能损害胎元或导致堕胎，在妊娠期应予以避忌或慎用。

（二）源流及内容

1. **源流**　汉代或更早，医药学家对妊娠用药禁忌就有认识，《神农本草经》所记堕胎药可认为是妊娠禁忌药的最早记载。南朝梁代，《本草经集注·序例·诸病通用药》专设堕胎药一项，收堕胎药41种。南宋，朱端章《卫生家宝产科备要·卷五》云，卢医周鼎将产前所忌药集以为歌，歌诀中列药71种，这是迄今所见妊娠禁忌歌的最早记载。经元明两代医药学家进一步改编，遂成今世流传甚广的"妊娠禁忌歌"，列药39种。

2. **内容**　妊娠禁忌药有毒害大小、性能峻缓之别，对胎元及母体影响程度也有差别。据此，今之临床习惯将其分为禁用与慎用两大类。

（1）禁用类：多为剧毒或性能峻猛之品，如水银、砒霜、雄黄、轻粉、斑蝥、马钱子、蟾酥、川乌、草乌、藜芦、胆矾、瓜蒂、巴豆、甘遂、大戟、芫花、牵牛子、商陆、麝香、干漆、水蛭、虻虫、三棱、莪术等。

（2）慎用类：分别为活血祛瘀的牛膝、川芎、红花、桃仁、姜黄、丹皮等；破气行滞的枳实、枳壳等；攻下通肠的大黄、芒硝、番泻叶、芦荟等；辛热的附子、肉桂等；滑利的冬葵子等。

（三）正确认识妊娠禁忌药

妊娠禁忌药，大多是历代医药学家从临床实践中总结出来的，对指导妇产科临床安全用药和优生优育意义极大。

妊娠期间，对禁用类药应绝对禁用；对慎用类药也应尽量避免使用，若孕妇患有非用不可的病证，即可酌用，但须务求辨证准确、剂量与疗程适中、炮制与配伍恰当，以免发生不测。

对历代医药书籍中所载妊娠禁忌药，应认真分析，区别对待，其中除属禁用和慎用外，有的是无毒可用之品，如白茅根、兔肉等；有少数药物虽毒性较大而未被列入，亦当禁用或慎用，如朱砂、黄药子等。

三、服药时的饮食禁忌

（一）含义

所谓服药饮食禁忌，即指服药期间对某些食物的禁忌，简称食忌，俗称忌口。

（二）源流与内容

1. 源流 我国医药学家对服药时饮食禁忌的认识，至少可追溯至两千多年前的秦汉之际，著名的《五十二病方》即有记载。后世许多医方药书均列有服药饮食禁忌。

2. 内容 药食同源，食物与药物一样也具有某种偏性。在服药期间，一般应忌食生冷、辛热、油腻、腥膻、黏滑及有刺激性的食物，以免引起消化不良、胃肠刺激，或助热、助升散，以及敛邪等不良作用。

具体应用，须根据不同病情和治疗需要区别对待，如：①寒性病忌食生冷；②热性病忌食辛热油腻；③胸痹患者，忌食肥肉、脂肪、动物内脏及白酒；④肝阳上亢者，忌食胡椒、辣椒、大蒜、酒等辛热助阳之品；⑤脾胃虚弱或消化不良者，忌食油炸、黏腻、寒冷、固硬等不易消化的食物；⑥疮疡、皮肤病患者，忌食鱼、虾、蟹等腥膻发物及辛辣刺激性食品；⑦患外感表证者，忌食油腻类食品；等等。

服药食忌，具有科学性，对指导临床用药，使药、食有机地结合意义重大，亦是消除不良反应、提高疗效的重要环节，应当引起足够的重视。

四、证候用药禁忌

（一）含义

所谓证候用药禁忌，即指某类或某种证候不适宜选用某类或某种中药，在使用时应予以避忌，简称证候禁忌，又名病证禁忌。

（二）源流与内容

1. 源流 可上溯至战国，《内经》即有论述，后世不断补充完善。

2. 内容 凡药不对证，药物的性能功效与所疗疾病的病证相悖，有可能加重病情者，原则上都属于禁忌范围。具体可分为两类：

（1）属某类药者。如：体虚多汗者，忌用发汗药；阳虚里寒者，忌用寒凉药；阴虚内热者，慎用苦寒清热药；脾胃虚寒、大便稀溏者，忌用苦寒或泻下药；阴虚津亏者，忌用淡渗利湿药；火热内炽和阴虚火旺者，忌用温热药；妇女月经过多及崩漏者，忌用破血逐瘀药；脱证神昏者，忌用香窜的开窍药；邪实而正不虚者，忌用补虚药；等等。

（2）属单味药者。如：体虚多汗者，忌用发汗力较强的麻黄；虚喘、高血压及失眠患者，慎用麻黄；湿盛胀满、水肿患者，忌用甘草；麻疹已透及阴虚火旺者，忌用升麻；肝功能障碍者，忌用黄药子；肾病患者，忌用马兜铃；授乳期妇女忌用大量麦芽；等等。

总之，证候用药禁忌的内容非常广泛。在各论各章节的概述部分，将具体介绍该类药的证候禁忌；在各论各单味药的使用注意项，将具体介绍该药的证候禁忌。

第九章　用药剂量与用法

第一节　剂　量

一、概念

剂量，即药剂的用药量，一般是指单味药的成人内服一日用量。有时也指方剂中的药与药的相对剂量。

二、剂量的计算单位

中药的计量单位，古今有别。古代有重量（铢、两、钱、斤等）、度量（尺、寸等）及容量（斗、升、合等）多种计量方法，以量取不同的药物。此外，还有"刀圭""方寸匕""一钱匕""半钱匕""一字匕""盏"，以及"撮""枚""一握"等约量的计量方法。由于度量衡制的变迁，后世多以重量为计量固体药物的方法。明清以来，普遍采用16位进制，即1斤=16两=160钱。现今我国对中药生药与饮片的计量采用公制，即1公斤=1000 g。为了方便处方和配药，特别是古方剂量的换算，通常按规定以近似值进行换算，即：1两（16进位制）=30 g，1钱=3 g，1分=0.3 g，1厘=0.03 g。

三、剂量确定

（一）基本剂量

一般指单味中药的成人一剂汤药每日内服常用剂量，除峻烈有毒药和某些精制品外，干品饮片药为3~10 g，部分为15~30 g，鲜品加倍。各论各单味药后所标的用量即此。

（二）剂量变化的依据

剂量是否得当，是确保用药安全有效的重要因素之一。用药剂量的恰当与否，单靠掌握一般用药剂量是很不够的，还须根据药物的性质性能、应用方法、患者的病情和体质，以及季节、地域和居住环境等变通剂量。

1. 据药物的性质性能变化剂量

（1）药材质量：质优力强者，用量宜小些；质次力不足者，用量可大些。

（2）药材质地：花叶类质轻之品用量宜轻，金石、贝壳质重之品用量宜重；干品用量宜轻，鲜品用量宜重。

（3）药物的气味：气味平淡，作用缓和的药，用量宜重；气味浓厚，作用峻猛的药，用量宜轻。

（4）有毒无毒：有毒者，应严格控制剂量，不得超出安全范围；无毒者，剂量变化幅度较大，可适当增加用量。

2. 据用药方法变化剂量

（1）配伍：单味应用时剂量宜大，复方应用时剂量宜小；方中主药用量宜稍大，而辅药则用量宜小些。

（2）剂型：入汤剂时，用量宜大；入丸、散剂时，用量宜小。

（3）使用目的：某些药因用量不同可出现不同作用，故可据不同使用目的增减用量。如槟榔行气消积只用6~15 g，而驱绦虫则须用60~120 g。

3. 据患者的体质和病情等变化剂量

（1）体质：在以祛邪为主时，体强者用量宜重，体弱者用量宜轻。在以补虚为主时，脾胃强健者用量宜稍大，脾胃虚弱者用量宜轻、宜小。

（2）年龄：小儿发育未全，老人气血渐衰，对药物耐受力均较弱，用量宜减小；而青壮年气血旺盛，对药物耐受力较强，用量宜大些。小儿五岁以下通常用成人量的四分之一，五六岁以上可按成人量减半用。

（3）性别：一般说男女用量差别不大，但在妇女月经期、妊娠期，投用活血化瘀药则用量宜轻。

（4）病程：新患病或病程短者，因正气损伤较小，用量可稍重；久病多伤正气，用量宜轻。

（5）病势：病急病重者用量宜重，若用药量轻，药不敌病；病缓病轻者用量宜轻，若用药量重，必伤正气。

（6）生活习惯与职业：如以辛热药疗疾，平时喜食辛辣热物或常处高温下作业的人用量宜轻，反之则用量宜重；等等。

4. 据地域和季节变化剂量

我国东南地区温暖潮湿，温热和滋腻之药用量宜轻；西北地区寒冷干燥，寒凉或香燥之品用量宜轻。

春夏气候温热，易于出汗，发汗药用量不宜重；秋冬气候寒冷，腠理致密，发汗药用量则宜适当增加。

四、剂量与药效的关系

药物的使用剂量常影响其效能与治疗效果，概之主要有三。

1. 量效成正比 一般来说，药物的作用随其用量的增加而增强。量大力强，量小力弱。如：①人参，大剂量用能大补元气，治气虚欲脱；而常量或小剂量用则补脾肺之气，治一般的体虚气弱。②大黄，大量用能峻泻，治热结便秘之重症；而小剂量用则缓泻，治热结便秘之轻症。③黄连，大剂量用能清热燥湿、泻火解毒，治湿热火毒诸证；而小剂量（3 g以下）用则清热燥湿兼健胃，治脾胃虚弱兼湿热或郁火者。

2. 量变效亦变 在常用中药中，部分药物的作用随使用剂量的增减而发生变化。如生白术，常量使用能健脾益气、燥湿利水，治脾虚挟湿之溏泄；而大量使用则健脾益气、缓通大便，治脾虚气弱之虚秘。

3. **超量可有毒** 如前所说，中药的用量是否适当，是确定其有毒无毒的关键，未超出人体对其的最大承受量即为无毒，超则为有毒。如：

苦杏仁有小毒，主要是因其所含的苦杏仁苷，在苦杏仁酶的作用下能分解出氢氰酸所致。从理论计算，通常每1g生苦杏仁约可产生2.5mg氢氰酸，而氢氰酸为偏性非常突出的剧毒物质，在极微剂量时，就能轻度抑制呼吸中枢而显示止咳平喘的治疗作用；而在稍大剂量时，则对人产生伤害，其致死量为50mg。依此推算，成人对生苦杏仁的最大耐受量（一次量）是20g（约50~60个）。若超过这个量，又是研末冲服，则有导致中毒的危险。由此可知：生苦杏仁，若用量在10~20g之间即为无毒；超过20g则为有毒。

第二节 用 法

一、概念

所谓用法，即使用中药的方法。其内容广泛。

二、内容

（一）给药途径

给药途径对药物的疗效影响极大。这是因为不同的机体组织，对药物的吸收、分布、生物转化、排泄及敏感度的差异所致。同一方药，常因给药途径的不同，显示出不同的作用强度。有的甚至须以某种特定途径给药，才能发挥某种作用。

中药传统的给药途径，除口服和皮肤给药两种主要途径外，还有吸入给药、舌下给药、黏膜表面给药、肛门与直肠给药等多种途径。20世纪30年代后，又增添了皮下注射、肌内注射、穴位注射及静、动脉注射等。

每种给药途径均有各自的优缺点，临床选择时除应考虑各自的优缺点外，还需注意病证与药物双方对给药途径的选择。而病证与药物对给药途径的选择，则是通过剂型的选择来体现的。

（二）应用剂型

无论从什么途径给药，都需将药物加工成便于应用的剂型。传统中药剂型中，有主供口服的汤剂、丸剂、散剂、酒剂、露剂、滋膏剂；供皮肤或黏膜使用的软膏剂、硬膏剂、涂擦剂、浸洗剂、熏剂、散剂、丹剂；供体腔等使用的栓剂、药条、钉剂等。

20世纪30年代又研制出了中药注射剂。之后，又发明了胶囊剂、颗粒剂、气雾剂、膜剂等新剂型。

（三）煎煮方法

汤剂是中药的最常用剂型，其疗效的保证又取决于正确的煎煮制取。

1. **煎药器具** 选用沙锅、沙罐、沙壶等带盖的陶瓷器皿最佳。因其化学性质稳定，不易与药物成分发生化学反应，且导热均匀，保暖性好。或用耐高温的玻璃烧杯等。

忌用铁、铜、铝等金属器具，因金属元素易与药液中的药物成分发生化学反应，轻则降低疗效，重则引发毒害。

2. **煎药用水**　选择洁净清澈、无色、无异味、不含杂质的生活饮用水，禁用被污染或反复煮沸的水。此外，有时因治疗需要，还要加适量的酒或醋等。

3. **水的用量**　按理论推算，加水量应为饮片吸水量、煎煮过程中蒸发量及煎煮后所得药液量的总和。虽然实际操作时加水很难做到十分精确，但至少应根据饮片质地疏密、吸水性能及煎煮时间长短以确定加水量的多少。

一般用水量为将饮片适当加压后，液面淹没过饮片约2cm为宜。质地坚硬、黏稠，或需久煎的药物加水量可酌增。质地疏松、有效成分容易挥发或不宜久煎的药，加水至液面淹没药饮片即可。

4. **煎前浸泡**　将中药饮片于煎前浸泡，既有利于有效成分的充分溶出，又可缩短煎煮时间，避免因煎煮时间过长而使部分有效成分耗损或破坏过多。多数饮片宜用常温水浸泡，一般浸泡20~40分钟，以种子、果实为主的饮片可浸泡1小时。冬天可适当延长，夏日气温高，浸泡时间不宜过长，以防腐败变质。

5. **浸水温度**　饮片先行浸泡时，所用水的温度是否适宜，也会影响药物成分的煎出。浸泡饮片的用水，以常温水或温水（25℃~40℃）为宜，切忌直接用沸腾水。

6. **煎煮火候**　适宜的火候，有利于药效成分的溶出。一般说，煎药宜先文火后武火，即未沸前用大火，沸后用小火保持微沸状态，以免药汁溢出或过快熬干。

7. **煎煮时间**　汤药煎煮时间的恰当与否，直接关系到中药有效成分的溶存率和疗效。一般饮片，头煎煮沸后再煎15~20分钟，二煎煮沸后再煎10~15分钟即可。

解表、芳香化湿、行气等质地较轻或含芳香挥发性成分较多的饮片，煎煮时间应适当缩短，头煎煮沸后再煎10~15分钟，二煎煮沸后5~10分钟即可。

补虚药、矿物药及根茎类等质地厚重坚实、不易挥发的饮片，煎煮时间宜延长，头煎沸后再煎40~50分钟；二煎、三煎乃至四煎沸后，再煎30~40分钟即可。

8. **器具加盖**　煎煮药时，无论使用何种器具都要加盖，以防止易挥发成分的过度散逸，最大限度地保全药液中的药物成分。

9. **不断搅动**　煎煮时，因药锅中上下的温度相差较大，故还需用干净的木制或竹制筷子，间隔对所煮饮片进行搅动。如此，既可使药物成分均匀分布于溶液中，以促使其溶出与发生化学变化，又可防部分饮片粘锅底或焦化。

10. **煎药次数**　一般说，一剂药煎3次，最少应煎2次。因为煎药时，药物有效成分首先会溶解在进入药材组织的水液中，而后再扩散到药材外部的水液中。待药材内外溶液的浓度达到平衡时，因渗透压均衡，有效成分就不再溶出。此时，只有将药液滤出，重新加水煎煮，有效成分才能继续溶出，故一剂药煎煮2~3次为佳。

11. **药液煎量**　药液煎出物的多少随着药液量的多少而增减。若煎出的汤液总量过多，虽提高了药物成分的煎出率，但却不便服用；若煎出的药液总量过少，虽方便服用，但却降低了药物成分的煎出率。一般认为，成人每次以250~300ml为宜，一剂若煎2次，总量即500~600ml，煎3次总量即750~900ml。儿童酌减。在使用汤剂时，片面强调服用方便而导致煎出量过少者并非少见，必须纠正。

12. **立即滤出** 汤剂煎成后，应立即滤出药液。因为多数中药饮片加水煎煮后都会吸附一定药液，煎煮好的药液如不及时滤出，已溶于药液中的有效成分可能会随药液温度的降低而被药渣重新吸附，遂致有效成分的损失。至于一些遇高热有效成分易损失或破坏而不宜久煎的药物，那就更应如此。

13. **榨净汁液** 药液滤出后，应将吸附有药液的药渣放入双层纱布或透水性能较好的原色棉布中包好，待稍凉后，用加压或双手反拧之法，榨取或绞取药渣中所吸附的药液。待将药汁绞榨净后，再把药渣抛弃。

14. **合对分服** 为保证每次所服药液的浓度与有效成分的含量相对均衡，使患者服用后，在体内保持相对稳定的治疗浓度而取得最佳的治疗效果，宜将煎煮的药液合并后，再分2~3次服。

15. **熬煳即弃** 中药汤剂熬煳后，一般不能再加水煮服，应立即倒掉，洗净药锅，重新拿取新的药剂加水煎煮。

16. **特殊处理** 多数药物可同时入煎。少数药物因其性质、性能及临床用途不同，需作特殊处理，具体做法如下：

（1）先煎：即延长煎煮时间。包括：①有效成分不宜煎出的矿物、贝壳类药，如磁石、龙骨、牡蛎等，应先入煎30分钟；②需久煎去毒的药物，如附子、川乌有毒，无论用生品、制品均应先煎，并随量增时；③治疗需要，如大黄久煎则泻下力缓，故欲缓其泻下力即应先下。

（2）后下：即缩短煎煮时间。待汤药煎煮将成时，投入后下药再煎沸几分钟即可。包括：①有效成分因煎煮易挥发或被破坏而不耐久煎的药，如薄荷、白豆蔻、秦艽、钩藤等。②治疗需要，如生大黄或番泻叶等，若久煎泻下力减缓，欲攻下当后下。

（3）包煎：即用干净的原色棉布包裹后入煎。包括：①易漂浮在水面，不利煎煮的花粉、细小种子及细粉类药，如蒲黄、葶苈子、滑石等；②含淀粉、黏液质较多，易粘锅糊化、焦化的药，如车前子等；③易使药液混浊的粉末状药，如飞滑石、百草霜、青黛等；④难于滤净，混入药液易刺激咽喉的绒毛类药，如旋覆花等。

此外，还必须注意的是，布包宜大不宜小。切忌过小，因布包过小可致煎煮不透。若需包煎的药量较大，可分成2个或3个小包，以利于水液充分浸泡包内饮片，煎出更多的药物成分。

（4）另煎：即指有些药物不宜与它药合煎，需单独煎煮。包括：①少数价格昂贵的药物应另煎，以免煎出有效成分被其他药物的饮片吸附，如人参、西洋参等。②治疗需要也可另煎。

（5）烊化：即溶化或熔化，指有些药物不需入煎，可直接用煎好的药液趁热将其熔化后服用。如胶类药容易粘附于其他饮片及锅底，若与其他饮片同煎，既浪费药材又易熬煳，故应先行烊化再与其他药汁对服，如阿胶、鹿角胶、龟甲胶等。

（6）冲服：即指有些药物不需入煎，可直接用煎好的药液或温开水冲服。包括：①剂量甚小、价格昂贵的芳香细料药，需研粉冲服，如牛黄粉、麝香、冰片、猴枣粉、珍珠粉、羚羊角粉等；②极易溶解而不必入煎的药，可直接用药液或温开水冲服，如芒硝、玄明粉、胆矾等；③水煎能破坏其有效成分而只能研末服的药，可用温开水或煎好的药汁冲服，如鹤草芽粉、鸡内金粉、雷丸粉、琥珀粉、朱砂等；④自然汁类的药可直接服，或与煎好的药液混合后服，如鲜地黄汁、生姜汁、竹沥水、鲜石斛汁、鲜石菖蒲汁等；⑤易溶化的滋膏类药可直接服，也可用温开水或煎好的药液化解后服，如饴糖、蜂蜜、鸡血藤膏、益母草膏、夏枯草膏等。

（7）泡服（焗服）：即指用沸水或煮好的药液趁热直接浸泡药物。包括：①富含挥发油类成分的药，如薄荷、荆芥穗、菊花等；②成分极易被浸泡出的药，如胖大海、番泻叶、决明子、西红花、金莲花等；③因治疗需要必须用沸水泡服的药，如欲使生大黄峻泻，可用沸水泡服，以取其剽悍之气。

（8）煎汤代水：即指个别药物，若与他药同煮则会使药液混浊不堪，难以过滤或服用，宜先行煎煮、静置，待沉淀后取出上清液，再与他药同煮，如灶心土等。

（四）服药方法

口服，是中医临床主要给药途径。口服给药的效果不只受剂型等因素影响，还受服药时间、次数及冷热所影响。

1. 服药时间 适时服药是保证药效的重要方面，具体服药时间应据肠胃状况、病情需要及药物特性来确定。

（1）空腹服：清晨胃及十二指肠均无食物，此时服药可避免药物与食物相混合，使得药物能迅速进入肠中充分发挥药效，故峻下逐水药、攻积导滞药、驱虫药宜空腹服。

（2）饭前服：饭前胃腑空虚，亦有利于药物迅速进入小肠消化吸收，故多数药，特别是补虚药宜饭前服。

（3）饭后服：饭后胃中存有较多食物，可减少药物对胃的刺激，故消食健胃药或对胃肠有刺激的药物宜饭后服。

（4）睡前服：为了顺应人体生理节律和充分发挥药效，有些药宜睡前服。如安神药用于安眠时，宜在睡前30分钟至1小时服，以便安眠；涩精止遗药宜在临睡时服，以便治疗梦遗滑精；缓下剂宜在睡前服，以便翌日清晨排便。

（5）定时服：有些病定时而发，只有发病前某时服才能见效，如截疟药应在疟发前2小时服。

（6）不拘时服：病情急险，则当不拘时服，以便力挽狂澜。

2. 服药次数 指一日内的服药次数。一般疾病多采用每日一剂，每剂分2服或3服。

病情急重者，可每隔4小时左右服药一次，昼夜不停，使药力持续，顿挫病势；病情缓轻者，亦可间日服药，以图缓治。此外，有宜煎汤代茶频频服者。

应用发汗药、泻下药时，如药力较强，一般以得汗得下为度，不必尽剂，以免汗下太过，损伤正气。

呕吐病人宜小量频服，以免因量大再致吐。

3. **服药冷热**　一般汤药多宜温服。如治寒证用热药，宜于热服，特别是以辛温发表药治风寒表实证，不仅宜热服，服后还需温覆取汗。

至于热病用寒药，如热在胃肠，患者欲饮冷者可凉服；如热在其他脏腑，患者不欲饮冷者仍以温服为宜。此外，用从治法时，也有热药凉服，或凉药热服者。

对于丸、散等固体药剂，除特别规定外，一般者宜用温开水送服。

各

论

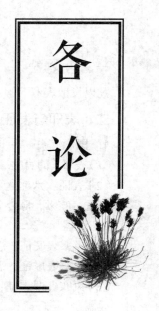

第一章　解表药

一、含义

凡以发散表邪、解除表证为主要功效的药物，称为解表药。

二、表邪与表证

1. 概念

（1）表邪：简言之，在表之邪，六淫之邪客于肌表，引起表证，即谓之表邪。

（2）表证：六淫之邪从皮毛、口鼻侵入机体后，引起发热恶寒，头疼、身痛，鼻塞声重，咳嗽，脉浮等症状，即谓之表证。

2. 证型

（1）风寒表实证：恶寒发热，头痛无汗，身痛，或咳嗽，鼻塞，脉浮紧。

（2）风寒表虚证：恶风寒，发热，头痛，汗出，脉浮缓。

（3）风寒夹湿表证：恶寒发热，头沉头疼，肢体酸沉而痛，苔腻，脉浮紧，或滑，或濡。

（4）风热表证：发热，微恶风寒，口渴，有汗或无汗，舌尖红，脉浮数。

（5）风热夹湿表证：发热，微恶风寒，口渴而黏，有汗或无汗，肢体酸沉，脉濡、苔腻。

（6）暑湿表证：身热，微恶风寒，汗少，肢体酸重疼痛，口黏腻，渴而不欲饮，尿赤，苔黄薄腻，脉濡数。

（7）阴寒闭暑证：恶寒发热，头痛身重，口淡不渴，呕吐，泻泄，苔白腻，脉濡滑。

（8）气虚外感：恶寒重，微发热，无汗，倦怠，乏力，脉沉而无力。

（9）阳虚外感：恶寒重、微发热、无汗、脉沉迟、无力。

（10）阴虚外感：头痛身热，微恶风寒，无汗，心烦，咽干，口渴不欲饮，苔少或无苔，脉细数。

（11）血虚外感：病后阴血亏虚，或失血后又感风寒，头痛，身热，微恶寒，无汗，脉弱无力。

三、药性特点、功效与主治病证

1. **药性特点**　大多味辛发散，归肺与膀胱经，疏泄腠理、开发毛窍而发汗解表。

2. **功效**　主能发汗解表，或发表散寒，或疏散风热。部分药物兼能散寒或清热、宣肺平喘、利水、透疹、升阳。

3. **主治病证**　主治风寒表实证、风寒表虚证、风热表证、表证夹湿、暑湿表证及体虚外感证等。

部分药物兼治风湿痹证、肺气不宣的咳喘、麻疹透发不畅、阳气下陷等。

四、分类及各类的特点

1. 发散风寒药 又称辛温解表药，味多辛，少数兼苦或甘，性多温或微温，主能发散风寒，发汗力强，兼除湿。主治风寒表证、气虚外感、阳虚外感，兼治风寒湿痹、咳喘、水肿兼表等。

2. 发散风热药 又称辛凉解表药，味多辛，少数甘，性多寒凉，主能疏散风热，发汗力虽较缓和，但长于透解表热，兼升阳，主治风热表证、阴虚外感，兼治风热咳嗽、麻疹不透、目赤多泪等。

五、使用注意

（1）解表药多为辛香发散之品，入汤剂不宜久煎，一般以香气大发时饮之为佳，即煮沸5~10分钟即得，以免有效成分挥发过多而降低疗效。

（2）不可大量用发汗力较强的解表药，以免发散太过，耗气、伤津、伤阳，以遍身蒸蒸微似有汗者为佳。

（3）体虚多汗、疮疡日久及大出血患者，要慎用发汗力较强的解表药。

（4）因时因地增减用量。夏季腠理疏松，用量宜轻；冬季腠理致密，用量宜重。北方严寒地区，用量宜重；南方炎热地区，用量宜轻。

（5）汗出过多，见四肢厥冷、脉微欲绝者为亡阳，急以回阳救逆治之；见口干舌燥、心烦不宁者为亡阴，急以滋阴敛阴治之。

第一节　发散风寒药

麻　黄

【**来源**】始载于《本经》。源于麻黄科植物草麻黄 *Ephedra sinica* Stapf 及中麻黄 *Ephedra intermedia* Schrenk et C.A.Mey. 等的干燥草质茎。

【**药性**】辛、微苦，温。归肺、膀胱经。

【**性能特点**】

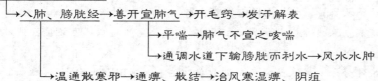

※ 善开宣肺气，发散力强，平喘力好。治风寒表实无汗，兼咳喘者最宜。治肺气不宣之喘咳，因风寒、寒痰者径用，因风热、痰热者当配辛凉发散或清泄化痰之品。

※ 肺为水之上源，又能宣肺而能利水消肿，善治风水水肿。

※ 温散寒邪与寒结，治痹痛与阴疽。

【功效应用】

1. 发汗解表

◎风寒表实无汗——常配桂枝、苦杏仁等，如麻黄汤

2. 宣肺平喘

◎肺气不宣之喘咳 ┬风寒袭肺——常配杏仁、甘草等，如三拗汤
　　　　　　　　├寒饮客肺——常配细辛、干姜、法半夏等
　　　　　　　　└邪热客肺——常配生石膏、杏仁、甘草

3. 利水消肿

◎风水水肿（水肿兼表证）——常配白术、苍术等，如越婢加术汤

此外，还治风寒湿痹，常配防风、羌活、独活等。治阴疽，常配熟地、鹿角胶、白芥子等，如阳和汤。

【用法用量】本品内服 1.5~10 g，煎汤，或入丸散。解表宜生用，平喘宜蜜炙用或生用。

【使用注意】本品发汗力强，故表虚自汗、阴虚盗汗及肾虚咳喘者忌服，高血压及失眠患者慎服。

桂 枝

【来源】始载于《本经》，原名牡桂。源于樟科植物肉桂 *Cinnamomum cassia* Presl 的干燥嫩枝。

【药性】辛、甘，温。归心、肺、膀胱经。

【性能特点】

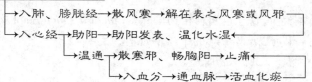

辛散温通，甘温助阳

→入肺、膀胱经→散风寒→解在表之风寒或风邪
→入心经→助阳→助阳发表、温化水湿
　　　→温通→散寒邪、畅胸阳→止痛
　　　　　→入血分→通血脉→活血化瘀

※ 温通流畅，温助一身之阳气，流畅一身之血脉。

※ 发汗不及麻黄，长于助阳与流畅血脉。

※ 既走表，又走里，凡风寒表证无论虚实皆宜，凡寒证无论虚实或外寒直中或阳虚内生皆可。

※ 除入气分外，又入血分，血瘀有寒与阳虚水停用之为宜。

【功效应用】

1. 助阳发表

◎风寒表证 ┬表实无汗——常配桂枝、苦杏仁等，如麻黄汤
　　　　　 └表虚有汗——常配等量白芍、生姜等，如桂枝汤

2. 散寒止痛

◎风寒湿痹——可配羌活、独活、防风、威灵仙等

◎脘腹冷痛┌外寒直中——轻者单用，重者配高良姜、干姜等
　　　　　└中焦虚寒——常配白芍（倍桂枝）等，如小建中汤

3. 温通胸阳

◎心阳痹阻之胸痹——常配薤白、瓜蒌、丹参、川芎等

◎心动悸、脉结代┌气血虚——常配人参、生地、炙甘草等
　　　　　　　　└气阳虚——常配刺五加、炙甘草、黄芪等

4. 温通血脉

◎经寒血滞┌月经不调——常配当归、川芎、香附等
　　　　　├痛经经闭——常配当归、红花、桃仁等
　　　　　└癥瘕积聚——常配丹参、土鳖虫、莪术等

5. 温化水湿

◎阳虚水肿、小便不利——常配茯苓、猪苓、白术等，如五苓散

◎痰饮眩晕、心悸（水气凌心）——常配茯苓、泽泻等

【用法用量】本品内服3~10g，煎汤或入丸散。外用适量，研末调敷或煎汤熏洗。

【使用注意】本品辛温助热，易伤阴动血，故温热病、阴虚阳盛、血热妄行者忌服，风寒表证兼出血、孕妇及月经过多者慎服。

附注：桂枝之名，始见于汉代张仲景《伤寒杂病论》。然其究为何物？后世认识不同。《本经》有牡桂、菌桂，无桂枝之名。唐代，《新修本草》云："牡桂嫩枝皮为肉桂，亦名桂枝。"宋代，寇宗奭《本草衍义》谓："桂枝为枝上皮"。可见，唐宋之前所说的桂枝，是用嫩枝的枝皮。宋元祐七年（公元 1092 年）陈承《重广补注神农本草并图经》载："今又有一种柳桂，乃桂之嫩小枝也，尤宜入治上焦药用也。"所称柳桂与今之商品桂枝一致。虽如此，但直至明代，桂枝仍主要使用嫩枝的皮。大约在清初，柳桂渐成桂枝之正品，沿用至今。

紫 苏

【来源】始载于《名医别录》，原名苏。源于唇形科植物紫苏 *Perilla frutescens* （L.）Britt. 的干燥茎、叶。

【药性】辛，温。归肺、脾经。

【性能特点】

辛温行散
　　├→入肺经→散风寒→发表（力较缓）
　　└→入脾经→理气→宽中→安胎
　　　　　　　└→解毒→解鱼蟹毒

※ 发汗不如麻黄、桂枝，长于理气、安胎、解毒。

※ 风寒感冒兼气滞，以及气滞胎动不安者用之最宜。

※ 亦可作食品。

【功效应用】

1. 发表散寒、理气宽中、安胎

◎风寒表证——常用紫苏叶，并配荆芥、防风等

◎表证兼气滞——常配陈皮、生香附，如香苏饮

◎脾胃气滞——常用苏梗，并配香附、陈皮等

◎气滞胎不安——常配陈皮、砂仁等

2. 解鱼蟹毒

◎食鱼蟹中毒——大剂量单用，或再配生姜水煎频服。

【用法用量】本品内服5~10 g，入汤剂不宜久煎，或入丸散。苏叶长于发表散寒，苏梗长于理气宽中、安胎。

【使用注意】本品辛温耗气，故气虚和表虚者慎服。

荆 芥

【来源】始载于《本经》，原名假苏。源于唇形科植物荆芥 Schizonepe tatenui-folia Briq.的干燥地上部分。花穗名荆芥穗。

【药性】辛，微温。归肺、肝经。

【性能特点】

生用辛微温发散

→入肺经→散表邪→解表
　　　　　↘散肌表风邪┐
　　　　　　　　　　　├
→入肝经→散除血分风邪→透疹、止痒、疗疮
　　　　　↘兼散息内风→止痉

炒炭微温涩敛→入肝经血分→止血

※ 力平和，生用、炒炭功异。

※ 散风发表通用，风寒、风热皆宜。

※ 发汗不如麻黄、桂枝，生用长于散风透疹止痒，炒炭善止血。

【功效应用】

1. 散风发表（生用）

◎风寒表证——常配防风等，如荆防败毒散

◎风热表证——常配金银花、连翘、菊花等

◎头风头痛┌风寒者——常配白芷、川芎、防风等
　　　　　└风热者——常配菊花、川芎、蔓荆子等

2. 透疹止痒（生用）

◎麻疹不透（初期）——常配蝉蜕、牛蒡子等

◎风疹瘙痒——常用荆芥穗，并配防风、地肤子、蝉蜕等

◎疮疡初起——可配蒲公英、金银花、连翘等

3. 止痉（生用）

产后发痉——古人单用，今常配蝉蜕、防风等

4. 止血（炒炭）

◎崩漏下血——常配贯众炭、乌贼骨、三七等

【**用法用量**】本品内服3～10g，入汤剂不宜久煎，或入丸散。荆芥穗发汗力强。无汗生用，有汗炒用，止血炒炭。

【**使用注意**】本品生用辛散微温，发汗力较强，故体虚多汗者慎服。

防 风

【**来源**】始载于《本经》。源于伞形科植物防风 *Saposhnikovia divaricata* (Turcz.) Schischk. 的干燥根。

【**药性**】甘、辛，微温。归膀胱、肝、脾经。

【**性能特点**】

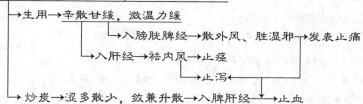

辛微温发散，甘缓不峻，生炒炭性能有别
→生用→辛散甘缓，微温力缓
　　　→入膀胱脾经→散外风、胜湿邪→发表止痛
　　　→入肝经→祛内风→止痉
　　　　　　　　　　　→止泻←
→炒炭→涩多散少，敛兼升散→入脾肝经→止血

※ 发汗不如麻黄、桂枝，长于胜湿、止痉、止泻。

※ 治风通用，散外风、息内风皆宜。

※ 风寒、风热及表证夹湿皆可，风寒湿三邪客体最宜。

※ 炒炭兼涩性，长于止血。

【**功效应用**】

1. 散风胜湿、发表止痛

◎风寒表证——常配荆芥等，如荆防败毒散

◎风热表证——常配金银花、连翘、菊花等

◎表证夹湿——常配羌活、独活、秦艽等

◎头风头痛┌风寒者——常配川芎、荆芥穗、白芷等
　　　　　└风热者——常配川芎、菊花、蔓荆子等

◎风寒湿痹——常配羌活、威灵仙、桂枝等

2. 止痉

◎破伤风——常配全蝎、蜈蚣、蝉蜕、天南星等

◎小儿惊风┌脾虚慢惊——常配天麻、党参、茯苓等
　　　　　└肝热急惊——常配牛黄、蝉蜕、僵蚕等

3. 止泻止血

◎肝旺脾虚痛泻——常配白术、陈皮、白芍，如痛泻要方

◎肠风便血——常配地榆炭、白术炭、黄芩炭、炒枳壳等

◎崩漏（炒炭）——常配贯众炭、荆芥炭、乌贼骨等

此外，治慢性砷（As）中毒，单用或配绿豆、红糖、甘草等水煎服。

【用法用量】本品内服3~10g，入煎剂、酒剂或丸散。散风胜湿、发表、止痉宜生用，止血止泻宜炒炭。

【使用注意】本品甘缓不峻但发散，有伤阴血助火之虞，故血虚发痉及阴虚火旺者慎服。

羌 活

【来源】始载于《本经》。源于伞形科植物羌活 *Notopterygium incisum* Ting ex H.T.Chang等的干燥根茎及根。

【药性】辛、苦，温。归膀胱、肾经。

【性能特点】

辛散苦燥，温通升散，气雄而烈

　→入膀胱、肾经→散在表之游风及寒湿→通利关节→止痛

※ 气雄而烈，为升散发表之品，又称散风寒湿之药。

※ 主入膀胱经，兼入肾经，主表、主上，力较强，善治太阳经（后脑）头痛及颈项痛，特别是肩背肢节疼痛。

※ 羌活，始于汉代。《本经》称独活一名羌活，说明当时独活与羌活混而未分。唐《药性本草》将二药分列。

【功效应用】

祛风胜湿、发表止痛

◎风寒感冒——常配荆芥、紫苏叶等

◎表证夹湿┌风寒夹湿——常配独活、防风、苏叶等
　　　　　└风热夹湿——常配独活、金银花、连翘等

◎风寒湿痹┌上半身者——常配防风、姜黄等，如蠲痹汤
　　　　　└全身者——常配防风、苍术、独活等，如九味羌活丸

◎头风头痛┌风寒者——常配防风、白芷、川芎等
　　　　　└风热者——常配川芎、菊花、蔓荆子等

此外，取其散风之功，治风火上攻之目赤肿痛、多眵流泪、羞明，常配防风、谷精草、薄荷、木贼等。

【用法用量】本品内服3~10g，入汤剂或入丸散；外用适量，煎汤外洗或研末调涂。

【使用注意】本品辛温燥烈，故血虚、阴虚及气虚多汗者均应慎服。

藁 本

【来源】始载于《本经》。源于伞形科植物藁本 *Ligusticum sinense* Oliv.等的干燥根茎及根。

【药性】辛，温。归膀胱经。

【性能特点】

辛温发散，气雄而烈，直上颠顶

└→入膀胱经→温散风、寒、湿→通利关节→止痛

※ 功似羌活，主入膀胱经，亦为升散发表（或散风寒湿）之品。

※ 气雄而烈，直上颠顶，善治颠顶头痛，兼治寒湿腹痛、腹泻。

【功效应用】

祛风胜湿、发表止痛

◎风寒感冒——常配荆芥、紫苏叶等。

◎表证夹湿 ┌ 风寒夹湿——常配羌活、独活、防风、苏叶等
　　　　　└ 风热夹湿——常配羌活、防风、金银花、连翘等

◎风寒湿痹——常配独活、羌活、威灵仙、徐长卿等

◎头风头痛 ┌ 兼寒者——常配川芎、白芷、防风等
　　　　　└ 兼热者——常配川芎、菊花、蔓荆子等

此外，内服能散寒湿止痛，治寒湿腹痛、腹泻，常配苍术、木香、乌药等；治寒疝疼痛，常配小茴香、乌药、延胡索等。

外用能祛风湿而止痒，治疥癣及风湿疹痒，单用或配地肤子、蛇床子等。

【用法用量】本品内服3~10 g，入汤剂或入丸散；外用适量，煎汤外洗或研末调涂。

【使用注意】本品辛温燥烈，故血虚、阴虚及气虚多汗者均应慎服。

白 芷

【来源】始载于《本经》。源于伞形科植物白芷 *Angelica dahurica*（Fisch. ex Hoffm.）Benth. et Hookf.等的干燥根。

【药性】辛，温。芳香。归胃、大肠、肺经。

【性能特点】

辛散温燥，芳香开窍，药力较强

└→入胃、大肠、肺经→散风寒、除湿邪、通鼻窍、关节窍→止痛、发表

　　　　　　　　　└→止带

　　　　　　　　　└→消散肿块，促进脓汁的排出

※ 主入阳明（胃、大肠）经，兼入少阴（肺）经，风寒、风寒夹湿、寒湿所致病证皆宜。

※ 善通鼻窍、脑窍、关节之窍，止痛力较强。

※ 尤善治眉棱骨痛、阳明头痛、鼻渊头痛。

※ 辛散温燥而消肿排脓，治疮肿，初期兼表，既活血消散疮肿，又解表；中期脓未成可消，脓成未溃可溃，已溃脓多促排；后期脓尽生肌，宜渐减去。

【功效应用】

1. 祛风祛寒、发表、通窍止痛

◎风寒感冒之头痛鼻塞、流清涕——常配紫苏、辛夷等

◎表证夹湿——常配羌活、独活、秦艽等

◎眉棱骨痛——常配荆芥穗、川芎、菊花等

◎头风头痛┌风寒者——可配细辛、荆芥穗等
　　　　　└风热者——可配蔓荆子、薄荷等

◎牙痛┌风冷者——常配细辛等
　　　├风火者——常配生石膏等
　　　└寒热交错者——常配细辛、生石膏等

◎鼻渊鼻塞┌风寒者——常配辛夷、炒苍耳子、细辛等
　　　　　└风热者——常配辛夷、炒苍耳子、黄芩等

◎风寒湿痹——常配防风、羌活、独活、威灵仙等

◎风湿瘙痒——常配炒苍耳子、防风、蛇床子等

2. 燥湿止带

◎寒湿带下清稀——常配苍术、白术、茯苓、薏苡仁等

3. 消肿排脓（兼活血）

◎乳痈——常配蒲公英、瓜蒌、金银花、赤芍等

◎痈脓疮毒┌初起未脓——常配金银花、连翘、金银花等
　　　　　├脓成未溃——常配天花粉、蒲公英、黄芩等
　　　　　└脓多不畅——常配皂刺、黄芪、当归等

此外，还治寒湿腹痛，常配高良姜、木香、砂仁等。治经寒痛经，常配川芎、当归、小茴香等。用于美容，常配辛夷、玫瑰花、甘松等制成香囊佩戴；或研细末，再配珍珠粉、白及粉等，油脂调敷，亦可制成面膜。

【用法用量】本品内服3～10g，煎汤，或入丸散。外用适量，研末敷。

【使用注意】本品辛香温燥，故阴虚火旺、疮疡脓净者慎服。

❀ 辛 夷 ❀

【来源】始载于《本经》。源于木兰科植物望春花 *Magnolia biondii* Pamp. 等的干燥花蕾。

【药性】辛，温。芳香。归肺、胃经。

【性能特点】

质轻升浮，辛散温通，芳香开窍

└→入肺胃经→散风寒→解表
　　　　　└→通鼻窍→止痛

※ 解表力弱，通窍力强，为辛香温散通窍止痛之品。

※ 表证有鼻塞不通或鼻渊鼻塞头痛者每用，风寒感冒兼头痛鼻塞者最宜。

【功效应用】

散风寒、通鼻窍、止疼痛

◎感冒头痛鼻塞┌风寒者——常配白芷、紫苏、荆芥穗等
　　　　　　　└风热者——常配金银花、连翘、黄芩等

◎鼻渊头痛鼻塞┌风寒者——常配白芷、紫苏、鹅不食草等
　　　　　　　└风热者——常配鱼腥草、黄芩、芦根等

【用法用量】本品内服3~10g，入汤剂宜布包煎，或入丸散。外用适量，研末塞鼻或水浸蒸馏滴鼻。

【使用注意】本品辛香燥散，故阴虚火旺者慎服。

苍耳子

【来源】始载于《本经》，原名葈耳实。源于菊科植物苍耳 *Xanthium sibiricum* Patr.的干燥成熟带总苞的果实。

【药性】甘、苦、辛，温。有小毒。归肺、肝、脾经。

【性能特点】

辛散苦燥温通，甘缓不峻，并有小毒

└→入肺经→散风寒、通鼻窍
└→入肝脾经→祛风湿→除痹、止痒

※ 上通脑顶，下行足膝，外达皮肤，内走脏腑。

※ 最善治外感或鼻渊流涕、风湿瘙痒。

※ 有小毒，不宜过量或持久服用。

【功效应用】

1. 散风寒、通鼻窍

◎鼻渊头痛鼻塞┌风寒者——常配白芷、细辛、辛夷等
　　　　　　　└风热者——常配白芷、黄芩、连翘等

◎表证头痛鼻塞┌风寒者——可配紫苏、荆芥穗、防风等
　　　　　　　└风热者——可配金银花、连翘、芦根等

2. 祛湿止痒

◎风湿疹痒——常配土茯苓、地肤子、白鲜皮等

◎风湿痹痛——常配羌活、独活、海风藤、桑枝等

【用法用量】本品内服3~10 g，煎汤，或入丸散。

【使用注意】本品辛温有毒，血虚头痛不宜服；过量易致中毒，引起呕吐、腹痛、腹泻等，故不宜过量或长期服用。中毒轻者，可用甘草绿豆汤解之，重者送医院抢救。

附：苍耳草　始载于《本经》，原名菜耳。源于菊科植物苍耳的干燥茎叶。辛、苦，微寒。有小毒。辛散苦泄，微寒能清，小毒而力较强。功能祛风，清热，解毒，杀虫。主治风湿痹痛，四肢拘挛，鼻渊，麻风，疔毒，皮肤瘙痒，蛇虫咬伤等。内服6~15 g，水煎，熬膏或入丸散。外用适量，煎汤外洗。因有毒，故内服不宜过量或久用；又能散气耗血，故虚人不宜服。

生　姜

【来源】始载于《名医别录》。源于姜科植物姜 *Zingiber officinale* Rosc.的新鲜根茎。

【药性】辛，微温。归肺、脾、胃经。

【性能特点】

辛，微温发散
　　├→入肺经→发表散寒→止咳
　　├→入脾胃经→温中、祛湿→止呕、开胃
　　└→调味、解药毒

※ 药食兼用，走而不守，既散表寒，又散里寒。

※ 散风寒解表力缓，风寒感冒轻证多用。

※ 善温中止呕，有呕家圣药之美誉，胃寒呕吐者最宜。

【功效应用】

1. 发汗解表

◎风寒感冒轻证——单用，或配紫苏叶等

2. 温中止呕

◎呕吐 ┌ 胃寒者——常配半夏、陈皮等
　　　├ 风寒者——常配陈皮、生姜等
　　　├ 气滞者——可配苏梗、沉香等
　　　├ 胃热者——常配竹茹、黄连等
　　　└ 胃虚者——可配太子参、清半夏等

3. 除湿开胃

◎湿浊中阻之痞满呕吐——可配陈皮、半夏、茯苓等

4. 温肺止咳

◎风寒咳嗽——可配杏仁、紫苏等

◎虚劳咳嗽——鲜品取汁，并配人乳汁、白萝卜汁、蜂蜜等

5. 解半夏、天南星之毒

◎误食生半夏或生天南星中毒，单用口嚼或煎汤服。

6. 调味

◎烹调常用之品，常配葱等

此外，生姜配大枣，若再与桂枝、白芍、炙甘草同用，则能调和营卫，治风寒表虚证；若与补虚药同用，则能健脾开胃，增强补药的补力。

【用法用量】本品内服3~10 g，煎汤，或捣汁冲服，或入丸散。外用适量，捣敷，擦患处，或炒热熨。

【使用注意】本品辛温，故阴虚劳嗽、疮疡红肿者慎服。

附：生姜皮 始载于孟诜《食疗本草》。源于姜科植物生姜的皮。辛，凉。归脾、肺经。辛散凉清。功能和中，利水消肿。主治水肿小便不利，常配茯苓皮、桑白皮、大腹皮等。用量3~10 g。

生姜汁 始载于《药性本草》。源于姜科植物生姜的新鲜根茎。辛，微温。归脾、胃、肺经。辛散力较强。功能开痰止呕。主治恶心呕吐不止及痰迷昏厥之急救。内服3~10滴，冲服或鼻饲。外用适量，涂敷患处。

煨姜 始载于《本草纲目》，原名熟姜。源于姜科植物生姜的新鲜根茎的炮制品。辛，温。归脾、胃经。辛散之力不及生姜，而温中止呕之效，则较生姜为胜。功能温中止呕止泻。主治胃寒呕吐及腹痛泄泻。用量3~10 g。

❧ 葱 白 ❧

【来源】始载于《本经》，原附葱实条，名葱茎。源于百合科植物葱 *Allium fistulosum* L. 近根部的鳞茎。

【药性】辛，温。归肺、胃经。

【性能特点】

辛散温通走窜

→内服→入肺胃经→散肌表寒邪→发汗解表
　　　　　　　　└→温散胸中寒邪→通阳
→外用→消肿散结

※ 药食兼用，内服外用皆宜。

※ 透达表里，温通阳气，发表通阳。

※ 发汗力弱，感冒轻症每用。

【功效应用】

1. 发汗解表

◎风寒感冒轻症——单用，或配胡荽、荆芥穗、紫苏叶等

2. 散寒通阳

◎格阳证、戴阳证——常配附子、干姜等，如白通汤

3. 消肿散结

◎疮肿——单用捣敷或配他药

【用法用量】本品内服 3~10 g，煎汤或生食。外用适量，捣敷。

【使用注意】本品辛温发汗，故表虚多汗者慎服。

胡 荽

【来源】始载于《备急千金要方·食治》。源于伞形科植物胡荽 *Coriandrum sa-tivum* L. 的干燥或新鲜全草。又名香菜。

【药性】辛，温。芳香。归肺、胃经。

【性能特点】

辛香温散

　　→入肺经→散风寒→发汗、透疹

　　→入胃经→消食下气、调味

※ 药食兼用，内服外用即可。

※ 力较缓，风寒感冒轻症及麻疹初起未透宜用。

【功效应用】

1. 发表

◎风寒感冒轻证——单用，或配葱白、荆芥穗等

2. 透疹

◎麻疹初起，透发不畅——单用煎汤熏洗、沾擦，或内服

此外，能消食下气、芳香开胃，用于烹调调味。

【用法用量】本品内服 3~6 g，煎汤。外用适量，局部熏洗或沾擦。

【使用注意】本品辛温发散，故麻疹已透，或虽未透而属热毒内壅者忌服。

西河柳

【来源】始载于《日华子本草》，原名赤柽柳。源于柽柳科植物柽柳 *Tamarix chinensis* Lour. 的干燥嫩枝叶。又名柽柳、观音柳。

【药性】辛、甘，微温。归肺、胃、心、肝经。

【性能特点】

辛甘微温，开发升散

　　→入肺胃心肝经→散风、发表

　　　　　　　　　→透疹、解毒

※ 善透发麻疹，麻疹初起、透发不畅最宜。

【功效应用】

1. 散风发表

◎风寒感冒——单用，或配紫苏叶、荆芥穗等

◎风湿痹痛——常配羌活、防风、秦艽、薏苡仁等

2. 透疹解毒

◎麻疹初起不透——单用煎汤外洗，或配蝉蜕等内服

【**用法用量**】本品内服3~10g，煎汤。外用适量，煎汤擦洗。

【**使用注意**】本品辛温发散，用量过大能令人心烦，故内服不宜过量，麻疹已透即停。

香 薷

【**来源**】始载于《名医别录》。源于唇形科植物石香薷 *Mosla chinensis* Maxim. 等的干燥地上部分。

【**药性**】辛，微温。芳香。归肺、胃、脾经。

辛，微温，发散，芳香化湿

→入肺经→发汗→解表
    └宣肺、通调水道→利水
→入脾胃经→化湿和中

※ 功似麻黄而发汗力较缓，长于化湿和中。

※ 外能发汗解表，内能化湿和中，夏日多用，故又称"夏月麻黄"。

※ 发汗不伤阳，化湿不伤阴。

※ 可代替麻黄，发表宣肺，利水消肿，用于肺气不宣之水肿。

【**功效应用**】

1. 发汗解表、化湿和中

◎阴寒闭暑┌轻症——单用开水泡服
    ├重症——常配厚朴、扁豆等，如香薷散
    └化热——常配黄连、厚朴、扁豆等

◎寒湿霍乱吐泻——常配生姜、木香、厚朴等

2. 利水消肿

◎水肿┌兼表证——常配茯苓、猪苓、车前子等
   └不兼表证——常配白术等，如薷术丸

◎脚气浮肿——常配苍术、防己、土茯苓、牛膝等

【**用法用量**】本品内服3~10g。煎汤或入丸散。发汗解暑宜水煎凉服，利水退肿须浓煎或为丸服。服用本品易引发呕吐，预防的方法有三：将药液放凉后服；将药液浓缩制成丸服；煎药时加降逆止呕之品。

【**使用注意**】本品发汗力较强，故表虚有汗者忌服。

第二节 疏散风热药

薄 荷

【来源】始载于《药性本草》。源于唇形科植物薄荷 *Mentha haplocalyx* Briq. 的干燥或新鲜地上部分。

【药性】辛，凉。芳香。归肺、肝经。

【性能特点】

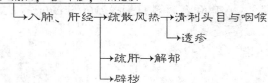

※ 辛香轻疏清散之品，尤善清利头目。

※ 发汗力较强，风热袭表或上攻最宜。

【功效应用】

1. 疏散风热、清利头目、利咽透疹

◎风热表证——常配金银花、连翘、牛蒡子等

◎温病初起——常配金银花、大青叶、板蓝根等

◎头痛目赤——常配菊花、蔓荆子等

◎咽喉肿痛——常配桔梗、黄芩、板蓝根等

◎麻疹不透——常配蝉蜕、牛蒡子、柽柳等

◎风疹瘙痒——常配荆芥穗、地肤子、防风等

2. 疏肝

◎肝郁气滞——常配柴胡、香附、赤芍等

3. 辟秽

◎暑热感冒——常配滑石与生甘草（6∶1）等

◎暑湿泄泻——常配滑石、藿香、佩兰等

◎口臭——单用或配决明子、佩兰等沸水泡后含漱

【用法用量】本品内服 2~10 g，煎汤，或入丸散；不宜久煎，入汤剂当后下，或沸水泡服。外用适量，鲜品捣敷。也可煎汤含漱。其叶长于发汗，梗偏于疏理。

【使用注意】本品发汗耗气，故体虚多汗者慎用。

牛蒡子

【来源】始载于《名医别录》，原名恶实。源于菊科植物牛蒡 *Arctium lappa* L. 的干燥成熟果实。又名大力子、鼠黏子。

【药性】辛、苦，寒。归肺、胃经。

【性能特点】

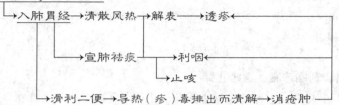

辛散苦泄，寒清滑利

→入肺胃经→清散风热→解表——透疹

　　　宣肺祛痰——利咽←

　　　　　　　→止咳

→滑利二便→导热（疹）毒排出而清解→消疮肿

※ 清散宣透滑利，既能清散风热，又能宣肺祛痰、透疹解毒消肿，兼滑利二便。凡风热、热毒、肺热、痰热所致病证皆宜，兼二便不利者尤佳。

※ 发汗不如薄荷，长于清热、解毒、宣肺祛痰。

【功效应用】

1．散风清热、宣肺祛痰

◎风热表证——常配金银花、连翘、荆芥穗等

◎温病初期（卫分）——常配银花、连翘等，如银翘解毒丸

◎咳嗽┌风热袭肺——常配桑叶、桔梗、菊花、芦根等

　　　├邪热闭肺——常配桑白皮、黄芩、生石膏等

　　　├痰热阻肺——常配桔梗、瓜蒌、浙贝母、竹茹等

　　　└肺阴虚有热之咳嗽少痰——常配南沙参、川贝母等

2．透疹解毒、利咽消肿

◎麻疹┌初期——常配荆芥穗、蝉蜕等

　　　└中期——常配金银花、大青叶等

◎风疹瘙痒——常配荆芥穗、地肤子、蝉蜕等

◎咽喉肿痛——常配桔梗、生甘草、赤芍、板蓝根等

◎痈肿疮毒——常配金银花、连翘、紫花地丁等

◎乳痈肿痛——常配蒲公英、瓜蒌、漏芦、夏枯草等

【用法用量】本品内服3~10g，煎汤，或入散剂。入煎剂宜打碎。炒用寒性减。

【使用注意】本品寒清滑利，故脾虚便溏者不宜服。

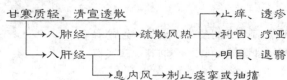

蝉　蜕

【来源】始载于《名医别录》，原附蚱蝉条，名蝉壳、枯蝉。源于蝉科昆虫黑蚱 *Cryptotympana pustulata* Fabricius 的若虫羽化时脱落的皮壳。又名蝉衣。

【药性】甘，寒。归肺、肝经。

【性能特点】

甘寒质轻，清宣透散　　　　　　　→止痒、透疹

　　→入肺经———　　→疏散风热→利咽、疗哑

　　→入肝经———　　　　　　　→明目、退翳

　　　　　→息内风→制止痉挛或抽搐

79

※ 既散外来之风热，又息内生之肝风。既善散风除热解痉疗哑，又能透疹止痒明目退翳。凡风热、肝风所致病证皆宜。

※ 发汗不及薄荷，清热不及牛蒡子，长于息风止痉。

※ 味不苦易服。

【功效应用】

1. 疏散风热、利咽疗哑、透疹止痒

◎风热表证（小儿最宜）——常配金银花、牛蒡子等

◎温病初起——常配金银花、连翘、荆芥穗等

◎咽痛音哑（风热）——常配胖大海，以及桔梗、生甘草等

◎麻疹┌初期透发不畅——常配薄荷、牛蒡子、芦根等
　　　└中期热毒炽盛——常配紫草、大青叶、连翘等

◎风疹瘙痒——常配防风、荆芥穗、牛蒡子等。

2. 明目退翳

◎目赤肿痛翳障┌风热者——常配谷精草、木贼、菊花等
　　　　　　　└肝热者——常配夏枯草、青葙子、赤芍等

3. 祛风止痉

◎肝热急惊——常配牛黄、天竺黄、龙胆草等

◎破伤风（轻症）——常配全蝎、蜈蚣、天南星等

【用法用量】本品内服 3~10 g，煎汤，或研末冲，或入丸散。止痉宜大剂量用。

【使用注意】本品有增强子宫收缩之虞，故孕妇慎服。

豆 豉

【来源】始载于《名医别录》，原名豉。源于豆科植物大豆 *Glycine max*（L.）Merr. 成熟种子的发酵加工品。

【药性】①青蒿桑叶水制者：辛，凉。归肺、胃经。②麻黄紫苏水制者：辛，微温。归肺、胃经。

【性能特点】

辛凉宣散
　└→入肺胃经→透散表邪、宣散郁热而除烦

辛温发散
　└→入肺胃经→发汗→解表，力平稳而不伤阴

【功效应用】

1. 疏散表邪

◎风热感冒——（青蒿桑叶水制者）配菊花、桑叶、连翘等

◎风寒感冒——（麻黄紫苏水制者）配紫苏、荆芥、防风等

2. 宣散郁热除烦

◎热病初起或后期胸中烦闷——常配栀子，如栀子豉汤

【用法用量】本品内服10~15g，煎汤或入丸散。

浮　萍

【来源】始载于《本经》，原名水萍。源于浮萍科植物紫萍*Spirodela polyrrhiza*（L.）Schleid.的干燥全株。

【药性】辛，寒。归肺、膀胱经。

【性能特点】

辛寒清泄，轻浮升散

→入肺经→宣发肺气而开毛窍（开鬼门）→发汗解表
　　　　　　　　　　　　　　　　　　→透疹止痒

→入膀胱经→通调水道→利水（洁净府）→消肿

※ 善清宣肺气。

※ 功似麻黄，但性寒而发汗利水力缓，长于透疹止痒。

※ 可替代麻黄，发表宣肺利水消肿，用于肺气不宣的水肿。

【功效应用】

1. 发汗解表

◎风热感冒（无汗或有汗皆可）——常配金银花、连翘等

2. 透疹止痒

◎麻疹透发不畅——常配牛蒡子、蝉蜕等，煎服或洗擦

◎风疹瘙痒（脱敏）——常配荆芥穗、地肤子、防风等

3. 利水消肿

◎风水水肿或水肿兼表——常配茯苓、猪苓、泽泻等

【用法用量】本品内服3~10g，煎汤或入丸散。外用适量，煎水熏洗。

【使用注意】本品发汗，故体虚多汗者慎服。

桑　叶

【来源】始载于《本经》，附桑根白皮条。源于桑科植物桑*Morus alba* L.的干燥叶。

【药性】苦、甘，寒。归肺、肝经。

【性能特点】

苦泄寒清，甘能益润，质轻疏扬

→入肺经→轻扬清疏→疏散风热
　　　　　→清泄益润→清肺润燥

→入肝经→清泄略兼益阴→平肝明目

→入血分→清泄血分之热→凉血→止血

※ 秋末经霜打后可增其萧杀清泄之性，故习用霜打后的桑叶，名霜桑叶。

※ 轻扬清疏益润平肝之品。主疏散、清泄，兼益润，集疏散、清泄、益润于一体。

※ 清泄略兼益阴，生用质轻苦多甘少而疏散清泄力较强，蜜制后苦甘相当而清润力较好。

※ 既清疏肝热又略益肝阴，使肝阴得充肝阳不亢，目亮有神。

※ 性效与菊花相似，而苦多甘少，主入肺经，兼入肝经，清泄力较强。

【功效应用】

1. 疏散风散

◎风热表证——常与菊花相须为用，或再加荆芥穗、连翘等

◎温病初起——常与菊花相须为用，或再加金银花、连翘等

2. 润肺止咳

◎肺燥干咳或痰少而黏——常配苦杏仁、川贝母、南沙参等

◎阴虚咳痰带血——常配南沙参、川贝母、麦冬等

3. 平肝明目

◎目赤肿痛┌风热者——常配菊花，或再加谷精草、木贼等
　　　　　└肝火者——常配菊花，或再加夏枯草、黄芩等

◎肝阳上亢——常配夏枯草、钩藤、生白芍、生牡蛎等

◎肝肾亏虚目眼昏花——常配黑芝麻、枸杞、楮实等

4. 凉血止血

◎血热出血┌咳血——单用或配黄芩、桑白皮、石韦等
　　　　　├衄血——单用或配黄芩、紫珠、白茅根等
　　　　　└吐血——单用或配黄芩、白及、仙鹤草等

此外，可治夜汗不止，以其大量研末和粳米粥服。

【用法用量】 本品内服3~10g，煎汤或入丸散。外用适量，煎汤熏洗。润肺止咳宜蜜炙，凉血止血宜生用。

【使用注意】 本品苦泄寒清，故脾胃虚寒者慎服。

菊 花

【来源】 始载于《本经》。源于菊科植物菊 *Chrysanthemum morifolium* Ramat. 的干燥头状花序。

【药性】 甘、苦，微寒。芳香。归肝、肺经。

【性能特点】

甘能益润，香疏苦泄，微寒而清

　　└→入肝肺经──→香疏苦泄微寒而清──→疏散风热
　　　　　　　　　├→清泄略兼益阴──→平肝明目
　　　　　　　　　└→苦泄微寒──→清泄热邪──→解热毒

※ 黄者名杭菊花，白者名滁菊花，野生者名野菊花，性效有别。

※ 清芳疏泄平肝兼清解之品，主疏散清解，兼益润平降。集疏散、清解、益润、平降于一体。

※ 既清疏肝热又略益肝阴，使肝阴得充肝阳不亢，目亮有神。

※ 性效与桑叶相似，而甘多苦少，主入肝经，兼入肺经，平肝明目力较强。

【功效应用】

1. 疏散风热

◎风热表证——常配桑叶、荆芥穗、连翘等

◎温病初起——常配桑叶、金银花、连翘等

2. 平肝明目

◎目赤肿痛┌风热者——常配桑叶、谷精草、木贼等
　　　　　└肝火者——常配桑叶、夏枯草、黄芩等

◎肝肾虚目眼昏花——常配枸杞、熟地等，如杞菊地黄丸

◎肝阳上亢——常配川芎、钩藤、生白芍、生牡蛎等

3. 清热解毒

◎痈肿疮毒——常配蒲公英、金银花、连翘等，如五味消毒饮

此外，有降压作用，治高血压病属肝阳上亢，常配决明子、石决明等。

【用法用量】本品内服3~10 g，煎汤，或开水泡，或浸酒，或入丸散。入汤剂不宜久煎。杭菊花（黄）长于疏散风热；滁菊花（白）长于平肝明目，野菊花长于清热解毒。

【使用注意】本品性微寒，故脾胃虚寒者慎服。

蔓荆子

【来源】始载于《本经》，原名蔓荆实。源于马鞭草科植物单叶蔓荆 *Vitex trifolia* L. var. *simplicifolia* Cham.等的干燥成熟果实。

【药性】辛、苦，微寒。归膀胱、肝、胃经。

【性能特点】

辛散苦泄，微寒能清，质轻升浮

┌──→入膀胱、肝、胃经──→散头面部风邪或风热之邪──→清利头目
└──────────────→兼通络、利关节──────────→止痛←

※ 上行头面，善散头面部风邪而止痛，兼清热。

※ 凡风在头面之疾皆可用，兼热者尤宜。

【功效应用】

疏散风热、清利头目、兼止疼痛

◎风热头痛——常配菊花、薄荷等

◎头风头痛 ┬太阳头痛——常配羌活
　　　　　├阳明头痛——常配葛根
　　　　　├颠顶头痛——常配藁本
　　　　　└少阳头痛——常配川芎、柴胡

◎目赤肿痛——常配菊花、黄芩、夏枯草等

◎齿龈肿痛——常配生石膏、黄芩、白芷等

◎风湿痹痛——常配羌活、独活、防风、防己等

【用法用量】本品内服6~12 g。煎汤，或浸酒，或入丸散。

【使用注意】本品辛散苦泄而微寒，故血虚有火之头痛目眩及胃虚者慎服。

葛　根

【来源】始载于《本经》。源于豆科植物野葛 *Pueraria lobata*（Willd.）Ohwi 或甘葛藤 *Pueraria thomsonii* Benth. 的干燥根。

【药性】甘、辛，平。归脾、胃经。

【性能特点】

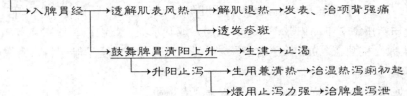

※ 既解肌退热、透发斑疹，又生津止渴、升阳止泻。

※ 治项背强痛与阳明头痛最宜，无论寒热虚实、有汗无汗皆可。

※ 生用、煨用性效有别，生用升散清透并生津，煨用长于升举而少清透。

【功效应用】

1. 解肌退热（发表解肌）

◎感冒头痛项强 ┬表寒无汗——常配麻黄、桂枝等，如葛根汤
　　　　　　　├表虚有汗——常配桂枝、白芍等，如桂枝加葛汤
　　　　　　　└表热有汗——常配柴胡、黄芩等，如柴葛解肌汤

2. 透发斑疹

◎麻疹不透——常配柴胡、升麻等，如升麻葛根汤

◎高热斑疹紫黑——常配水牛角、大青叶、紫草等

3. 生津止渴

◎热病烦渴（辅）——常配生地、知母、天花粉等

◎内热消渴——常配天花粉、生黄芪、麦冬等，如玉泉丸

4. 升阳止泻

◎生用治湿热泻痢初期——常配黄芩、黄连，如葛根芩连汤

◎煨用治脾虚泄泻——常配白术、木香、人参等，如七味白术散

【用法用量】本品内服10~20g，煎汤或入丸散。升阳止泻宜煨用，解肌退热生津宜生用。

附：葛花 始载于《名医别录》，附葛根条。源于豆科葛根或甘葛藤的干燥花。甘，平。归胃经。甘解毒，平偏凉。功能解酒醒脾，止血。主治过度饮酒，吐血，肠风下血等。内服3~9g，煎汤或入丸散。

❀ 升 麻 ❀

【来源】始载于《本经》。源于毛茛科植物大三叶升麻 *Cimicifuga heracleifolia* Kom.等的干燥根茎。

【药性】辛、微甘，微寒。归肺、脾、胃、大肠经。

【性能特点】

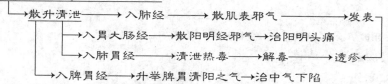

辛散轻浮上行，微甘微寒清解

※ 生用升散清解，既升散解表、升举清阳，又泄热解毒透疹。

※ 最善治阳明头痛及疹痘斑透发不畅。《封神演义》赞曰："紫梗黄根八瓣花，痘疹发表是升麻，常桑曾说玄中妙，传与人间莫浪夸。"

※ 透斑疹力强，古有见斑忌用之说，以免透发太过。

※ 蜜炙长于升清阳，治中气下陷证每用，并配补气升阳之黄芪等。

【功效应用】

1. 发表透疹、清热解毒

◎外感风热阳明头痛——常配白芷、生石膏、蔓荆子等

◎疹痘斑透发不畅——常配葛根等，如升麻葛根汤

◎咽喉肿痛——可配玄参、牛蒡子、桔梗等

◎疮疡肿毒（初期）——常配金银花、连翘、菊花等

◎牙痛　风火者——常配白芷、生石膏、大青叶等

　　　　胃火者——常配黄连、生石膏、黄芩等

　　　　虚火者——常配熟地、生石膏、知母、牛膝等

2. 升阳举陷

中气下陷——常配黄芪、白术、柴胡等，如补中益气汤

此外，还治外感风邪之雷头风，症见头面起核肿痛，或憎寒壮热，或头痛，头中如雷鸣，常配苍术、荷叶，如清震散。

【用法用量】本品内服3~9g，煎汤或入丸散。升阳举陷蜜炙用，余皆宜生用。

【使用注意】本品辛散轻浮上行，故阴虚阳浮、肝阳上亢、气逆不降及麻疹已透

者忌服。

❧ 柴 胡 ❧

【来源】始载于《本经》。源于伞形科植物柴胡 *Bupleurum chinense* DC.或狭叶柴胡 *Bupleurum scorzonerifolium* Willd.的干燥根。

【药性】苦、辛，微寒。芳香。归肝、胆经。

【性能特点】

苦泄辛散，芳疏性升，微寒能清

→芳香清散疏升

　　→入肝胆经→疏散胆经邪气→退热→和解退热

　　　　　　→疏散肝胆经郁结之气→疏肝解郁

　　　　　　→升举肝胆清阳之气→升阳举陷

※ 长于疏散半表半里之邪而退热、升举肝胆清阳之气。

※ 善疏肝气、解郁结，为肝胆经之主药。

※ 生用既升散又清泄，醋制升散清泄力减而疏肝力增。

【功效应用】

1. 和解退热

◎邪在少阳寒热往来——常配黄芩等，如小柴胡汤

◎疟疾寒热往来（定时）——常配常山等

◎外感发热——可用柴胡注射液，肌内注射

2. 疏肝解郁

◎肝郁气滞┌胸胁不舒——常配香附等，如柴胡疏肝散

　　　　　└月经不调——常配当归、芍药等，如逍遥散

3. 升举阳气

◎气虚下陷之脏器脱垂——常配黄芪、升麻等，如补中益气汤。

此外，还可用于外科急腹症，凡中医辨证属肝胆经病证者，均可酌投，并配他药。

【用法用量】本品内服3~10g，煎汤或入丸散。也可制成注射液，肌内注射。和解退热宜生用，疏肝解郁宜醋炙用。

【使用注意】本品性能升发，故真阴亏损、肝阳上升者忌服，气逆不降者慎服。临床报道有用柴胡注射液引起过敏皮疹及休克等，现已很少应用。

❧ 木 贼 ❧

【来源】始载于《图经本草》。源于木贼科木贼 *Equisetum hiemale* L.的干燥地上部分。

【药性】甘、微苦，平。归肺、肝、胆经。

【性能特点】

质轻升浮，微苦能泄，甘平而凉

　　→入肺经→疏散肌表风热→解表

　　→入肝胆经——→疏散肝经风热→明目、退翳

　　　　　　　　→入血分→凉散血分热→止血

【功效应用】

1. 疏散风热

◎风热感冒见目赤流泪——可配菊花、金银花等

2. 明目退翳

◎目赤翳障流泪┌风热者——可配谷精草、桑叶等

　　　　　　　└肝热者——可配夏枯草、青葙子等

3. 凉血止血

◎血热便血——常配黄芩、马齿苋、槐角等

◎经多崩漏——常配生地炭、荆芥炭、藕节炭等

【用法用量】本品内服3~10g，煎汤，或入丸、散。外用适量，研末撒。

【使用注意】本品疏散清泄，有耗气伤血之弊，故气血亏虚者慎服。

第二章　清热药

一、含义

凡药性寒凉，以清除里热为主要功效的药物，称为清热药。

二、里热及里热证

（一）里热

但热不寒，恶热不恶寒。又分为实热与虚热两大类。

（二）里热证

1. **实热证**　"邪气盛"，表现为壮热或高热，多见于外感急性发热性疾病或实热内生的脏腑火热证。

（1）外感热病之里实热证

①气分证：大热，大汗，大渴，脉洪大，唇焦口燥，气急鼻煽。以肺胃经邪热亢盛，津液耗损为特征。

②营分证：高热烦躁，舌红，日轻夜重，脉数，舌绛。即血分轻症。

③血分证：高热，舌绛，脉数，心烦不宁或神昏谵语；热极生风，可见惊厥、抽搐；血热动血，血妄行可见吐血、衄血、斑疹等。又可称为营分热的重症，以心、肝二经邪热亢盛为特征，即血分热毒证。

（2）脏腑失调内生之里实热证

①郁火热毒诸证

¤ 热毒内蕴脏腑、腐脓败血导致的肺痈吐脓、肠痈腹痛、肝痈胁痛、乳痈肿痛等。

¤ 热毒外泛肌肤、腐脓败血导致的痈肿疮毒（疖、疮、痈、疔），可见红、肿、热、痛、腐肉、脓包等。伤及肌肤血络导致的丹毒，可见皮肤红如赤丹、热如火灼等，具体有大头瘟（颜面丹毒）、赤游风（新生儿）、流火（腿部）等。

¤ 热毒上攻咽喉、口腔导致的咽喉肿痛（重者名喉痹）、口舌生疮、痄腮、烂喉丹痧（猩红热）等。

②湿热诸证

¤ 湿热蕴结弥漫三焦导致的湿温、暑温，症见病势缠绵，身热不扬，倦怠沉懒，胸痞，纳呆，小便黄少，大便黏腻不爽，舌红苔黄腻。

¤ 湿热蕴于胃肠、升降失常导致的湿热痢疾或湿热泄泻，症见里急后重、便利脓血，或泄泻不爽、灼肛，舌红，苔黄腻。

¤ 湿热蕴于脾胃、升降失常导致的湿热中阻，症见烦热、痞闷、纳呆、口黏、口苦、口淡、口甜，脉滑数，苔黄腻。

¤ 湿热扰及肝胆、疏泄失职、胆汁外溢导致的湿热黄疸，症见口苦、口黏、肌肤与目珠黄染、尿赤，脉滑数，苔黄腻。

¤ 湿热下注肝经，女子症见阴痒、带下，舌红，苔黄腻等；男子症见阴囊湿疹、阳痿，舌红，根苔黄腻等。

¤ 湿热下注膀胱，伤及血络、气化不行，导致膀胱湿热或湿热淋痛，症见热淋涩痛、血淋、白浊、舌红，苔黄腻。

¤ 湿热下注足膝，导致的脚气浮肿、足膝红肿，症见足膝红肿热痛、湿烂，舌红，苔黄腻。

¤ 湿热泛于肌肤导致的湿疹、湿疮，症见湿烂、痒痛，脉滑数，舌红，苔黄腻。

③诸脏腑火热证：胃火，肺火，心火，肝火，脾火，三焦火，心包火，心火移热于小肠等。

2. **虚热证** "精气夺"，表现为低热（38℃以下）。多见于久病、大病之后。

（1）阴虚发热：久病伤阴，阴不制阳，导致虚火上炎。症见骨蒸潮热，暮热朝凉，五心烦热，两颧发红，皮肤干燥，口干不欲饮，舌红，苔少或无，脉细数。

（2）气虚发热：久病耗伤阳气，中气下陷。症见气短乏力，动则虚阳弛张，汗出喘息，身热不高。发热多在劳累后发生或加重，并伴有自汗，易感冒，食少，便溏。治宜甘温除大热。

三、药性特点、功效与主治病证

1. **药性特点** 性多寒凉，味多苦，兼咸、辛、甘等。

2. **功效** 主能清热、泻火、凉血、解热毒、退虚热。部分药物兼能燥湿、活血、滋阴、利尿等。

3. **主治病证** 在上述的里热证中，除去气虚发热外，均属本类药的适应病证。因治气虚发热，当采用甘温除大热之法，而本类药多寒凉，易伤阳滞气，故气虚发热证不是本类药的适应证。

四、分类及各类的特点

1. **清热泻火药** 味多苦或甘，或兼辛；性多寒凉，个别平而偏凉。功主清泄实热郁火，兼解热毒，主治外感热病气分高热证，以及肺热、胃火、肝火、心火等脏腑火热证等。脾胃虚寒者禁用或慎用。

2. **清热燥湿药** 味均苦，或兼涩；性均寒。功主清热燥湿，兼以清热泻火，主治无论外感或内伤之湿热火毒诸证，如湿温、暑湿、湿热中阻、湿热泻痢、黄疸、带下、淋痛、疮疹，以及诸脏腑火热证。阴虚、脾胃虚寒者禁用或慎用。

3. **清热凉血药** 味多苦、甘，或兼咸；性均寒凉，多入心肝经。功主清热凉血，兼以滋润、活血，主治外感热病热入营血之高热神昏谵语，以及火热内生之血热妄行诸证。湿热、脾胃虚寒者禁用或慎用。

4. **清热解毒药** 味多苦，或辛或甘；性多寒凉，个别平而偏凉。功主清解热毒，主治外感或内生实热火毒诸证，如痈疮肿毒、丹毒、痄腮、咽喉肿痛、肺痈、肠痈、热毒泻痢、水火烫伤、蛇虫咬伤等。脾胃虚寒者禁用或慎用。

5. **清虚热药** 味多苦、咸、甘，或兼辛；性多寒凉，多入肝肾经。功主退虚热、除疳热，兼凉血、益阴、透表。主治热病后期之阴伤发热、久病伤阴之骨蒸潮热，以及小儿疳热。脾胃虚寒者禁用或慎用。

五、使用注意

（1）苦寒易伤胃气，脾胃虚寒者慎用，胃弱者当辅以健胃消食之品。

（2）苦燥伤阴，故阴虚、津液大伤者慎用。

（3）甘寒助湿伤阳，故湿热证慎用，寒湿证忌用。

（4）热极生寒者，不能一味清热，当兼顾护阳气。

（5）真寒假热者，不可妄投清热药。

（6）兼表证者，当先解表后清里热，或表里双解。

（7）大便秘结内有积滞者，当先通便攻下，或双管齐下。

（8）注意恰当选择本章药物，配伍他章药物。

第一节 清热泻火药

石 膏

【来源】始载于《本经》。源于硫酸盐类矿物硬石膏族石膏。主含含水硫酸钙（$CaSO_4 \cdot 2H_2O$）。

【药性】辛、甘，大寒。归肺、胃经。

【性能特点】

生用辛甘大寒，清泄兼透

　→入肺胃经——→清热泻火→保津→除烦止渴

　　　　　→兼透散解肌

煅用辛苦寒减而味涩

　→收敛兼清泄→收湿敛疮

※ 生、煅用性能相异，生清泄，煅主收敛。

※ 生用清泄力强，以清为主，清中兼透，为清解肺胃气分实热之要药。

※ 煅用清泄力弱，以敛为主，敛中兼清，为收湿敛疮常用药。

【功效应用】

1. 清热泻火、除烦止渴（生用）

◎气分高热——常配知母等，如白虎汤

◎气血两燔——常配水牛角、知母等

◎肺热咳喘 ┌喘促——常配麻黄、苦杏仁、甘草等
　　　　　　└咳嗽——常配黄芩、桑白皮等

◎胃火头痛、牙痛、口舌生疮 ┌火热上炎——常配黄连、黄芩等
　　　　　　　　　　　　　　└虚火上炎——常配熟地、知母等

此外，治热痹红肿，常配桂枝、芍药、秦艽、知母等。

2. 收湿敛疮（煅用）

◎湿疹——常配青黛、黄柏、枯矾等

◎水火烫伤——常配大黄、地榆、虎杖等

【用法用量】本品内服 15~60 g，煎汤，打碎先下。外用适量，研末撒敷患处。内服用生品，入汤剂宜打碎先煎。煅石膏研细末，多供外用。

【使用注意】本品大寒，故脾胃虚寒者忌服。

寒水石

【来源】始载于《本经》，原名凝水石。源于硫酸盐类矿物红石膏或碳酸盐类矿物方解石。红石膏主含含水硫酸钙（$CaSO_4 \cdot 2H_2O$），方解石主含碳酸钙（$CaCO_3$）。

【药性】辛、咸，大寒。归肺、胃、心经。

【性能特点】

辛咸大寒清泄

┌→入肺、胃、心经 ┬→内服→清热泻火、除烦止渴
　　　　　　　　　└→外用→缓解赤热疼痛→消肿

【功效应用】

清热泻火、除烦止渴

◎气分高热——可配知母、石膏、滑石、金银花等

◎口舌生疮——可配青黛、冰片、硼砂研末掺涂疮处

◎咽喉肿痛——可以上述配伍研末掺涂患处

◎风眼赤烂——可配炉甘石、冰片、玄明粉等研末外涂

◎水火烫伤——可配炉甘石、儿茶、冰片等研末调涂

古代：芒硝类，如是，则功似芒硝，又善润软燥结大便。

当代：北方用红石膏，功同石膏而有毒。南方用方解石，其为碳酸盐类矿石。

【用法用量】本品内服 10~15 g，煎汤，打碎先下。外用适量，研末撒敷患处。内服用生品，入汤剂宜打碎先煎。

【使用注意】本品大寒，能伤阳败胃，故脾胃虚寒者忌服。

知 母

【来源】始载于《本经》。源于百合科植物知母 *Anemarrhena asphodeloides* Bge. 的干燥根茎。

【药性】苦、甘，寒。归肺、胃、肾、大肠经。

【性能特点】

苦泄寒清，甘润滋滑
→清泄滋润
　→清热泻火→生津→入肺胃经→清气分大热而止渴除烦
　→滋阴┬润燥→入肺经→清肺热、润肺燥而止咳
　　　 └　　→入大肠经→增液滑肠→缓通便
　　　 └入肾经→滋肾阴而有利于退虚热

※ 但清降，不透散，并滋阴。

※ 上清肺热而泻火，中清胃热而除烦渴，下滋肾阴而润燥滑肠。

※ 清热泻火不及石膏，但却长于滋阴润燥，驱邪扶正两相兼。实火、虚热皆宜，高热或燥热津伤及阴虚发热者用之尤佳。

【功效应用】

清热泻火、滋阴润燥、润肠通便

◎热病烦渴┬气分高热——常配生石膏等，如白虎汤
　　　　　└气血两燔——常配水牛角、地黄、生石膏等

◎内热消渴（上、中、下三消皆宜）——常配天花粉、生地黄等

◎肺热燥咳┬肺热咳嗽而痰黄稠——常配黄芩、浙贝母等
　　　　　└燥热咳嗽无痰或痰少而黏——常配川贝母等

◎阴虚劳嗽——常配川贝母、天冬、麦冬等

◎潮热骨蒸——常配黄柏、鳖甲、青蒿、秦艽等

◎阴虚津枯之肠燥便秘——常配生地、玄参、麦冬等

此外，治癃闭，证属下焦湿热、郁久伤阴，症见小便不利、点滴不通，常配黄柏、肉桂等。治心烦不眠，常配酸枣仁、茯苓、川芎、甘草等。

【用法用量】本品内服6~12 g，入汤剂或丸散。清泻实火宜生用，滋阴降火宜盐水炒用。

【使用注意】本品苦泄甘寒滋滑，有恋邪腻膈滑肠之弊，故湿浊停滞、脾胃虚寒、大便溏泻者忌用。

芦 根

【来源】始载于《名医别录》。源于禾本科植物芦苇 *Phragmites communis* Trin. 的新鲜或干燥根茎。

【药性】甘，寒。归肺、胃经。

【性能特点】

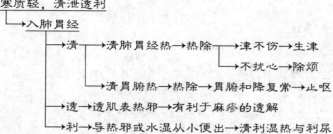

甘寒质轻，清泄透利
→入肺胃经
→清→清肺胃经热→热除→津不伤→生津
　　　　　　　　　　　　→不扰心→除烦
　　→清胃腑热→热除→胃腑和降复常→止呕
→透→透肌表热邪→有利于麻疹的透解
→利→导热邪或水湿从小便出→清利湿热与利尿

※ 清透生津兼利尿而药力平和。清利与透散并具，以清利为主，兼以透散。

※ 清热不如石膏，生津不如知母，长于透散、利水。

※ 虽清热生津，但不滋腻恋邪而伤胃，且味甘不苦易服。

※ 最宜治小儿肺热咳喘、风热感冒及防治小儿麻疹。

【功效应用】

1.清热生津、除烦止呕、利尿

◎热病津伤烦渴 ┬卫分证——常配金银花、连翘等
　　　　　　　├气分证——常配生石膏、知母等
　　　　　　　├营分证——常配牡丹皮、黄芩等
　　　　　　　├血分证——常配水牛角、地黄等
　　　　　　　└后期热退——常配麦冬、南沙参等

◎胃热呕哕——常配竹茹、黄芩、枇杷叶等

◎肺热咳嗽——常配黄芩、浙贝母、前胡等

◎肺痈吐脓——常配生薏苡仁、冬瓜仁、鱼腥草等

◎热淋涩痛——常配车前草、白茅根、淡竹叶等

2. 透疹

◎小儿麻疹 ┬未病可防——单用或配紫草、绿豆等煎服
　　　　　└已病可治 ┬初期——常配荆芥穗、蝉蜕等以促透
　　　　　　　　　　├中期——常配金银花、紫草等以解疹毒
　　　　　　　　　　└后期——单用或配青蒿、知母等以清养

3. 解鱼、蟹毒

◎解河豚鱼中毒、蟹中毒——单用即可

此外，还可溶解胆结石。

【用法用量】本品内服10~30 g，鲜品可酌加。鲜用或捣汁饮清热生津之力尤佳。

【使用注意】本品甘寒，故脾胃虚寒者慎用。

天花粉

【来源】始载于《本经》，原名栝楼根。源于葫芦科植物栝楼 *Trichosanthes kirilo-*

wii Maxm. 等的干燥根。

【药性】甘、微苦、酸，微寒。归肺、胃经。

【性能特点】

微苦微寒清泄，甘酸益润

→清润消溃

→入肺胃经 →清热→热去、津生→生津止渴

→润肺燥、清肺热→止咳

→消散肿块、溃疮→促进脓液排出

※ 清热不如石膏，生津不如知母，长于消肿溃脓。

※ 治疮肿，未脓可消，已脓可溃，脓多促排，脓尽不用。

※ 因兼酸味而有敛邪之嫌，故温热病不宜早用。

【功效应用】

1. 清热生津

◎热病伤津烦渴 ┌气分证——常配石膏、知母等

├营分证——常配金银花、黄芩等

└血分证——常配水牛角、生地黄等

◎内热消渴——常配生白芍、黄连等

2. 清肺润燥

◎肺热咳嗽——常配黄芩、生石膏、竹茹等

◎燥热咳嗽——常配知母、浙贝母等

3. 消肿溃脓

◎疮疡肿毒 ┌初期未脓→可消┐少见单味用

├中期脓成→促溃┤多入复方用

└后期脓多→促排┘常配相应药

4. 引产

◎中期妊娠引产——曾用天花粉蛋白注射液肌内注射，注前要皮试。若过敏，给药要用脱敏疗法

【用法用量】本品内服10~15 g，煎汤，或入丸散。外用适量，研末，水或醋调敷。用注射剂需作皮试。

【使用注意】本品苦寒清寒清，甘酸益润，故脾胃虚寒、大便滑泄者忌用；温热病初期一般不用。孕妇忌服。反乌头，不宜与乌头、草乌、附子同用。

竹 叶

【来源】始载于《名医别录》。源于禾本科植物淡竹 *Phyllostachys nigra*（Lodd.）Munro var. *henonis*（Mitf.）Stapfex Rendle 的干燥或新鲜叶。

【药性】辛、甘，寒。归心、肺经。

【性能特点】

甘寒清利，辛散轻扬

└─→清利兼透

　　└─→入心肺经→凉散上焦风热

　　　　└─→清心除烦、利尿→热不伤津→津自生

※ 源于乔木灌木状多种竹的叶及嫩心（又名竹叶卷心）。主清利，兼凉散。

※ 与淡竹叶相比，虽均甘寒清利，但清心除烦力强，兼能生津，热病心烦多用；又兼辛味，清中兼散，能凉散上焦风热，治风热表证及温病初期常用。

※ 其嫩心药力最强，善清心包之火，多用治温病热入心包之神昏谵语。

【功效应用】

1. 清心除烦、利尿

◎心火上炎口舌生疮——常配栀子、生甘草、莲子心等

◎热病心烦口渴——常配黄连、生地黄、石膏、知母等

◎热入心包神昏谵语——常取竹叶卷心配连翘等，如清宫汤

◎热淋尿赤涩痛——常配栀子、连翘、瞿麦、石韦等

2. 凉散风热

◎风热表证或温病初期——常配金银花、连翘等，如银翘散

【用法用量】本品内服6~15g，煎汤或入丸散。

【使用注意】本品甘寒清利，故脾胃虚寒及阴虚火旺者慎用。

淡竹叶

【来源】始载于《滇南本草》。源于禾本科植物淡竹叶 *Lophatherum gracile* Brongn.的干燥茎叶。又名竹叶麦冬。

【药性】甘，寒。归心、小肠、膀胱经。

【性能特点】

甘寒清利

└─→入心小肠膀胱经→清心除烦、利尿通淋

※ 源于草本状淡竹叶的茎叶，唯以清利，不兼透散。

※ 与竹叶相比，虽均甘寒清利，但又入膀胱经，利尿通淋力较强，热淋涩痛多用；兼入小肠经，善治心火移热于小肠证。

【功效应用】

1. 清心除烦

◎心火上炎之口舌生疮——常配栀子、生甘草、金银花等

◎热病心烦口渴——常配石膏、知母、黄芩、连翘等

◎心火移热于小肠——常配栀子、木通、生地、车前子等

2. 利尿

◎热淋尿赤涩痛——常配木通、瞿麦、车前子、萹蓄等

【用法用量】本品内服的用量均为10~15g，煎汤或入丸散。

【使用注意】本品甘寒清利，故脾胃虚寒及阴虚火旺者慎用。

栀 子

【来源】始载于《本经》。源于茜草科植物栀子*Gardenia jasminoides* Ellis的干燥成熟果实。

【药性】苦，寒。归心、肺、三焦经。

【性能特点】

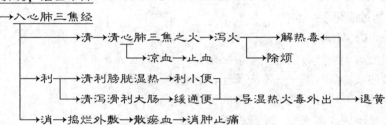

苦寒清利，屈曲下降

※ 药力较缓，虽味苦而不燥湿，但兼缓泻。

※ 既走气分，能清泻气分热；又走血分，能清泄血分热。

※ 清热泻火不如石膏，长于凉血解毒、退黄、止血、滑利二便。

【功效应用】

1. 泻火除烦

◎热病心烦┬初期，心烦懊憹——常配豆豉，如栀子豉汤
　　　　　├中期，高热烦渴——常配石膏、知母等
　　　　　└后期，余热阴伤或复感外邪郁胸——常配豆豉等

◎心火移热于小肠——常配生地、木通、生甘草、竹叶等

◎脏腑三焦火热证——常配连翘、黄芩、黄连、黄柏等

2. 清热利湿（退黄）

◎淋证涩痛┬热淋——可配芦根、木通、车前草等
　　　　　└血淋——可配白茅根、石韦、海金沙等

◎湿热黄疸——常配大黄、茵陈蒿、黄柏等

3. 凉血解毒

◎血热多种出血——常配黄芩、白茅根、小蓟、槐花等

◎痈肿疮毒——常配金银花、连翘、蒲公英等

4. 消肿止痛

◎跌打肿痛——单用生品，捣烂外敷

【用法用量】本品内服3~10g，煎汤或入丸散。外用适量，研末调敷，或鲜品捣敷。生栀子长于清热泻火，姜汁拌炒治烦呕，焦栀子及栀子炭常用于止血，栀子仁（用种子）功善清心除烦，栀子皮（用果皮）兼清表热。

【使用注意】本品苦寒滑肠，故脾虚便溏食少者忌用。

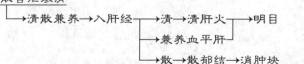
鸭跖草

【来源】始载于《本草拾遗》。源于鸭跖草科植物鸭跖草 *Cammelina commnis* L.的干燥或新鲜全草。

【药性】甘、苦，寒。归肺、胃、肾经。

【性能特点】

苦泄寒清，甘淡渗利，质轻兼透
　　　→清解透利 →入肺胃经→清热解毒、透表
　　　　　　　　→入肾经→清热利尿

※ 以清为主，清中兼透，并能利尿。味不苦易服，民间常用。

【功效应用】

1. 清热解毒（兼透表）

◎风热表证——可配荆芥、菊花、金银花等
◎热病烦渴——可据情选择其他相关的清热药
◎肺热咳嗽——可配黄芩、浙贝母、枇杷叶等
◎咽喉肿痛——可配桔梗、牛蒡子、马勃等
◎痈肿疮毒——可配蒲公英、金银花、连翘等

2. 利尿

◎水肿兼热——可配芦根、车前子、冬瓜皮等
◎热淋涩痛——可配瞿麦、车前草、萹蓄等

【用法用量】本品内服15~30g，鲜品加倍，煎汤。外用适量，捣烂外敷。

【使用注意】本品性寒，故脾胃虚寒者慎服。

夏枯草

【来源】始载于《本经》。源于唇形科植物夏枯草 *Prunella vulgaris* L.的干燥果穗。

【药性】辛、苦，寒。归肝经。

【性能特点】

辛散苦泄寒清
　　　→清散兼养→入肝经　→清→清肝火　→明目
　　　　　　　　　　　　　→兼养血平肝
　　　　　　　　　　　　　→散→散郁结→消肿块

※ 主以清肝散结，兼以养血平肝。

※ 凡肝火、阳亢及痰核郁结诸疾可选。

※ 明目要药，尤善治血虚肝热之目珠夜痛。

【功效应用】

1. **清肝火（兼养血）**

◎肝火上炎——常配黄芩、栀子、龙胆草等

◎肝阳上亢——常配钩藤、天麻、生牡蛎等

◎目赤肿痛——常配菊花、桑叶、青葙子等

◎血虚肝热之目珠夜痛——常配枸杞、菊花、决明子等

2. **散郁结**

◎瘰疬——单用熬膏服，或配玄参、猫爪草等

◎瘿瘤——常配柴胡、昆布、黄药子、浙贝母等

◎疗腮——常配板蓝根、牛蒡子、连翘、金银花等

◎乳痈——常配蒲公英、瓜蒌、牛蒡子、漏芦等

此外，降血压，治高血压属肝火上炎或肝阳上亢者，常配钩藤、龙胆草、天麻、车前子等。抗肿瘤，治疗多种癌症，常配仙鹤草、半枝莲、半边莲等。

【用法用量】本品内服10~15 g，单用可酌加剂量；煎汤，入丸散或熬膏。外用适量，煎水洗，熬膏外敷，鲜品捣敷。

【使用注意】本品苦寒伤阳败胃，故脾胃虚寒者慎服。

决明子

【来源】始载于《本经》。源于豆科植物决明 *Cassia obtusifolia* L.等的干燥成熟种子。又名草决明。

【药性】甘、苦，微寒。归肝、肾、大肠经。

【性能特点】

苦微寒清泄，甘补润滑

┌→入肝肾经→清肝热、益肾阴→明目

└→入大肠经→清热、益阴→润肠燥→通大便

※ 善清肝益阴润肠，为治肝热或肝肾亏虚目疾之佳品，兼便秘者尤宜。

※ 能降血压、降血脂，善治高血脂或合并高血压者，兼便秘者尤宜。

【功效应用】

1. **清肝明目**

◎目赤肿痛 ┌风热者——常配菊花、桑叶、谷精草等
　　　　　 └肝火者——常配夏枯草、菊花、黄芩等

◎肝肾虚目暗不明——常配枸杞、菟丝子、楮实等

2. **润肠通便**

◎热结肠燥便秘——轻者单用，重者配枳实或枳壳、麦冬等

此外，能降脂，治高脂血症（兼便秘尤宜），大量单用或配他药。治口臭，大量单用或配泽兰，水煎服。

【用法用量】本品内服10~15 g，打碎先煎；研末每次3~6 g。降血脂可用至

30 g。生用清肝明目、润肠通便力较强，炒用则药力略减。

【使用注意】本品微寒泄降，故脾虚泄泻或低血压者忌服。

❧ 谷精草 ❧

【来源】始载于《开宝本草》。源于谷精草科植物谷精草 *Eriocaulon buergerianum* Koern. 的干燥带花茎的头状花序。

【药性】辛、甘，平。归肝、胃经。

【性能特点】

辛散轻升，甘平凉清

　　　　└→清散→入肝胃经→疏散风热→明目、退翳、止痛

※ 清散明目退翳之品。善疏散肝经风热或风火，凡目赤翳障属风热或肝火者均可选用。虽药力较缓，但内服外洗均可。

※ 长于疏散，短于清降，散风火而无寒凉遏抑之虞，为治目翳之要药，最善治风热目赤肿痛、羞明及目生星翳。

【功效应用】

清肝明目、退翳、疏散风热

◎目赤肿痛、多眵多泪、┌风热者——常配防风、菊花、木贼、桑叶等
　羞明翳膜　　　　　├肝火者——常配夏枯草、草决明、赤芍等
　　　　　　　　　　└兼血虚——常配桑叶、密蒙花、夏枯草等

◎痘疹后目生翳膜——可配猪肝、白芍、蛤粉等

◎风热头痛——常配菊花、川芎、蔓荆子、蒺藜等

◎牙龈肿痛——常配白芷、生石膏、金银花、黄芩等

此外，还可用于风疹瘙痒等。

【用法用量】本品内服6~10 g，煎汤或入丸散，亦可煎汤外洗。

❧ 青葙子 ❧

【来源】始载于《本经》。源于苋科植物青葙 *Celosia argentea* L. 的干燥成熟种子。

【药性】苦，微寒。归肝经。

【性能特点】

苦能泄降，微寒能清

　　　　└→入肝经→清肝火、降血压→明目、退翳

※ 清肝明目兼降压之品。善清肝泻火而明目，目疾属肝火上炎者最宜。

【功效应用】

1. 清肝明目退翳

◎目赤肿痛、多眵多泪、┌肝热者——常配夏枯草、秦皮、龙胆草等
　羞明翳障　　　　　├风热者——常配菊花、谷精草、蔓荆子等
　　　　　　　　　　└兼血虚——常配桑叶、密蒙花、夏枯草等

◎肝肾虚视物昏暗——常配楮实、枸杞、覆盆子等

2. 降血压

◎高血压属肝阳上亢者——常配菊花、车前子、夏枯草、天麻等

【用法用量】本品内服6~15g，煎汤或入丸散，亦可煎汤外洗。

【使用注意】本品苦而微寒，有扩瞳作用，故脾胃虚寒、青光眼及瞳孔散大患者慎服。

密蒙花

【来源】始载于《开宝本草》。源于马钱科植物密蒙花 *Buddleja officinalis* Maxim.的干燥花蕾。

【药性】甘，微寒。归肝、胆经。

【性能特点】

甘而微寒，清泄兼补

└──→入肝胆经→清肝热、养肝血→明目、退翳

※ 清肝明目兼补虚之品。主以祛邪，兼以扶正。既清肝热又养肝血，善治肝火上炎之目赤肿痛、肝虚有热之目昏干涩，以及翳障。

【功效应用】

清肝养肝、明目退翳

◎目赤肿痛、多眵多泪、┌─肝热者——常配夏枯草、秦皮、龙胆草等
　差明翳障　　　　　├─风热者——常配菊花、谷精草、蔓荆子等
　　　　　　　　　　└─兼血虚——常配桑叶、夏枯草、谷精草等

◎肝肾虚视物昏暗——常配楮实、枸杞、菟丝子等

此外，取其清肝养肝明目之功，治视神经萎缩（内盲）证属肝肾亏虚兼热者，常配地黄、枸杞、女贞子、车前子等。

【用法用量】本品内服6~10g，煎汤或入丸散，亦可煎汤外洗。

第二节　清热燥湿药

黄　芩

【来源】始载于《本经》。源于唇形科植物黄芩 *Scutellaria baicalensis* Georgi 的干燥根。

【药性】苦，寒。归肺、胃、大肠、胆、脾经。

【性能特点】

苦寒清泄而燥

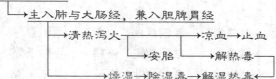

※ 为治湿热火毒之要药，广泛用于湿热火毒之病证。

※ 与黄连相比，其清热燥湿力较弱，应用范围也各有偏重。

※ 作用偏于上焦肺及大肠，善清上焦湿热，除肺与大肠之火。

【功效应用】

1. 清热

◎温热病┌气分证——常配生石膏、知母、连翘等
　　　　├营分证——常配丹参、赤芍、金银花等
　　　　└血分证——常配水牛角、生地、丹皮等

◎半表半里之热（少阳证）——常配柴胡、半夏等，如小柴胡汤

◎肺热咳喘┌咳嗽痰黄——常配桑白皮、牛蒡子等，亦可单用
　　　　　└喘促痰黄或灰白黏稠——常配麻黄、石膏等

2. 燥湿

◎湿温、暑湿证┌初期——常配薏苡仁、滑石、白豆蔻等，如三仁汤
（湿热弥漫三焦）├中期┌湿重于热——常配滑石，如黄芩滑石汤
　　　　　　　│　　├热重于湿——常配石膏，如白虎加黄芩汤
　　　　　　　│　　└湿热并重——常配滑石、草豆蔻等

◎湿热泻痢┌初起——常配黄连、生葛根，如葛根芩连汤
　　　　　└中期——常配白头翁、秦皮、马齿苋等

◎湿热黄疸——常配大黄、山栀子、青蒿、茵陈等

◎湿热淋痛——常配芦根、车前子、瞿麦、木通等

◎湿热疮疹——常配苦参、白鲜皮、穿心莲、地肤子等

3. 解毒

◎热毒疮肿——常配黄连、黄柏、大黄、山栀子等

◎火毒上攻之目赤肿痛、口舌生疮——常配菊花、金银花等

4. 止血

◎血热妄行之多种出血——常配山栀子、黄连、黄柏等

5. 安胎

◎胎热之胎动、胎漏——常配竹茹、苎麻根等

【用法用量】本品内服 3~9 g，煎汤，或入丸散。清热多生用，安胎多炒用，清上焦热可用酒炒，清胆肝火可用胆汁炒，止血多炒炭用。年久根空、体轻虚者善清肺火，习称片芩、枯芩。年少根实、体重者善清大肠火，习称子芩、条芩。

【使用注意】本品苦寒燥泄，能伐生发之气，故脾胃虚寒、食少便溏者忌服。

黄　连

【来源】始载于《本经》。源于毛茛科植物黄连 *Coptis chinensis* Franch. 等的干燥根茎。

【药性】苦，寒。归心、胃、脾、肝、胆、大肠经。

【性能特点】

大苦大寒，清泄而燥，纯阴之品。

→ 主入心与胃脾经，兼入肝胆大肠经

    → 清热泻火 → 解热毒

    → 燥湿 → 除湿毒 → 解湿热毒

※ 为治湿热火毒之要药，广泛用于湿热火毒之病证。

※ 与黄芩相比，其清热燥湿力较强，应用范围各有偏重。

※ 作用偏于心及中焦脾胃，最善清心胃之火，除中焦湿热。

【功效应用】

1. 清热泻火

◎热病神昏烦躁 ┬ 热入营分——常配丹参、金银花等

          ├ 热入血分——常配生地、水牛角等

          └ 气血两燔——常配石膏、生地等

◎痰热蒙蔽心窍——常配石菖蒲、郁金、冰片等

◎胃火牙痛、口舌生疮 ┬ 实火炎盛——常配黄芩、石膏等

               └ 虚火上炎——常配生地、玄参等

◎内热心烦不眠 ┬ 火热上炎——常配朱砂、栀子等

          └ 虚火上炎——常配生地、麦冬、栀子等

◎肝火犯胃呕吐吞酸——常配吴茱萸（6：1）等

2. 燥湿

◎湿热痞满呕呃——常配黄芩、陈皮、半夏、厚朴等

◎湿热泻痢 ┬ 初期兼表——常配黄芩、生葛根等

       └ 中期 ┬ 热毒盛、便脓血——常配白头翁、秦皮

             └ 兼气滞、里急后重——常配木香（4：1）

◎湿热黄疸——常配茵陈、栀子等

◎湿热疮疹——内服配黄柏等，外用配炉甘石等

3. 解毒

◎火毒疮肿——常配黄芩、黄柏、大黄、金银花、栀子等

◎目赤肿痛——常配桑叶、菊花、木贼、秦皮等内服或外洗

◎血热出血——常配黄芩、黄柏、大黄、栀子等

此外，治胃火炽盛之消渴，可配天花粉、知母等。少量用能健胃，治脾胃不健、消化不良，可配健脾开胃消食药同用，如十九味资生丸。

【用法用量】本品内服2~10g，煎汤，不宜久煎，或入丸散。外用适量，研末敷。清热泻火当生用，清肝胆火宜猪胆汁炒，清上焦宜酒炒，清中焦火宜姜汁炒，降逆止呕宜吴茱萸水炒，治出血证宜炒炭。健胃宜少量用。

【使用注意】本品大苦大寒，过量或服用较久能伤阳败胃或伤阴，故不宜过量或长期服用，阳虚、胃寒呕吐或脾虚泄泻及非热证均忌服，温热病津液大伤及阴虚

火旺者慎服。

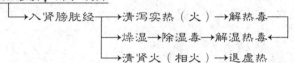

【来源】 始载于《本经》，原名檗木。源于芸香科植物黄檗 *Phellodendron amurense* Rupr. 或黄皮树 *Phellodendron chinense* Schneid. 除去栓皮的干燥树皮。

【药性】 苦，寒。归肾、膀胱经。

【性能特点】

苦泄寒清，燥而沉降

→入肾膀胱经 —→ 清泻实热（火）→解热毒 ┐
　　　　　　—→ 燥湿→除湿毒→解湿热毒←┘
　　　　　　—→ 清肾火（相火）→退虚热

※ 为治湿热火毒之要药，较广泛用于湿热火毒之病证。

※ 与黄连相比，清热燥湿力较弱，应用范围各有偏重。

※ 作用偏于肾及下焦膀胱，最善清相火，退虚热，除下焦湿热。

※ 既清实火、湿热，又退虚热，凡实热火毒、湿热、虚热皆宜。

【功效应用】

1. 清肾火

◎阴虚火旺之盗汗烦热、遗精梦交——常配知母、熟地等

2. 退虚热

◎骨蒸潮热之颧红心烦——常配知母、熟地、龟甲等

3. 清热燥湿

◎湿热黄疸——常配栀子、茵陈等

◎湿热泻痢——常配白头翁、黄连、秦皮等，如白头翁汤

◎湿热下注诸证 ┌尿闭——常配知母（固定药对）、肉桂等
　　　　　　├淋浊——常配栀子、芦根、车前子等
　　　　　　├带下黄臭——常配苍术（固定）等
　　　　　　├阴囊湿疹——常配苍术，如二妙丸
　　　　　　├外阴湿热痒痛——常配苍术、牛膝、生薏苡仁等
　　　　　　└足膝红肿热痛——常配忍冬藤、牛膝等

◎湿热外泛肌肤之疮疹痒痛——常配苦参、白鲜皮、地肤子等

4. 解毒

◎火毒疮肿——常配黄芩、黄连、大黄、金银花、栀子等

◎目赤肿痛——可配桑叶、菊花、木贼，内服外洗皆可

◎血热出血——可配黄芩、黄连、大黄、栀子等

此外，治口舌生疮，常配细辛，等量研末涂患处。治中耳炎，常与青黛共为细末，吹入患耳中。

【用法用量】本品内服3~10g，煎汤，或入丸散。外用适量，研末敷。清热燥湿解毒宜生用，清相火退虚热宜盐水炒用，止血宜炒炭。

【使用注意】本品苦寒，易伤阳败胃，故脾胃虚寒者忌服。

唐松草

【来源】始载于《本草纲目拾遗》，原名马尾连。源于毛茛科植物多叶唐松草 *Thalictrum foliolosum* DC.和贝加尔唐松草 *Thalictrum baicalense* Turcz.等的干燥根茎及根。

【药性】苦，寒。归心、肺、胃、肝、胆、大肠经。

【性能特点】

苦寒清泄而燥
→主入心肺与大肠经，兼入胃与肝胆经
→清热泻火→解热毒
→燥湿→除湿毒→解湿热毒

※ 为治湿热火毒之药，可用于多种湿热火毒证。

※ 功似黄连而力较弱，善除中焦湿热，兼清肺热。

【功效应用】

1. 清热燥湿

◎湿热诸证 ┬湿热泻痢——可配木香、马齿苋、白头翁等
　　　　　├湿热黄疸——可配栀子、茵陈、溪黄草等
　　　　　├湿热痞满——可配黄芩、半夏、陈皮、厚朴等
　　　　　└湿温暑湿——可配藿香、佩兰、滑石、黄芩等

2. 泻火解毒

◎热毒诸证 ┬热病烦躁神昏——可配水牛角、生地、赤芍等
　　　　　├肺热咳嗽——可配黄芩、金荞麦、鱼腥草、芦根等
　　　　　├痈肿疮毒——可配金银花、连翘、蒲公英等
　　　　　├血热出血——可配栀子、白茅根、小蓟等
　　　　　└目赤肿痛——可配夏枯草、青葙子、菊花等

【用法用量】本品内服根3~10g，全草10~30g，煎汤，或入丸散。外用适量，研末敷。清热燥湿解毒宜生用，止血宜炒炭。

【使用注意】本品苦寒，易伤阳败胃，故脾胃虚寒者忌服。

苦 参

【来源】始载于《本经》。源于豆科植物苦参 *Sophora flavescens* Ait.的干燥根。

【药性】苦，寒。归心、肝、胃、大肠、膀胱经。

【性能特点】

大苦大寒纯阴，清燥降利下行，药力较强

　　└→主入心肝胃经，兼入大肠与膀胱经

　　　　　　→清热燥湿→湿热从内解　→解湿热毒←

　　　　　　→祛风杀虫　→止痒←

　　　　　　→利尿———→导湿热火毒从小便出———

※ 凡湿热、风、虫所致疮疹痒痛皆可选用。

※ 善治湿热痒痛、阴痒带下，兼风、虫者尤佳。

※ 功似黄连而力较弱，尤善清心火、除中下焦湿热。

【功效应用】

1. 清热燥湿、祛风杀虫、止痒

◎湿疹痒痛——常配白鲜皮、地肤子、蛇床子等

◎湿疮痒痛——常配白鲜皮、黄柏、黄芩等

◎麻风——常配大风子、白花蛇等

◎疥癣瘙痒——常配硫黄、蛇床子、地肤子等

◎阴痒带下腥臭——常配枯矾、花椒等煎汤外洗

◎湿热泻痢——单用或配黄连、黄芩、秦皮等

◎肠热便血——可配生地黄、地榆、槐角等

2. 利尿

◎湿热黄疸——常配白鲜皮、秦艽等（清热利湿退黄）

◎热淋涩痛——常配栀子、木通、车前子等

此外，还能抗心律不齐，用治心律失常，大量单用，或在辨证用药的基础上加入，证属心火偏盛与湿热相搏者尤宜。能平喘止咳，治痰热喘咳，可配黄芩、浙贝母、瓜蒌、竹茹等。

【用法用量】本品内服3~10g，煎汤或入丸散。外用适量，研末敷，或煎汤熏洗。

【使用注意】本品苦寒，故脾胃虚寒者忌服。反藜芦，故不宜与藜芦同用。

龙胆草

【来源】始载于《本经》，原名龙胆。源于龙胆科植物条叶龙胆 *Gentiana manshurica* Kitag.或龙胆 *Gentiana scabra* Bge.等的干燥根及根茎。

【药性】苦，寒。归肝、胆、膀胱经。

【性能特点】

大苦大寒，沉降下行，清泄而燥

　　└→主入肝胆经，兼入膀胱经

　　　　　　→泻火→泻胆肝实火→凉肝定惊、解热毒

　　　　　　→燥湿→除肝经及下焦湿热→解湿热毒

※ 药力颇强，既善泻肝胆实火，又善除肝胆及膀胱湿热。

※ 大量使用可妨碍消化，甚则导致头痛、颜面潮红、昏眩等。

【功效应用】

1. 清肝胆火

◎肝火上炎——常配芦荟、当归，如当归龙荟丸

◎小儿急惊——常配黄连、牛黄、钩藤、青黛、防风等

◎脑炎防治┌预防——可单用制成糖浆服
　　　　　└治疗——可配菊花、当归、水牛角、回天丸

2. 清热燥湿

◎肝胆湿热┌蒸腾外溢之黄疸尿赤——常配栀子、茵陈等
　　　　　├下注阴器之阴痒阴肿——配栀子等，如龙胆泻肝汤
　　　　　└循经侵袭之带状疱疹——配柴胡等，如龙胆泻肝汤

◎膀胱湿热┌淋痛——常配木通、瞿麦、栀子、蒲公英等
　　　　　└尿血——常配栀子、小蓟、石韦、海金沙等

此外，小剂量用能健胃，并常配其他健胃药同用。

【用法用量】本品内服3~6g，煎汤或入丸散。健胃1~4g，不宜过量。外用适量，研末调敷。

【使用注意】本品大苦大寒，极易伤胃，故用量不宜过大，脾胃虚寒者忌服。

第三节　清热凉血药

水牛角

【来源】始载于《名医别录》。源于牛科动物水牛 *Bubalus bubalis* Linnaeus 的角。

【药性】苦、咸，寒。归心、肝经。

【性能特点】

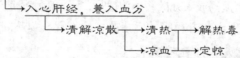

※ 功似犀角（今已禁用）而清解凉血力缓，今常代犀角入药。

【功效应用】

清热凉血、解毒定惊

◎温病高热神昏谵语（热入营血分）——常配生地等

◎血热吐血衄血斑疹┌外感热病——可配生地、大青叶等
　　　　　　　　　└内生火热——可配生地、大青叶等

◎小儿惊风——可配牛黄、天竺黄、胆南星等

◎咽喉肿痛——可配板蓝根、牛蒡子、桔梗等

【用法用量】本品内服，煎汤15~30g，大剂量60~120g，宜先煎3小时以上。

水牛角浓缩粉，每次1~3g，一日2次，开水冲下。代犀角宜加量。

【使用注意】本品性寒，故脾胃虚寒者不宜服。

生地黄

【来源】始载于《本经》，原名干地黄。源于玄参科植物地黄 *Rehmannia glutinosa* Libosch.的新鲜或干燥块根。

【药性】甘、苦，寒。归心、肝、肾经。

【性能特点】

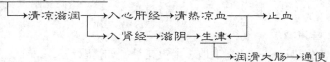

※ 既清热凉血又滋阴生津，祛邪扶正兼顾。

※ 血热、阴虚有热、阴血亏虚、津枯肠燥皆可选用，热盛阴伤者最宜。

※ 鲜者多汁，苦重于甘，清热生津凉血效佳，热盛津伤者多用。

※ 干者质润，甘重于苦，滋阴力强，阴虚血热、骨蒸劳热多用。

【功效应用】

1. 清热凉血、滋阴生津

◎热入营血证┌营分证——常配麦冬、银花等，如清营汤
　　　　　　└血分证——常配水牛角、赤芍、牡丹皮等

◎血热妄行出血——可配大蓟、小蓟、黄芩、栀子等

◎阴虚发热（热病后期阴伤）——常配青蒿、鳖甲、地骨皮等

◎骨蒸劳热（久病阴血被伤）——常配黄柏、秦艽、胡黄连等

◎内热消渴——常配知母、天花粉、生葛根等，轻者可单用

2. 润肠通便

◎阴虚肠燥便秘——常配麦冬、玄参，如增液汤

【用法用量】本品内服10~30g，煎汤，或入丸散，或以鲜品捣汁服。鲜者长于清热凉血；干者名生干地黄，长于滋阴。细生地滋阴力较弱，但不甚滋腻。大生地滋阴力与滋腻性均较强。酒炒可减弱寒凉腻滞之性，炒炭多用于止血，但清热凉血力均弱。

【使用注意】本品寒滑腻滞，故脾虚食少便溏及湿滞中满者忌服。

玄参

【来源】始载于《本经》。源于玄参科植物玄参 *Scrophularia ningpoensis* Hemsl.的干燥根。又名黑参、元参。

【药性】苦、甘、咸，寒。归肺、胃、肾经。

【性能特点】

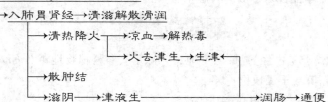

苦泄甘润寒清，咸软又能入血

※ 功似生地，滋阴力较生地弱，降火力较生地强，长于解毒散结。

※ 凡血热、虚热、火毒、疮结皆可选用，最宜阴虚火旺者。

【功效应用】

1. 清热凉血、降火滋阴

◎温病烦热 ┌营分热证——常配生地、金银花等，如清营汤
　　　　　├血分热证——常配生地、赤芍、水牛角等
　　　　　├气血两燔——常配石膏、生地、大青叶等
　　　　　└后期阴伤心烦不眠——常配生地、麦冬、丹参等

◎骨蒸劳热——常配知母、鳖甲、丹皮、黄柏等

◎阴虚火炎之口疮或咽喉肿痛——常配知母、黄柏、肉桂等

2. 解毒散结

◎咽喉肿痛 ┌风火上炎——常配菊花、桑叶、牛蒡子等
　　　　　└火热上炎——常配黄芩、石膏、大青叶等

◎目赤肿痛——常配菊花、桑叶、木贼等

◎痄腮、大头瘟——常配大青叶、板蓝根等

◎痈肿疮毒——常配金银花、连翘、蒲公英等

◎阳毒脱疽——本品120g配当归、银花各60g、甘草30g煎服

◎瘰疬痰核——常配夏枯草、连翘、昆布、浙贝母等

3. 润肠通便

◎阴虚肠燥便秘——常配生地、麦冬等，如增液汤

【用法用量】本品内服10~15g，煎汤，或入丸散。

【使用注意】本品寒滑腻滞，故脾胃虚寒、胸闷食少便溏者忌服。反藜芦，忌同用。

牡丹皮

【来源】始载于《本经》，原名牡丹。源于毛茛科植物牡丹 *Paeonia suffruticosa* Andr.的干燥根皮。又名丹皮。

【药性】苦、辛，微寒。归心、肝、肾经。

【性能特点】

苦泄辛散，微寒能清

→清泄行散──→入心肝经→清热凉血、活血化瘀

──→入肾经→退虚热

※ 二清一散一不补，即：清血热，退虚热，散瘀血，不补阴。凡血热、血瘀、虚热，无论单发或并发皆可酌投，尤宜血热有瘀、血瘀有热、虚热夹瘀、有汗骨蒸者。

※ 与赤芍相比，虽均入肝经而清凉散瘀。但却兼辛味而行散力强，有凉血而不留瘀、活血而不动血之优点，并能退虚热。

【功效应用】

1. 清热凉血、活血化瘀

◎血热出血兼瘀┌热病──常配水牛角、生地、赤芍等

└内伤──常配水牛角、生地、赤芍等

◎经闭──常配丹参、红花、土鳖虫、益母草等

◎痛经──常配当归、红花、川芎、赤芍、续断等

◎月经先期┌阳盛血热──常配地骨皮、黄柏等，如清经散

└肝郁化火──常配栀子、柴胡等，如丹栀逍遥散

◎经行发热┌阳盛血热──常配地骨皮、黄柏、益母草等

├肝郁化火──常配栀子、柴胡、赤芍等

└血热瘀阻──常配当归、赤芍、红花等

◎癥瘕积聚──常配土鳖虫、莪术、丹参等

◎跌打损伤──常配当归、桃仁、赤芍、丹参等

◎肠痈腹痛┌热毒期兼瘀──常配金银花、连翘、大黄等

├化脓期兼瘀──常配生薏苡仁、败酱草、虎杖等

└恢复期有瘀──常配赤芍、大黄、红藤等

◎痈肿疮毒（热毒兼瘀）──常配金银花、蒲公英、紫花地丁等

2. 退虚热

◎温病后期阴虚发热──常配青蒿、生地黄、鳖甲等

◎无汗骨蒸──常配青蒿、知母、黄柏、地骨皮等

【用法用量】 本品内服用量为6~12 g，煎汤或入丸散。清热凉血、退虚热宜生用，活血化瘀宜酒炒用，用于止血宜炒炭。

【使用注意】 本品清泄行散，故血虚有寒、孕妇及月经过多者不宜用。

赤 芍

【来源】 始载于《本经》，原名芍药。源于毛茛科植物芍药 *Paeonia lactiflora* Pall.等的干燥根。

【药性】 苦，微寒。归肝经。

【性能特点】

苦能泄散，微寒能清

→清凉散瘀→入肝经→清热凉血、活血化瘀

※清凉散瘀之品。二清一散，即：凉血热，清肝火，散瘀血。凡血热、血瘀、肝火，无论单发或并发皆可酌投，尤宜血热有瘀或血瘀有热或肝火夹瘀者。

※与牡丹皮相比，虽均入肝经而清凉散瘀。但却苦泄力强，长于清肝火。

※赤芍与白芍，汉代不分，《神农本草经》通称芍药。南北朝始有赤白之分。明代之后，本草记载将其分列，沿袭至今。

【功效应用】

1. 清热凉血、活血化瘀

◎血热出血兼瘀
- 热病出血——常配水牛角、生地、丹皮等
- 内伤出血——常配水牛角、生地、丹皮等

◎胸痹心痛——常配丹参、红花、川芎等

◎瘀血经闭——常配丹参、红花、土鳖虫等

◎瘀血痛经——常配当归、红花、川芎等

◎月经不调——常配川芎、当归、生地等

◎癥瘕积聚——常配土鳖虫、莪术、三棱等

◎跌打损伤——常配当归、苏木、红花等

◎肠痈——常配金银花、连翘、红藤、大黄等

◎痈肿疮毒——可配金银花、蒲公英、紫花地丁等

2. 清肝火

◎肝郁化火——常配丹皮、栀子、柴胡、黄芩等

◎肝火上炎——常配龙胆草、夏枯草、车前子等

【用法用量】本品内服用量为6~15 g，煎汤或入丸散。

【使用注意】本品苦而微寒，故经闭、痛经证属虚寒者忌服。反藜芦，忌同用。

紫草

【来源】始载于《本经》。源于紫草科植物新疆紫草*Arnebia euchroma*（Royle）Johnst.等的干燥根。

【药性】苦、甘、咸，寒。归心、肝经。

【性能特点】

苦寒清泄，甘寒清解滑利，咸而色紫入血

→凉散解透兼滑利

→入心肝经

- →清热凉血→使热毒从内而解→解毒
- →活血化瘀→促进斑疹瘀血迅速消散→透疹
- →滑利二便→导热毒、疹毒从二便排出

（解毒↓透疹）

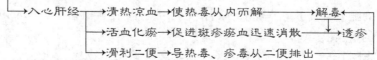

※集凉血、活血、解毒、透发斑疹、滑利二便于一体。

※ 有凉血而不留瘀，活血而不动血之长。

※ 为治斑痘疹疾之要药，未病可防，已病可治。

※ 凡斑痘疹毒之疾，见血热毒盛、色不红活，或伴高热者即可选用。

※ 尤以斑疹紫黑兼二便秘涩者用之为佳。

【功效应用】

凉血活血、解毒透疹、利尿滑肠

◎斑痘疹紫黑——常配大青叶、赤芍、水牛角、羚羊角等

◎防治麻疹┌预防——常配生甘草、绿豆煎汤服
　　　　　└治疗——常配金银花、蝉蜕、牛蒡子等

◎风疹瘙痒（色红）——常配地肤子、蝉蜕、丹皮、防风等

◎湿疹烫伤——取紫草94ｇ，植物油150ｇ，炸，去渣用油外涂

◎痈肿疮毒——常配当归、血竭等，如玉红膏

此外，还治银屑病（牛皮癣），可配槐花、青黛等。治血小板减少，可配大枣、仙鹤草等。

【用法用量】本品内服3~10ｇ，煎汤，或入丸散。外用适量，多熬膏或油浸用。

【使用注意】本品滑利轻泻，故脾虚便溏者忌服。

第四节　清热解毒药

金银花

【来源】始载于《新修本草》，原附忍冬条，名忍冬花。源于忍冬科植物忍冬 *Lonicera japonica* Thunb.等的干燥花蕾或带初开的花。

【药性】甘，寒。归肺、胃、大肠经。

【性能特点】

甘寒清泄，轻扬疏透

　　└→清解疏散→入肺胃与大肠经→清解热毒、疏散风热

※ 药力颇强而不苦泄，为解散热毒之良药，且味不苦易服。

※ 以清为主，清中兼透，凡热毒、风热皆可投用。

※ 温病各个阶段皆宜，并常配连翘，在卫分能透表，气分能清解，营分能透营转气，血分能清解血分热毒。

【功效应用】

清热解毒、疏散风热

◎风热感冒（热毒重）——常与连翘相须为用，如银翘散

◎温病各期——常配连翘，再根据卫、气、营、血证配他药

◎痈肿热毒——常配连翘，初期兼表、中期热毒盛皆宜

◎乳痈——常配连翘，并配蒲公英、赤芍、夏枯草等

◎肺痈——常配连翘，并配金荞麦、鱼腥草、芦根等

◎肝痈——常配连翘，并配败酱草、蒲公英、蚤休等

◎肠痈——常配连翘，并配红藤、败酱草、地锦草等

◎热毒血痢——大量单用，或配马齿苋、木香、黄连等

此外，加水蒸馏取蒸馏液即银花露，药力较弱而善上行，除能治头面部热毒诸疾外，又能清解暑热，治暑热烦渴、痱子，单用或配滑石、生甘草等。

【用法用量】本品内服10~15g，煎汤或入丸散。外用适量，捣烂或研末调敷。

【使用注意】本品性寒，有伤阳败胃之虞，故脾胃虚寒及气虚疮疡脓清者不宜服。

附注：《新修本草》只载其名，《滇南本草》始载其性味功效主治。

附：**忍冬藤**　始载于《名医别录》，原名忍冬。源于忍冬科忍冬等的干燥茎叶，又名金银花藤。甘、辛，寒。归心、肺经。甘寒清泄兼辛散，效似金银花而兼能疏通。功能清热解毒，祛风通络。主治外感风热或温病初起，疮痈红肿热痛，热毒血痢，风湿热痹关节红肿热痛等。内服10~30g，煎汤；外用适量，煎水熏洗、熬膏贴或研末调敷。脾胃虚弱、大便溏泻及疮疡溃后脓出清稀者不宜服。

连　翘

【来源】始载于《本经》。源于木樨科植物连翘*Forsythia suspensa*（Thunb.）Vahl的干燥果实。

【药性】苦，微寒。归肺、心、小肠经。

【性能特点】

苦能泄散，微寒能清，质轻上浮

　　└→清泄轻浮→入肺心小肠经┬→清热解毒、疏散风热
　　　　　　　　　　　　　　　　└→散结、利尿→消肿

※ 药力较强而苦泄，为清解散结消肿利尿之品。

※ 以清为主，清中兼透，并能散结利尿，凡热毒、风热、湿热、肿结皆宜。

※ 温病各个阶段皆宜，并常配金银花，在卫分能透表，气分能清解，营分能透营转气，血分能清解血分热毒。

【功效应用】

清热解毒、疏散风热、散结消肿、利尿

◎风热感冒（热毒重）——常与金银花相须为用，如银翘散

◎温病各期┌卫分、气分、营分——常配金银花，再随证配入方中
　　　　　└热入心包——常配水牛角、竹叶卷心等，如清宫汤

◎痈肿热毒——常配金银花，初期兼表、中期热毒盛皆宜

◎乳痈——常配金银花，并配蒲公英、赤芍、夏枯草等

◎肺痈——常配金银花，并配金荞麦、鱼腥草、芦根等

◎肝痈——常配金银花，并配败酱草、蒲公英、蚤休等

◎肠痈——常配金银花，并配红藤、败酱草、地锦草等

◎瘰疬——常配夏枯草、玄参、浙贝母、生牡蛎等

◎瘿瘤——常配夏枯草、海藻、昆布、黄药子等

◎热结癃闭——可配木通、川牛膝、瞿麦、王不留行等

此外，治急性肾炎，可大量单用或配麻黄、赤小豆、鱼腥草、玉米须等。因含维生素P，能降低血管通透性和脆性，故可治紫癜，并配白茅根等。古云其消积，治食积兼热，常配其他消导药等。

【用法用量】本品内服6~15g，煎汤或入丸散。连翘心长于清心火。

【使用注意】本品苦泄微寒，有伤阳败胃之虞，故脾胃虚寒及气虚疮疡脓清者不宜服，瘰疬溃后一般不用。用治急性肾炎时，忌食盐与辛辣之物。

❀ 大青叶 ❀

【来源】始载于《名医别录》，原名蓝叶。源于十字花科植物菘蓝*Isatis indigotica* Fort.的干燥叶。

【药性】苦，寒。归心、肺、胃经。

【性能特点】

苦泄寒清质轻
└─→入心胃肺经→清解热毒、凉血消斑、利咽

※ 清解凉血消斑兼利咽，药力强，主清心胃热毒，长于凉血消斑，为治温病高热斑疹要药；兼清肺热而利咽，治咽痛口疮常用。

※ 善抗病毒，防治病毒性疾患；善抗白血病，治慢性粒细胞性白血病。

【功效应用】

清热解毒、凉血消斑

◎温病高热发斑——常配水牛角、石膏、栀子、丹皮等

◎疮痈肿毒——常配蒲公英、紫花地丁、菊花、连翘等

◎口疮龈肿——常配金银花、连翘、黄芩、生甘草等

◎咽喉肿痛——常配桔梗、甘草、金银花、牛蒡子等

◎烂喉丹痧（猩红热）——常配金银花、连翘、马勃等

◎痄腮——常配夏枯草、板蓝根、连翘、赤芍、玄参等

◎丹毒——常配生地、赤芍、丹皮、金银花、连翘等

此外，治病毒性疾患，常在辨证组方基础上加入本品；治慢性粒细胞性白血病，可在辨证组方基础上加入本品或靛玉红（靛蓝的同分异构体）。广泛用于流脑、流感、肝炎等的预防和治疗。

【用法用量】本品内服10~15g，煎汤或入丸散。外用适量，鲜品捣敷。

【使用注意】本品苦寒，易伤脾胃，故脾胃虚寒慎服。

❀ 板蓝根 ❀

【来源】始载于《备急千金要方·卷二十四》，原名蓝根。源于十字花科植物菘蓝*Isatis indigotica* Fort.的干燥根。

【药性】苦，寒。归心、胃、肝经。

【性能特点】

苦泄寒清
　　└→入心肝胃经→清解热毒、凉血利咽

※ 清解凉血利咽，药力强，善清心肝胃热毒，长于凉血利咽，为治温病斑疹吐衄及热毒咽痛、丹毒、痄腮之要药，尤善治咽喉肿痛与颜面丹毒（大头瘟）。

※ 善抗病毒，防治病毒性疾患；善抗白血病，治慢性粒细胞性白血病。

【功效应用】

清热解毒、凉血利咽

◎温病高热发斑——常配水牛角、石膏、栀子、丹皮等

◎咽喉肿痛┬外感风热——常配金银花、菊花、牛蒡子等
　　　　　├温病初期——常配金银花、连翘、大青叶等
　　　　　└内火上攻——常配黄芩、栀子、黄连、升麻等

◎口疮龈肿——常配金银花、连翘、黄芩、生甘草等

◎烂喉丹痧（猩红热）——常配金银花、赤芍、马勃等

◎颜面丹毒——常配生地、牡丹皮、金银花、连翘等

◎痄腮——常配夏枯草、牛蒡子、连翘、赤芍、玄参等

◎疮痈肿毒——常配蒲公英、紫花地丁、菊花、连翘等

此外，治病毒性疾患，常在辨证组方基础上加入本品。今广泛用于流脑、乙脑、流感、肝炎、带状疱疹、腮腺炎、麻疹、扁平疣及病毒性腹泻等的防治。

【用法用量】本品内服9~15g，煎汤或入散。

【使用注意】本品苦寒，易伤脾胃，故脾胃虚寒慎服。

　　附：**南板蓝根**　始载于《图经本草》，原名马蓝根。源于爵床科植物马蓝 *Baphicacanthus cusia*（Nees）Bremek. 的根与根茎。性味归经、性能特点、功效主治、配伍应用、用法用量及使用注意同板蓝根。既往常作板蓝根用，今已分列。

青　黛

【来源】始载于《药性本草》。源于爵床科植物马蓝 *Baphicacanthus cusia*（Nees）Bremek.等的叶或茎叶经加工制得后的干燥粉末或团块。

【药性】咸，寒。归肝、肺经。

【性能特点】

咸入血，寒清解，兼收敛
　　├→内服→入肝肺经→清热、凉血、泻火→解毒、消斑、定惊
　　└→外用→作用于皮肤与黏膜或创面→清解、散肿、敛疮

※ 清解凉血定惊兼收敛，药力较强，善清解热毒、凉血消斑，长于泻火定惊，为治温病斑疹吐衄、肝热惊痫、肝火扰肺之要药。

※ 抗白血病，治慢性粒细胞性白血病可用。

【功效应用】

清热解毒、凉血消斑、泻火定惊、散肿敛疮

◎温病高热发斑——常配水牛角、石膏、栀子、丹皮等

◎肝火吐衄——常配栀子、龙胆草、生地、槐花等

◎肝火扰肺之咳痰带血——常配海蛤壳，即黛蛤散

◎肝热惊痫——常配牛黄、蝉蜕、天竺黄、朱砂等

◎带状疱疹——常配龙胆草、栀子、柴胡、赤芍等

◎痄腮——常配夏枯草、牛蒡子、连翘、赤芍、玄参等

◎丹毒——常配生地、赤芍、丹皮、金银花、连翘等

◎口疮龈肿——常配冰片、硼砂、儿茶、金银花等

◎疮痈肿毒——常配蒲公英、紫花地丁、菊花、连翘等

◎湿疹湿疮——常配苦参、白鲜皮、枯矾、黄柏等

此外，治肝炎，配白矾同用；治慢性粒细胞性白血病，配雄黄同用；治银屑病，可单用或配紫草、槐花等。

【用法用量】本品内服1~3g，宜入丸散用，入汤剂当包煎。外用适量，干撒或调敷。

【使用注意】本品性寒易伤脾胃，故脾胃虚寒者慎服。

⁂ 马　勃 ⁂

【来源】始载于《名医别录》。源于灰包科真菌脱皮马勃*Lasiosphaera fenzlii* Reich.等的干燥子实体。

【药性】辛，平。归肺经。

【性能特点】

辛能透散，质轻上浮，平而偏凉

└→入肺经→清热解毒、疏散风热→消肿、利咽、止血

※ 清解疏散利咽止血。专入肺经，药力平和。

※ 既清肺热又散风热，凡咽喉肿痛无论肺热还是风热所致者均宜。

※ 兼止血，凡出血无论内热还是外伤均可。

【功效应用】

1. 清热解毒、消肿利咽

◎咽喉肿痛、咳嗽失音┌肺热者——常配桔梗、金银花、连翘、牛蒡子等
　　　　　　　　　　└风热者——常配桔梗、生甘草、蝉蜕、牛蒡子等

2. 止血

◎血热出血——常配栀子、黄芩、白茅根、紫珠草等

◎外伤出血——轻者单用外敷，重者可配三七、煅石膏等

【用法用量】本品内服3~6g，入汤剂宜包，或入丸散。外用适量，研末调敷，或作吹药。

射 干

【来源】始载于《本经》。源于鸢尾科植物射干 *Belamcanda chinensis*（L.）DC. 的干燥根茎。

【药性】苦、辛，寒。有小毒。归肺、肝经。

【性能特点】

苦降泄，辛行散，寒能清，有小毒，力较强

　→ 入肺肝经 → 清热降火 → 解毒 → 消肿利咽 ←

　　　　　→ 行散瘀血与水液 → 消痰 → 散结 → 除癥

※ 清降消散利咽之品，药力较强，既清热降火而消肿解毒，又散瘀祛痰而消结除癥。

※ 尤善治热结痰瘀之咽喉肿痛、痰饮咳喘（喉中辘辘如水鸡声）、癥瘕等。

【功效应用】

清热解毒、祛痰利咽、散瘀消结

◎ 咽喉肿痛——常配黄芩、桔梗、甘草等，如夺命散

◎ 痰饮喘咳、如水鸡声┌热者——常配麻黄、生石膏、桑白皮等
　　　　　　　　　　└寒者——常配麻黄、杏仁、半夏、厚朴等

◎ 癥瘕痞块——常配鳖甲、凌霄花、土鳖虫等，如鳖甲煎丸

◎ 久疟疟母——可配柴胡、鳖甲、丹参、常山、青蒿等

◎ 肝脾肿大——可配柴胡、青皮、丹参、三棱、莪术等

◎ 瘀血经闭——可配当归、丹皮、丹参、桃仁、红花等

◎ 瘰疬痰核——可配夏枯草、浙贝母、连翘、玄参等

◎ 疮肿——可配蒲公英、金银花、黄芩、紫花地丁等

此外，单用治乳糜尿，每日 15 g，水煎加白糖适量，分 3 次服；治水田皮炎，每用 750 g，加水 1.3 kg，煎煮一小时后，过滤，加食盐 12 g，待温，洗涂患处。

【用法用量】本品内服 6~10 g，煎汤或入丸散。外用适量，研末吹喉或外敷。

【使用注意】本品苦寒有小毒，能缓泻散血，故用量不宜过大，孕妇及脾虚便溏者忌服。

山豆根

【来源】始载于《开宝本草》。源于豆科植物越南槐 *Sophora tonkinensis* Gapnep. 的干燥根及根茎。

【药性】苦，寒。有毒。归肺、胃、心经。

【性能特点】

苦寒清泄而降，有毒力强

　→ 入肺胃心经 → 清肺胃心之火 → 解热毒、消肿 → 利咽

※ 清解消肿利咽之品，善清泻心肺胃火而解毒、消肿、利咽，药力颇强，为

咽喉肿痛属火毒炽盛者最宜，兼治胃火牙龈肿痛等。

※ 实火壅寒者多用，风热者不宜早用，完全化热时方可用。

※ 能抗肿瘤，治肿瘤。

【功效应用】

泻火解毒、消肿利咽

◎咽喉肿痛——单用含之咽汁，或配射干、黄芩、玄参等

◎牙龈肿痛——单用醋磨噙之，或配石膏、升麻、大青叶等

◎肺热咳嗽——可配黄芩、浙贝母、桔梗、桑白皮等

此外，能攻毒，治蛇咬伤，单用或配半边莲。能抗肿瘤，治喉癌，可配玄参、大青叶、金荞麦、射干等。

【用法用量】本品内服3~6g，煎汤或磨汁服。外用适量，煎汤含漱或研末涂敷。

【使用注意】本品苦寒有毒，故内服不宜过量，脾胃虚寒、食少便溏者忌服。

北豆根

【来源】始载于《中国药用植物志·第四册》，原名蝙蝠葛。源于防己科植物蝙蝠葛 *Menispermum dauricum* DC.的根茎。

【药性】苦、辛，寒。有小毒。归肺、胃、大肠经。

【性能特点】

苦泄辛散寒清，有小毒，力较强

└──→入肺胃大肠经──→清热解毒、祛风止痛、消肿利湿

※ 清解利咽、祛风止痛、利水之品。有小毒而清解力较强，善治热毒壅盛之咽喉肿痛，以及风湿、湿热毒、水湿所致病证。

※ 北方地区多用，长江流域及其以南地区少用。

※ 有抗心律失常、降压等作用。

【功效应用】

泻火解毒、消肿利咽、祛风止痛、利湿消肿

◎咽喉肿痛——单用或配射干、板蓝根、马勃等

◎肺热咳嗽——可配前胡、浙贝母、桔梗、牛蒡子等

◎痄腮——常配板蓝根、夏枯草、赤芍、连翘等

◎热毒泻痢——可配黄连、马齿苋、木香、地锦草等

◎湿热黄疸——常配茵陈、栀子、虎杖、溪黄草等

◎风湿痹痛——单用或配穿山龙、木瓜、威灵仙等

◎水肿——常配茯苓、猪苓、冬瓜皮、车前子等

◎脚气肿痛——常配川牛膝、土茯苓、木瓜、薏苡仁等

此外，可治各种心律失常，配入复方，或单用蝙蝠葛碱，每日900mg，分三次服，心律失常被控制后逐渐减量，每日以150~600mg维持。

【用法用量】本品内服3~9g，煎汤或入丸散。外用适量，研末调敷或煎水泡洗。

【使用注意】本品苦寒有小毒，故内服不宜过量，脾胃虚寒、食少便溏者忌服。

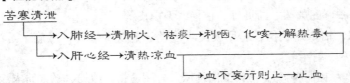

白毛夏枯草

【来源】始载于《本草拾遗》，原名金疮小草。源于唇形科植物筋骨草 *Ajuga decumbens* Thunb. 的干燥全株。

【药性】苦，寒。归肺、肝、心经。

【性能特点】

苦寒清泄

　　├→入肺经→清肺火、祛痰→利咽、化咳→解热毒←
　　└→入肝心经→清热凉血
　　　　　　　　　└→血不妄行则止→止血

※ 清解化痰利咽止血之品。既入气分又入血分，既清肺热又清肝心火。

※ 集清热解毒、化痰止咳、凉血止血于一身，凡肺热、热毒、痰热、血热皆可选用，肺热或痰热咳嗽兼咽喉肿痛者最宜。

※ 与夏枯草相比，虽均性寒而能清火，但本品苦寒清泄，主入肺经，兼入肝心经，作用偏于肺，长于清肺肝心火而解毒，又能祛痰止咳、凉血止血，善治咽喉肿痛、肺热咳嗽及血热出血；而夏枯草则辛散苦泄寒清，专入肝经，作用偏于肝，长于清肝火、散郁结、降血压，略兼养血，善治肝火、阳亢及痰核郁结诸疾。

【功效应用】

清热解毒、化痰止咳、凉血止血

◎咽喉肿痛——单用或配黄芩、桔梗、板蓝根等

◎肺热咳嗽——常配黄芩、前胡、浙贝母等

◎肺痈——常配鱼腥草、芦根、冬瓜仁、桔梗等

◎肠痈——常配牡丹皮、败酱、薏苡仁、虎杖等

◎疮肿——常配蒲公英、金银花、连翘、菊花等

◎肺热咳血——常配桑白皮、黄芩、白及、白茅根等

◎血热吐衄——常配栀子、白茅根、小蓟、黄芩等

◎外伤出血——单用或配三七、白及等研末外敷

此外，还治烧烫伤，常配四季青、地榆、虎杖等。治毒蛇咬伤，常配半边莲、蚤休、徐长卿等。

【用法用量】本品内服 10~30 g，煎汤或入丸散服，或鲜品绞汁服。外用适量，煎水洗，捣敷或研末撒。

【使用注意】本品苦寒，故脾胃虚寒、食少便溏者慎服。

橄榄

【来源】始载于《食疗本草》，原名橄榄。源于橄榄科植物橄榄 *Canarium album* Raeusch. 的干燥果实。

【药性】甘、酸，平。归肺经。

【性能特点】

甘酸生津，平凉清解

→入肺经→清肺热、解毒、生津→利咽、止渴

※ 清解生津利咽止渴之品。药食通用而平和。

※ 咽喉肿痛兼津伤咽干者尤宜。

【功效应用】

清热解毒、生津利咽

◎咽喉肿痛——单用噙化，或配鲜青果、鲜莱菔等煎服

◎津伤口渴——单用生食或煎汤，或配乌梅等

此外，生品内服能消食、醒酒与解鱼蟹毒，治消化不良、醉酒、食鱼蟹中毒等，单用或入复方。煅炭外用能收湿敛疮，治湿疹、湿疮溃烂，单用研末外掺。

【用法用量】本品内服6~15g，水煎或入丸散。外用适量，煅存性，研末外掺。

【使用注意】本品甘酸，故咽痛属外感风热者慎服。

余甘子

【来源】始载于《新修本草》，原名庵（菴）摩勒。源于大戟科植物余甘子 *Phyllanthus emblica* L.的干燥成熟果实。

【药性】苦、甘、酸，凉。归肺、脾、胃经。

【性能特点】

苦泄凉清，甘酸生津

→入肺经→清热、解毒、生津润肺→利咽、止渴、止咳

→入脾胃经→消食化积

※ 清解生津利咽润肺之品，清解力较强，咳嗽兼咽痛者用之为佳。

【功效应用】

1. 清热解毒、生津利咽

◎咽喉肿痛┌风热者——常配桔梗、金银花、生甘草等

└热毒者——常配黄芩、板蓝根、生甘草等

◎烦热口渴——可配知母、麦冬、天花粉、竹叶等

2. 润肺化痰

◎燥热咳嗽痰黏——轻者单用，重者配桑叶、南沙参等

此外，尚能消食化积，治食积呕吐、腹痛，单用生品或盐渍品嚼食。

【用法用量】本品内服6~15g，水煎或入丸散，或鲜品取汁。

【使用注意】本品性凉，脾胃虚寒者慎服。

金果榄

【来源】始载于《本草纲目拾遗》。源于防己科植物金果榄 *Tinospora capillipes*

Gagn. 及青牛胆 *Tinospora sagittata* Gagn. 的干燥块根。

【药性】苦，寒。归肺、胃、大肠经。

【性能特点】

苦寒清泄

└─→入肺胃大肠经→清热解毒、利咽、止痛

※ 清解利咽止痛之品。药力较强，咽喉红肿痛甚者宜之。

【功效应用】

清热解毒、利咽止痛

◎咽喉肿痛——单用或配金银花、黄芩、连翘等

◎泻痢腹痛——单用或配马齿苋、黄连、秦皮等

◎脘腹疼痛——单用或配香附、紫苏梗、陈皮等

◎疮痈肿痛——单用或配蒲公英、连翘、黄芩等

此外，治毒蛇咬伤、蜂蜇伤，可配半边莲、积雪草等煎服并捣敷。治水火烫伤，可配虎杖、地榆等。

【用法用量】本品内服，煎汤3~10g，研末1~3g。外用适量，鲜品捣敷，研末吹喉或切片含服。

【使用注意】本品苦寒清泄，有伤阳败胃之虞，故脾胃虚寒者慎服。

朱砂根

【来源】始载于《图经本草》，原名紫金牛。源于紫金牛科植物朱砂根 *Ardisia crenata* Sims. 的干燥根。

【药性】苦、辛，凉。归肺、大肠经。

【性能特点】

苦泄凉清，辛能行散

└─→入肺与大肠经→清解热毒、散瘀→消肿、利咽、止痛

※ 清解散瘀利咽止痛之品。清解力较金果榄弱，行散力却较金果榄强，长于散瘀。

【功效应用】

清热解毒、消肿利咽、散瘀止痛

◎咽喉肿痛——可配射干、甘草、金银花等

◎风湿痹痛——可配羌活、独活、徐长卿等

◎跌打肿痛——可配苏木、丹参、鸡血藤等

【用法用量】本品内服10~15g，煎汤。外用适量，研末调敷，或鲜品捣敷。

【使用注意】本品苦辛泄散，能散瘀血，故孕妇慎用。

木蝴蝶

【来源】始载于《滇南本草》，原名千张纸。源于紫葳科植物木蝴蝶 *Oroxylum indi-*

cum（L.）Vent.的干燥成熟种子。又名玉蝴蝶。

【药性】苦、甘，凉。归肺、肝、胃经。

【性能特点】

苦凉清泄，甘轻上浮

　　├──→入肺经──→清热解毒──→利咽←──┐
　　└──→入肝胃经──→疏肝和胃────────┘

※ 清解利咽疏肝和胃之品。凡咽喉肿痛，无论肺热还是风热或兼肝胃不和者均可，肺热咽痛声音斯哑者最佳。

【功效应用】

1. 清热解毒、利咽

◎咽喉肿痛┬肺热者——可配板蓝根、黄芩、金果榄等
　　　　　└风热者——可配金银花、桔梗、生甘草等

2. 疏肝和胃

◎肝气犯胃，脘胁疼痛——可配柴胡、川楝子、延胡索等

【用法用量】本品内服3~6g，煎汤。外用适量，贴敷患处。

🌸 肿节风 🌸

【来源】始载于《生草药性备要》，原名观音茶。源于金粟兰科植物草珊瑚 *Sarcandra glabra*（Thunb.）Nakai 的干燥枝叶或全草。又名九节茶。

【药性】辛、苦，平。归肝、肺、大肠经。

【性能特点】

辛行散，苦燥泄，平偏凉

　　├──→入肺大肠经──→清热解毒──→利咽
　　└──→入肝经──→祛风除湿、活血止痛

※ 清解利咽行散之品。既清解，又燥散。清解力显弱，但能燥散。凡咽喉肿痛，无论肺热还是风热，或兼风湿、外伤、湿热泻痢者均宜。

※ 能抗菌、抗病毒、抗肿瘤、促进骨折愈合等作用。

【功效应用】

清热解毒、利咽、祛风除湿、活血止痛

◎咽喉肿痛┬肺热者——可配板蓝根、黄芩、金果榄等
　　　　　└风热者——可配金银花、桔梗、牛蒡子等

◎口舌生疮——可配金银花、生甘草、黄芩、大青叶等

◎泻痢腹痛——可配木香、黄连、马齿苋、白头翁等

◎风湿痹痛——可配羌活、独活、威灵仙、徐长卿等

◎痈肿疮毒——可配蒲公英、野菊花、紫花地丁等

◎跌打损伤——可配苏木、红花、延胡索、鸡血藤等

此外，也可用于胰腺癌（肿节风黄酮片）与白血病（肿节风针剂）的治疗。

【用法用量】本品内服10~15g，煎汤。外用适量，研末调敷，或鲜品捣敷。

【使用注意】本品清解燥散活血，故虚火咽痛者慎服，孕妇忌服。

蒲公英

【来源】始载于《新修本草》，原名蒲公草。源于菊科植物蒲公英 *Taraxacum mongolicum* Hand.-Mazz.或同属数种的干燥全草。

【药性】苦、甘，寒。归肝、胃经。

【性能特点】

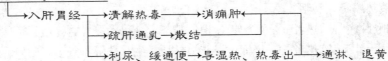

※ 清解疏利之品。既善清热解毒，又兼疏肝通乳、散结消痈，还能利尿、缓通大便，导湿热、热毒从二便出。

※ 力强效佳而味不太苦，为治疮肿良药。虽内、外痈皆宜，但以外痈为主，乳痈尤佳，内服外用皆有效。

※ 药食兼用，亦可作蔬菜食。

【功效应用】

1. 清热解毒、散结消痈

◎乳痈肿痛——大量单用，或配金银花、漏芦、瓜蒌等

◎痈肿疮毒——常配紫花地丁、野菊花、连翘、夏枯草等

◎肠痈腹痛——常配牡丹皮、大黄、红藤、虎杖等

◎肺痈——常配鱼腥草、芦根、冬瓜仁、桃仁、金荞麦等

◎肝痈——常配败酱草、柴胡、赤芍、虎杖等

2. 利尿通淋

◎湿热淋痛——常配瞿麦、萹蓄、车前草、木通等

◎湿热黄疸——常配茵陈、溪黄草、栀子、大黄等

此外，还治消化道溃疡，常据情配入复方中。治目赤肿痛，可配菊花、决明子、木贼等。能解食物毒，治食物中毒轻症单用或配甘草等。

【用法用量】本品内服10~20g，鲜品酌加，煎汤或入丸散。外用适量，鲜品捣敷。

【使用注意】本品用量过大，可致缓泻，故脾虚便溏者慎服。

紫花地丁

【来源】始载于《本草纲目》。源于堇菜科植物紫花地丁 *Viola yedoensis* Makino 的干燥全草。

【药性】苦、辛，寒。归心、肝经。

【性能特点】

苦泄辛散寒清

└─→入心肝经──→清解血分热毒──→清热解毒、凉血消肿

※ 清解凉血之品。入血分，力强于蒲公英，善清解血分热毒而凉血消肿，治火毒炽盛之痈肿疔毒，尤宜疔毒走黄，兼治斑痘疹毒。

※ 虽内、外痈皆可，但以外痈为主。

【功效应用】

清热解毒、凉血消肿

◎痈肿疔毒——常配金银花、野菊花、蒲公英等，如五味消毒饮

◎疔疮走黄——常配金银花、水牛角、赤芍、牡丹皮、大青叶等

◎斑痘疹毒——常配紫草、牛蒡子、金银花、水牛角、赤芍等

此外，还治丹毒，常配赤芍、生地、大青叶、金银花等。

【用法用量】本品内服10~20g，煎汤或入丸散。外用适量，鲜品捣敷。

【使用注意】本品苦寒，故脾胃虚寒及阴证疮疡者慎服。

蚤　休

【来源】始载于《本经》。源于百合科植物云南重楼 *Paris polyphylla* Smith var. *yunnanensis*（Franch.）Hand.–Mazz. 或七叶一枝花 *Paris polyphylla* Smithvar. *chinensis*（Franch.）Hara 的干燥根茎。又名重楼、七叶一枝花。

【药性】苦，微寒。有小毒。归肝经。

【性能特点】

苦能泄散，微寒清解，有小毒，力较强

├─→入肝经──→清解热毒、解蛇毒──→消肿止痛

└────────→凉肝──→定惊

※ 清解消肿止痛凉肝之品。治痈疮肿毒，虽内、外痈皆治，但以外痈为主。

※ 药力较强，既清热解毒，又消肿止痛、凉肝定惊，疮痈肿毒疼痛重者宜用。

※ 善解蛇毒，为治毒蛇咬伤之要药。症轻者单用，重者入复方。

【功效应用】

1. 清热解毒、消肿止痛

◎痈疮疔肿——常配金银花、紫花地丁、蒲公英、大青叶等

◎痄腮肿痛——醋磨汁涂，配板蓝根、连翘、赤芍等煎汤服

◎带状疱疹——醋磨汁涂，配柴胡、板蓝根、赤芍等煎汤服

◎咽喉肿痛——可配金银花、连翘、黄芩、板蓝根等

◎跌打肿痛——可配三七等，内服外敷皆宜，如云南白药

2. 凉肝定惊

◎肝热生风——可配龙胆草、生地、白芍、生牡蛎、全蝎等

◎小儿惊风——以本品3g配天花粉6g水煎，入麝香少许服

3. 解蛇毒

◎毒蛇咬伤 ┌血液毒者——可配大黄、野菊花、徐长卿等
　　　　　　└神经毒者——宜再加独活、八角莲、麝香等

此外，治功能失调性子宫出血等，可单用，如宫血宁胶囊。治各种癌肿，可据病情配入复方。

【用法用量】本品内服5~10g，入丸散时酌减。用于收缩子宫时，宜研末服，每次3g，每日3次。外用适量，研末敷，或鲜品捣敷。

【使用注意】本品苦寒清泄，能收缩子宫，故孕妇、体虚、无实火热毒及阴疽患者忌服。肾炎、风湿、肝脏病变者慎用。过量服用，可引起头痛、恶心、呕吐、腹胀、腹痛、面目浮肿等副作用。

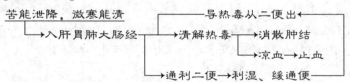

拳　参

【来源】始载于《本经》，原名紫参。源于蓼科植物拳参 *Polygonum bistorta* L.的干燥根茎。

【药性】苦，微寒。归肝、肺、胃、大肠经。

【性能特点】

苦能泄降，微寒能清
　　└→入肝胃肺大肠经 ┬→清解热毒 ┬→导热毒从二便出
　　　　　　　　　　　│　　　　　├→消散肿结
　　　　　　　　　　　│　　　　　└→凉血→止血
　　　　　　　　　　　└→通利二便→利湿、缓通便

※ 清解凉血兼通利二便之品。热毒、血热、湿热皆宜，兼二便不利者尤佳。
※ 盲目以之代蚤休用不妥，应当纠正。

【功效应用】

1. 清热解毒、散结利湿

◎痈肿疮毒——单用煎服或鲜品捣敷，或配蒲公英、黄芩等
◎咽喉肿痛——单用煎汤含漱或配金银花、板蓝根、桔梗等
◎口舌生疮——常配金银花、生甘草、竹叶、栀子等
◎瘰疬肿结——常配夏枯草、浙贝母、连翘、猫爪草等
◎肺热咳嗽——常配黄芩、天花粉、前胡、桑白皮等
◎水肿兼热——常配冬瓜皮、泽泻、车前子、淡竹叶等
◎肠痈腹痛——可配金果榄、蒲公英、牡丹皮、大黄等
◎湿热泻痢——常配黄连、木香、马齿苋、秦皮等

2. 凉血止血

◎血热吐衄——常配栀子、小蓟、白茅根、槐花等
◎痔疮便血——常配槐花、地榆、黄芩、生地黄等
◎外伤出血——单用或配入复方，煎服或研末外敷
◎水火烫伤——单用或配入复方，煎服或研末调敷

【用法用量】本品内服3~10g，煎汤。外用适量，研末调敷，或鲜品捣敷。

【使用注意】本品缓通大便，故脾虚便溏者慎服。

垂盆草

【来源】始载于《履巉岩本草》，原名山护花。源于景天科植物垂盆草 *Sedum sarmentosum* Bunge.的干燥或新鲜全草。

【药性】甘、淡，凉。归肝、胆、小肠经。

【性能特点】

凉清甘淡渗利

└→入肝胆小肠经→清解热毒、利水湿→通淋、退黄

※ 清利退黄之品。凡热毒、湿热皆可酌选，治湿热黄疸与疮肿最宜。

※ 利水湿力较强，水肿兼热亦常用。

※ 有保肝作用，治肝炎有无黄疸皆宜，对改善症状、降低血清谷丙氨酸氨基转移酶有效。

【功效应用】

1. 清热解毒

◎疮痈肿毒——鲜品捣汁内服或捣烂外敷，或入复方

◎水火烫伤——鲜品捣汁内服并外涂，或配冰片捣敷

◎毒蛇咬伤——鲜品捣敷伤口周围，内服配半边莲、蚤休等

2. 利湿退黄

◎湿热黄疸——单用或配茵陈、栀子、溪黄草、大黄等

◎热淋涩痛——单用或配车前子、木通、瞿麦、萹蓄等

◎水肿兼热——常配车前子、泽泻、冬瓜皮、桑白皮等

【用法用量】本品内服10~30g，鲜品50~100g，煎汤入丸散，或鲜品捣汁。外用适量，鲜品捣敷。

半边莲

【来源】始载于《本草纲目》。源于桔梗科植物半边莲 *Lobelia chinensis* Lour.的新鲜或干燥全草。

【药性】甘、淡，寒。归心、小肠、肺经。

【性能特点】

寒清甘淡渗利

└→入心小肠肺经→清解热毒、蛇毒、利水

※ 清利解蛇毒之品，既解热毒，又解蛇毒，还善利水。

※ 古云"家有半边莲，可以伴蛇眠。"解蛇毒效佳。

【功效应用】

1. 清热解毒、利水消肿

◎疮疡肿毒——常配蒲公英、野菊花、紫花地丁等

◎水肿兼热——常配车前子、桑白皮、泽泻、茯苓等

◎湿热黄疸——常配栀子、茵陈、溪黄草、金钱草等

2. 解蛇毒

◎毒蛇咬伤——单用鲜品捣汁，或配徐长卿、蚤休等

◎蜂蝎刺螫——可配半枝莲等捣汁，加蜂蜜炖服，渣外敷

此外，还治多种癌肿，常配白花蛇舌草、仙鹤草等

【用法用量】本品内服 10~20 g，鲜草可用 30~60 g，煎汤。外用适量，鲜品捣敷。

【使用注意】本品甘寒清利，故水肿兼虚者慎服。

❀ 半枝莲 ❀

【来源】始载于《南京民间药草》，原名并头草、通经草。源于唇形科植物半枝莲 *Scutellaria barbata* D.Don. 的干燥全草。

【药性】辛、苦，寒。归肺、肝、肾经。

【性能特点】

辛散苦泄寒清

└─→入肺肝肾经→清解热毒、活血散瘀、利水→止血、消肿

※ 清利散瘀抗癌之品。既清热解毒，又化瘀止血，还利水消肿。凡热毒、瘀血、出血、湿热下注及水湿内停皆可酌选。

【功效应用】

1. 清热解毒

◎痈肿疔疮——单用，或配金银花、蒲公英、野菊花等

◎咽喉肿痛——单用，或配板蓝根、金银花、金果榄等

◎肺痈吐脓——常配鱼腥草、芦根、冬瓜仁、金荞麦等

◎毒蛇咬伤——单用，或配蚤休、半边莲、紫花地丁等

2. 化瘀止血

◎吐血衄血——常配白茅根、栀子、小蓟、侧柏叶等

◎跌打肿痛——常配丹参、赤芍、川芎、当归、苏木等

3. 利水消肿

◎腹水水肿——常配茯苓、猪苓、车前子、泽泻等

◎血淋涩痛——可配小蓟、白茅根、栀子、连翘等

◎热淋涩痛——可配瞿麦、萹蓄、车前草、木通等

此外，抗癌，治各种肿瘤，常与白花蛇舌草同用，并配他药。

【用法用量】本品内服 10~30 g，鲜品加倍，煎汤或入丸散。外用适量，捣敷。

【使用注意】本品辛散苦泄寒清而化瘀血，故孕妇及脾胃虚寒者慎服。

❀白花蛇舌草❀

【来源】始载于《广西中药志》。源于茜草科植物白花蛇舌草 *Hedyotis diffusa* Willd.的干燥或新鲜全草。

【药性】苦、甘，寒。归肺、胃、肝、大肠经。

【性能特点】

苦寒清泄，甘淡渗利

　　└→入肺胃肝大肠经→清解热毒、利湿、抗癌

※ 清利抗癌之品。清热解毒力强，善消痈肿，既治外痈，又治内痈。

※ 抗肿瘤，善治各种癌肿。

【功效应用】

1. 清热解毒

◎热毒疮肿——常配金银花、连翘、野菊花、蒲公英等

◎咽喉肿痛——常配板蓝根、桔梗、牛蒡子、生甘草等

◎肺痈吐脓——常配鱼腥草、芦根、冬瓜仁、金荞麦等

◎肠痈腹痛——常配牡丹皮、大黄、败酱草、生薏苡仁等

2. 利湿

◎热淋涩痛——可配瞿麦、川木通、车前草、蒲公英等

◎湿热黄疸——可配茵陈、金钱草、溪黄草、蒲公英等

3. 抗肿瘤

◎多种癌肿——常配半枝莲，并加入复方中

此外，还治脂溢性皮炎、痤疮，可配生枇杷叶、桑白皮、焦栀子、生侧柏叶等。

【用法用量】本品内服15~60 g，鲜品加倍，煎汤或鲜品绞汁。外用适量，鲜品捣敷。

【使用注意】本品苦寒清泄，甘淡渗利，故阴疽及脾胃虚寒者忌服。

❀白鲜皮❀

【来源】始载于《本经》，原名白鲜。源于芸香科植物白鲜 *Dictamnus dasycarpus* Turcz.的干燥根皮。

【药性】苦，寒。归脾、胃经。

【性能特点】

苦燥泄，寒清解

　　└→入脾胃小肠经→清解热毒、除湿祛风→退黄、止痒、蠲痹

※ 清解除湿祛风之品。因既燥湿清热解毒，又"利小肠水气"，导湿热从小便出，或云为"去湿热"之品。因既燥湿，又利湿，故有云其能"除湿"。

※ 通过清热除湿，又能利胆退黄，古人治诸黄，今人唯治湿热黄疸。凡用茵

陈、大黄、栀子而退黄效差者，即可选本品，并配秦艽、青蒿等。

※ 或云通过祛除风湿热而兼通利关节，治风湿热流注于关节之痹痛关节红肿热痛。

※ 李时珍云其为"诸黄风痹之要药。"凡热、湿、风三邪合致病证皆可酌用。

【功效应用】

清热解毒、除湿祛风、止痒

◎湿疮痒痛——可配苦参、连翘、枯矾、黄芩等

◎湿热疹痒——常配苦参、连翘、黄芩、地肤子等

◎风热疹痒——常配地肤子、荆芥穗、金银花等

◎阴痒带下——常配黄柏、苍术、苦参、川牛膝等

◎疥癣麻风——可配苦参、硫黄、雄黄、大风子等

◎湿热黄疸——常配秦艽、青蒿、垂盆草、虎杖等

◎风湿热痹——常配秦艽、络石藤、忍冬藤等

此外，治热淋涩痛，可配车前草、蒲公英、栀子、连翘等。

【用法用量】本品内服5~10g，煎汤或入丸散。外用适量，煎汤熏洗，或研末掺、撒、或调涂。

【使用注意】本品苦寒易伤阳败胃，故脾胃虚寒者忌服。

土茯苓

【来源】始载于《本草经集注》，原与禹余粮同条，又名白余粮。源于百合科植物光叶菝葜 *Smilax glabra* Roxb.的干燥根茎。

【药性】甘、淡，平。归肝、胃经。

【性能特点】

甘淡渗利，平而偏凉

└─→入肝胃经→利湿、解毒，兼清热

※ 利湿解毒之品，利湿有余而清热力甚弱，兼利关节，善治疮疹湿痒、湿痹。

※ 兼解梅疮之毒与汞毒，为治梅毒之专药，梅毒各期均可选用，并常配伍汞制剂同用；梅毒因服汞剂中毒亦可用。

※ 凡湿毒、梅毒、汞毒所致病证皆可用。近年用于降糖、抗肿瘤等。

※ 力缓，用量宜大。味不苦，易服。

【功效应用】

利湿解毒、兼利关节

◎梅毒——大量单用煎服，或配金银花、苦参、木通等

◎梅毒久服汞剂中毒——大量单用或配金银花等煎服

◎湿热疮疡——常配防己、苦参、白鲜皮、黄柏等

◎湿热疹痒——常配苍耳子、地肤子、苦参、黄芩等

◎湿热淋浊——可配薏苡仁、黄柏、苍术、萆薢等

◎带下黄臭阴痒——可配黄柏、苍术、龙胆草等

◎湿痹重痛麻木——可配草薢、木瓜、薏苡仁等

◎脚气肿痛——可配木瓜、防己、薏苡仁、牛膝等

此外，还治银屑病，可配紫草、槐花等。治钩端螺旋体病，大剂量单用或配地榆、青蒿、白茅根等。

【用法用量】本品内服成人每用15~60 g，煎汤或入丸散。也可煎汤含漱。外用适量，研末调敷。

【使用注意】本品甘淡渗利，有伤阴之虞，故阴虚者慎服。《本草纲目》云：忌饮茶。《医暇卮言》云：与茶同服，必致耳聋。故服药期间忌饮茶叶水。

穿心莲

【来源】《岭南采药录》，原名春莲秋柳。源于爵床科植物穿心莲*Andrographis paniculata*（Burm.f.）Nees的干燥地上部分。又名一见喜、榄核莲。

【药性】苦，寒。归肺、胃、大肠、小肠经。

【性能特点】

苦燥泄，寒清解，质轻浮散

→入肺胃大肠小肠经→清解热毒、燥除湿邪、兼透散

※ 清解燥湿兼透散之品，既清解热毒，又燥除湿邪，并略兼透散之性，凡热毒或湿热毒所致病证，无论在上在下、在里在表均可选用。

【功效应用】

清热解毒、燥湿、略兼透散

◎温病初期——症轻者单用，重者配金银花、连翘等

◎肺热咳嗽——常配黄芩、桑白皮、桔梗、地骨皮等

◎肺痈吐脓——常配芦根、冬瓜仁、鱼腥草、桔梗等

◎咽喉肿痛——常配桔梗、板蓝根、牛蒡子、赤芍等

◎疮痈肿毒——常配连翘、蒲公英、野菊花、拳参等

◎鼻渊头痛——单用叶研末吸入或鲜品榨汁滴入鼻孔

◎湿热泻痢——单用或配马齿苋、金银花、地锦草等

◎热淋涩痛——常配车前子、瞿麦、萹蓄、川牛膝等

◎湿疹湿疮——常配白鲜皮、苦参、土茯苓、黄柏等

◎毒蛇咬伤——常配半边莲、蚤休、白花蛇舌草等

此外，还治钩端螺旋体病，单用片剂或入复方。治阴道炎，单用胶囊，塞入阴道；或入复方煎汤待温，坐浴。

【用法用量】本品内服6~15 g，煎汤；或制成片剂、丸散剂，用量可酌减。外用适量，鲜品捣敷，研末调涂。

【使用注意】本品苦寒，易伤胃气，故不宜多服久服，脾胃虚寒者不宜服。

129

白蔹

【来源】始载于《本经》。源于葡萄科植物白蔹 *Ampelopsis japonica*（Thunb.）Makino 的干燥块根。

【药性】苦、辛，微寒。归心、胃经。

【性能特点】

苦泄辛散，微寒能清

　　→入心胃经→清解热毒、消散生肌而止痛敛疮

※ 清解消散敛疮之品，既清解热毒，又消散生肌而敛疮，为治疮疡肿毒之要药。未脓可消，已脓促溃，脓多促排，脓尽生肌，久溃不敛可生肌收口。

【功效应用】

清热解毒、散结止痛、敛疮生肌

◎疮疡肿毒┌初起者——单用煎服，亦可研末酒调敷；或入复方

　　　　　└中后期——常配天花粉、白芷、金银花、连翘等

◎瘰疬肿痛——单用研末敷，并配夏枯草、连翘、猫爪草等煎服

◎痔疮肿痛——可配地榆、槐角、虎杖、黄芩、炒枳壳等

◎水火烫伤——单用或配地榆、虎杖、四季青等研末调敷

此外，还治冻疮，单用水煎调蜜或糖服，渣敷患处。治跌打肿痛，与食盐同捣敷患处，并研末酒调服。治妇女阴中痛，单用或配北刘寄奴、益母草等。

【用法用量】本品内服 5~10g，煎汤或入丸散。外用适量，研末干掺，或调敷。

【使用注意】本品反乌头，不宜与乌头类药同用。

四季青

【来源】始载于《本草拾遗》，原附冬青条，名冬青叶。源于冬青科植物冬青 *Ilex chinensis* Sims 的干燥叶。

【药性】苦、涩，寒。归肺、心经。

【性能特点】

苦泄涩敛寒清

　　→入肺心经→清解热毒、凉血、收敛→敛疮、收湿、止血

※ 清解收敛之品，既清解肺经热毒，又清解心经热毒而凉血，还收湿敛疮，尤善治水火烫伤。

※ 煎剂有广谱抗菌作用，对金黄色葡萄球菌抑制最强，对绿脓杆菌、大肠杆菌、痢疾杆菌、伤寒杆菌等均有一定抑制作用。

【功效应用】

清热解毒、生肌敛疮、凉血止血

◎痈肿疮毒——单用内服外敷皆可，或配金银花、黄芩等

◎咽喉肿痛——单用煎服，或配桔梗、生甘草、板蓝根等

◎水火烫伤——单用或配茶叶等，水煎取液，涂布或喷雾

◎湿疹湿疮——单用或配枯矾、黄柏、煅石膏等研细外敷

◎下肢溃疡——单用或配儿茶、炉甘石、黄柏等研细外敷

◎外伤出血——单用鲜品捣汁调白糖涂搽，或入复方研敷

此外，还治肺热咳嗽，可配桔梗、黄芩、前胡、芦根等。

【用法用量】本品内服10~30g，煎汤。外用适量，研末干掺，煎汤或捣汁涂敷。

【使用注意】本品苦寒，故脾胃虚寒者慎服。

附注：《证类本草》将其附女贞实条。

山慈菇

【来源】始载于《本草拾遗》，原名山慈菰根。源于兰科植物杜鹃兰 *Cremastra appendiculata*（D.Don）Makino、独蒜兰 *Pleione bulbocodioides*（Franch.）Rolfe等的干燥假鳞茎。又名毛慈菇、冰球子。

【药性】甘、微辛，寒。有小毒。归肝、胃经。

【性能特点】

甘解毒，微辛散，寒能清，有小毒，力较强
　　┗━→入肝胃经→清解热毒、散结消痈

※ 清解消散之品。解毒散结力较强，善治疔疮发背及恶肿。

【功效应用】

清热解毒、散结消痈

◎痈肿疔疮——常配红大戟、雄黄、千金子等，如紫金锭

◎咽喉肿痛——可配桔梗、板蓝根、射干、黄芩等

◎瘰疬结核——常配夏枯草、浙贝母、猫爪草等

◎癥瘕痞块——常配鳖甲、穿山甲、土鳖虫等

◎多种癌瘤——可配半枝莲、夏枯草、山豆根等

此外，还治瘿瘤，可配夏枯草、昆布、川贝母、黄药子等。

【用法用量】本品内服煎汤，3~6g；入丸散0.3~0.6g。外用适量，研末掺或调敷，或鲜品捣敷。

【使用注意】本品苦寒，有小毒，故正虚体弱者慎服。据报，大量久服可引起白细胞减少、胃肠道不良反应、多发性神经性炎等

漏 芦

【来源】始载于《本经》。源于菊科植物祁州漏芦 *Rhapontic umuniflorum*（L.）DC.、禹州漏芦 *Echinops latifalius* Tausch的干燥根。红花者祁州漏芦，蓝花者禹州漏芦。

【药性】苦，寒。归胃经。

【性能特点】

苦泄散，寒能清

└──→入胃经→清解热毒、通经脉、下乳汁→消散痈肿

※ 清解通散之品，既清热解毒，又通经脉、下乳汁，以消散痈肿。

※ 为治乳房疾病之要药，无论乳胀、乳少、乳汁不下，还是乳痈、乳癖（乳腺增生）、乳癌均可酌选，尤以热毒、血瘀、乳汁淤积所致者用之为佳。

【功效应用】

清热解毒、通经下乳

◎乳痈肿痛——常配蒲公英、瓜蒌、牛蒡子、黄芩等

◎痈肿疮毒——可配金银花、连翘、野菊花、黄连等

◎痄腮肿痛——常配板蓝根、连翘、夏枯草、赤芍等

◎瘰疬结核——常配夏枯草、玄参、川贝母、射干等

◎乳腺增生——常配夏枯草、柴胡、天门冬、连翘等

◎乳房胀痛——常配柴胡、路路通、丝瓜络、香附等

◎缺乳 ┌肝郁气滞——常配柴胡、当归、香附、通草等
　　　 └气血亏虚——常配黄芪、当归、党参、路路通等

◎乳腺癌肿——常配柴胡、夏枯草、仙鹤草、猫爪草等

【用法用量】本品内服5~12g，煎汤或入丸散。外用适量，煎水洗或研末调敷。

【使用注意】本品苦寒通经，故阴证疮痈忌服，孕妇慎服。

金荞麦

【来源】始载于《新修本草》，原名赤地利。源于蓼科植物金荞麦 *Fagopyrum dibotrys*（D.Don）Hara的干燥根茎。

【药性】苦，平。归肺、脾、胃经。

【性能特点】

苦泄降，平偏凉

└──→入肺脾胃经 ┬→清解热毒、化痰止咳
　　　　　　　　 └→健脾消食

※ 清解化痰兼健脾消食之品，既清热解毒，又化痰止咳，内外痈均治，最善治肺痈。

※ 兼健脾消食，疮痈、肺痈兼脾虚食积者宜用。

【功效应用】

1. 清热解毒、化痰止咳

◎肺痈吐脓——大量单用或配鱼腥草、芦根、桔梗等

◎肺热咳嗽——常配黄芩、浙贝母、桑白皮、前胡等

◎咽喉肿痛——常配桔梗、牛蒡子、金银花、玄参等

◎疮疡肿毒——常配黄芩、蒲公英、野菊花、连翘等

◎瘰疬肿结——常配夏枯草、连翘、猫爪草、白蔹等

◎毒蛇咬伤——常配半边莲、徐长卿、白花蛇舌草等

2. 健脾消食

◎脾虚消化不良——常配党参、陈皮、茯苓、甘草等

◎疳积消瘦——与瘦猪肉炖服，或配当参、使君子等

此外，治热毒食积之泻痢，可配马齿苋、铁苋、白头翁等。

【**用法用量**】本品内服15~30 g，煎汤，或入丸散。外用适量，鲜品捣敷或绞汁涂。

【**使用注意**】本品平偏凉，兼缓通便，故脾虚便溏者慎服。

鱼腥草

【**来源**】始载于《名医别录》，原名蕺。源于三白草科植物蕺菜*Houttuynia cordata* Thunb.的新鲜或干燥地上部分。

【**药性**】辛，微寒。芳香。归肺、膀胱经。

【**性能特点**】

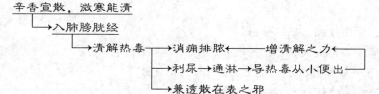

※ 清解消痈利尿兼透散之品，集清解、排脓、利尿、透表于一体。

※ 凡痈肿疮毒无论内外均治，最善治肺痈、咽肿，兼表邪者尤佳。

※ 治肺热咳喘、湿热淋痛与泻痢常用，兼表邪者尤宜。

※ 药食兼用，味不苦易服。有增强机体免疫功能，抗菌、抗致病真菌作用。

【**功效应用**】

清热解毒、消痈排脓、利尿通淋

◎肺痈吐脓——常配桔梗、芦根、金荞麦、金银花等

◎肺热咳喘——可配麻黄、苦杏仁、生甘草、黄芩等

◎咽喉肿痛——常配桔梗、生甘草、板蓝根、射干等

◎痈肿疮毒——常配蒲公英、连翘、天花粉、拳参等

◎湿热泻痢——常配黄连、马齿苋、木香、地锦草等

◎热淋涩痛——常配芦根、车前子、瞿麦、穿心莲等

◎水肿兼热——可配车前子、冬瓜皮、泽泻、茯苓等

◎风热感冒——可配金银花、连翘、薄荷、荆芥穗等

此外，肾炎尿蛋白不退，属湿热者，配石韦、车前草、玉米须、桔梗等；属气阴两虚者，配生黄芪、山药、薏苡仁、知母等；兼瘀者，加丹参、益母草等；兼膀胱气化不力者，加乌药、萆薢等。

【用法用量】本品内服15~30 g，鲜品用量加倍，不宜久煎，入汤剂应后下。外用适量，鲜品捣敷或煎汤熏洗患处。

红 藤

【来源】始载于《图经本草》，原名血藤。源于大血藤科植物大血藤 *Sargentodoxa cuneata*（Oliv.）Rehd. et Wils.的干燥藤茎。又名大血藤。

【药性】苦，平。归大肠、肝经。

【性能特点】

苦泄散，平偏凉，藤类善行

→入大肠与肝经 →清解热毒、活血、祛风 →止痛、消痈
　　　　　　　　→杀肠道寄生虫

※ 清解行散止痛之品。既清热解毒，又活血止痛。凡热毒兼瘀或血瘀兼热者皆可投。最善治肠痈，各期均宜，尤宜热毒兼瘀痛重者。

※ 古文献记载，大剂量使用可驱杀蛔虫、蛲虫、绦虫。

※ 其无补血之功，且性平偏凉，故不可与鸡血藤相混。

【功效应用】

清热解毒、活血止痛、祛风杀虫

◎肠痈腹痛——常配大黄、牡丹皮、薏苡仁、蒲公英等
◎跌打损伤——常配川芎、当归、延胡索、鸡血藤等
◎经闭痛经——常配红花、桃仁、当归、川芎、香附等
◎产后恶露不尽——可配虎杖、益母草、败酱草等
◎风湿痹痛——可配石楠藤、鸡血藤、防己、青风藤等
◎虫积腹痛——单用或配使君子、槟榔、苦楝皮等

【用法用量】本品内服10~15 g，直至30 g，煎汤或浸酒服。外用适量，捣敷。

【使用注意】本品苦泄活血，故孕妇慎服。

败酱草

【来源】始载于《本经》，原名败酱。源于败酱科植物黄花败酱 *Patrinia scabiosaefolia* Fisch.等的干燥带根全草。

【药性】辛、苦，微寒。归胃、大肠、肝经。

【性能特点】

辛散苦泄，微寒能清

→入胃大肠肝经 →清解热毒、排脓消痈肿←
　　　　　　　　→化瘀 →止痛←

※ 清解行散排脓之品。走气入血，既清热解毒、排脓消痈，又祛瘀止痛，凡热毒、瘀血，或热毒兼瘀者皆可选用。

※ 内外痈均治，长于治多种内痈。

※ 有镇静、促进肝细胞再生、防止肝细胞变性等作用。

【功效应用】

清热解毒、排脓消痈、祛瘀止痛

◎肠痈腹痛┌脓未成——常配金银花、蒲公英、赤芍等
　　　　　└脓已成——常配牡丹皮、薏苡仁、红藤等

◎肺痈吐脓——常配鱼腥草、芦根、冬瓜仁、金荞麦等

◎肝痈胁痛——常配垂盆草、金钱草、夏枯草、郁金等

◎痈肿疮毒——常配金银花、紫花地丁、菊花、黄芩等

◎瘀热互结胸腹痛——常配柴胡、川楝子、延胡索等

◎产后瘀阻腹痛——常配益母草、红藤、当归、蒲黄等

此外，还治失眠，单用或配夏枯草、生薏苡仁、半夏、炒枣仁等。治肝炎，配茵陈、垂盆草、郁金等。治湿热痢疾，可配黄连、木香、地锦草等。

【用法用量】本品内服6~15g，煎汤或入丸散。外用适量，鲜品捣敷。

【使用注意】本品苦寒气恶易伤脾胃，并能祛瘀，故用量不宜过大，脾虚食少便溏者忌服，孕妇慎服。大剂量服用（每天30g以上）可引起头昏、恶心及白细胞暂时性减少等，故脾功能亢进，白细胞总数低于2800/mm³时禁用。

❀ 地锦草 ❀

【来源】始载于《图经本草》。源于大戟科植物地锦草*Euphorbia humifusa* Willd.或斑地锦*Euphorbia maculata*L.的干燥或新鲜全草。

【药性】苦、辛，平。归肝、胃、大肠经。

【性能特点】

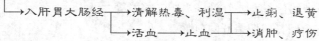

※ 清解行散兼止血利湿之品。善清热解毒、活血止血、利湿，凡热毒、血瘀、出血、湿热所致病证均宜酌投。

※ 清解治痢之品，善治热毒泻痢、便下脓血（急性痢疾或慢性痢疾急性发作）。

※ 有止血而不留瘀，活血而不动血之长，各种出血皆宜。

【功效应用】

清热解毒、活血止血、利湿

◎热毒泻痢——单用或配马齿苋、铁苋、黄连等

◎痈肿疔疮——单用捣敷或配金银花、蒲公英等煎服

◎外伤肿痛——单用和酒糟捣敷，或配丹参、赤芍等

◎毒蛇咬伤——常配半边莲、蚤休、白花蛇舌草等

◎各种出血——单用捣汁服或外敷，或入复方

◎湿热黄疸——常配茵陈、栀子、垂盆草、虎杖等

此外，治泌尿系结石，以鲜品100~200g洗净捣烂，放入碗中，上覆一较小盖碗，倒进煮沸糯米酒250~300ml，10分钟后，待温服，服时不去盖碗。

【用法用量】本品内服15~30g，煎汤，或鲜品捣烂加米酒取汁。外用适量，研末掺，或鲜品捣敷。

铁 苋

【来源】始载于《本草纲目拾遗》，原名凤眼草。源于大戟科植物铁苋菜*Acalypha australis* L.的干燥或鲜全草及根。

【药性】苦、微辛，凉。归大肠、肝经。

【性能特点】

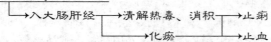

※ 清解凉散兼止血之品。善清热解毒、凉血止血、化瘀消积，凡热毒、血热、血瘀、食积，或合而致病者即可酌投。

※ 清解治痢之品，既治热毒泻痢（急性痢疾或急性胃肠炎），又治休息痢（阿米巴痢）。

※ 有凉血而不留瘀，活血而不动血之长，各种出血皆宜。

【功效应用】

清热解毒、凉血止血、化瘀消积

◎热毒泻痢——单用即可，或配地锦草、马齿苋等

◎休息痢——单用即可，或配白头翁、鸦胆子等

◎血热出血——常配栀子、白茅根、地榆、槐花等

◎妇女干血劳——可配红花、红糖、当归、鳖甲等

◎小儿疳积——单用，或配猪肝同煎服

◎疮痈肿毒——单用鲜品捣敷，或配金银花等煎服

◎外伤出血——单用干品研末敷，或入复方

【用法用量】本品内服，煎汤15~30g，鲜品加倍；研末每次3g。外用适量，鲜品捣敷，或煎水洗。

【使用注意】本品能行血，故孕妇慎服。

马齿苋

【来源】始载于《雷公炮炙论》，原名马齿草。源于马齿苋科植物马齿苋*Portulaca oleracea* L.的新鲜或干燥地上部分。

【药性】酸，寒。归肝、大肠经。

【性能特点】

酸寒清解质滑

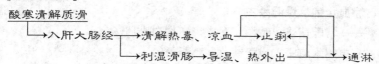

※ 清解滑利之品。既清解热毒、凉血，使热毒从内解，又滑肠，促使湿热或热毒尽快从大便排出，改变肠道内环境，使其功能迅速恢复，唯善治热痢与血痢。

※ 还能利湿热而通淋，导热毒从小便出，以助其内解热毒与凉血之力。

※ 药食兼用，味不苦易食，可作为减肥保健食品。

※ 鲜品含大量去甲肾上腺素与钾盐，有收缩子宫作用，治产后子宫出血。

【功效应用】

清热解毒、凉血止痢、利湿通淋

◎热毒泻痢——单用鲜品捣汁或干品煎服，或配铁苋等

◎肠痈腹痛——常配蒲公英、红藤、牡丹皮、虎杖等

◎痈肿疮毒——服配蒲公英、连翘等；敷配青黛、石灰等

◎丹毒——常配板蓝根、大青叶、赤芍、紫草等

◎血热崩漏——鲜品捣汁服即效，或取干品配荆芥炭等

◎便血痔血——常配地榆、槐角、黄芩、地锦草等

◎外伤出血——单用鲜品捣汁外涂，或干品研末外敷

◎湿热淋痛——单用鲜品捣汁，或配车前子、木通等煎服

此外，治钩虫病，单用煎汤，加糖服。治扁平疣，取本品60 g，紫草、败酱草、大青叶各15 g，煎服。

【用法用量】本品内服9~15 g，鲜品30~60 g，煎汤，或鲜品捣汁服。外用适量，捣敷患处。止血宜用鲜品捣汁服。

【使用注意】本品寒滑，故脾虚便溏或泄泻者不宜服。

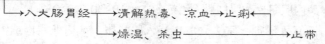

【来源】始载于《本经》。源于毛茛科植物白头翁 *Pulsatilla chinensis*（Bge.）Regel 的干燥根。

【药性】苦，寒。归大肠、胃经。

【性能特点】

苦寒清解泄燥

※ 清解凉燥杀虫之品。善除肠胃热毒蕴结，兼凉血、燥湿、杀虫，既治热毒血痢（急性痢疾及慢性痢疾急性发作），又治休息痢（阿米巴痢），症重者尤宜。

※ 研究表明，既抗阿米巴原虫、阴道滴虫，又抗菌、增强免疫。

【功效应用】

清热解毒、凉血止痢、燥湿杀虫

◎热毒血痢——常配黄连、黄柏、秦皮等，如白头翁汤

◎休息痢——单用水煎服，或配铁苋、鸦胆子等

◎阴痒带下——常配苦参、蛇床子等煎服或外洗

此外，还治血热出血，常配黄芩、白茅根、地榆等。

【用法用量】本品内服6~15g，煎汤或入丸散。外用适量，捣敷，或保留灌肠。

【使用注意】本品苦寒泄降，故虚寒泻痢者忌服。

鸦胆子

【来源】始载于《本草纲目拾遗》。源于苦木科植物鸦胆子 *Brucea javanica*（L.）Merr.的干燥成熟果实。

【药性】苦，寒。有小毒。归大肠、肝经。

【性能特点】

苦寒清解，有小毒，力较强

　　┌→内服→入肝大肠经→清解热毒、燥湿杀虫、截疟

　　└→外用→作用于皮肤、黏膜→蚀赘疣、鸡眼、瘢痕

※ 清解燥湿杀虫截疟蚀疮之品，力强效佳。

※ 除清热解毒外，又兼燥湿杀虫，可治各种痢疾，多用于休息痢（阿米巴痢）。

※ 既杀阿米巴原虫，又杀多种肠道寄生虫、血吸虫、阴道滴虫等。

※ 腐蚀力强，内服要注意保护消化道黏膜。

【功效应用】

清热解毒、燥湿杀虫、止痢截疟、腐蚀赘疣

◎热毒血痢——单用去壳取仁装胶囊服

◎休息痢——单用去壳取仁装胶囊服

◎疟疾寒热——单用去壳取仁装胶囊服

◎赘疣——单用去壳取仁敷，或取油外涂

◎鸡眼——单用去壳取仁敷患处

此外，还治早期血吸虫病，取仁龙眼肉包裹服。治滴虫性或阿米巴原虫性阴道炎，煎汤冲洗或制成栓剂用。治手癣、甲癣，单用取仁外敷。治喉、外耳道乳突状瘤，用鸦胆子油外涂。治癌肿，以其油制成注射液用。

【用法用量】本品内服每次10~15粒（治疟疾）或10~30粒（治痢），或0.5~2g，每日3次，味极苦，不宜入汤剂，宜去壳取仁装入胶囊服，或以龙眼肉或馍皮包裹服用。或压去油，制成丸剂或片剂用。外用适量，捣敷；或制成鸦胆子油局部涂敷，并须注意保护正常皮肤。

【使用注意】本品有小毒，能刺激胃肠道、损害肝肾，故宜中病即止，不可多用久服；孕妇、婴幼儿慎服；脾胃虚弱、胃肠出血、肝肾病患者忌服。

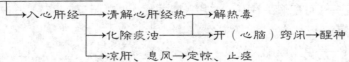

秦 皮

【来源】始载于《本经》。源于木樨科植物苦枥白蜡树 *Fraxinus rhynchophylla* Hance、白蜡树 *Fraxinus. chinensis* Roxb.等的干燥枝皮或干皮。

【药性】苦、涩，寒。归肝、胆、大肠经。

【性能特点】

苦燥寒清，涩能收敛

　└→入大肠肝胆经─→清解热毒、燥湿→止痢、止带
　　　　　　　　└→清肝火→明目

※ 清解燥湿兼收涩。既清热解毒，又燥湿收敛，且涩肠而不敛热邪与湿邪，故为治热毒血痢、里急后重之专药。

※ 近年发现其善祛痰止咳平喘，治肺热痰阻之咳喘有良效。

【功效应用】

1. 清热解毒、燥湿止带

◎热毒血痢——常配白头翁、黄连、黄柏等，如白头翁汤

◎湿热带下——常配椿白皮、黄柏、苍术等

2. 清肝明目

◎目赤肿痛┌肝火者——常配夏枯草、栀子、龙胆草等
　　　　　└风热者——常配谷精草、菊花、荆芥穗等

◎目生翳膜——常配谷精草、木贼、密蒙花等

此外，还能祛痰止咳平喘，治肺热痰阻之咳喘，可配黄芩、炙麻黄、鱼腥草、苦杏仁、瓜蒌、浙贝母等。

【用法用量】本品内服3~12g，煎汤，或入丸散。外用适量，煎水洗眼。

【使用注意】本品苦寒，故脾胃虚寒者忌服。

牛 黄

【来源】始载于《本经》。源于牛科动物牛 *Bostaurus domesticus* Gmelin.的干燥胆结石。

【药性】苦，凉。归心、肝经。

【性能特点】

苦凉清泄，芳香开化

　└→入心肝经─→清解心肝经热─→解热毒
　　　　　　　└→化除痰浊────→开（心脑）窍闭→醒神
　　　　　　　└→凉肝、息风→定惊、止痉

※ 集清热解毒、化痰开窍、息风定惊于一体，亦为凉开之要药。

※ 力强效佳，凡热毒、痰热、肝热、肝风、风痰所致疾患皆宜。

※ 人工牛黄功似天然牛黄而力缓，善治呼吸道感染。

【功效应用】

清热解毒、化痰开窍、息风定惊

◎痈肿疔毒——常配麝香、雄黄等，如牛黄醒消丸

◎咽喉肿烂——常配朱砂、蟾酥等，如六神丸

◎瘰疬痰核——常配麝香、乳香等，如西黄丸

◎牙疳口疮——常配珍珠、青黛等，如锡类散

◎小儿胎毒——常配珍珠等，如珠黄散

◎热病神昏窍闭——常配麝香、冰片等，如安宫牛黄丸

◎中风痰迷——常配麝香、水牛角等，如安宫牛黄散

◎癫痫抽搐——常配胆南星、朱砂等，如痫症镇心丸

◎急惊抽搐——常配胆南星、天竺黄等，如牛黄抱龙丸

【用法用量】本品内服0.2~0.5g，入丸散。外用适量，研末敷患处。

【使用注意】本品苦凉，故非实热证不宜用，孕妇慎用。

熊 胆

【来源】始载于《新修本草》，附熊脂条。源于熊科动物黑熊*Selenarctos thibetanus G.* Curvier或棕熊*Ursus arctos* Linnaeus胆汁的干燥物。现多以人工引流胆汁干燥而得熊胆粉。

【药性】苦，寒。归肝、胆、心经。

【性能特点】

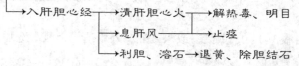

※ 功似牛黄而长于明目退黄，多入丸散，内服外用皆可。

※ 集清解、息风、明目、利胆于一体，凡热毒、肝风内动、肝热皆可选用。

※ 人工熊胆与天然熊胆性能功效相同。为保护动物，现多用人工熊胆替代。

【功效应用】

1. 清热解毒

◎痈疮肿痛——可配麝香、雄黄等

◎咽喉肿痛——可配冰片、蟾酥等

◎痔疮肿痛——可配煅炉甘石、冰片、麝香等，如熊胆痔疮膏

2. 息风止痉

◎肝热惊风——单用或配天竺黄、朱砂、珍珠等

◎癫痫抽搐——可配朱砂、全蝎、珍珠、胆南星等

3. 清肝明目

◎目赤肿痛、羞明翳障 ┌风热者——可配菊花、木贼、薄荷脑等
　　　　　　　　　　 └湿热者——可配龙胆草、泽泻、车前子等

4. 利胆退黄

◎湿热黄疸、胆结石——常配茵陈、郁金、金钱草等

【用法用量】本品内服1.5~2.5g，入丸散，不入汤剂。外用适量，干掺或调敷。

【使用注意】本品苦寒，故脾胃虚寒者慎服。

千里光

【来源】始载于《本草拾遗》，原名千里及。源于菊科植物千里光*Senecio scandens* Buch. –Ham.的干燥全草。

【药性】苦，寒。归肺、肝、大肠经。

【性能特点】

苦寒清泄
　┌→入肺肝大肠经──→清肺肝大肠之火→凉血→解热毒
　│　　　　　　　　└→肝热清则目明→明目
　└→抗钩端螺旋体、滴虫→杀虫止痒

※ 清解凉血消肿明目杀虫之品，药力较强，凡热毒、血热、肝热所致病证，以及皮肤黏膜寄生虫引发的瘙痒皆可选用。

【功效应用】

1. 清热解毒、凉血消肿

◎时疫感冒（流感）——单用或配板蓝根、金银花等
◎疮痈肿痛——常配蒲公英、野菊花、紫花地丁等
◎热毒泻痢——可配白头翁、黄连、秦皮、黄柏等
◎肠痈腹痛——单用或配蒲公英、地锦草、败酱草等
◎咽喉肿痛——可配板蓝根、桔梗、连翘、马勃等
◎水火烫伤——可配地榆、虎杖、四季青、白蔹等

2. 清肝明目

◎目赤肿痛 ┌肝火者——可配夏枯草、青葙子、栀子等
　　　　　 └风热者——可配菊花、谷精草、密蒙花等

3. 杀虫止痒

◎阴痒带臭——单用或配秦皮、苦参、椿皮等煎汤坐浴
◎湿疹瘙痒——单用或配地肤子、蛇床子、白鲜皮等煎洗

【用法用量】本品内服15~30g，鲜品加倍，煎汤，或绞汁服。外用适量，煎水熏洗，熬膏、捣汁或研末调敷。

【使用注意】本品苦寒，故脾胃虚寒者不宜服。据报，其含肝毒性成分，对肝脏有一定损害，故不宜过量或持久服，肝病患者不宜服。

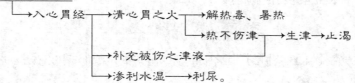

绿豆

【来源】始载于孟诜《食疗本草》。源于豆科植物绿豆*Phaseolus radiatus* L.的干燥种子。

【药性】甘，寒。归心、胃经。

【性能特点】

甘补渗利寒清

→入心胃经→清心胃之火→解热毒、暑热

→热不伤津→生津→止渴

→补充被伤之津液

→渗利水湿→利尿。

※ 药食兼用，清解生津利尿之品。

※ 能使热毒从内而解、从小便而出。既解暑热毒又解药、食中毒。

※ 既解热毒、暑热，又能生津，且利尿而不伤津。

※ 凡热毒、暑热皆可选用。

【功效应用】

1. **清热解毒**

◎痈肿疮毒——单用研末敷，或配金银花等煎服

◎预防麻疹——常配紫草或芦根等煎汤服

2. **解暑止渴、利尿**

◎暑热烦渴、小便不利——单用，或配荷叶等

◎预防中暑——单用煎汤代茶服

此外，还可解食物、药物中毒（轻症），单用或配甘草等。

【用法用量】本品内服15~30g，大剂量可用120g，打碎入药。外用适量，研粉掺或调敷。

【使用注意】本品性寒，故脾虚便溏者用量不宜过大。

第五节　清虚热药

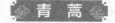

【来源】始载于《本经》，原名草蒿。源于菊科植物黄花蒿*Artemisia annua* L.的干燥地上部分。

【药性】苦，寒。芳香。归肝、胆经。

【性能特点】

苦寒清泄，芳香透散

→入肝胆经→清→退虚热

→清实热→凉血、解暑、清肝、除疟热

→透→透在表热邪、透营分热邪、透阴分伏热

※ 清透并具，以清为主，清中有透。既退虚热，又清实热。

※ 既退虚热，又凉血热；既清解暑热，又清泄肝胆热。

※ 既除疟热，又透营热；既透阴分伏热，又透解表热。

※ 五清三透，凡虚热、血热、肝热、暑热、疟热皆可用

【功效应用】

1. 退虚热

◎热病后期阴虚发热——常配知母、鳖甲等，如青蒿鳖甲汤

◎低热不退或兼表邪——常配白薇等，如青蒿白薇汤

◎久病伤阴骨蒸潮热兼表——常配秦艽、黄柏、知母等

2. 凉血热

◎血热兼风之疹痒——常配白鲜皮、地肤子、丹皮等

◎血热吐衄（辅）——常配生地、白茅根、小蓟等

3. 疗疟疾

◎疟疾寒热——单用鲜品绞汁服，或配常山、柴胡等

◎湿热暑湿——常配滑石、生甘草、佩兰等

4. 清肝热

◎肝胆湿热——常配黄芩、栀子、溪黄草等

5. 清暑热

◎暑热烦渴或兼表邪——常配佩兰、西瓜翠衣、绿豆等

此外，又治无名热（似表似里、类虚类实），常配白薇、地骨皮、黄芩等。治小儿麻疹不透发热，常配牛蒡子、芦根、钩藤等。

【用法用量】本品内服6~12 g，不宜久煎，或鲜品绞汁。外用适量，鲜品捣敷，或干品煎水洗。

【使用注意】本品苦辛而寒，故脾虚肠滑者不宜服。

白 薇

【来源】始载于《本经》。源于萝藦科植物白薇 *Cynanchum atratum* Bge.等的干燥根及根茎。

【药性】苦、咸，寒。归肝、胃经。

【性能特点】

咸入血，苦泄降，寒清凉，兼透散，略补益，入肝胃经

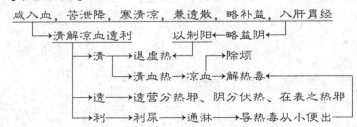

※ 清透并具，以清为主，清中兼透，略兼益阴。

※ 既退虚热，又清凉血热。既透营分热，又透阴分伏热，还透解表热。

※ 又兼除烦，解热毒而疗疮，利小便而通淋。

※ 清泄透利而不伤阴，略兼益阴而不恋邪。

※ 二清三透、解利兼益阴，凡虚热、血热、湿热、热毒皆可用。

【功效应用】

1. 清虚热（兼益阴）

◎热病伤阴之阴虚发热——常配青蒿、知母、黄柏等

◎久病伤阴之骨蒸劳热——常配青蒿、秦艽、胡黄连等

2. 清虚热（兼透散）

◎阴虚外感——常配玉竹等

3. 清热凉血

◎热入营血┌营分证——常配生地、金银花、丹皮等
　　　　　└血分证——常配水牛角、大青叶、板蓝根等

◎月经先期、经前发热┌肝郁化火——常配栀子、丹皮、柴胡、赤芍等
　　　　　　　　　　└阴虚血热——常配生地、丹皮、地骨皮等

◎胎前产后发热┌胎前多为热毒蕴结——常配黄芩、栀子等
　　　　　　　└产后多为血虚有热——常配黄芩、当归等

4. 利尿通淋

◎热淋涩痛——常配车前子、木通、瞿麦等

◎血淋涩痛——常配石韦、海金沙、小蓟等

5. 解毒疗疮

◎疮痈肿痛——常配蒲公英、金银花、野菊花等

◎咽喉肿痛——常配桔梗、牛蒡子、生甘草等

◎蛇咬伤——常配半边莲、徐长卿等

【用法用量】本品内服3~12 g，煎汤或入丸散。外用适量，研末调敷。

【使用注意】本品性寒，略兼益阴，故脾虚食少便溏者不宜服。

地骨皮

【来源】始载于《本经》，原名枸杞、杞根、地骨。源于茄科植物枸杞 *Lycium chinense* Mill.或宁夏枸杞 *Lycium barbarum* L.的干燥根皮。

【药性】甘，寒。归肺、肝、肾经。

【性能特点】

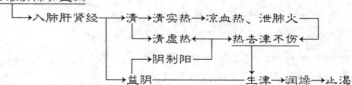

※ 既入血分，又入气分，清降不透，略兼滋润。

※ 长于退虚热（除蒸）、凉血热、泻肺火，兼生津止渴。

※ 本品善治有汗骨蒸，而丹皮善治无汗骨蒸。

※ 三清不透兼益阴，虚热、血热、肺热皆宜。

※ 研究表明能降血压、降血糖、降血清总胆固醇。

【功效应用】

1. 退虚热、兼益阴

◎阴虚发热——常配青蒿、生地、知母、黄柏等

◎有汗骨蒸——常配鳖甲、知母、黄柏、胡黄连等

2. 凉血热

◎血热吐衄、尿血——常配白茅根、栀子、小蓟等

◎月经先期、经前发热 ┌血热者——常配生地、当归、丹皮等
　　　　　　　　　　　└肝郁化火者——常配柴胡、栀子、丹皮等

3. 泻肺火

◎肺热咳嗽——常配桑白皮，如泻白散

4. 兼生津

◎内热消渴——常配生葛根、生地、山药、知母等

此外，兼清肝火，治高血压属肝阳上亢或肝火上炎，常配夏枯草、生牡蛎、钩藤、天麻等。治高血压、高血糖、高脂血症，可酌情配入复方等。

【用法用量】本品内服6~15 g，煎汤或入丸散。外用适量，研末调敷或鲜品捣敷。

【使用注意】本品甘寒清润，故脾虚便溏及表邪未解者不宜用。又因凉血益润而有留瘀之弊，故在将其用于月经先期或经前发热时，须与凉血化瘀之品同用，以防凝滞经血，影响月经的畅顺。

银柴胡

【来源】始载于《本草纲目》，原附柴胡条中。源于石竹科植物银柴胡 *Stellaria dichotoma* L.var. *lanceolata* Bge.的干燥根。

【药性】甘，微寒。归肝、胃经。

【性能特点】

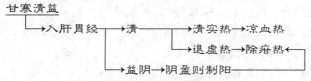

※ 退热而不苦泄，理阴而不升腾。

※ 二清兼益阴，既退虚热，又凉血热，还兼益阴，虚热、血热皆宜。

※ 不得与柴胡相混。

【功效应用】

1. 退虚热

◎阴虚发热——常配青蒿、鳖甲、地骨皮等

◎骨蒸劳热——常配黄柏、知母、秦艽等

2. 除疳热

◎小儿疳热——常配胡黄连、使君子、雷丸等

3. 凉血热

◎虚火出血（吐衄等）——可配栀子、白茅根、生地等

【用法用量】本品内服3~9g，煎汤或入丸散。

【使用注意】本品微寒，故外感风寒及血虚无热者忌服。

胡黄连

【来源】始载于《新修本草》。源于玄参科植物胡黄连 *Picrorhiza scrophularii-flora* Pennell的干燥根茎。

【药性】苦，寒。归肝、胃、大肠经。

【性能特点】

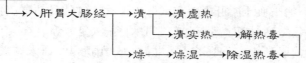

※ 功似黄连而力缓，长于退虚热。

※ 二清一燥，既退虚热，又清实热，还燥湿。虚热、疳热、湿热皆宜。

※ 苦寒沉降偏于走下，善治中下焦湿热。

※ 有色黑入肾而清相火之说，可供临床参考。

【功效应用】

1. 退虚热

◎骨蒸劳热——常配秦艽、青蒿、鳖甲等，如清骨散

◎小儿疳热——可配银柴胡、使君子、鸡内金等

2. 清热燥湿

◎湿热泻痢——常配黄柏、黄芩、木香等

◎痔疮便血——常配地榆、炒枳壳、槐角等

◎淋痛尿血——常配车前草、白茅根、小蓟等

【用法用量】本品内服3~9g，煎汤，或入丸散。

【使用注意】本品苦寒，故脾虚中寒者忌服。

第三章 泻下药

一、含义

凡以引起腹泻或滑利大肠、促进排便为主要功效的药物，称为泻下药。

二、需泻下通便的常见病证与治法

1.大便不通 包括热结便秘、寒积便秘、食积便秘、肠燥便秘等，治当泻下通便或润肠通便。

2.肠中有有害物 或服毒时较久，毒物已不在胃中，治当泻下通便以排毒；或虫积，在驱虫的同时加用泻下药，以促进虫体排出。

3.泻痢不爽 湿热与宿食停滞，大肠传化失常，导致泻痢不爽，治当通因通用，以泻腑通便，促进大肠功能复常。

4.实热火毒兼便秘 或外感热病高热神昏谵语，或火热上炎之头痛目赤、牙痛、咽痛，或火毒迫血之吐血、衄血、便血，或火毒外犯之疮疡肿毒，兼便秘者，治当釜底抽薪，以通腑泻热。

5.水肿、痰饮 胸水、腹水、肢体水肿、痰饮，兼二便不利；或肾功能衰竭水邪与痰湿不能前经水道消除者，治当通腑泻水、逐痰浊或痰饮。

三、药性特点、功效与主治病证

1.药性特点 味多苦，少数辛或甘；多数性寒，少数温，个别平；皆归大肠经，部分归胃、脾、肺、肾经，少数归肝经，个别归心经。

2.功效 主能通大便、排除胃肠积滞或毒物、泻实热、攻逐水饮等；部分药物兼能杀虫、破瘀消癥等。

3.主治病证 主治大便不通（热结便秘、寒积便秘、食积便秘、肠燥便秘）、肠中有有害物、泻痢不爽、水肿（胸水、腹水、肢体水肿）、痰饮、二便不利等。部分药物兼治虫积腹痛、瘀血经闭、癥瘕等。

四、分类及各类的特点

1. 攻下药 味多苦，性均寒，多归胃与大肠经。长于攻下实热燥结，药力猛，伤正气，适用于邪实正不虚。体弱孕妇慎用。

2. 润下药 味甘，性多平，多归脾与大肠经。长于润肠通便，力缓无毒，适用于体弱、久病、老人、胎前产后及经期便秘。

3. 峻下逐水药 味多苦、辛，性多寒少温，毒大，多归大肠、肺或肾经。药力峻猛，长于峻下逐水，适用于水肿、痰饮。易伤正气，用时宜慎。应严格炮制，严控用量、用法、禁忌，以确保安全用药。

五、使用注意

（1）表里同病者，当先解表后攻里，或表里双解。绝对不能先攻里后解表。

（2）里实正虚，攻补兼施，绝对不能图一时之快，而专执攻下一法。

（3）病急、病重、需急下者，当用攻下、峻下药，用量酌增，并宜制成最易发挥药效的剂型；病缓、轻、需缓下，当用润下、攻下药，用量酌减，并宜制成丸剂服用。

（4）中病即止，避免过用，以防伤正气。一般说，便通、里实清除即停用力强的泻下药。

（5）峻下药毒烈，当慎用。

（6）久病体虚、年迈体弱、月经过多、孕妇不宜使用作用强烈的泻下药。

（7）注意选择配伍。

第一节　攻下药

大　黄

【来源】始载于《本经》。源于蓼科植物掌叶大黄 *Rheum palmatum* L.唐古特大黄 *Rheum tanguticum* Maximex Balf或药用大黄 *Rheum officinale* Baill.的干燥根和根茎。又名川军、锦纹。

【药性】苦，寒。归脾、胃、大肠、心、肝经。

【性能特点】

苦寒沉降，清泄通利

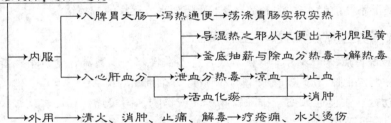

※ 泻热通便力甚强，素有将军之号。

※ 生用泄下力猛，熟用药力缓，炒炭清散兼收敛。

※ 凡便秘属实证或里实证虚者即可酌投，热结便秘兼瘀者尤宜。

※ 凡血瘀有热之肿痛或出血者亦可酌投，兼便秘或不爽者尤佳。

【功效应用】

1. 泻下通便、攻积导滞

◎大便秘结，兼热尤宜
- 症轻——可单用（3~6 g）
- 稍重——常配枳实、厚朴，即小承气汤
- 再重——常配枳实、厚朴、芒硝，即大承气汤
- 里实正虚
  - 热结伤阴——常配生地等，如增液承气汤
  - 气血亏虚——常配人参、当归等，如黄龙汤
  - 阳虚里寒——配干姜、巴豆，即三物备急丸

◎湿热积滞，泻痢腹痛——常配黄连、木香、芍药等，如芍药汤

◎食积胀满泄泻——常配木香、槟榔、茯苓等，如木香槟榔丸

◎肠粘连——常配木香、郁金、大腹皮等，如粘连松解汤

2. 泻火解毒、凉血止血

◎实热迫血妄行之吐衄便血尿血——单用或配栀子、小蓟等

◎上消化道出血（肝硬化除外）——单用每次1g研末服

◎实热火毒 ┌上攻头目之头痛目赤牙痛——如栀子金花丸

├外犯肌肤之疖疮痈疔便秘——常配金银花、连翘等

└内蕴败腑之肠痈腹痛——常配蒲公英、丹皮等

3. 破血祛瘀　瘀血阻滞诸证，兼热或便秘尤宜，新瘀旧瘀皆效。

◎妇科 ┌瘀血痛经经闭——常配当归、川芎、红花、丹参等

└产后瘀阻腹痛——常配桃仁、土鳖虫等，如下瘀血汤

◎妇科内科之癥瘕积聚——常配土鳖虫、丹参、三棱等

◎伤科之跌打伤肿——常配当归、穿山甲等，如复元活血汤

4. 利胆退黄

◎湿热黄疸——常配茵陈、栀子，如茵陈蒿汤

◎新生儿溶血性黄疸——常配茵陈、栀子、柴胡、郁金等

5. 清火消肿（外用）

◎疮肿——单用或配蒲公英、黄芩、黄柏等

◎水火烫伤——常配地榆、虎杖、羊蹄等

6. 其他

◎少量内服（1~3g）能健脾胃，如十九味资生丸即有大黄

◎水肿 ┌胸水——常配防己、椒目、葶苈子，即己椒苈黄丸

└腹水——常配牵牛子、大戟等，如舟车丸

◎肝胆结石——常配金钱草、海金沙、郁金、木香等

◎淋证涩痛——常配木通、萹蓄、瞿麦、车前草等

◎急性胰腺炎——单用或配柴胡、黄芩、半夏等

◎肾病晚期尿毒症——常配蒲公英、煅龙骨、附子、芒硝等

◎肠梗阻——常配枳实、厚朴、芒硝、炒莱菔子、赤芍等

◎流行性出血热少尿期、高脂血症、肝炎等——常酌情选用

【用法用量】本品内服煎汤，一般用5~10g，热结重症用15~20g，散剂酌情减量。外用适量，研末敷。生大黄泻下作用强，欲攻下者宜生用；入汤剂不宜久煎，应后下，以免减弱泻下力；亦可用开水泡服，或研末吞服。酒大黄，取酒上行之性，多用于上部火热之证。制大黄，泻下力减弱，活血作用较好，多用于瘀血证或不宜峻下者。炒炭则凉血化瘀止血。

有实验表明，在相同煎煮时间内（不超过30分钟），当其用量＜0.3g时，可引起便秘、促进消化、厚肠胃；用至1.5~5g时，即呈缓泻；用至10~15g或更大量

时，即引起腹泻或剧烈腹泻。

【使用注意】本品苦寒泄降破血，故非实证不宜服，津亏血少内服忌单用。孕妇慎服，虽有适应证可用，但量宜小不宜大，以防堕胎。产后、哺乳期、月经期慎服。泻后有致便秘的副作用，停用时要酌情选用缓泻药，以防停药引发便秘。

芒 硝

【来源】始载于《名医别录》，原名芒消。源于硫酸盐类矿物芒硝族芒硝经加工精制而成的结晶体。主含含结晶水的硫酸钠（$Na_2SO_4 \cdot 10H_2O$）。

天然芒硝，除主含 $Na_2SO_4 \cdot 10H_2O$ 外，又含 $MgSO_4$、$NaCl$、$CaSO_4$。水溶后，过滤，去杂质，放置容器中，水分蒸发析出结晶，结于上面有芒刺者称芒硝；沉于下面者称朴硝。芒硝之芒刺形同马牙，故又名马牙硝，简称牙硝；风化失去结晶水即风化硝（Na_2SO_4）。芒硝、朴硝、风化硝，均可用于熟牛马羊皮，故又名皮硝；入水即消，又名皮消。芒硝与白萝卜（100：10）同煮，去渣滤净，待冷析出结晶，风化脱水或炒脱水，即玄明粉，因避讳又名元明粉。纳西瓜中（西瓜一个6~7斤，入硝1斤）放通风处析出结晶即西瓜霜（白）。

【药性】苦、咸，寒。归胃、大肠、三焦经。

【性能特点】

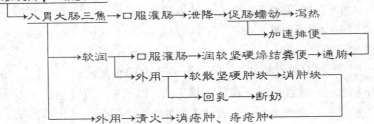

※ 泻热通便力甚强，为溶积性泻药。

※ 功似大黄，泻热通肠，长于润软、燥结粪便与肿块。

※ 既稀软燥结之便，又促肠蠕动而泻热排便，善治里热燥结之便秘。

※ 润软燥结粪便及通便的机制：口服水解后生成氢离子、氢氧根离子、硫酸根离子、硫酸氢根离子、钠离子等，除钠离子易被肠细胞膜吸收外，其余大部分停留于肠中，形成高渗溶液，不但能留存肠中的水液，而且还可能使肠外体液中的水分进入肠中，导致粪便稀软。肠内容物的增加与大量化学离子的存在又可对肠黏膜产生刺激，使肠蠕动增强，从而导致泻下排便。

【功效应用】

1. 润燥软坚、泻热通便（内服）

◎实热积滞燥结便秘——常配大黄、枳实、厚朴，即大承气汤

◎实热积聚谵语发狂——常配大黄、枳实、厚朴，即大承气汤

◎热结旁流下利如水——常配大黄、枳实、厚朴，即大承气汤

◎水饮与热互结之大结胸证——常配甘遂、大黄，如大陷胸汤

2. 清火消肿（外用）

◎乳痈肿痛——单用大量沸水溶解，热敷患处

◎痔疮肿痛——单用大量沸水溶解，先熏洗，后坐浴

◎咽喉肿痛、口疮——用玄明粉或西瓜霜，如冰硼散

◎目赤肿痛——用沸水化玄明粉，待凉，点或洗患眼

3. 回乳（外用）

◎断奶——单用大量热水溶解，热敷双侧乳房

【用法用量】本品内服煎汤，10~15g，冲入药汁内或开水溶化，或入丸散。外用适量，喷撒、漱口、点眼、化水坐浴。

【使用注意】本品咸寒攻下，故脾胃虚寒及孕妇忌服。哺乳妇女患乳痈外敷时，见效即停用，以免敷用太过，乳汁减少。

番泻叶

【来源】始载于《饮片新参》。源于豆科植物狭叶番泻 *Cassia angustifolia* Vahl 等的干燥小叶。

【药性】甘、苦，寒。归大肠经。

【性能特点】

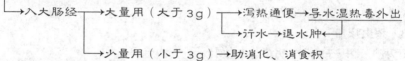

※ 功似大黄，泻热通肠力亦强，长于滑润大肠。

※ 具验、廉、便、简、味不苦、易服六大优点。

【功效应用】

1. 泻热通肠、消积化滞

◎热结便秘——单用6~10g，沸水泡服，或配他药

◎术前或透视前清肠——单用6~10g，沸水泡服，或配他药

◎术后通便——单用6~10g，沸水泡服，或配他药

◎产褥便秘——单用6~10g，沸水泡服，或配他药

◎肠粘连轻症——单用6~10g，沸水泡服，或配他药

◎消化不良——常配陈皮、焦神曲等

2. 行水消肿

◎腹水水肿——常配大腹皮、厚朴等

【用法用量】本品内服，缓下1.5~3g；攻下5~10g。开水泡服，入汤剂应后下。

【使用注意】本品泻下力强，易伤正堕胎，故孕妇忌服，体虚者慎服。

芦 荟

【来源】始载于《药性本草》，原名卢会。源于百合科植物库拉索芦荟*Aloe bar-badensis* Miller或其他同属近缘植物叶汁的浓缩干燥物。

【药性】苦，寒。归肝、心、胃、大肠经。

【性能特点】

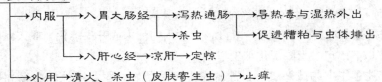

※ 泻热通肠与大黄相似，长于凉肝定惊，兼除肠胃湿热而杀虫疗疳。

※ 尤以肝经实火、肝郁化火或惊抽兼便秘者用之为佳。

※ 小儿疳积兼湿热者尤宜。

【功效应用】

1. 泻热通肠

◎热结便秘┌轻者——单用或配朱砂，即更衣丸

　　　　　└重者——常配龙胆草、当归等，如当归龙荟丸

2. 凉肝定惊

◎肝火惊抽——常配朱砂等

3. 杀虫疗疳

◎小儿疳积——常配胡黄连、使君子、鸡内金等

◎疥疮癣痒——可配甘草同研末外敷

此外，治高血压属肝火上犯兼便秘者，常配钩藤、夏枯草、炒枳壳、天麻、车前子等。

【用法用量】本品内服0.6~1.5 g，不入汤剂，入丸剂，或研末装入胶囊服。外用适量，研末干撒，或调敷。

【使用注意】本品苦寒通泻，故脾胃虚寒、食少便溏及孕妇忌服。

第二节 润下药

火麻仁

【来源】始载于《本经》，原名麻子。源于桑科植物大麻*Cannabis sativa* L.的干燥成熟果实。

【药性】甘，平。归脾、大肠经。

【性能特点】

甘平油润、香美可口

　　└→入脾大肠经→润燥滑肠兼补虚→润肠通便

※ 甘平油润兼补虚，体虚肠燥者最宜。

【功效应用】

润肠通便

◎体虚、年老、久病之津枯肠燥便秘——常配相应的补虚药

◎妇女产后或月经期之津枯肠燥便秘——常配补血调经之品

此外，以其油炸铅丹即为黑膏药（油酸铅）的基质原料。

【用法用量】本品内服10~15g，生用打碎入煎，或捣取汁煮粥，或入丸散。

【使用注意】本品虽无毒，但大量食入，也可引起中毒，引发恶心、呕吐、腹泻、四肢麻木、失去定向力、抽搐、精神错乱、昏迷及瞳孔散大等，故不宜过大量服用。

郁李仁

【来源】始载于《本经》。源于蔷薇科植物欧李 *Prunus humilis* Bge.、郁李 *Prunus japonica* Thunb.等的干燥成熟种子。

【药性】辛、苦、甘，平。归脾、大肠、小肠经。

【性能特点】

辛散苦降，甘平油润

→入脾大肠小肠经——→润燥滑肠→润肠通便

→利尿→消肿

※ 辛苦润降兼利尿，水肿兼肠燥便秘最宜。

※ 兼下气，肠燥便秘兼气滞者也宜。

【功效应用】

1. 润肠通便（兼下气）

◎气滞肠燥便秘 ┌ 轻者——常配苦杏仁、柏子仁等，如五仁丸
　　　　　　　 └ 重者——常配炒枳实、姜厚朴、苦杏仁等

◎气滞肠燥兼热——常配炒枳壳、黄芩、瓜蒌仁、决明子等

2. 利水消肿

◎水肿胀满，小便不利——常配白术、茯苓、槟榔等，如郁李仁散

◎癃闭便秘——常配甘遂、大黄、牵牛子等，如浚川煎

◎脚气浮肿兼便秘——可配土茯苓、萆薢、生苡仁、川牛膝等

【用法用量】本品内服5~12g，生用打碎煎汤，或入丸散。

【使用注意】本品利尿有伤阴之虞，《珍珠囊》云其"破血"，故孕妇及阴虚津亏者慎服。

此外，其他章节还有润肠通便药，如决明子、生地、玄参、当归、肉苁蓉等。

第三节　峻下逐水药

甘遂

【来源】始载于《本经》。源于大戟科植物甘遂 *Euphorbia kansui* T.N. Liouex T.P.

Wang的干燥块根。

【药性】苦，寒。有毒。归肺、肾、大肠经。

【性能特点】

苦寒清泄沉降，毒大力强

→入肺肾大肠经 → 通利二便 → 泻水逐饮
　　　　　　　　→ 攻毒、消肿、散结 → 治恶疮肿毒

※ 服后常引起峻泻，使体内水饮得以排出。凡身面浮肿、大腹水肿及胸胁停饮正气未衰者皆可酌用，尤宜大腹水肿，故李时珍云其"能行经隧之水湿"。

※ 生用力峻猛而毒大，醋制则泻下力与毒性均减。

※ 其有效成分为醇溶性树脂样物质，不溶于水，故醇提后之残渣无泻下作用，水煎液泻水力差，研末服则泻水力佳。

【功效应用】

1. 泻水逐饮

◎身面浮肿、大腹水肿 ┌ 轻者——单用，肾炎水肿每服0.5g，日不过3次
　　　　　　　　　　└ 重者——常配牵牛子、大戟、大黄等，如舟车丸

◎胸胁停饮（咳喘）——常配大戟、芫花、大枣等，如十枣汤

◎水饮与热邪互结之大结胸证——常配大黄、芒硝，即大陷胸汤

2. 逐痰

◎痰迷癫痫 ┌ 常研末入猪心煨过后配朱砂为丸服，即遂心丹
　　　　　 └ 或配大戟、白芥子各等份，神曲为丸服

◎顽痰癫狂——可配代赭石、半夏、大黄等

3.消肿散结

◎恶疮肿毒（纤维肉瘤）——单用鲜品捣烂外敷患处（王文鼎经验）

◎瘰疬痰核——单用或入复方，内服或外用

此外，治心衰性水肿，以猪心1个，甘遂2g，水煎，吃心喝汤。用于中期妊娠引产，制成50%甘遂注射液，每次每公斤体重5mg，羊膜腔内注射。

【用法用量】本品内服每次0.5~1g，研末或入丸散。外用生品适量，捣敷。醋制可减其毒，内服宜醋制用。

【使用注意】本品苦寒峻泻有毒，故用量宜小，一般不超过3g。不可过量，中病即止。孕妇及虚寒阴水者忌服，体弱者慎服。又对消化道有较强的刺激性，服后易出现恶心呕吐、腹痛等副作用，用枣汤送服或研末装胶囊吞服，可减轻反应。水肿而体虚者不宜连续服用，当穿插配服扶正药。反甘草，不宜与甘草同用。

大 戟

【来源】始载于《本经》。源于大戟科植物大戟 *Euphorbiap ekinensis* Rupr.的干燥根。

【药性】苦、辛，寒。有毒。归肺、肾、大肠经。

【性能特点】

苦寒清泄沉降，辛散毒大力强

→入肺肾大肠经━━→通利二便→泻水逐饮

　　　　　　　　┗→攻毒、消肿、散结→治瘰疬、痈肿疮毒

※ 药用历史久远，汉代《神农本草经》即载。又名红芽大戟，是因其初生芽苗色红而名。

※ 服后常引起峻泻，使体内水饮得以排出。凡身面浮肿、大腹水肿及胸胁停饮正气未衰兼二便不利者皆可酌用，故李时珍云其"能泄脏腑之水湿"。

※ 功似甘遂而力稍弱。生用力峻猛而毒大，醋制则泻下力与毒性均减。

【功效应用】

1. 泻水逐饮（逐痰）

◎身面浮肿、大腹水肿┏轻者——单用，研末装胶囊服

　　　　　　　　　　┗重者——常配牵牛子、甘遂、大黄等，如舟车丸

◎胸胁停饮（咳喘）——常配甘遂、芫花、大枣等，如十枣汤

◎痰迷癫痫——常配甘遂、芥子各等份为末，神曲为丸服

2. 消肿散结

◎疮痈肿毒——可配甘遂、甘草、黄丹等制成消核膏外用

◎瘰疬痰核——可配甘遂、芥子、朱砂等为丸服，也可外用

【用法用量】本品内服，汤剂 1.5~3 g；散剂 0.5~1 g。外用适量，研末调敷。醋制可减其毒，内服宜醋制用。

【使用注意】本品苦辛而寒，峻泻有毒，故用量宜小，一般不超过3 g。不可过量，中病即止。孕妇及虚寒阴水者忌服，体弱者慎服。对消化道有较强的刺激性，服后易出现恶心呕吐、腹痛等副作用，用枣汤送服或研末装胶囊吞服，可减轻反应。水肿而体虚者不宜连续用药，当穿插配服扶正药。反甘草，不宜与甘草同用。

红大戟

【来源】始载于《药物出产辨》，原名红牙大戟。源于茜草科植物红大戟 *Knoxia valerianoides* Thorel et Pitard 的干燥根。

【药性】苦，寒。有小毒。归肺、肾、大肠经。

【性能特点】

苦寒清泄而降，毒较小而力缓

→入肺肾大肠经━━→通利二便→泻水逐饮

　　　　　　　　┗→解毒、消肿、散结→治痈肿疮毒、瘰疬

※ 药用历史短。1930 年陈仁山《药物出产辨》首载，误作红芽大戟，实则为红牙大戟，简称红大戟。

※ 服后常引起较强腹泻，使体内水饮得以排出。凡身面浮肿、大腹水肿及胸胁停饮正气未衰兼二便不利者皆可酌用。

※ 功似大戟而力弱。生用力强而毒较大，醋制则泻下力与毒性均减。

【功效应用】

1. 泻水逐饮（逐痰）

◎身面浮肿、大腹水肿 ┌轻者——单用，研末或水煎服
　　　　　　　　　　　└重者——可配芫花、甘遂、大黄等，如《药典》舟车丸

◎胸胁停饮喘急——单用研末服，或配甘遂、芫花、大枣等

◎痰迷癫痫——常配麝香、山慈菇、雄黄、朱砂等，如紫金锭

2. 消肿散结

◎疮痈肿毒、瘰疬痰核 ┌轻者——单用或入复方，内服外用均宜。
　　　　　　　　　　 └重者——常配麝香、山慈菇、雄黄等，如紫金锭

【用法用量】本品内服，煎汤 1.5~3 g；研末 0.3~1 g，或入丸散。外用适量，捣敷，或煎汤洗。

【使用注意】本品有小毒而泻下，故孕妇忌服，体虚者慎服。

◈ 芫 花 ◈

【来源】始载于《本经》。源于瑞香科植物芫花 *Daphne genkwa* Sieb. et Zucc. 的干燥花蕾。

【药性】辛、苦，温。有毒。归肺、肾、大肠经。

【性能特点】

苦能泄降，辛温行散，毒大而力强

```
        ┌→入肺肾大肠经──→峻下→通利二便→泻水逐饮
        │              →温肺、祛痰→止咳喘→寒湿咳喘
        │              →杀体内、体外寄生虫及致病真菌→杀虫疗癣
        └              →攻毒、消肿、散结→疗痈肿疮毒
```

※ 温而有毒泻散祛痰杀虫。功似甘遂而力稍弱。生用力猛而毒较大，醋制则泻下力与毒性均减。

※ 服后常引起较强腹泻，使体内水饮得以排出。凡身面浮肿、大腹水肿及胸胁停饮正气未衰兼二便不利者皆可酌用，尤善除胸胁水饮。

※ 有专家学者认为其性为寒。李时珍认为其"能直达水饮窠囊"。

【功效应用】

1. 泻水逐饮

◎身面浮肿——极少单用，可配牵牛子、甘遂、陈皮等

◎大腹水肿——常配牵牛子、甘遂、大黄等，如舟车丸

◎胸胁停饮——常配甘遂、大戟、大枣等，如十枣汤

2. 祛痰止咳

◎痰饮咳喘 ┌卒得咳嗽——可与大枣同煮，去滓吃枣

┤咳嗽有痰——取适量煎汁去滓，加饴糖适量，熬膏服

└实喘——以醋芫花配大麦曲各等份和匀服

3. 杀虫疗疮

◎虫积腹痛 ┌心痛有虫——可配雄黄等

└蛲虫——可配仙鹤草芽、雷丸、桃仁等

◎顽癣秃疮——单用研末，熟猪油调涂

4. 消肿散结

◎疮痈肿毒——单用为末外敷；或与鸡蛋同煮至蛋发黑，吃蛋喝汤

◎瘰疬痰核——芫花粉 0.6g 配甜酒 60g，晚间服下，并配异烟肼

◎冻疮 ┌芫花、甘草各 15g，煎汤，乘热泡洗患处

└芫花 6g，红花 3g，泡入 75% 酒精，一周后，涂擦患处

此外，用于中期妊娠引产，制成内含芫花酯甲、芫花酯乙、芫花酯丙的注射剂，羊膜腔内注射。用于抗早早孕，制成内含芫花酯甲的药膜，置于宫颈口处。

【用法用量】本品内服，汤剂 1.5~3g；散剂每次 0.5~1g。外用适量，研末调敷。内服宜醋制。

【使用注意】本品峻泻有毒，故用量宜小，一般不超过 3g。不可过量，中病即止。孕妇、体虚，或患严重心脏病、溃疡病、消化道出血者忌服。反甘草，不宜与甘草同用。

牵牛子

【来源】始载于《名医别录》。源于旋花科植物裂叶牵牛 *Pharbitis nil*（L.）Choisy 等的干燥成熟种子。

【药性】苦，寒。有毒。归肺、肾、大肠经。

【性能特点】

苦寒泄降，峻下有毒

→入肺肾大肠经 →通利 →肠蠕动增强→通大便→泻下积滞

→利二便→使水湿从二便出→逐水饮

→驱杀肠道寄生虫→杀虫→虫积腹痛宜用

※ 皮色黑者名黑丑，白者名白丑，合则名二丑，故又名黑白丑、二丑。

※ 苦寒峻泻杀虫。药力较强，并随用量而变，少则动大便，多则下水饮。

※ 功似遂、戟、芫，昌泻下逐水，使水邪从二便出，但药力与毒性均稍缓。

※ 传统认为，皮有收涩之性，故泻下逐水宜去皮用。

※ 泻下成分主要为牵牛子苷，口服后经胆汁与小肠液分解生成牵牛子素而刺激肠道，增进肠蠕动，导致泻下。其次，其他成分也有一定的泻下作用。

【功效应用】

1. 泻下逐水

◎身面浮肿、大腹水肿 ┬兼便秘者尤宜，单用研末服即可

└或配大戟、甘遂、大黄、轻粉等，如舟车丸

◎痰饮喘满——可配葶苈子、苦杏仁、陈皮等

2. 去积杀虫

◎食积腹痛便秘——单用即可，或配炒莱菔子、焦神曲等

◎虫积腹痛 ┬属蛔虫者——常配槟榔等，如牛槟丸

├属蛲虫者——常配雷丸、大黄等

└属绦虫者——常配槟榔、南瓜子、雷丸等

此外，治癫痫，可单用研末制成蜜丸（每丸重6g，含牵牛子粉3g）服。治肾炎水肿与肝硬化腹水，卢氏肾炎方即以黑、白丑各62.5g，研粉取62.5g，加老姜汁（500g取汁），红糖125g，大枣500g（去核去皮），一起放瓷盆中，置锅内蒸，1小时后再翻一次，再蒸1小时即得，分7~8次服，日3次，饭后1小时服下。治肾变期肾炎，有逐水而不增加肾脏负担之妙。

【用法用量】本品内服，汤剂3~10g，打碎入煎；散剂每次1.5~3g。生用或炒用，炒用药性较缓，副作用较小。

【使用注意】本品峻泻有毒，故孕妇忌服，体虚者慎服；中病即止，不宜过量或久服。畏巴豆，不宜与巴豆同用。服用大剂量牵牛子，除对胃肠的直接刺激引起呕吐、腹痛、腹泻与黏液血便外，还可能刺激肾脏，引起血尿，重者尚可损及神经系统，发生语言障碍、昏迷等。

商 陆

【来源】始载于《本经》。源于商陆科植物商陆 *Phytolacca acinosa* Roxb. 等的干燥根。

【药性】苦，寒。有毒。归肺、肾、大肠经。

【性能特点】

苦寒泄降，有毒峻下

┬→入肺肾大肠经→通利二便→泻下逐水→治水肿兼二便不利

└→攻毒、消肿、散结→外敷治痈肿疮毒

※ 功似遂、戟而力缓，能使水邪从二便出，利尿力较强，水肿兼二便不利者宜用，尤以腰腹以下水肿者用之为佳。

※ 苦寒峻泻，民间有"生打熟补"之说。

【功效应用】

1. 泻下利水

◎水肿胀满——单用或配泽泻、赤小豆、木通等，如疏凿饮子

2. 消肿散结

◎恶疮肿毒——多鲜用，和盐少许，捣敷，也可入复方用

此外，近代临床以其久蒸内服，治带下日久、寒痰喘咳、乳腺增生，不少病人服药后畏寒症状得到一定改善。

【用法用量】本品内服5~10g，大多入汤剂，醋制以减低毒性。久煎也可减缓其毒性。外用适量，鲜根捣敷。

【使用注意】本品峻泻有毒，故孕妇忌服，体虚者慎服；中病即止，不宜过量或久服。过量服用可引起中毒，出现恶心呕吐、腹泻、头痛、语言不清、躁动、肌肉抽搐等症状；严重者血压下降、昏迷、瞳孔散大、心脏和呼吸中枢麻痹而死亡。

❁ 巴 豆 ❁

【来源】始载于《本经》。源于大戟科植物巴豆 *Croton tiglium* L.的干燥成熟果实。

【药性】辛，热。有大毒。归胃、大肠、肺经。

【性能特点】

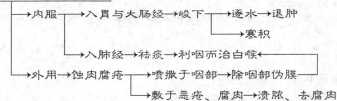

辛热泻散，大毒峻烈

※ 生用力猛，昼峻下寒积，但因毒大，故临床几乎不用。

※ 熟用毒稍缓而药力强，临床少用。

※ 去油制霜即巴豆霜，药力昼较缓和但毒性却大减，故临床常用。

※ 外用腐蚀力强，用时要慎之又慎。

【功效应用】

1. **泻下冷积**

◎寒积便秘——常配大黄、干姜，如三物备急丸

◎乳食停积——常配焦神曲等，如保赤散

2. **逐水退肿**

◎大腹水肿——可配杏仁为丸服；或配绛矾，如含巴绛矾丸

3. **祛痰利咽**

◎寒实结胸之痰饮喘满——可配川贝母、桔梗，如三物白散

◎喉痹、白喉（痰多）——可以巴豆霜吹喉（慎用）

4. **蚀腐疗疮**

◎疮疡脓成不溃——常配乳香、木鳖子等外用，如拔头膏

◎疥疮、顽癣——可配他药外用

【用法用量】本品内服0.1~0.3g，入丸散或装入胶囊服，不入汤剂。止泻必须炒炭服。外用适量，研末敷。大多制成巴豆霜用，以降低毒性。

【使用注意】本品辛热大毒峻下，故孕妇及体弱者忌用，以免堕胎或再伤脾

胃。服巴豆时，不宜食热粥、饮开水等热物，以免加剧泻下。服巴豆后如泻下不止者，用黄连、黄柏煎汤冷服，或食冷粥可缓解。畏牵牛子，不宜同用。

千金子

【来源】始载于《蜀本草》，原名续随子。源于大戟科植物续随子 *Euphorbia lathyris* L. 的成熟种子。

【药性】辛，温。有毒。归肝、肾、大肠经。

【性能特点】

辛散温通，毒大峻下

  ├─→入肾大肠经→峻下→逐水退肿

  └─→入肝经→破血通经

※ 辛温峻泻，虽能通利二便，却以通利大便为主。功似巴豆，长于破血通经。

※ 生用力猛，峻下寒积，但因毒大，故临床几乎不用。

※ 去油制霜（千金子霜），药力虽较缓和但毒性却大减，故临床常用。

【功效应用】

1. 逐水退肿

◎水肿兼二便不利——可配大黄等

◎痰饮喘满兼二便不利——可配葶苈子等

2. 破血通经

◎经闭癥瘕——可配丹参、红花、桃仁等

此外，还可治恶疮、顽癣、赘疣、黑痣及毒蛇咬伤等。

【用法用量】本品内服0.5~1 g，制霜，入丸散或装胶囊；若装入肠溶胶囊服，可减轻对胃的刺激。外用适量，研末外敷。

【使用注意】本品辛温毒大，泻下力猛，故孕妇、体质虚弱，以及严重溃疡病、心脏病患者忌用，不可连续或过量服用。

乌桕木根皮

【来源】始载于《新修本草》。源于大戟科植物乌桕 *Sapium sebiferum*（L.）Roxb. 去掉栓皮的干燥根皮。

【药性】苦，微温。有毒。归肝、胃、大肠经。

【性能特点】

苦能泄降，微温而通

  └─→入肝胃大肠经──┬─→峻下→逐水→退肿

       └─→杀虫、攻毒→疗疮肿、蛇伤、脚癣

※ 功似巴豆而力缓，兼杀虫解毒，现多用于血吸虫病与肝硬化腹水。

【功效应用】

1. 泻下逐水

◎水肿二便不通┌单用水煎服

　　　　　　　└或配槟榔、木通等以增其效

2. 杀虫解毒

◎脚气肿痛瘙痒——单用研末敷，或配土茯苓、地肤子、川牛膝等

◎胎毒——单用研末，或配雄黄少许，生油调涂

◎疔疮——取鲜内皮捣烂，和冰片少许，外敷患处

此外，治毒蛇咬伤，单用鲜品30 g或干品15 g捣烂，米酒适量和匀，去渣饮酒至微醉，并将药渣敷于伤口周围。

【用法用量】本品内服10~15 g，鲜品30~60 g，水煎或入丸散。外用适量，捣敷或研末调敷。

【使用注意】本品有毒，故老弱体虚、孕妇及溃疡病患者忌服。中病即止，不宜过量服用。中毒后可见恶心、呕吐、腹泻、腹痛等，严重者可有四肢、口唇发麻、面色苍白、心慌、胸闷等，一般经对症治疗后即可恢复。

附注：峻下逐水药多源于大戟科，有甘遂、大戟、巴豆、千金子、乌桕木根皮、蓖麻子等。

第四章　祛风湿药

一、含义
凡以祛除风湿，治风湿痹证为主要功效的药物，称为祛风湿药。

二、痹证
1. **含义**　气血被邪气闭阻所引起的疾病。即风、寒、湿、热等外邪侵袭人体，闭阻脉络，气血运行不畅所致的肌肉筋骨关节酸痛、麻木、重着，屈伸不利，关节肿大、灼热或变形等为主要临床表现的病证。

2. **病因**　正气虚，腠理不固，营卫空虚，不能抵御外邪。

3. **证型（根据人体感受邪气的偏盛不同而区分）**
①风痹（行痹）：以风邪为胜。特点是游走性痛，此乃风善行数变之故也。治当主以祛风，兼以散寒除湿。

②寒痹（痛痹、冷痹）：以寒邪为胜。特点是痛有定处、疼痛较重，此乃寒性凝滞，主痛，主收引之故也。治当主以祛寒，兼以散风湿。

③湿痹（着痹）：以湿邪为胜。特点是肢体关节重着、酸痛，苔腻，重症可见关节肿胀，痛重活动不利，肌肤麻木不仁，此乃湿性黏滞重浊之故也。治当主以祛湿，兼以散风寒。

④热痹：以热邪为胜，或夹湿夹风。素体阳盛，阴虚有热，或风寒湿痹久而不愈转化为热。特点是关节红肿热痛，灼烧感，不可触，得冷则舒，伴有口渴发热，烦躁，苔黄，脉滑数。此乃热性鸱张、伤及营血之故也。治当清热解毒凉血与散风湿通经络双管齐下。

⑤久痹、顽痹：特点是病程长，邪气未尽，正气被伤，血瘀又生。治当选用作用强的祛风湿药，酌配补虚药与活血化瘀药。

⑥血痹：血虚又感风邪而致肢体麻木不仁或痛，治以散风、养血、通络。

习惯上又常常将风痹、寒痹、湿痹、热痹、久痹、顽痹统称为风湿痹痛；将风痹、寒痹、湿痹统称为风寒湿痹；将热痹称为风湿热痹。

三、药性特点、功效与主治病证
1. **药性特点**　味多辛或苦，性多温平寒，多归肝、脾经。

2. **功效**　主能祛风除湿、散寒或清热→疏筋通络→止痛。部分药物兼能发表、利湿、活血、补肝肾、利胆。

3. **主治病证**　主治风寒湿痹、热痹、久痹、血痹、表证夹湿、风湿痹证兼肝肾亏虚。部分药物兼治风疹、湿疹、脚气浮肿、黄疸、毒蛇咬伤等。

四、使用注意

（1）注意选择配伍。

（2）大多辛散苦燥，能伤阴耗气，故阴亏血气虚者慎用。

（3）久病、病缓宜酒剂、丸剂；新病、病急宜汤剂。

第一节　祛风湿兼发表类药

独　活

【来源】始载于《本经》。源于伞形科植物重齿毛当归*Angelica pubescens* Maxim. f. *biserrata* Shanet Yuan的干燥根。

【药性】辛、苦，微温。归肾、膀胱、肝经。

【性能特点】

辛散苦燥，微温能通

　　　└→入肾肝膀胱经→散在里伏风及寒湿→通利关节→止痛

※ 主入肾经，兼入膀胱肝经，功似羌活而主里、主下，力稍缓，善治腰以下风寒湿痹及伏风头痛。

※ 独活，始于汉代。《本经》称独活一名羌活，说明当时独活与羌活相混而未分，唐《药性本草》始将二药分用。

【功效应用】

散风除湿、止痛、兼发表

◎风寒湿痹 ┌腰以下者——常配桑寄生、牛膝等
　　　　　└全身者——常配羌活、防风等

◎表证夹湿 ┌风寒——可配羌活、防风、荆芥等
　　　　　└风热——可配金银花、秦艽、连翘等

◎伏风头痛——可配川芎、细辛、白芷、藁本等

【用法用量】本品内服3~10g，煎汤，入丸散或浸酒。

【使用注意】本品辛温苦燥，易伤气耗血，故素体阴虚血燥或气血亏虚，以及无风寒湿邪者慎服，内风者忌服。

丁公藤

【来源】始载于广州空军《常用中草药手册》。源于旋花科植物丁公藤*Erycibe obtusfolia* Benth.或光叶丁公藤*Erycibe schmidtii* Craib的干燥藤茎。

【药性】辛，温。有小毒。归肝、脾、肺经。

【性能特点】

辛温燥散，有小毒，力较强

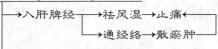

※ 痹痛有寒或兼表实无汗者宜用。

【功效应用】

1. 祛风除湿、消肿止痛

◎风寒湿痹——常配羌活、独活、海风藤等

◎半身不遂——常配黄芪、川芎、赤芍、蕲蛇等

◎跌打肿痛——常配当归、丹参、红花等

2. 发汗解表

◎风寒表实无汗——可配荆芥、紫苏、防风等

【用法用量】本品内服3~6g，煎汤，或浸酒。外用适量，煎水洗。

【使用注意】本品辛温燥烈有小毒，发汗力强，故孕妇忌服，体虚多汗者慎服。

秦 艽

【来源】始载于《本经》。源于龙胆科植物秦艽 *gentiana macrophylla* Pall.等的干燥根。

【药性】辛苦微寒，归胃、大肠、肝、胆经。

【性能特点】

辛散苦泄，微寒能清

```
          ┌→入胃大肠肝胆经──┬→散风除湿、兼透表邪→疏通经络
          │                  ├→兼利二便→导湿热外出→利胆→退黄
          │                  └→退虚热
```

※ 性微寒少偏，治痹证通用，无论寒热新久虚实兼表与否皆可。

※ 湿热黄疸兼风湿、虚热兼风或兼湿者均可酌情投用。

※ 药力平和，无燥烈伤阴耗气之弊。

【功效应用】

1. 散风除湿、通络舒筋

◎痹证 ┌风湿热痹——常配忍冬藤、络石藤、防己等
　　　 └风寒湿痹——常配防风、羌活、独活等

◎表证夹湿——常酌情配伍相应的解表药

2. 祛湿热

◎湿热黄疸——常配白鲜皮、青蒿、栀子等

3. 退虚热

◎骨蒸劳热（常夹湿）——常配黄柏、胡黄连等

◎小儿疳热——常配胡黄连、黄柏、鸡内金等

【用法用量】本品内服5~10g，煎汤，或入丸散。外用适量，研末敷。

【使用注意】本品微寒而无补虚之功，故久病虚羸，溲多、便溏者慎服。

既清湿热又退虚热的药还有黄柏、胡黄连，当作鉴别。

第二节　祛风湿不发表类药

川　乌

【来源】始载于《本经》，原名乌头。源于毛茛科植物乌头 *Aconitum carmi-chaelii* Debx.的干燥母根。

【药性】辛、苦，热。有大毒。归心、脾、肝、肾经。

【性能特点】

辛苦燥散，热而温化，大毒而力峻猛

　　└→入心脾肝肾经→祛风、除湿、散寒→止痛

※ 其乃附子之主根，为祛风湿散寒止痛之品。善祛风除湿、散寒止痛，药力峻猛，治寒痹、顽痹痛重者尤佳。

※ 有大毒，用时宜慎，并宜先下久煎，以去其毒。

【功效应用】

祛风除湿、散寒止痛

◎风寒湿痹——常配草乌、威灵仙、徐长卿、羌活等

◎瘫痪麻木——常配天麻、威灵仙、防风、蕲蛇等

◎心腹冷痛——常配干姜、桂枝、川芎、当归等

◎寒疝腹痛——常配乌药、青皮、木香、延胡索等

◎手足厥冷——可配干姜、甘草、桂枝、白芍等

◎外伤肿痛——可配草乌、洋金花、细辛等酒浸外涂

此外，可用于局麻，常以生品配生半夏、生天南星（三生饮）等泡酒外涂。

【用法用量】本品内服 1.5~3 g，煎汤或入丸散。宜炮制后用（三生饮除外）。入汤剂应先煎 30~60 分钟，以减低毒性。外用适量，煎汤洗或泡酒涂。

【使用注意】本品性热有毒，故孕妇忌服，不宜过量或久服。反半夏、瓜蒌、天花粉、川贝母、浙贝母、白蔹、白及，畏犀角，均不宜同用。酒浸毒性增强，故不宜浸酒饮用。

草　乌

【来源】始载于《本经》，附乌头条。源于毛茛科植物北乌头 *Aconitum kus-nezoffii* Reichb.的干燥块根。

【药性】辛、苦，热。有大毒。归心、脾、肝、肾经。

【性能特点】

辛苦燥散，热而温化，大毒而力峻猛

　　└→入心脾肝肾经→祛风、除湿、散寒→止痛

※ 其乃北乌头之块根，为祛风湿散寒止痛之品。善祛风除湿、散寒止痛，药力较乌头峻猛，治寒痹、顽痹痛重者尤佳。

※ 草乌的毒性与药力均强于川乌，用时宜慎，并宜先下久煎，以去其毒。

【功效应用】

祛风除湿、散寒止痛

◎风寒湿痹——常配川乌、威灵仙、徐长卿、羌活等

◎瘫痪麻木——常配天麻、蕲蛇、威灵仙、防风等

◎心腹冷痛——常配干姜、桂枝、川芎、当归等

◎寒疝腹痛——常配乌药、青皮、木香、延胡索等

◎手足厥冷——可配干姜、甘草、桂枝、白芍等

◎外伤肿痛——可配川乌、洋金花、细辛等酒浸外涂

此外，可用于局麻，常以生品配生半夏、生天南星等泡酒外涂。

【用法用量】本品内服 1.5~3 g，煎汤或入丸散。宜炮制后用。入汤剂应先煎 30~60 分钟，以减低毒性。外用适量，煎汤洗或泡酒涂。

【使用注意】本品性热有毒，故孕妇忌服，不宜过量或久服。反半夏、瓜蒌、天花粉、川贝母、浙贝母、白蔹、白及，畏犀角，均不宜同用。酒浸毒性增强，故不宜浸酒饮用。

闹羊花

【来源】始载于《本经》，原名羊踯躅。源于杜鹃花科植物羊踯躅 *Rhododendron molle* G. Don 的干燥花。

【药性】辛，温。有大毒。归肝经。

【性能特点】

辛温燥散，大毒而力强

└──→入肝经→祛风除湿、散瘀、局麻→消肿、止痛

※ 为祛风湿散瘀止痛之品。善祛风除湿散瘀，止痛力亦强，治寒痹、顽痹拘挛痛重者尤佳。

※ 麻醉止痛时与洋金花同用，既能增强洋金花的麻醉效果，又能抵消或减少洋金花的副作用。

【功效应用】

祛风除湿、散瘀消肿、局麻止痛

◎风湿顽痹——单用或配羌活、蕲蛇、川乌、威灵仙等

◎瘫痪麻木——可配天麻、乌梢蛇、鸡血藤、全蝎等

◎跌打伤痛——可配泽兰、丹参、红花、乳香等

◎手术麻醉——单用制成 3% 注射液穴位注射，或配洋金花等

此外，治脱发，常配生姜、补骨脂，浸酒外涂。治疥疮，以新鲜闹羊花全株切碎煎汤，待温洗浴全身。

【用法用量】本品内服 0.3~0.6 g，煎汤，浸酒或入丸散。外用适量，煎水洗或鲜品捣敷。

【使用注意】本品辛温燥烈毒大，故内服宜慎，不宜过量或久服，体虚及孕妇忌服。过量中毒，可见恶心呕吐、腹泻、心跳缓慢、血压下降、动作失调、呼吸困难，严重者可因呼吸麻痹而死亡。

松 节

【来源】始载于《名医别录》，附松脂条。源于松科植物油松*Pinus tabulaeformis* Carr.、马尾松*Pinus massoniana* Lamb.等枝干的结节。

【药性】苦，温。归肝、肾经。

【性能特点】

苦温燥散
└→入肝肾经→祛筋骨间风寒湿、兼活血→止痛

※ 为祛风湿止痛之品，善祛筋骨间风寒湿邪，治寒湿痹痛尤佳。

【功效应用】

祛风湿止痛

◎风寒湿痹——单用浸酒或配桂枝、独活、伸筋草等

◎瘫痪麻木——可配天麻、乌梢蛇、威灵仙、全蝎等

此外，治跌打损伤，单用或入复方泡酒外用或内服。

【用法用量】本品内服10~15g，煎汤或浸酒。外用适量，浸酒涂擦或煎水洗。

【使用注意】本品苦温燥散，能伤阴血，故阴虚血燥者慎服。

防 己

【来源】始载于《本经》。源于防己科植物粉防己*Stephaniate trandra* S. Moore的干燥根。

【药性】苦、辛，寒。归膀胱、肾、脾经。

【性能特点】

苦泄降，辛行散，寒能清
└→入膀胱肾脾经→清热┬→祛风湿→止痛
　　　　　　　　　　└→利水除湿→消肿

※ 为清利祛风湿止痛之品。祛风湿止痛力强，且能清热，治湿热痹痛尤佳。

※ 又清热利水，除下焦湿热，治湿热疮疹、水肿兼热可投。

※ 防己有汉、木之分，性效略有差别。另有广防己则源于马兜铃科植物（*Aristolochia fangchi*）虽止痛力强，但因含马兜铃酸而有较强的肾毒性，今已不提倡使用，用当审慎。

【功效应用】

1. 祛风湿、止痛

◎痹痛┌湿热者——常配秦艽、豨莶草、桑枝、忍冬藤等
　　　└寒湿者——常配羌活、独活、威灵仙、海风藤等

◎瘫痪麻木——可配天麻、防风、乌梢蛇、全蝎等

2. 清热利水

◎水肿兼热——常配车前子、泽泻、冬瓜皮、桑白皮等

◎痰饮——常配茯苓、泽泻、猪苓、椒目等

◎脚气浮肿——常配木瓜、土茯苓、槟榔、川牛膝等

◎小便不利——常配茯苓、猪苓、白术、泽泻等

◎湿热疮疹——常配黄柏、苍术、生薏苡仁、土茯苓等

【用法用量】本品内服5~10 g，煎汤，或入丸散、片剂。汉防己长于利水湿，木防己长于祛风止痛。

【使用注意】本品苦寒伤胃，故不宜大量内服，脾胃虚寒、食欲不振、阴虚及无湿热者忌服。广防己不宜大量或长期服用，肾炎、肾功能不全者忌用。

第三节　祛风通络类药

徐长卿

【来源】始载于《本经》。源于萝藦科植物徐长卿 *Cynanchum paniculatum* （Bge.）Kitag.的干燥根及根茎。又名寮刁竹。

【药性】辛，温。芳香。归肝、胃经。

【性能特点】

辛香行散温通
┌→入肝胃经─┬→祛风通络、活血化瘀→止痛、止痒
　　　　　　└→利水消肿、止咳、解蛇毒

※ 祛风通络、活血止痛、利水、止咳止痒之品。行散力强，善祛风通络、活血止痛，治风痹窜痛或兼筋脉拘挛者，兼寒者尤佳。

※ 止痛力强，除治痹痛外，还治胃痛、牙痛、痛经及伤痛等。

【功效应用】

1. 祛风通络、活血止痛

◎风寒湿痹痛——常配羌活、独活、防风、海风藤等

◎筋脉拘挛——常配木瓜、威灵仙、鸡血藤、熟地等

◎牙痛——单用煎汤含漱或口服，也可配伍他药

◎胃痛腹痛——可配木香、煅瓦楞子、延胡索、陈皮等

◎痛经——可配川芎、当归、香附、月季花等

◎跌打损伤——常配丹参、川芎、苏木、延胡索等

2. 止痒

◎风湿疹痒——可配蛇床子、炒苍耳子、土茯苓等

◎顽癣——可配白鲜皮、地肤子、苦参、露蜂房等

3. 解蛇毒

◎毒蛇咬伤——常配蛇王藤、半边莲、七星剑，即寮蛇半剑汤

此外，还能利水、止咳，治水肿、腹水，可配茯苓皮、桑白皮、大腹皮等。治咳喘日久不愈，可配百部、仙鹤草、当归等。

【用法用量】本品内服煎汤，3~10 g，不宜久煎；散剂，1.5~3 g；或浸酒。外用适量，研末敷，或煎汤熏洗。

路路通

【来源】始载于《本草纲目拾遗》。源于金缕梅科植物枫香树 *Liquidambar formosana* Hance 的干燥成熟果序。

【药性】辛、苦，平。归肝、胃、膀胱经。

【性能特点】

辛散苦泄，平而少偏

└→入肝胃膀胱经→祛风、通经络、利水→通痹、止痒、消肿

※ 祛风通经络、下乳利尿止痒之品。既走血分，又入气分。

※ 治痹证无论寒热均宜，兼筋脉拘挛者尤佳。

※ 祛风通经而止痒，凡风疹瘙痒，无论寒热或兼否瘀血皆宜。

【功效应用】

1. 祛风通络

◎风湿痹痛、筋脉拘挛 ┬兼寒者——常配木瓜、威灵仙等
　　　　　　　　　　　└兼热者——常配防己、络石藤等

2. 利水消肿

◎水肿、小便不利——可配茯苓、猪苓、泽泻、车前子等

3. 通经下乳

◎经闭——可配当归、川芎、丹参、红花等

◎乳房胀痛——常配柴胡、香附、玫瑰花、丝瓜络等

◎缺乳 ┬肝郁气滞——常配柴胡、当归、香附、穿山甲等
　　　 └气血双亏——常配黄芪、当归、党参、猪蹄甲等

4. 散风止痒

◎风疹瘙痒——可配荆芥穗、防风、蒺藜、地肤子等

【用法用量】本品内服5~10 g，煎汤。外用适量，研末敷。

【使用注意】本品通经下乳，故孕妇忌服。

丝瓜络

【来源】始载于《本草蒙筌》，原名丝瓜瓤。源于葫芦科植物丝瓜 *Luffa cylindrica*（L.）Roem. 干燥成熟果实的维管束。

【药性】甘，平。归肺、胃、肝经。

【性能特点】

属络能通，甘解力缓，平而偏凉

　　└→入肝肺胃经──→祛风通络

　　　　　　　　└→行气化痰、兼解毒

※ 祛风通络行气化痰兼解毒，甘平而力缓，多做辅助品用。

※ 痹证不论寒热皆可辅用，凡胸胁痛，无论风湿还是肝郁或痰浊所致者皆可，兼热而又不盛者尤宜。

【功效应用】

祛风通络、兼行气、化痰解毒

◎风湿痹痛、筋脉拘挛 ┌兼寒者──常配木瓜、威灵仙等

　　　　　　　　　　└兼热者──常配秦艽、络石藤等

◎肝郁气滞胸胁痛──常配柴胡、香附、路路通等

◎咳喘胸痛──常配桔梗、竹茹、炒枳壳、前胡等

◎乳痈──常配蒲公英、金银花、连翘、瓜蒌等

◎乳汁不下──可配通草、路路通、漏芦、猪蹄甲等

◎疮肿──常配黄芩、蒲公英、金银花、紫花地丁等

【用法用量】本品内服6~10g，或至60g，煎汤。外用适量，煅后研末调敷。

两面针

【来源】始载于《本经》，原名蔓椒。源于芸香科植物两面针 *Zanthoxylum nitidum*（Roxb.）DC.的干燥根。

【药性】辛、苦，平。有小毒。归肝、胃经。

【性能特点】

辛散苦泄，平而偏凉，小毒而力较强

　　└→入肝胃经──→祛风通络、活血散瘀、行气─→止痛

　　　　　　　　└→解疮毒、蛇毒─→消肿疗伤

※ 为祛风通络行散止痛兼解毒之品。行散力强，善祛风通络、活血、行气而止痛力较强，凡风湿痛、血瘀气滞痛、疮肿痛、蛇伤痛不论兼寒兼热皆宜。

【功效应用】

祛风通络、活血散瘀、行气止痛、解毒疗伤

◎风湿痹痛 ┌兼寒者──常配羌活、独活、威灵仙、徐长卿等

　　　　　└兼热者──常配秦艽、防己、忍冬藤、络石藤等

◎跌打肿痛──常配当归、川芎、丹参、苏木、乳香等

◎脘腹胀痛 ┌寒凝气滞──常配高良姜、香附、青皮、陈皮等

　　　　　└肝气犯胃──常配柴胡、香附、佛手、炒白芍等

◎牙龈肿痛──单用煎汤含漱，或配入复方煎服

◎疝气痛──常配小茴香、荔枝核、乌药、青皮等

◎咽喉肿痛——常配桔梗、生甘草、金银花、牛蒡子等

◎无名肿毒——可取鲜品，或配百草霜、蜂蜜捣烂外敷

◎水火烫伤——可配虎杖、四季青、黄柏、黄连等

◎毒蛇咬伤——单用或配半边莲、徐长卿、蛇王藤等

【用法用量】本品内服5~10g，煎汤或浸酒。外用适量，研末敷或煎汤洗。

【使用注意】本品有小毒，故内服不能过量，忌与酸味食物同服。

桑 枝

【来源】始载于《图经本草》，附桑根白皮条。源于桑科植物桑 *Morus alba* L.的干燥嫩枝。

【药性】苦，平。归肝经。

【性能特点】

苦泄散，平偏凉，枝善走

└──→专入肝经→祛风通络、利水消肿

※ 为祛风通络利水之品。性平而横走肢臂，治痹证无论寒热皆宜，肩臂痛或兼水肿者尤佳。

【功效应用】

1. 祛风通络

◎风湿痹痛、筋脉拘挛 ┌兼热者——常配秦艽、络石藤等
　　　　　　　　　　 └兼寒者——常配木瓜、威灵仙等

◎肩臂痛——常配桂枝、葛根、羌活、川芎、秦艽等

2. 利水消肿

◎水肿小便不利——常配茯苓、泽泻、车前子、桑白皮等

【用法用量】本品内服10~30g，煎汤。外用适量，煎汤熏洗。

络石藤

【来源】始载于《本经》，原名络石。源于夹竹桃科植物络石 *Trachelospermum jasminoides*（Lindi.）Lem.的干燥带叶藤茎。

【药性】苦，微寒。归心、肝经。

【性能特点】

苦微寒而清泄，属藤类而善走

└──→入心肝经→祛风通络、凉血→消肿

※ 祛风通络凉血之品，善治热痹红肿或风寒湿痹有化热倾向者。

【功效应用】

祛风通络、凉血消肿

◎热痹红肿——常配忍冬藤、秦艽、赤芍、防己等

◎风寒湿痹兼热——可配苍术、黄柏、羌活、独活等

◎咽喉肿痛——常配桔梗、生甘草、金银花、黄芩等

◎疮肿——可配蒲公英、野菊花、连翘、金银花等

【用法用量】本品内服6~15g，煎汤，入丸散或浸酒。外用适量，捣敷或绞汁涂。

【使用注意】本品苦而微寒，故阳虚畏寒、脾虚便溏者忌服。

蕲 蛇

【来源】始载于《雷公炮炙论》，原名白花蛇。源于蝰科动物五步蛇（尖吻蝮）*Agkistrodon acutus*（Güenther）除去内脏的干燥全体。

【药性】甘、咸，温。有毒。归肝经。

【性能特点】

甘咸而温，搜剔走窜，有毒力猛
└─→入肝经→祛风通络、攻毒止痒、息风止痉

※ 属虫类而有毒，为温性祛风通络攻毒定惊之品。药力颇强，内走脏腑，外达皮肤。既祛外风而通络止痒，又息内风而止痉定惊，重症、顽症每用。

※ 今之临床用其全体，内服兼补虚强壮，顽痹兼体虚者尤宜。

※ 因毒囊腺在头部，其毒性主要在头部，故古人用时"去头"有减毒作用。

【功效应用】

祛风通络、攻毒止痒、息风定惊

◎风湿顽痹、拘挛麻木——可配威灵仙、乌梢蛇、地龙等

◎中风口喝、半身不遂——可配乌梢蛇、金钱白花蛇、全蝎等

◎麻风——单用泡酒即可，或配他药

◎瘰疬结核——单用或配全蝎、蜈蚣、夏枯草、僵蚕等

◎恶疮肿毒——可配僵蚕、全蝎、蜈蚣、麝香、蟾酥等

◎破伤风——常配蜈蚣、全蝎、乌梢蛇、天南星等

◎小儿惊风 ┌肝热急惊——常配僵蚕、胆南星、天竺黄等
　　　　　　└脾虚慢惊——常配天麻、全蝎、党参、白术等

◎疥癣瘙痒——可配白鲜皮、苦参、露蜂房等

【用法用量】本品内服，煎汤3~10g，研末0.5~1g。去头、尾、皮、骨，用肉，多入丸散或泡酒服。

【使用注意】本品性温，故阴虚血热者慎服。

附：金钱白花蛇　始载于《饮片新参》，原名蕲蛇。源于眼镜蛇科动物银环蛇 *Bungarus multicinctus* Blyth 的幼蛇干燥体。甘、咸，温。有毒。归肝经。其性味归经、性能特点、功效主治及配伍应用，均与蕲蛇相同而力较强。内服每次 0.5g，研末冲，或浸酒服。其性温，故阴虚血热者慎服。

蝮蛇毒　始载于《中国动物药》。源于蝰科动物蝮蛇 *Agkistrodon halys*（Linnaeus）毒腺分泌的毒液，蝰科的尖吻蝮、蝰蛇、竹叶青等的蛇毒也供药用。功能活血通络。主治冠心病，心肌梗死，脑血栓，血管炎，硬皮病，银屑病，痤疮等。多制成

注射液静脉给药，亦可用原毒制成复方蛇毒霜等剂外涂。易出现荨麻疹等过敏反应，极个别出现过敏性休克，故用药前应作皮肤过敏试验，阴性者方可注射。其毒性与药效常受到温度、湿度等多种因素的影响，高温可致灭活，失去毒性与药效。

【来源】始载于《药性本草》，原名乌蛇。源于游蛇科动物乌梢蛇*Zaocys dhumnades*（Cantor）除去内脏的干燥全体。

【药性】甘，平。归肝经。

【性能特点】

甘平无毒力缓，虫类搜剔走窜
└─→入肝经→祛风通络、止痒、息风止痉

※ 属虫类而无毒，性能功效与蕲蛇相似，为平性祛风通络定惊之品。药力较缓，内走脏腑，外达皮肤。既祛外风而通络止痒，又息内风而止痉定惊，治痹痛、中风、惊风与疹痒常用。

※ 今之临床用其全体，内服兼补虚强壮，痹痛与疹痒兼体虚者尤佳。

※ 现代研究证明，其煎剂与醇提液有抗炎、镇痛、抗惊厥等作用。

【功效应用】

祛风通络、止痒、息风定惊

◎风湿痹痛┌风胜窜痛——常配防风、羌活、秦艽等
　　　　　├寒胜痛重——常配川乌、细辛、徐长卿等
　　　　　└日久拘麻——常配威灵仙、蕲蛇、当归等

◎中风口㖞、半身不遂——常配蕲蛇、金钱白花蛇、全蝎等

◎麻风——单用泡酒即可，或配他药

◎破伤风——常配蜈蚣、全蝎、蕲蛇、天南星等

◎小儿惊风┌肝热急惊——可配僵蚕、胆南星、天竺黄等
　　　　　└脾虚慢惊——可配天麻、全蝎、党参、白术等

◎白癜风——可配天麻、熟地、刺蒺藜、鸡血藤等

◎疹痒┌风疹瘙痒——可配荆芥穗、蝉蜕、赤芍等
　　　└湿疹痒痛——可配炒苍耳、土茯苓、地肤子等

◎疥癣瘙痒——可配白鲜皮、苦参、露蜂房等

【用法用量】本品内服，煎汤9~12 g，研末1~2 g，或入丸剂，或泡酒。外用烧灰调敷。

附：蛇蜕　始载于《本经》。源于游蛇科动物乌梢蛇或黑眉锦蛇 *Elaphe taeniurus* Cope.、锦蛇 *Elaphe carinata*（guenther）等蜕下的干燥皮膜。又名蛇退、龙衣。甘、咸，平，归肝经。甘咸质轻，平而偏凉。功能搜风，定惊，止痒，退翳，解毒消肿。主治小儿惊风，风疹瘙痒，目生翳障，喉痹口疮，疮肿瘰疬。内服煎汤3~5 g，研末0.3~0.6 g；外用适量，煎水洗或研末调敷。孕妇忌服。

马钱子

【来源】始载于《本草纲目》，原名番木鳖。源于马钱科植物马钱 *Strychnos nux-vomica* L.等的干燥成熟种子。

【药性】苦，温。有大毒。归肝、脾经。

【性能特点】

苦泄温通，毒大力强

└─→入肝脾经→通络散结、消肿定痛

※ 凡痹痛拘挛或麻木或痿软无力皆可选用，顽久不愈者尤佳。

※ 含士的宁，能兴奋脊髓神经反射机能，有箭毒样作用，可治重症肌无力。

【功效应用】

通络止痛、散结消肿

◎痹痛拘挛麻木——单用，或入复方，如风湿关节炎片

◎半身不遂肢麻——单用，或随证配入复方

◎小儿麻痹痿软——常配杜仲、桑寄生等，如加味金刚丸

◎面瘫口㖞麻木——单用润透切片，辨证循经取穴贴敷

◎重症肌无力（痿证）——单用，或随证配入复方

◎痈疽肿痛——常配炮山甲、僵蚕为丸服，如验方青龙丸

◎恶疮癌肿——常配雄黄、全蝎、蜈蚣等，如神农丸

◎跌打伤肿——常配麝香、乳香、自然铜等，如八厘散

此外，古今临床还用其治遗尿、狂犬病、丹毒等。

【用法用量】本品内服0.3~0.6g，炮制后入丸散用。外用适量，研末吹喉或调敷，或醋磨涂。

【使用注意】本品有毒，服用过量可致肢体颤动、惊厥、呼吸困难，甚则昏迷，故内服应严格炮制，切不可过量，孕妇忌服。服药后应避风，否则可致震颤。中毒后可用香油、猪油、五倍子解。

成人1次服5~10mg士的宁可致中毒，30mg可致死亡。有报道用马钱子治白喉，总剂量达50.54mg时引起中毒。另有服马钱子7粒中毒致死的病例报告。

第四节　祛风湿通经络药

威灵仙

【来源】始载于《新修本草》。源于毛茛科植物威灵仙 *Clematis chinensis* Osbeck 等的干燥根及根茎。

【药性】辛、咸，温。归膀胱经。

【性能特点】

辛散咸软温通

　　└→入膀胱（或云十二）经 ─→祛风湿、通经络

　　　　　　　　　　　　　　└→消痰水、软坚

※ 为祛风湿通经络消痰水之品，或云入十二经，善走窜，力强效快。最宜风湿痹痛、拘挛麻木、屈伸不利者，兼寒者尤佳。

※ 古云能"软骨"，善治骨鲠咽喉，并配糖醋等同煎服。

※ 古谚云"铁脚威灵仙，砂糖和酒煎，一口吞下去，铁剑软如绵。"今究其作用机制一为直接作用于平滑肌，使之兴奋增强，由节律收缩变为蠕动；二为骨鲠后局部痉挛，其能抗组胺，使局部松弛，蠕动改变，从而使骨刺容易松脱。因食管上段为横纹肌，中下段为平滑肌，故对中下段效佳，而上段则效差。

【功效应用】

1. 祛风湿、通经络

◎风湿痹痛之拘挛麻木、屈伸不利 ┌古人常单用，研末或泡酒服
　　　　　　　　　　　　　　　└今人常配蕲蛇、乌梢蛇、当归等

2. 消痰水

◎痰饮积聚——常配半夏、厚朴、茯苓、陈皮等

◎噎膈——大剂量单用，或配旋覆花、沉香等

3. 软骨

◎骨鲠咽喉——常单用，或配糖、醋等，水煎慢慢吞咽

此外，有云能"离断骨刺"。治骨刺，常在辨证基础上以本品配砂仁、青果、薏苡仁、地榆、老茄根等，收到了一定的效果。

【用法用量】本品内服，煎汤5~10g，治骨鲠30g，或入丸散。外用适量，捣敷。

【使用注意】本品辛散走窜，久服易伤正气，故体弱者慎用。不宜与茶叶水同服。

伸筋草

【来源】始载于《本草拾遗》，原名石松。源于石松科植物石松 *Lycopodium japonicum* Thunb. 的干燥全草。

【药性】苦、辛，温。归肝经。

【性能特点】

苦泄辛散温通

　　└→入肝经→祛风除湿、舒筋通络、活血消肿

※ 为祛风湿舒筋活血之品，治风寒湿痹、骨节酸痛、屈伸不利者最宜。

【功效应用】

1. 祛风除湿、舒筋通络

◎风湿痹痛 ┌拘挛屈伸不利——常配威灵仙、羌活、桂枝等
　　　　　└日久兼筋脉失养——常配当归、熟地、续断等

◎中风半身不遂——常配黄芪、当归、天麻、鸡血藤等

◎小儿麻痹后遗症——常配杜仲、桑寄生、狗脊、威灵仙等

2. 活血消肿

◎跌打瘀肿——常配苏木、土鳖虫、红花、当归等

此外，治水肿，可配葫芦、槟榔、冬瓜皮等。

【用法用量】本品内服6~15g，煎汤，入丸散或浸酒。外用适量，研末敷。

【使用注意】本品能活血，故孕妇及月经过多者慎服。

晚蚕沙

【来源】始载于《名医别录》，原名原蚕屎。源于蚕蛾科昆虫家蚕*Bombyx mori* L.幼虫的干燥粪便。又名原蚕沙。

【药性】甘、辛，温。归肝、脾、胃经。

【性能特点】

辛散温化，甘而力缓

　→入肝脾胃经→祛风湿、通经络

　　　　　　　→化中焦湿浊而和胃

※ 为祛风湿通经络化湿和胃之品。既祛筋骨风湿，又祛肌肤风湿，还能化湿浊而和胃，治湿痹重痛、风湿疹痒、湿阻中焦常用。

※ 药力平和，虚人最宜。

【功效应用】

1. 祛风除湿、舒筋活络

◎痹证┌湿胜酸重痛——常配羌活、独活、威灵仙、木瓜等
　　　└湿热红肿痛——常配防己、络石藤、秦艽、豨莶草等

◎皮肤顽麻、半身不遂——可单用布包蒸热外熨

◎风湿疹痒——可单用或配地肤子、蛇床子、白鲜皮等煎汤外洗

2. 化浊和胃

◎湿滞脘痞、吐泻转筋——常配木瓜、生薏苡仁、半夏、黄芩等

【用法用量】本品内服5~10g，布包煎汤，或入丸散。外用适量，研末调敷或煎汤洗。

八角枫

【来源】始载于《本草从新》，原名八角金盘。源于八角枫科植物八角枫*Alangium chinense*（Lour.）Harms.的干燥根、须根及根皮。

【药性】辛，温。有毒。归肝经。

【性能特点】

辛散温通，有毒力强

　→入肝经→祛风湿、通经络、散瘀→止痛

※ 为祛风湿通经络散瘀止痛之品，善治寒痹及顽痹痛重者。

※ 有麻醉与肌肉松弛作用。

【功效应用】

祛风湿、通经络、散瘀止痛

◎风寒湿痹、筋骨疼痛——单用水煎或泡酒服，或配入复方

◎瘫痪麻木、半身不遂——单用水煎或泡酒服，或配入复方

◎跌打伤痛——单用根水煎服或嫩茎叶捣敷

此外，还用于手术麻醉，单用煎汤服。治精神分裂症，单用研粉服。

【用法用量】本品内服2~6g，煎汤或浸酒。外用适量，捣敷或煎汤洗。与猪肉炖服可提高疗效。

【使用注意】本品辛燥有毒，故孕妇、月经过多、小儿及体虚者忌服。

海风藤

【来源】始载于《滇南本草》，原名石南藤。源于胡椒科植物风藤 *Piper kadsura*（Choisy）Ohwi的干燥藤茎。

【药性】辛、苦，微温。归肝经。

【性能特点】

辛散苦泄，微温而通
　　└─→入肝经→祛风湿、通经络、兼活血

※ 为祛风湿通经络兼活血之品。走散力不及威灵仙，风寒湿痹最宜。

【功效应用】

祛风湿、通经络、兼活血

◎风寒湿痹、屈伸不利——常配羌活、独活、威灵仙、秦艽等

◎中风半身不遂——可配生黄芪、赤芍、天麻、威灵仙等

◎跌打损伤——可配川芎、苏木、土鳖虫、骨碎补等

【用法用量】本品内服5~10g，煎汤，入丸散或浸酒。外用适量，煎汤熏洗。

海桐皮

【来源】始载于《海药本草》。源于豆科植物刺桐 *Erythrina variegata* L. var. *orientalis*（L.）Merr.等的干燥树皮。

【药性】苦、辛，平。归肝经。

【性能特点】

苦泄辛散，性平少偏
　　└─→入肝经→祛风湿、通经络、杀虫止痒

※ 为祛风湿通经络兼杀虫之品。长于通络，直达病所，寒热痹均可。

【功效应用】

1. 祛风湿、通经络

◎痹痛、拘挛、麻木 ┌风胜窜痛——常配羌活、防风、独活、川芎等

　　　　　　　　　├湿胜酸重——常配木瓜、晚蚕沙、土茯苓等

　　　　　　　　　└湿热红肿——常配秦艽、络石藤、忍冬藤等

2. 杀虫止痒

◎疥疮——可配硫黄、枯矾、苦参等

◎癣痒——可配土槿皮、蛇床子、羊蹄等

◎风虫牙痛（龋齿）——单用煎汤漱口

此外，治时行赤眼，单用煎汤外洗。治乳腺炎初起，配红糖煎服。

【用法用量】本品内服6~12g，煎汤或入丸散。外用适量，煎汤熏洗或研末调涂。

寻骨风

【来源】始载于《植物名实图考》。源于马兜铃科植物绵毛马兜铃 *Aristolochia mollissima* Hance 的干燥根茎或全草。

【药性】辛、苦，平。归肝经。

【性能特点】

辛苦泄散，平而少偏

　　└→入肝经→祛风湿、通经络→止疼痛

※ 为祛风湿通经络活血止痛兼肾毒之品。祛风湿力虽较弱，但止痛力却较强，痹痛无论寒热皆宜。

【功效应用】

1. 祛风湿、通经络

◎风湿痹痛、拘挛麻木 ┌属寒者——可配羌活、威灵仙、桂枝、伸筋草等

　　　　　　　　　　└属热者——可配忍冬藤、桑枝、秦艽、络石藤等

2. 活血止痛

◎跌打损伤——可配丹参、苏木、徐长卿等煎服；或捣敷

◎胃脘疼痛——单用或配陈皮、海螵蛸、甘草等

◎妇女痛经——可配当归、川芎、香附、益母草等

【用法用量】本品内服，煎汤5~10g，或入丸散、浸酒、制膏。

【使用注意】本品辛香苦燥，含马兜铃酸，有一定肾毒性，故不能大量或长期服用，阴虚内热及肾病患者忌服。

青风藤

【来源】始载于《图经本草》，原名清风藤。源于防己科植物青藤 *Sinomenium acutum*（Thunb.）Rehd. et Wils. 等的干燥藤茎。

【药性】苦、辛，平。归肝、脾经。

【性能特点】

苦泄辛散，性平少偏

└──→入肝脾经→祛风湿、通经络、利水湿

※ 为祛风湿通经络兼利水之品。祛风湿、通经络力较威灵仙弱，治痹痛无论寒热皆宜。

【功效应用】

1. 祛风湿、通经络

◎风湿痹痛、拘挛麻木┌属热者──常配忍冬藤、桑枝、秦艽、络石藤等
　　　　　　　　　　└属寒者──常配独活、海风藤、桂枝、伸筋草等

2. 利水湿

◎水肿尿少──常配防己、茯苓皮、泽泻、车前子等

◎脚气浮肿──常配防己、土茯苓、川牛膝等煎服，或煎汤洗

此外，还治痈肿疮毒，可配忍冬藤、连翘、蒲公英等。

【用法用量】本品内服6~12g，煎汤，入丸散或浸酒。外用适量，煎汤洗、敷。

附注：据《中华本草》，有学者认为《证类本草》中所引《图经本草》清风藤非本种，而防己条所附《图经本草》之兴化军防己图则似为本种。

老鹳草

【来源】始载于《滇南本草》，原名五叶草。源于牻牛儿苗科植物牻牛儿苗 *Erodium stephanianum* Willd.或老鹳草 *geranium wilfordii* Maxim.及其同属若干植物的干燥地上部分。

【药性】辛、苦，平。归肝、大肠经。

【性能特点】

辛散苦泄，平而偏凉

├──→入肝经→祛风湿、通经络、活血化瘀

└──→入大肠经→解毒止痢

※ 为祛风湿通经络兼活血解毒之品。祛风湿力较强，痹证无论寒热新久皆宜。

【功效应用】

1. 祛风除湿、活血通络

◎风湿痹痛麻木──单用或配当归、独活、威灵仙等

◎跌打损伤瘀肿──常配苏木、红花、川芎、当归等

2. 解毒止痢

◎湿热泻痢──单用或配马齿苋、地锦草、黄连等

【用法用量】本品内服10~30g，煎汤或入丸散。外用适量，煎汤熏洗。

穿山龙

【来源】始载于《东北药用植物志》，原名穿龙薯蓣。源于薯蓣科植物穿龙薯

蓣 *Dioscorea nipponica* Makino的干燥根茎。

【药性】苦、辛，平。归肝、肺经。

【性能特点】

苦辛泄散，性平偏凉
  └─→入肝经→祛风除湿、活血通络
  └─→入肺经→祛痰止咳

※ 为祛风除湿活血通络兼祛痰之品。善舒筋，力较强，顽痹、久痹宜用。

【功效应用】

1. 祛风除湿、活血通络

◎风湿痹痛拘麻——可配当归、威灵仙、伸筋草等

◎胸痹心痛——可配川芎、红花、丹参、赤芍等

◎血瘀经闭——可配当归、红花、桃仁、香附等

◎跌打损伤——可配苏木、当归、土鳖虫等

◎疮肿——鲜品捣烂外敷

2. 祛痰止咳

◎咳嗽痰多——单用或配桔梗、化橘红、川贝母、前胡等

【用法用量】本品内服10~15g，煎汤，或入丸散。

钻地风

【来源】始载于《植物名实图考》。源于虎耳草科植物钻地风 *Schizophragrma ig-rifolia*（Franch.）Oliv.的干燥根或茎藤。

【药性】淡、辛，凉。归肝经。

【性能特点】

辛散凉清，淡渗属藤
  └─→入肝经→祛风除湿、舒筋活络、活血

※ 为祛风湿通经络兼活血之品。力弱于威灵仙，长于除湿活血，主治热痹，兼治寒痹，湿重兼瘀者尤宜。

【功效应用】

祛风除湿、活血通络

◎风湿痹痛 ┌热痹——常配络石藤、防己、秦艽、忍冬藤等
   └寒痹——常配威灵仙、独活、桑枝、海风藤等

◎脚气肿痛——可配川牛膝、生薏苡仁、赤芍、土茯苓等

◎跌打肿痛——常配苏木、丹参、徐长卿、当归等

此外，还可用治丝虫病。

【用法用量】本品内服10~30g，煎汤、浸酒或入丸散。外用适量，煎汤熏洗。

雷公藤

【来源】始载于《本草纲目拾遗》。源于卫矛科植物雷公藤 *Tripterygium wilfordii* Hook. f.干燥根的木质部。

【药性】辛、苦，凉。有大毒。归心、肝经。

【性能特点】

辛散苦燥，凉能清解，毒大峻烈

→入心肝经→祛风除湿、活血通络、消肿止痛、攻毒杀虫

※ 为祛风湿通经络活血攻毒杀虫之品。毒大而作用强烈，善治顽痹。

【功效应用】

祛风除湿、活血通络、消肿止痛、攻毒杀虫

◎顽痹拘挛疼痛——单用捣敷，或配羌活、威灵仙、当归等

◎疔疮肿毒——单用浸酒外涂

◎麻风疼痛——单用煎服或白酒泡饮，或入复方

◎湿疹瘙痒——单用或入复方水煎敷

◎疥癣——单用研末调涂，或入复方

◎癌肿——单用，或配射干、山豆根、半枝莲等

此外，将本品制成片剂或雷公藤总苷片等，内服还可治坐骨神经痛、各型肾炎、肾病综合征、红斑狼疮、银屑病、白塞氏病等。

【用法用量】本品内服：煎汤 10~25 g（带根皮者减量），文火煎 1~2 小时；制粉或胶囊，每次服 0.5~1.5 g。外用适量，鲜品捣敷，时间不超过半小时；或制成酊剂及软膏用。宜久煎去毒或提取雷公藤多苷服用。

【使用注意】本品毒剧，故内服宜慎，孕妇忌服，患有心、肝、肾器质性病变或白细胞减少症者慎服。本品抗生育，故未生育者忌服。外敷不可超过半小时，否则起泡。

臭梧桐

【来源】始载于《图经本草》，原附蜀漆条，名海州常山。源于马鞭草科植物海州常山 *Clerodendron trichotomum* Thumb.的干燥嫩枝及叶。

【药性】辛、苦，凉。归肝经。

【性能特点】

辛散苦泄，凉清而降

→入肝经→祛风湿、通经络、平肝阳（降血压）

※ 为祛风湿通经络降压抗疟之品。主治热痹，兼治寒痹，痹痛兼高血压者尤宜。

【功效应用】

1. 祛风湿、通经络

◎痹痛麻木 ┌热痹——常配络石藤、防己、秦艽、钻地风等

└寒痹——常配威灵仙、独活、桑枝、海风藤等

◎风疹瘙痒——常单用或配地肤子、蛇床子等煎汤外洗

2. 平肝阳（降血压）

◎高血压属肝阳上亢——常配豨莶草（固定）等

3. 抗疟

◎疟疾寒热——单用或配青蒿、草果、常山、知母等

【用法用量】本品内服5~15g。用于降血压不宜高温久煎。外用适量，煎汤熏洗。

【使用注意】本品辛散苦泄有异臭味，故无风湿及胃气上逆者慎用，内服不宜大量使用。

✿ 豨莶草 ✿

【来源】始载于《新修本草》，原名豨莶。源于菊科植物豨莶 *Siegesbeckia orientalis* L.等的干燥地上部分。

【药性】苦、辛，寒。归肝、肾经。

【性能特点】

苦燥辛散，寒能清解

→入肝肾经→祛风湿、通经络、清热解毒、降血压

※ 为祛风湿通经络清解兼降压之品。药力平和，善祛筋骨间风湿，治各种痹证均可，腰膝疼痛或兼热或血压高者最宜。

※ 生用性寒而清解力强，制用寒性减而清解力缓。

【功效应用】

1. 祛风湿、通经络、降血压

◎风湿痹痛 ┌热痹——常配臭梧桐、防己、秦艽、络石藤等
└寒痹——常配威灵仙、独活、桑枝、海风藤等

◎中风半身不遂——常配黄芪、当归、丹参、牛膝、天麻等

◎湿疹瘙痒——常配地肤子、白鲜皮、苦参、土茯苓等

◎高血压属肝阳上亢者——常与臭梧桐同用

2. 清热解毒

◎痈肿疮毒——可配金银花、大蓟、黄芩、连翘等

【用法用量】本品内服10~15g，煎汤，或入丸散。外用适量，捣敷。治风湿痹证多制用；治热痹、痈肿、湿疹宜生用。药力平和，宜大量久服。

【使用注意】本品辛苦散泄，故无风湿者慎用。生用或过大剂量用易致呕吐。

✿ 木 瓜 ✿

【来源】始载于《名医别录》，原名木瓜实。源于蔷薇科植物贴梗海棠 *Cnaenomeles speciosa*（Sweet）Nakai等的干燥近成熟果实。

【药性】酸，温。归肝、脾经。

【性能特点】

酸温祛邪扶正两相兼→舒筋祛湿生津而不燥不敛

→酸——→入肝经→益筋血→平肝→舒筋活络┐
  └→生津→开胃←──────────────┤
→温——→入脾经→祛湿和中→治转筋←───┘

※ 酸生津而不敛湿邪，温化湿不燥烈伤阴，长于祛湿。

※ 肝旺则筋急，其酸入肝，益筋与血，故能平肝舒筋。

※ 肝平则脾胃自和，性温能化湿，故能和中祛湿。

※ 中和则胃开，酸味本生津，脾胃运化复常又津生，故能生津开胃。

【功效应用】

1. 平肝舒筋、祛湿和中

◎ 湿痹酸重痛麻——常配晚蚕沙、革薢、木瓜等

◎ 血痹肢麻拘挛——常配当归、鸡血藤、夜交藤等

◎ 脚气肿痛、干湿皆宜┌湿脚气——常配槟榔、苏叶、土茯苓等
          ├干脚气——可配当归、地黄、牛膝等
          └脚气攻心、腹胀闷——可配吴茱萸、苏叶等

◎ 吐泻转筋┌轻者——常配陈仓米等
     └重者——常配吴茱萸、苏叶、小茴香、生姜等

2. 生津开胃

◎ 胃津不足食欲不振——常配乌梅、山楂、稻芽等

【用法用量】本品内服6~12 g，煎汤，入丸散或浸酒。外用适量，煎汤熏洗。

【使用注意】本品酸温，故阴虚腰膝酸痛及胃酸过多者忌服。

第五节 祛风湿强筋骨类药

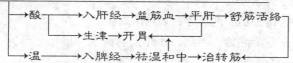

桑寄生

【来源】始载于《本经》，原名桑上寄生。源于桑寄生科植物桑寄生 *Taxillus chinensis*（DC.）Danser的干燥带叶茎枝。

【药性】苦、甘，平。归肝、肾经。

【性能特点】

苦燥甘补，性平不偏
  └→入肝肾经→祛风湿、补肝肾→强筋骨、安胎

※ 为祛风湿补肝肾安胎之品。既长于养血而补肝肾、强筋骨、安胎，又祛风湿，治血虚或肝肾亏虚兼风湿痹痛，以及肝肾虚之胎漏、胎动不安用之为佳。

※ 集降压、镇静、利尿于一身，高血压属肝肾亏虚者宜用。能改善冠状动脉供血，促进血流，冠心病心绞痛可酌用。

【功效应用】

祛风湿、补肝肾、强筋骨、安胎

◎痹痛兼肝肾虚——常配独活、地黄等，如独活寄生汤

◎肝肾虚腰膝酸软——常配熟地、当归、杜仲、牛膝等

◎肝肾虚胎漏胎动——常配阿胶、菟丝子、续断，如寿胎丸

此外，还能降血压，治高血压属肝肾亏虚者，常配天麻、钩藤、杜仲、牛膝、茯苓、当归、磁石等。治小儿麻痹症，可配淫羊藿、杜仲等。

【用法用量】本品内服10~20g，煎汤，入丸散，或浸酒，或鲜品捣汁服。

石楠叶

【来源】始载于《本经》，原名石南。源于蔷薇科植物石楠Photinia serrulata Lindl.的干燥叶片。

【药性】辛、苦，平。有小毒。归肝、肾经。

【性能特点】

辛散苦燥，平而不偏，有小毒，力较强

┗━━→入肝肾经→祛风湿、补肝肾、强筋骨、止痒

※ 为祛风湿强筋骨止痒之品。长于祛风邪而止痛止痒，肾虚兼风湿痹痛，以及头风头痛、风疹瘙痒者最宜。

【功效应用】

祛风湿、补肝肾、强筋骨、止痒

◎痹痛兼肝肾虚——常配独活、杜仲、桑寄生、狗脊等

◎肝肾虚腰膝酸软——常配熟地、当归、续断、牛膝等

◎头风头痛——常配川芎、白芷、蔓荆子等

◎风疹瘙痒——常配荆芥、防风、蝉蜕、地肤子等

此外，又治干脚气，常配黄精、木瓜、川牛膝、薏苡仁、萆薢等。

【用法用量】本品内服10~15g，煎汤，入丸散或浸酒。外用适量，煎水熏洗。

【使用注意】本品辛散苦燥，有小毒，故用量不宜过大，阴虚火旺者忌服。

五加皮

【来源】始载于《本经》。源于五加科植物细柱五加Acanthopanax gracilistylus W. W. Smith的干燥根皮。又名南五加皮。

【药性】辛、苦、微甘，温。归肝、肾经。

【性能特点】

辛散苦燥，微甘温补兼利

┗━━→入肝肾经→祛风湿、补肝肾、强筋骨，兼利水

※ 为祛风湿补肝肾利尿之品。扶正与祛邪兼顾，主补虚扶正，兼除风湿祛邪。

※ 补肝肾、强筋骨力较强，古今强身健体每用。对此，古有"宁得一把五加，

不用金玉满车"之誉。《桂香室杂记》赞曰："白发童颜叟，山前逐骝骓，问翁何所得？常服五加茶。"

※ 五加有南北之分。南五加源于五加科，药用历史久远而无毒，补肝肾力强。其中尤以刺五加为优，研究证明其有"适应原作用"，能调节机体的各种功能，补虚强身每用。北五加又名香加皮，源于萝藦科，药用历史较短，含强心苷而有毒，既祛风湿、强筋骨，又强心利尿，适治风湿痹痛兼水肿或风湿性心脏病有轻度心衰者。

【功效应用】

祛风湿、补肝肾、强筋骨、利水

◎痹痛兼肝肾虚——单用泡酒或配独活、桑寄生、杜仲等

◎肝肾虚腰膝酸软——常配熟地、桑寄生、续断、牛膝等

◎下肢瘫痪 ┌属迟缓性者——常配黄芪、玉竹、黄精等
　　　　　└属痉挛性者——常配地龙、防风、全蝎等

◎水肿小便不利——常配茯苓皮、生姜皮等，如五皮饮

◎脚气浮肿——常配木瓜、防己、土茯苓、川牛膝等

【用法用量】本品内服5~10g，煎汤，入丸散或浸酒。

【使用注意】本品辛苦温燥，故阴虚火旺者不宜服，孕妇慎服。

刺五加

【来源】始载于《东北药用植物志》。源于五加科植物*Acanthopanax senticosus*（Rupr. et Maxim.）Harms的干燥根及根茎或茎。

【药性】甘、辛、微苦，温。归脾、肾、肝、心经。

【性能特点】

甘补辛散，苦泄温通
　┌→入肝肾经→祛风湿、补肝肾、强筋骨
　└→入脾心经→补气健脾、养心安神

※ 为强筋骨祛风湿益气安神之品。补虚强壮作用良好，可与人参相媲美，年老或久病体弱者用之为佳。

【功效应用】

1. 祛风湿、补肝肾、强筋骨

◎痹痛兼肝肾虚——单用泡酒或配独活、桑寄生、杜仲等

◎肝肾虚腰膝酸软——常配熟地、桑寄生、续断、牛膝等

◎下肢瘫痪 ┌属迟缓性者——常配黄芪、玉竹、黄精等
　　　　　└属痉挛性者——常配地龙、防风、全蝎等

2. 补气健脾

◎脾肾阳虚、体虚乏力——常配黄芪、白术、枸杞等

3. 养心安神

◎气血亏虚、失眠多梦——常配黄芪、当归、炒枣仁等

此外，近年用刺五加注射液治疗心脑血管病取得成效。

【用法用量】本品内服6~15g，煎汤，或制成散剂、片剂或泡酒服。

【使用注意】本品甘苦辛温，伤阴助火，故热证、实证忌服，阴虚火旺者慎用。

香加皮

【来源】始载于《救荒本草》，原名木羊角科。源于萝藦科植物杠柳*Periploca sepium* Bge.的干燥根皮。又名北五加。

【药性】辛、苦，温。有毒。归肝、肾、心经。

【性能特点】

辛散苦燥温通，有毒药力较强

└→入肝肾心经→祛风湿、强筋骨、利水消肿

※ 为祛风湿强筋骨利水有毒之品。含强心苷，既祛风湿、强筋骨，又强心利尿，善治风湿痹痛兼水肿或心衰性水肿。

※ 治风湿性心脏病有轻度心衰，症见水肿，舌质紫暗或淡胖。内服时，常有恶心、呕吐等副作用，常与半夏同用，以减轻或消除之。

【功效应用】

1. 祛风湿、强筋骨

◎痹痛兼肝肾虚——单用泡酒或配独活、桑寄生、杜仲等

◎肝肾虚腰膝酸软——可配桑寄生、杜仲、狗脊、熟地等

2. 利水消肿

◎风心病心衰水肿——常配茯苓、猪苓、桂枝、黄芪等

◎脚气浮肿——常配土茯苓、槟榔、川牛膝、薏苡仁等

【用法用量】本品内服4~9g，水煎，浸酒或入丸散。外用适量，煎汤洗浴。

【使用注意】本品苦辛温燥，能伤阴助火，故阴虚火旺者慎服。所含强心苷有毒，大剂量可引起心律紊乱，全身震颤，甚则死亡，故不宜过量或长期服用，不宜与西药地高辛等强心苷类药同用。

千年健

【来源】始载于《本草纲目拾遗》。源于天南星科植物千年健*Homalomena occulta*（Lour.）Schott的干燥根茎。

【药性】苦、辛，温。归肝、肾经。

【性能特点】

苦燥辛散，温通兼补

└→入肝肾经→祛风湿、强筋骨

※ 为祛风湿强筋骨之品，药力较缓，最宜老人泡酒服。

【功效应用】

祛风湿、强筋骨

◎痹痛兼肝肾虚——单用泡酒，或配独活、桑寄生、杜仲等

◎肝肾虚腰膝酸软——可配桑寄生、杜仲、狗脊、熟地黄等

【用法用量】本品内服5~10g，酒浸，入丸散或煎汤。外用适量，研末敷。

鹿衔草

【来源】始载于《滇南本草》。源于鹿蹄草科植物鹿蹄草 *Pyrola calliantha* H. Andres 或普通鹿蹄草 *Pyrola decorata* H. Andres 的干燥全草。又名鹿蹄草。

【药性】甘、苦，温。归肝、肾、肺经。

【性能特点】

甘温补虚，苦温燥泄

    →入肝肾经→祛除风湿、强健筋骨、调经止血

    →入肺经→补肺止咳

※ 为祛风湿强筋骨调经止血止咳之品，民间常用。

【功效应用】

1. 祛风除湿、强筋健骨

◎痹痛兼肝肾虚——常配独活、桑寄生、杜仲、千年健等

◎肝肾虚腰膝酸软——常配桑寄生、杜仲、狗脊、熟地黄等

2. 调经止血

◎崩漏经多——可配地榆炭、当归、熟地黄、仙鹤草等

◎白带不止——可配苍术、白术、芡实、海螵蛸等

◎劳伤吐血——可配仙鹤草、三七、藕节炭、百草霜等

◎外伤出血——单用研末或鲜品捣敷，或配三七等

3. 补肺止咳

◎肺虚久咳——可配五味子、百部、百合等

◎肺痨咳血——可配百部、百合、白及、阿胶等

【用法用量】本品内服10~30g，煎汤，或入丸散。外用适量，研末敷或鲜品捣敷。

【使用注意】本品煎剂有避孕作用，故备孕妇女忌用，孕妇慎用。

雪莲花

【来源】始载于《本草纲目拾遗》，原名雪荷花。源于菊科植物绵头雪莲花 *Saussurea laniceps* Hand. –Mazz.或鼠曲雪莲花 *Saussurea gnaphalodes*（Royle）Sch. Bip.或水母雪莲花 *Saussurea medusa* Maxim.等的干燥带花全草。

【药性】甘、微苦，温。归肝、肾经。

【性能特点】

甘温补通，微苦泄燥

┌→入肝肾经 ─→祛风湿、强筋骨、温肾阳
└→活血通经、止血

※ 为祛风湿强筋骨壮阳活血之品。药力较强，风寒湿痹兼肾阳虚衰者尤宜。

【功效应用】

1. 祛风湿、强筋骨

◎痹痛兼肝肾虚——常配独活、桑寄生、杜仲、千年健等

◎肝肾虚腰膝酸软——可配桑寄生、杜仲、狗脊、熟地黄等

2. 温肾壮阳

◎肾虚阳痿、宫冷不孕——可配淫羊藿、仙茅、葫芦巴等

3. 活血通经

◎月经不调、痛经——可配当归、川芎、白芍、香附等

◎带下清稀——可配白术、苍术、海螵蛸等

◎跌打损伤——可配当归、苏木、乳香等

4. 止血

◎外伤出血——单用或配三七等研末外敷

【用法用量】本品内服3~9 g（天山雪莲花与水母雪莲花0.6~1.5 g），煎汤，或浸酒。外用适量，研末敷或鲜品捣敷。

【使用注意】本品温燥助热，过量可致大汗淋漓，故用量不宜过大，阴虚有热者忌服。又因善活血调经，能终止妊娠，有堕胎之虞，故孕妇禁服。据文献记载，各地作雪莲花入药的，除绵头雪莲花外，还有同属的其他品种，其中天山雪莲花（*Saussurea inuolucrata*）有毒，用当慎重，服用量宜小。

中药中属祛风湿、强筋骨类药的还有虎骨（猫科），其味辛性温，归肝肾经，功能祛风定痛、健骨强筋、镇惊安神，疗效甚好。然而，因保护濒危野生动物，今之临床早已不用，并常以狗骨或喜马拉雅旱獭骨（塞隆骨）等替代。

第五章　芳香化湿药

一、含义

凡气味芳香，以化湿运脾为主要功效的药物，称为芳香化湿药。

二、湿邪致病机制

```
湿邪──→客表──→表证夹湿──→发表祛湿
    ├─→泛肌肤──→浮肿或湿疮湿疹──→利湿消肿或除湿解毒止痒
    ├─→合风邪等客于肌肉、关节、经络──→风湿痹痛──→祛风湿止痹痛
    ├─→客于上焦──┬─→肺脏──→肺失宣肃──→痰湿咳喘──→宣肺、祛痰、止咳喘
    │           └─→胸中──→气机不畅──→胸闷不舒──→宣化湿浊、舒畅气机
    ├─→客于中焦脾胃──→湿浊中阻──→化湿燥湿、和中健脾
    ├─→下注──┬─→伤及任带──→带下清稀或黄稠──→燥湿止带或清热燥湿止带
    │        └─→足膝──→脚气浮肿──→利湿消肿解毒
    └─→湿郁化热或感暑湿──→弥漫三焦──→湿温、暑湿──→清热祛湿
```

三、与祛湿相关的功效术语

祛湿，又称除湿、去湿。从广义上说，其为大概念，内涵包括下列几个方面。

1. **宣发湿浊**　即指发汗去湿。治水湿客于肌表常用此法，药如藿香、麻黄、羌活等。

2. **宣化湿浊**　即指宣发或芳化上焦湿浊。治湿浊停于胸中每用此法，此类药多入肺经，药如苦杏仁、白豆蔻、藿香等。

3. **芳化湿浊**　即指芳香振奋脾气，使脾运复常以运化祛湿。治湿阻中焦证常用此法，药如藿香、砂仁、苍术等。

4. **温化湿邪**　即指温可化湿。治寒湿证每用此法，治湿热证湿重于热者也常酌情选配此法，药如温里药的部分药及本章的温性药等。

5. **苦燥湿邪**　即指苦味之燥性能直接去除湿邪，使脾阳振奋，从而改变机体湿浊之内环境。具体又分苦寒与苦温，前者能清热燥湿，治湿热证每用此法，药如黄连、黄芩、黄柏等；后者散寒燥湿，治寒湿证每用此法，药如厚朴、苍术、陈皮等。

6. **渗利水湿**　即指使水湿之邪从小便排出。具体有宣肺利水，治风水水肿或水肿兼表每用此法，药如麻黄、浮萍、香薷等；运脾利水，治肢体水肿、腹水每用此法，药如茯苓、猪苓、泽泻等。

7. **泻水湿**　即指使水湿之邪从大便排出，此法多用于治顽固性水肿患者，且

利小便无功或收效甚微时每用。药如泻下药的一部分等。

8. **胜湿** 即以风能胜湿推导而来，多用于湿邪在肌表、经络等，此即风药能胜湿或云辛温能行湿，药如防风、羌活、独活等。

四、药性特点、功效与主治病证

1. **药性特点与功效** 味多辛与芳香；性多温，个别平；均入脾、胃经，少数兼入肺与大肠经。辛香温燥能疏畅气机，芳化湿浊，且兼燥湿，从而健脾、和中、止呕。部分药物兼能解表、祛风、解暑等。

2. **主治病证** 主治湿浊中阻、脾为湿困，症见脘腹痞满、呕吐吞酸、大便溏泻、倦怠、纳呆，口甜、淡或多涎，脉濡滑，苔白腻等；以及湿温与暑湿证等。部分药物兼治表证夹湿，湿浊带下，风湿痹痛，痰湿咳喘，脚气浮肿等。

五、使用注意

（1）注意选择配伍。

（2）多芳香含挥发油，故入汤剂当后下。

（3）多属辛香温燥，能耗气伤阴，故阴虚血燥、气虚津亏者慎用。

苍 术

【**来源**】始载于《本经》，原名术。源于菊科植物茅苍术 *Atractylodes lancea*（Thunb.）DC.或北苍术 *Atractylodes chinensis*（DC.）Koidz.的干燥根茎。又名茅山苍术。

【**药性**】辛、苦，温。芳香。归脾、胃经。

【**性能特点**】

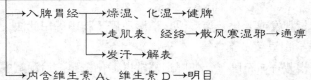

※ 既燥湿又化湿，除湿而健脾。

※ 凡湿邪致病，无论在里在表在上在下皆宜。

※ 兼寒者直接用，兼热者配苦寒之品。

【**功效应用**】

1. **燥湿健脾**

◎湿阻脾胃——常配陈皮、厚朴，如平胃散

◎兼寒邪者——可配砂仁、生姜、白豆蔻等

◎湿浊带下 ┌寒湿者——常配白术、陈皮等，如完带汤
　　　　　 └湿热者——常配黄柏、车前子等

◎水肿痰饮——可配茯苓、猪苓、泽泻等

2. 祛风湿、兼解表

◎表证夹湿┌风寒夹湿——常配防风、荆芥、紫苏等
　　　　　└风热夹湿——常配金银花、连翘、菊花等

◎风湿痹痛┌寒痹——常配羌活、独活、威灵仙等
　　　　　└热痹——常配黄柏、忍冬藤、生薏苡仁等

◎湿热下注┌阴部痒痛——常配黄柏，如二妙丸
　　　　　├足膝肿痛——常配黄柏、牛膝、生薏苡仁等
　　　　　└脚气浮肿——常配黄柏、土茯苓、牛膝等

3. 明目

◎雀目（夜盲证）——常配决明子、枸杞、鸡肝或猪肝等

此外，还降血糖，治糖尿病证属真阴不足兼湿浊不化，可配天花粉、生地、知母等。能辟秽气、疫气，常配艾叶、雄黄、冰片等制成空气消毒剂燃烟。

【用法用量】本品内服5~10g，煎汤，或入丸散。外用适量，烧烟熏。生品燥散之性较强，祛风湿、解表多用；炒后则燥散之性减缓，燥湿健脾多用。

【使用注意】本品辛苦温燥，故阴虚内热、气虚多汗者忌服。

厚 朴

【来源】始载于《本经》。源于木兰科植物厚朴 *Magnolia officinalis* Rehd.et Wils 等的干燥干、根、枝皮。

【药性】苦、辛，温。归脾、胃、肺、大肠经。

【性能特点】

苦温燥降，辛能行散
```
├→燥湿──→入脾胃大肠经→消积、除满
└→行气──→入肺与大肠经→降气、除痰→平喘
```

※ 略带芳香，燥湿力强于苍术，又善行气（以降为主）、消积、平喘。

※ 既除无形之湿满，又除有形之实满。

※ 凡湿、食、痰所致气滞胀满、咳喘皆宜，兼寒径用，兼热当配寒凉之品。

【功效应用】

1. 燥湿行气

◎湿阻中焦——常配苍术、陈皮，如平胃散

2. 消积平喘

◎食积便秘——常配枳实、大黄、芒硝，如大承气汤

◎痰饮喘咳——常配杏仁、麻黄等

◎梅核气——常配法半夏、茯苓、紫苏、白梅花等

【用法用量】本品内服3~10g，煎汤或入丸散。

【使用注意】本品苦降下气，辛温燥烈，故内热津枯、体虚及孕妇慎服。

附：厚朴花 始载于《饮片新参》。源于木兰科植物厚朴等的干燥花蕾。辛，

温。芳香。归脾、胃、肺经。燥性较厚朴为弱，偏于行气宽中。功能行气宽中，化湿开郁。主治气滞、湿阻引起的脘腹胀满、食欲不振等。用量 3~6g。

广藿香

【来源】始载于《名医别录》，原名藿香。源于唇形科植物广藿香 *Pogostemon cablin*（Blanco）Benth.的干燥地上部分。

【药性】辛，微温。芳香。归肺、脾、胃经。

【性能特点】

辛散芳化，微温除寒

→入脾胃经→芳化湿浊、理气→开胃→止呕
→入肺经→发表　→解暑

※ 芳香辛散而不峻烈，微温化湿而不燥热，善化湿理气解暑发表。

※ 凡湿浊停于脾胃，不论有无表证或兼否虚实寒热，皆可酌投。

※ 最宜内伤于湿或暑湿，并外感于风寒者。

【功效应用】

1. 化湿开胃

◎湿阻中焦——常配佩兰　┌寒湿者——再配苍术、厚朴等
　　　　　　　　　　　　└湿热者——再配黄芩、黄连、滑石等

2. 理气止呕

◎多种呕吐┌寒湿呕吐┌轻者——单用即可
　　　　　│　　　　└重者——常配半夏、生姜、陈皮等
　　　　　├胃热呕吐——常配黄芩、竹茹、芦根等
　　　　　├胃虚呕吐——常配党参、茯苓、白术等
　　　　　├气滞呕吐——常配苏梗、陈皮等
　　　　　└妊娠呕吐——常配砂仁、苏梗、竹茹等

3. 发表解暑

◎湿温暑湿——可配佩兰、滑石、黄芩等

◎多种表证┌寒性表证┌风寒表证——常配紫苏、荆芥等
　　　　　│　　　　├风寒夹湿——常配防风、羌活等
　　　　　│　　　　└阴寒闭暑——常配白芷、紫苏等
　　　　　├气滞兼表——常配苏梗、陈皮等
　　　　　├热性表证┌风热夹湿——常配菊花、银花等
　　　　　│　　　　└暑热兼表——可常配滑石、银花等
　　　　　└似热似寒表证——常配银花、防风等。

【用法用量】本品内服 5~10g；鲜品加倍，煎汤、入丸散或泡茶饮，入汤剂当后下。其叶偏于发表，梗偏于和中，鲜品化湿解暑力强。

【使用注意】本品芳香辛散，故阴虚火旺者慎服。并注意与香薷、紫苏进行 性

能功效对比。

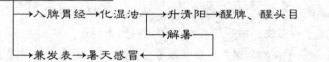

【来源】始载于《本经》，原名兰草。源于菊科植物佩兰 *Eupatorium fortunei* Turcz.的干燥或新鲜地上部分。又名醒头草。

【药性】辛，平。芳香。归脾、胃经。

【性能特点】

辛散芳化，平而偏凉

```
         ┌→入脾胃经→化湿浊─┬→升清阳→醒脾、醒头目
         │                 └→解暑
         └→兼发表→暑天感冒←
```

※ 芳香辛散，功似藿香而性平偏凉，善化湿浊而醒脾。

※ 凡脾胃有湿，不论兼表与否皆宜，兼热者最佳。

※ 为治湿热脾瘅口甜腻或口臭多涎之良药。

【功效应用】

1. 芳化湿浊

◎湿浊中阻兼寒——常配藿香、厚朴、苍术等

2. 醒脾开胃

◎湿热困脾——轻者单用，重者配滑石、生甘草、黄芩等

3. 发表解暑

◎湿温暑湿——常配石菖蒲、郁金、滑石、黄芩等

◎暑天外感——常配薄荷、滑石、生甘草、西瓜翠衣等

【用法用量】本品内服5~10g，鲜者酌加，煎汤或入丸散，不宜久煎。外用适量，装囊佩戴。

白豆蔻

【来源】始载于《开宝本草》。源于姜科植物白豆蔻 *Amomun kravanh* Pirreex Gagnep.等的干燥成熟果实。

【药性】辛，温。芳香。归肺、脾、胃经。

【性能特点】

辛香温化行散

```
    └→入肺脾胃经→化湿、温中、行气→止呕、止泻
```

※ 功似砂仁，作用偏于中上二焦，善去肺脾经湿浊寒邪，理肺脾经气滞。

※ 长于止呕，尤善治寒湿呕吐。

【功效应用】

化湿行气、温中止呕

◎寒湿气滞 ┌脘腹胀满——常配厚朴、木香、陈皮等

└呕吐反胃——常配半夏、丁香等

└泄泻——常配厚朴、陈皮、茯苓等

◎饮酒过度——常配葛花、砂仁、泽泻、茯苓等,如葛花解醒汤

◎湿温初期胸闷苔腻——常配薏苡仁、通草、竹叶等,如三仁汤

◎湿热蕴结——常配黄芩、滑石、大腹皮等,如黄芩滑石汤

【用法用量】本品内服3~6g,煎汤或入丸散,入汤剂当打碎后下。

【使用注意】本品辛香温燥,故火升作呕及阴虚血燥者忌服。

附:白豆蔻壳 始载于《本草纲目》白豆蔻条中,《药性切用》首载其功。源于姜科植物白豆蔻的干燥果壳。性味归经及功效似果仁而力弱,多用于寒湿气滞轻症。

砂 仁

【来源】始载于《药性本草》,原名缩砂蜜。源于姜科植物阳春砂 *Amomum villosum* Lour.var. *xanthioides* T. L.Wu et Senjen 或海南砂 *Amomum longiligulare* T. L. Wu 等的干燥成熟果实。

【药性】辛,温。芳香。归脾、胃、肾经。

【性能特点】

辛香温化行散

└→入脾胃肾经→化湿、温中、行气→止泻、安胎

※ 功似白豆蔻,作用偏于中下二焦,善去脾胃经之湿浊寒邪,理中焦(脾胃)之气,凡脾胃湿阻及气滞证可用,兼寒者尤宜。

※ 长于止泻、安胎,尤善治寒湿泄泻及妊娠中焦虚寒或寒湿气滞之恶阻、胎动不安。

【功效应用】

1. 化湿行气、温中止泻

◎湿阻气滞 ┌湿阻者——常配木香、厚朴、苍术、陈皮等

└气滞者——常配木香、枳实、白术等,如香砂枳术丸

◎脾虚气滞泄泻——常配木香、人参、陈皮等,如香砂六君子丸

◎中寒泄泻——单用研末服,或配干姜、附子等

◎饮酒过度——常配葛花、白豆蔻、泽泻、茯苓等,如葛花解醒汤

2. 安胎

◎中焦虚寒或寒湿气滞之妊娠恶阻、胎动不安——常配苏梗、白术等

【用法用量】本品内服3~6g,煎汤或入丸散,入汤剂当打碎后下。

【使用注意】本品辛香温燥,故阴虚火旺者慎服。

附:砂仁壳 始载于《本草纲目》,原附缩砂蜜条,名缩砂壳。源于姜科植物

砂仁的干燥果壳。性味归经及功效似果仁而力弱，多用于寒湿气滞轻症。

草豆蔻

【来源】始载于《雷公炮炙论》。源于姜科植物草豆蔻 *Alpinia katsumadai* Hayata 的干燥近成熟种子。

【药性】辛，温。芳香。归脾、胃经。

【性能特点】

辛香温燥行散
　┗━→入脾胃经→燥湿、温中、行气→止呕

※ 功似白豆蔻，作用偏于中焦，善去脾胃经之湿浊寒邪，理中焦（脾胃）之气，凡脾胃湿阻及气滞证可用，兼寒者尤宜。

※ 暑功似草果，但气味芳香；燥烈之性不及草果，能理气止呕。用治中焦寒湿，可代白豆蔻。

【功效应用】

燥湿散寒、温中行气

◎寒湿中阻——常配厚朴、苍术、陈皮、半夏等

◎湿温暑湿——常配黄芩、滑石、藿香等

【用法用量】本品内服3~6 g，煎汤或入丸散，入汤剂当打碎后下。

【使用注意】本品辛香温燥，故阴虚火旺者忌服。

草　果

【来源】始载于《宝庆本草折衷》。源于姜科植物草果 *Amomum tsao-ko* Crevost et Lemaire 的成熟果实。

【药性】辛，温。臭香。归脾、胃经。

【性能特点】

辛香温燥行散
　┗━→入脾胃经→燥湿、散寒
　　　　　　　┗━→除痰截疟

※ 功暑似草豆蔻，但有特殊臭气，辣味，燥烈之性强于草豆蔻。燥湿散寒作用较强。

※ 燥湿散寒而截疟，善治寒湿偏盛或山岚瘴气、秽浊湿邪之疟疾。

【功效应用】

1. 燥湿散寒

◎寒湿中阻——常配厚朴、苍术、陈皮、半夏等

2. 除痰截疟

◎寒湿疟疾——常配常山、柴胡、知母等

◎湿浊内壅之瘟疫或疟疾——常配槟榔、知母等，如达原饮

【用法用量】本品内服3~6g，煎汤，或入丸散。

【使用注意】本品温燥伤津，故阴虚血少者忌服。

芳香化湿药功效及作用强弱一览表

功效 药名	祛湿		健脾 醒脾	开胃	消积	行气	温中	止呕	解表	其他
	化湿	燥湿								
苍术	+	+++	健脾+						+	治夜盲，降血糖
厚朴	±	+++			+	+++				消痰，平喘
广藿香	++		醒脾++	++				+++	+	解暑
佩兰	++		醒脾+++						±	解暑
砂仁	++	+	健脾++	+++		+	+	±		安胎，止泻，解酒
白蔻	++	+	健脾++	++		+	+	+		解酒
草蔻	++	+	健脾++	++		+	+			解酒
草果	++	++	健脾+				++			除痰截疟
香薷	++		醒脾+			+			++	利水，解暑
白豆蔻壳	+	±	健脾+			+	±			解酒
砂仁壳	+	±	健脾+	+		+	±			安胎，止泻，解酒

注：+++，强；++，较强；+，一般；±，有一点。

第六章　利水渗湿药

一、含义

凡以通利水道、渗泄水湿为主要作用的药物，称为利水渗湿药。因其能使尿量不同程度的增多，将体内蓄积之水湿从小便排出，故又名利尿（水）药。

二、药性特点及功效

1. **药性特点**　味多甘淡或苦；性多寒凉，或平而偏凉，少数温；多归肺、脾、肾、膀胱经，兼归心、肝、小肠经。

2. **功效**　主能利水渗湿，通利小便，导水湿之邪从小便出；兼能清热、利胆、通淋、退黄、排石、祛风止痒，极个别兼补虚。

三、主治病证

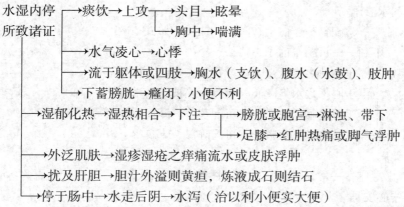

总之，本章药物既适用于水湿内停之水肿、痰饮等证，又适用于湿热内停之淋痛、带下、黄疸、水泻及湿疮湿疹等。本章药物多用于去除有形之水邪，而少用于无形之湿浊。

四、分类

1. **甘淡渗利药**　味多甘、淡，性平或凉寒，长于利水消肿。

2. **利尿通淋药**　味多苦，少数甘、淡，性多寒凉，长于清热利尿通淋，善治湿热淋痛（热淋、血淋、砂淋、石淋、膏淋）、白浊等。

3. **利胆退黄药**　味多苦，或甘、咸，性寒凉，长于利胆、利尿、排石，善治湿热黄疸、肝胆或泌尿系结石等。

五、使用注意

（1）有伤阴之弊，故阴虚者不宜单用。

（2）部分利尿药有毒或有堕胎之虞，故孕妇慎用或禁用。

（3）注意选择配伍，尤常与行气药同用，以促进水液代谢。

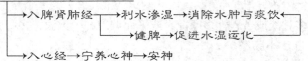

【来源】 始载于《本经》。源于多孔菌科茯苓 *Poria cocos*（Schw.）Wolf的干燥菌核。

【药性】 甘、淡，平。归脾、肾、肺、心经。

【性能特点】

甘淡渗利兼补，性平不偏

→入脾肾肺经 →利水渗湿→消除水肿与痰饮←
　　　　　　 →健脾→促进水湿运化↑
→入心经→宁养心神→安神

※ 药食兼用，凡水湿内停，无论寒热或兼否脾虚皆宜

※ 脾虚水肿或湿盛者尤佳

【功效应用】

1. 利水渗湿

◎水肿——常配猪苓、白术、泽泻、桂枝，如五苓散

◎小便不利——可配车前子、猪苓、泽泻等

◎痰饮┌停于胸胁之支饮——可配黄芪、防己、桂枝等

　　　├停于心下之水气凌心——可配桂枝、白术等

　　　├停于胃之呕逆眩悸——可配茯苓、泽泻、半夏等

　　　└停于肺之咳嗽痰喘——可配陈皮、半夏等

2. 健脾

◎脾虚湿盛——常配人参、白术、甘草，即四君子汤。

3. 宁心安神

◎心神不宁、惊悸失眠┌心脾两虚——常配人参、当归、龙眼肉等

　　　　　　　　　　├心气不足——常配人参、龙骨、牡蛎、远志等

　　　　　　　　　　├心肾不交——常配远志、石菖蒲、莲子肉等

　　　　　　　　　　└气阴两虚——常配人参、麦冬、五味子等

【用法用量】 本品内服10~15 g，煎汤或入丸散。

附：茯苓皮 始载于《本草纲目》，附茯苓条。源于茯苓菌核的皮。甘、淡、平。归脾、肺经。甘淡渗利，平而不偏。功能利水消肿，主治水肿。内服煎汤9~15 g。

赤茯苓 始载于《药性本草》，附茯苓条。源于茯苓的菌核与表皮间部分。甘、淡、凉。甘淡渗利凉清，兼入血分。功能利水渗湿清热。主治水肿兼热。内服

煎汤 6~15g。

茯神　始载于《本草经集注》，附茯苓条。源于茯苓菌核中靠近松根的部分。甘、淡，平。归心、脾经。甘补淡渗，平而不偏。功能宁心安神利湿。主治心虚惊悸，失眠健忘。内服煎汤 10~15g。

茯神木　始载于《药性本草》，原附茯神条，名黄松节。源于茯苓菌核中的干燥松根。苦，平。归肝、心经。苦泄而平。功能平肝安神，息风舒筋，祛风除湿。主治中风口喎，舌强语謇，惊悸健忘，风湿痹痛，拘挛转筋。内服煎汤 10~15g。

猪　苓

【来源】始载于《本经》。源于多孔菌科真菌猪苓 *Polyporus umbellatus*（Pers.）Fries 的干燥菌核。

【药性】甘、淡，平。归肾、膀胱经。

【性能特点】

甘淡渗利，平稍偏凉
　　→入肾与膀胱经→利水渗湿→消除水肿与痰饮

※ 利水力强于茯苓，凡水湿内停无论兼寒兼热皆宜。

【功效应用】

利水渗湿

◎水肿、小便不利——常配茯苓、桂枝等，如五苓散

◎痰饮——常配泽泻、白术、半夏等

◎湿浊带下——常配苍术、白术、山药等

此外，治阴虚有热之小便不利或水肿，常配阿胶、滑石、泽泻等，如猪苓汤。治肺癌、食管癌，将猪苓制成注射液（主含多糖）肌内注射。

【用法用量】本品内服 5~10g，煎汤或入丸散。

薏苡仁

【来源】始载于《本经》。源于禾本科植物薏苡 *Coix lacryma-jobi* L. var. *mayuen*（Roman.）Stapf 的干燥成熟种仁。

【药性】甘、淡，微寒。归脾、胃、肺经。

【性能特点】

甘淡渗利兼补，微寒能清
　　→入脾胃肺经　→生用→甘淡微寒→祛邪兼扶正→清利湿热、除痹排脓
　　　　　　　　　→炒用→甘淡而平→扶正兼祛邪→健脾利湿→止泻

※ 药食兼用，药力平和。

※ 功似茯苓而力缓，祛邪又扶正。生用长于清热、利湿、除痹、排脓，炒用长于健脾止泻。

【功效应用】

1. 清利湿热（生用）

◎水肿——常配茯苓、猪苓、泽泻、白术等

◎小便不利兼热——轻者可单用，重者可配木通等

◎脚气浮肿——常配黄柏、苍术、牛膝，如四妙丸

2. 除痹排脓（生用）

◎湿痹身痛 ┌外感风湿——常配麻黄、杏仁、甘草等
　　　　　└湿痹兼热——常配秦艽、防己、威灵仙等

◎湿疹湿疮——常配土茯苓、萆薢、防己、白鲜皮等

◎肺痈吐脓——常配鱼腥草、金荞麦、芦根、冬瓜子等

◎肠痈腹痛——常配大黄、丹皮、红藤、败酱草等

3. 健脾止泻兼利湿（炒用）

◎脾虚溏泻——常配茯苓、人参、砂仁等，如参苓白术丸

此外，治扁平疣，以生薏苡仁碾（研）粉，每次 15 g，一日 3 次。抗癌，可制成注射液。

【用法用量】本品内服 10~30 g，煎汤或入丸散。亦可作羹、煮粥饭食。其力缓，用量须大，并久服。清热利湿、除痹排脓宜生用，健脾止泻宜炒用。

【使用注意】本品虽平和，但能利湿，故津液不足者慎服。

泽 泻

【来源】始载于《本经》。源于泽泻科植物泽泻 *Alisma orientalis*（Sam.）Juzep. 的干燥块茎。又名禹孙。

【药性】甘、淡，寒。归肾、膀胱经。

【性能特点】

甘寒渗利清泄
　　└→入肾膀胱经 ─→清泻肾（相）火
　　　　　　　　　　└→利水渗湿清热

※ 既泻肾经之虚火，又除膀胱之湿热。

※ 凡属中下焦湿热、痰饮及肾火之证皆可选用。若为湿浊、痰饮而热不明显或有寒者宜炒用。

【功效应用】

1. 利水渗湿清热

◎水肿、小便不利兼热——常配茯苓、猪苓等

◎尿闭——常配木通、茯苓、瞿麦等

◎水泻——常配茯苓、车前子、滑石等

◎痰饮眩晕——常配茯苓、半夏、生姜等

2. 清相（肾）火

相火妄动之梦多遗精梦交——单用或配黄柏、地黄等

◎阴虚火旺——常配黄柏、知母、熟地、丹皮等

【用法用量】本品内服5~10g，煎汤或入丸散。

【使用注意】本品性寒而泻肾火，故阳虚滑精者慎服。

车前子

【来源】始载于《本经》。源于车前科植物车前 *Plantago asiatica* L.等的干燥成熟种子。

【药性】甘，寒。归肾、膀胱、肝、肺经。

【性能特点】

甘寒滑利清化

→入肾膀胱经→清热利尿渗湿→通淋
　　　　　　　　　　　　　　→实大便→止泻
→入肝经→清泻肝火→明目
→入肺经→清肺化痰→止咳嗽

※ 既清利肾与膀胱湿热而通淋，又清肝肺之火而明目化痰止咳，凡湿热、肝热、痰热所致病证均可酌投。

※ 渗湿利尿而实大便、止水泻，兼热者最宜。

※ 现代研究表明，车前子利尿作用显著，且可使呼吸道分泌增加而利于排痰。

【功效应用】

1. 清热利尿

◎淋证涩痛——常配木通、山栀子、瞿麦、萹蓄等，如八正散

◎水肿兼热——常配泽泻、冬瓜皮、猪苓、茯苓等

◎小便不利兼热——可配泽泻、防己、淡竹叶、乌药等

2. 渗湿止泻

◎水湿泻泄 ┌轻者——单用或配薏苡仁、泽泻、茯苓等
　　　　　└重者——可配滑石、泽泻、金银花等

3. 清肝明目

◎肝热目赤肿痛——常配菊花、桑叶、青葙子等

◎肝肾亏虚目暗不明（内盲、青盲）——常配熟地、枸杞等

4. 清肺化痰

◎痰热咳嗽——常配黄芩、芦根、浙贝母、竹茹等

此外，用于降血压，治高血压属肝火者，常配菊花、川芎、炒杜仲、泽泻、牛膝等。

【用法用量】本品内服5~10g。布包煎汤，或入丸散。

【使用注意】本品甘寒清利，故无湿热者慎服。

附：车前草 始载于《本经》，原附车前子条，名当道。源于车前科植物车前等的新鲜或干燥全草。甘，寒。归肾、肝、膀胱、肺经。甘寒清利，药食兼用。功效与车前子相似，除能利水通淋、清肝明目、化痰止咳，治水肿、淋痛、目赤肿痛、肺热咳嗽外；又能清热解毒，治热毒疮疡、湿热泻痢等。内服煎汤 10~15 g，鲜品加倍。外用适量，鲜品捣敷。

滑 石

【来源】 始载于《本经》。源于硅酸盐类矿物滑石族滑石。水飞后名飞滑石。主含含水硅酸镁 $[Mg_3(Si_4O_{10})(OH)_2]$。

【药性】 甘，寒。归膀胱、肺、胃。

【性能特点】

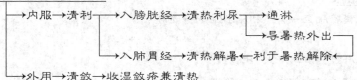

※ 内服主清利，既清利膀胱湿热而利尿通淋、实肠止泻，又清解暑热，治湿热、暑热或暑湿证常投。外用主清敛，既收湿敛疮，又兼清热，治湿热疮疹与暑热痱疮每用。

※ 古云其善"利毛膝之窍而发表散热"，实则为利小便，导暑热之邪从小便出而使热退。

※ 今人研究证明，其所含硅酸镁有吸附与收敛作用，内服能保护肠黏膜、止泻而不引起鼓肠，故治暑湿水泻多用。外撒创面能形成被膜，有保护创面、吸收分泌物、促进结痂作用。

【功效应用】

1. **利尿通淋**

◎热淋——常配木通、车前子、萹蓄、栀子等，如八正散

◎血淋——常配石韦、海金沙、白茅根、栀子等

◎脚气浮肿 ┌内服——常配生薏苡仁、黄柏、槟榔、川牛膝等
　　　　　　└外用——常配枯矾、黄柏、冰片、苦参等

2. **清热解暑**

◎暑热烦渴尿赤——常配生甘草（6∶1），即六一散

◎暑湿水泻——常配车前子、泽泻、生薏苡仁、茯苓等

3. **收湿敛疮**

◎湿疹湿疮——可配冰片、煅石膏、炉甘石或枯矾等外用

此外，治暑热痱疮，可配干枣叶、冰片、枯矾等，研极细粉外扑。

【用法用量】 本品内服10~15 g，块者打碎先煎，细粉者纱布包煎；或入丸散。外用适量，研细粉敷。

【使用注意】本品寒滑清利，故脾虚气弱、精滑及热病津伤者忌服。

❀ 木 通 ❀

【来源】始载于《本经》，原名通草。源于木通科植物五叶木通 *Akebia quinata* （Thunb.）Decne.等的干燥藤茎。

【药性】苦，寒。归心、小肠、膀胱经。

【性能特点】

苦寒通利清降
┌─→入膀胱经──→清利湿热──→利尿通淋
└─→入心小肠经──→清心与小肠之火
　　　　　　└─→走心经血分──→通血脉、关节──→通经、下乳

※ 与通草相比，虽均为寒凉通利之品，但苦寒清利力强，既善清心与小肠之火，又清利膀胱湿热而使湿热火毒从小便出，还通利血脉关节而通经、下乳，为治心火、湿热及缺乳之要药。

※ 一般说，产后无乳，半个月内治愈为好，半个月以外者效差，满月后仍不见效者用之效更差。

※ 现代研究证明，其有显著的利尿作用。

【功效应用】

清热泄火、利尿通淋、行血通经、下乳

◎心火上炎——常配黄连、竹叶、生甘草、栀子等

◎心火移热小肠——常配栀子、生地、竹叶等，如导赤散

◎湿热淋痛——常配车前子、栀子、萹蓄、泽泻等，如八正散

◎水肿兼热——常配茯苓、猪苓、泽泻、车前子、防己等

◎脚气浮肿——常配土茯苓、生薏苡仁、川牛膝、黄柏等

◎热痹肿痛——常配忍冬藤、络石藤、豨莶草、秦艽等

◎瘀血经闭——常配当归、赤芍、丹参、红花、桃仁等

◎缺乳┌气虚血少——常配党参、黄芪、当归、麦冬、猪蹄甲等
　　　└肝郁气滞——常配柴胡、当归、白芍、穿山甲等

【用法用量】本品内服3~6g，煎汤，或入丸散。

【使用注意】本品苦寒通利，故滑精、气弱、津伤及妇女月经期慎服，孕妇及脾胃虚寒者忌服。

附注：木通、通草古名实混淆，应当加以区别。汉，《本经》仅有通草之名。唐初，甄权《药性论》始有木通之名。唐中期，《本草拾遗》有通脱木之名。宋代，《证类本草》将三者合而为一。明代，《本草纲目》将通脱木定为通草，通草、木通合称木通。清代，将《本草纲目》之约定付诸于临床实践。今之木通为《本经》之通草，今之通草为《本草拾遗》之通脱木。

附：川木通　始载于《天宝本草》。源于毛茛科植物小木通 *Clematisarmandii*

Franch. 等的干燥藤茎。又名淮木通、油木通。淡、微苦，寒。归心、小肠、膀胱经。淡渗寒清，微苦能泄。功能利水通淋，泄热，通经下乳。主治湿热淋痛，口舌生疮，心烦尿赤，湿热痹痛，经闭，乳汁不通或乳少。内服3~6g，煎汤，或入丸散。气虚津伤、滑精遗尿及妇女月经期慎用，孕妇及脾胃虚寒者忌用。

❀ 通 草 ❀

【来源】始载于《本草拾遗》，原名通脱木。源于五加科植物通脱木 *Tetrapanax papyriferus*（Hook.）K.Koch 的干燥茎髓。

【药性】甘、淡，微寒。归肺、胃经。

【性能特点】

甘淡渗利，微寒清泄，轻浮色白
　├──→入肺经──→引热下行而清热利尿
　└──→入胃经──→通气上达而下乳

※ 与木通相比，暑均为寒凉通利之品，但气味俱薄，清利力缓，既主清肺胃热而利湿，又通气上达而下乳，为治肺胃热、气分湿热及缺乳的常用药。

【功效应用】

1. 清热利尿

◎湿温尿赤而涩——常配薏苡仁、苦杏仁、滑石等，如三仁汤

◎热淋涩痛症轻——常配木通、连翘、车前草、白茅根等

2. 通气下乳

◎产后缺乳 ┌气虚血少——常配黄芪、当归、木通、猪蹄甲等
　　　　　　└肝郁气滞——常配柴胡、当归、白芍、路路通等

【用法用量】本品质轻，故量宜少用，内服2~5g，煎汤，或入丸散。

【使用注意】本品淡渗清利，故内无湿热、气阴两虚及孕妇慎服。

附：梗通草 始载于《本草正义》，原名白通草。源于豆科植物田皂角 *Aeschynomene indica* L. 茎的木质部。淡、微苦，凉。归肺、胃、膀胱经。效似通草，淡渗凉清，微苦泄散。功能清热，利尿，通淋，下乳，明目。主治热淋，小便不利，水肿，缺乳等。内服煎汤3~6g。内无湿热及气阴两虚者慎服。

❀ 灯心草 ❀

【来源】始载于《开宝本草》。源于灯心草科植物灯心草 *Juncus effusus* L.的干燥茎髓。

【药性】甘、淡，微寒。归心、肺、小肠经。

【性能特点】

甘淡渗利，微寒能清
　├──→入心肺小肠经──→清利湿热
　└──→清心与小肠之火──→除烦

※ 其性效介于通草与木通之间而力缓，治湿热、烦热轻症每用。

【功效应用】

1. 清利湿热

◎热淋涩痛——常配车前草、海金沙等

2. 清心除烦

◎热扰心神之烦躁——常配竹叶、栀子等

◎小儿夜啼——常配蝉蜕等

此外，可用于灯火灸，即灸法中的神灯照。

【用法用量】本品内服1.5~2.5 g，煎汤或入丸散。外用适量，煅存性研末用；或生品蘸油点燃作灯火灸，即"神灯照"法。

葫 芦

【来源】始载于《日华子本草》，原名壶卢。源于葫芦科植物瓠瓜 *Lagenaria siceraria*（Molina）Standl. var. *depressa*（Ser.）Hara等的干燥果皮。又名陈葫芦瓢。

【药性】甘、苦，平。归心、小肠经。

【性能特点】

甘淡渗利，苦泄而平

　　└→入心小肠经→利小便→消水肿

※ 甘淡渗利苦泄，唯利水消肿，力弱于冬瓜皮，凡水肿无论热寒均宜；或能除烦，兼心烦者尤佳。

【功效应用】

利水消肿

◎水肿、小便不利——常配茯苓皮、冬瓜皮、泽泻等

【用法用量】本品内服10~30 g，煎汤。陈久者为佳。

冬瓜皮

【来源】始载于《开宝本草》，原附白冬瓜条，名白冬瓜皮。源于葫芦科植物冬瓜 *Benincasa hispida*（Thunb.）Cogn.的外果皮。

【药性】甘、淡，微寒。归肺、脾经。

【性能特点】

甘淡渗利，微寒而清

　　└→入肺脾经→利小便→消水肿

※ 甘微寒而清利，善利水消肿，力强于葫芦，兼清热，水肿兼热者尤宜。

【功效应用】

利水消肿

◎水肿、小便不利——常配茯苓皮、桑白皮、车前子、泽泻等

◎脾湿泄泻——常配茯苓、炒白术、泽泻、陈皮等

【用法用量】本品内服10~30g，煎汤。阴虚者不宜用。

泽　漆

【来源】始载于《本经》。源于大戟科植物泽漆 *Euphorbia helioscopia* L.的干燥或新鲜全草。

【药性】辛、苦，微寒。有毒。归肺、大肠、小肠经。

【性能特点】

辛能行散，苦寒清泄，有毒力强

　　┌→入肺大肠小肠经─→利小便─→消退水肿←─┐
　　│　　　　　　　　├→通大便─→使水湿从后阴出─┘
　　│　　　　　　　　└→化痰止咳、攻毒散结

※ 源于大戟科，辛散苦泄寒清，有毒力强。

※ 善通利二便，使水邪从二便排出，治水肿重症宜用，兼二便不利或热邪者尤佳。

※ 善攻毒散结抗癌，治瘰疬癌肿可选，兼二便不利或热者尤宜。

【功效应用】

1. 利水消肿

◎水肿腹水┬较轻者──可配茯苓、赤小豆等
　　　　　└较重者──可配大黄、葶苈子等

2. 化痰止咳

◎痰饮咳喘┬脉沉者──可配紫菀、半夏、白前、人参等
　　　　　└兼水肿者──可配桑白皮、郁李仁、苦杏仁等

3. 攻毒散结

◎瘰疬瘘管──单用水煎熬膏，外敷或消毒纱布蘸膏塞入瘘管

◎无名肿毒──单用或入复方水煎熬膏外敷

◎多种癌肿──单用或配半枝莲、山慈菇等

◎癣疮──单用干品研末调敷，或鲜品外擦或煎汤洗

此外，现代临床以其单用或入复方，治淋巴结核、肺结核取效。

【用法用量】本品内服5~10g，煎汤。外用适量，熬膏外敷。

【使用注意】本品有毒，故气血虚弱和脾胃虚者慎服。误服鲜草或乳白汁液后，可导致口腔、食管、胃黏膜发炎、糜烂、灼痛、恶心、呕吐、腹痛、腹泻水样便，甚或脱水、酸中毒等不良反应。

蝼　蛄

【来源】始载于《本经》。源于蝼蛄科动物非洲蝼蛄 *gryllotalpa africana* Palisotet Beauvois 及华北蝼蛄 *gryllotalpa unispina* Saussure 的干燥全虫。

【药性】咸，寒。有小毒。归膀胱、大肠、小肠经。

【性能特点】

咸寒清利走窜，小毒药力较强
└→入膀胱大肠小肠经──→利水、兼排石→通淋→消肿
　　　　　　　　　　└→解毒

※ 咸寒清利，虫类钻窜，有小毒而力较强，善利水通淋消肿，兼排石解毒。水肿重症每用，兼热或泌尿系结石（石淋、砂淋）者尤宜。

【功效应用】

1. 利水消肿、排石通淋

◎水肿、小便不利──单用焙干研末服，体虚者配黄芪等

◎石淋──单用研末服，或配猫须草、石韦、乌药等煎服

2. 解毒

◎瘰疬──可配猫爪草、夏枯草、浙贝母等

◎恶疮──单用研末外敷或内服

此外，能出拔刺，治铁钉、竹木刺、玻璃入肉，单用鲜品捣敷，或干品研末调敷。

【用法用量】本品内服煎汤3~5g，研末每次1~2g。外用适量，捣或研末敷。

【使用注意】本品有小毒，善下行，故体虚者慎服，孕妇忌服。

冬瓜子

【来源】始载于《本经》，原名白瓜子。源于葫芦科植物冬瓜 *Benincasa hispida* (Thunb.) Cogn. 的干燥种子。

【药性】甘，寒。归肺、胃、大肠、小肠经。

【性能特点】

甘淡渗利，寒清滑润
└→入肺胃大肠小肠经──→清热利湿、兼滑肠
　　　　　　　　　　└→清肺化痰、兼消痈

※ 甘寒滑利祛痰排脓之品。其与冬葵子虽均能甘寒滑润清利，但清利力较弱，能利湿清热、滑肠，多用于白浊、带下，兼便秘最宜；又化痰消痈，痰热咳嗽、肺痈、肠痈宜用。

【功效应用】

1. 清热利湿、兼滑肠

◎淋浊──常配萆薢、土茯苓、防己、车前子等

◎水肿──可配茯苓皮、冬瓜皮、泽泻、车前子等

◎带下──常配黄柏、白术、芡实、山药、益母草等

◎脚气浮肿──可配苍术、黄柏、土茯苓、川牛膝等

2. 清肺化痰、消肿排脓

◎痰热咳嗽──常配浙贝母、瓜蒌、桔梗、黄芩、前胡等

◎咽喉肿痛——常配连翘、桔梗、生甘草、射干等

◎肺痈——常配生薏苡仁、桃仁、苇茎等，如千金苇茎汤

◎肠痈——常配大黄、牡丹皮、桃仁等，如大黄牡丹皮汤

此外，治产后缺乳，民间常取本品1把，与鲤鱼1条同煮，吃鱼喝汤。古人研末外用作面脂药，有润泽肌肤之效。

【用法用量】本品内服15~30g，煎汤，或入丸散。外用适量，煎水洗，或研膏涂敷。

【使用注意】本品性寒滑利，故脾虚便溏者慎服。

冬葵子

【来源】始载于《本经》。源于锦葵科植物冬葵*Malva verticillata* L的干燥成熟种子。

【药性】甘，寒。归大肠、小肠、膀胱经。

【性能特点】

甘淡渗利，寒清滑润
　　→入膀胱大肠小肠经　→清热利尿→通淋
　　　　　　　　　　　　→滑肠、通乳

※ 甘寒滑利通乳之品，其与冬瓜子虽均能甘寒滑润清利，但清利力较强，能利尿通淋、滑肠，水肿、小便不利、淋痛多用，兼便秘最宜；且通乳，缺乳宜用。

【功效应用】

1. 利尿通淋

◎淋痛——单用，或配木通、瞿麦、车前子等

◎石淋——常配金钱草、海金沙、郁金、广金钱等

◎水肿——可配茯苓皮、冬瓜皮、泽泻、车前子等

2. 滑肠通乳

◎肠燥便秘——常配郁李仁、火麻仁、决明子、炒枳壳等

◎缺乳┌气亏血少——常配当归、黄芪、通草、王不留行等
　　　├肝郁气滞——常配柴胡、香附、炒白芍、路路通等
　　　└乳汁壅滞胀痛——常配王不留行、蒲公英、漏芦等

【用法用量】本品内服10~15g，煎汤，或入丸散。

【使用注意】本品性寒滑利，古人云其能滑胎，故孕妇及脾虚便溏者慎服。

萆　薢

【来源】始载于《本经》。源于薯蓣科植物粉背薯蓣*Dioscorea collettii* Hook. f. var.*hypoglauca*（Palibin）Peiet Ting或绵萆薢*Dioscorea septemloba* Thunb.等的干燥根茎。

【药性】苦、甘，平。归肝、胃、膀胱经。

【性能特点】

苦泄下行，甘淡渗利，性平不偏

→入膀胱经→利湿浊→通淋

→入肝胃经→祛风湿→除痹

※ 利湿浊、祛风除痹，作用偏于下焦。

※ 治湿最长，治风次之，治寒或热再次。

【功效应用】

1. 利湿去浊

◎湿浊膏淋、白浊——常配乌药、石菖蒲、茯苓等

2. 祛风除痹

◎腰膝痹痛┌风寒湿者——常配独活、威灵仙等

　　　　　├风湿热者——常配忍冬藤、防己等

　　　　　└兼肾虚者——常配桑寄生、牛膝等

◎下焦湿热疮疹——可配防己、黄柏、龙胆草等

◎脚气浮肿——常配土茯苓、苍术、黄柏等

【用法用量】本品内服10~15g，煎汤，或入丸散。

【使用注意】本品有伤阴之虞，故肾阴虚者慎服。

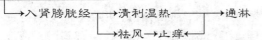

地肤子

【来源】始载于《本经》。源于藜科植物地肤 *Kochia scoparia*（L.）Schrad. 的干燥成熟果实。又名扫帚苗子。

【药性】甘、苦，寒。归肾、膀胱经。

【性能特点】

甘寒清利，苦能泄降

→入肾膀胱经──→清利湿热────→通淋

　　　　　　　└→祛风→止痒←

※ 清利祛风止痒之品，药力平和而不伤阴，湿热下注兼阴虚者宜用。

※ 为治湿热疮疹瘙痒之要药，常与蛇床子相须为用。

【功效应用】

1. 清热利湿

◎热淋涩痛、小便不利┌实证者——可配木通、车前子、瞿麦等

　　　　　　　　　　└兼阴虚者——可配熟地、车前子、楮实等

2. 祛风止痒

◎疮疹瘙痒┌湿热者——可配白鲜皮、苦参、地肤子等

　　　　　└风湿者——可配蛇床子、炒苍耳子、土茯苓等

【用法用量】本品内服10~15g，煎汤，或入丸散。外用适量，煎汤洗或敷，或研末敷。

萹蓄

【来源】始载于《本经》。源于蓼科植物萹蓄 *Polygonum aviculare* L. 的干燥或新鲜地上部分。

【药性】苦，微寒。归膀胱、胃经。

【性能特点】

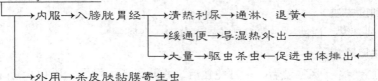

※ 清利通淋杀虫通便兼退黄之品。

※ 清利膀胱湿热而通淋止痛，湿热淋痛、水肿兼热宜用，兼便秘者尤佳。

※ 清湿热、缓通便而利胆退黄，治湿热黄疸，兼便秘尤佳。

※ 大量水煎，内服能驱杀肠道蛔虫、蛲虫，外洗杀灭皮肤与黏膜寄生虫。

※ 现代研究证明，煎剂有显著利尿作用，萹蓄苷有利胆、降压作用。

【功效应用】

1. 清热利尿、通淋

◎热淋——常配瞿麦、车前子、木通等，如八正散

◎血淋——常配白茅根、栀子、小蓟、海金沙等

◎石淋——常配猫须草、金钱草、乌药、广金钱草等

◎水肿兼热——常配泽泻、冬瓜皮、车前子、防己等

◎湿热黄疸——常配茵陈、栀子、金钱草、垂盆草等

2. 除湿杀虫、止痒

◎蛔蛲虫积 ┌蛔虫——大量单用醋煮，或配乌梅、川椒等
　　　　　　└蛲虫——大量单用，或配榧子、槟榔、百部等

◎湿疹瘙痒——可配土茯苓、苦参、白鲜皮、地肤子等

◎疥癣瘙痒——单用煎汤外洗，或鲜品捣汁涂；或配他药

此外，取其清利杀虫之功，可治妇女阴蚀痛痒，可配北刘寄奴、地肤子、蛇床子、黄柏等，煎汤内服或外洗。治湿热痢疾，单用大量水煎服或配他药。

【用法用量】本品内服 10~15g，煎汤或入丸散。外用适量，煎汤洗，或绞汁涂。

【使用注意】本品苦寒而缓通大便，故脾虚便溏者慎服。

瞿麦

【来源】始载于《本经》。源于石竹科植物瞿麦 *Dianthus superbus* L. 或石竹 *Dianthus chinensis* L. 的干燥地上部分。

【药性】苦，寒。归心、小肠、膀胱经。

【性能特点】

苦寒泄降清利

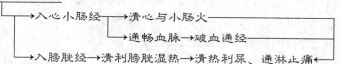

※ 清利通淋破血之品，既清心与小肠之火、通畅血脉，又清利膀胱湿热。药力较强，淋证火盛痛重、水肿或瘀血经闭兼火者宜用。

【功效应用】

1. 清热利尿、通淋

◎热淋——常配木通、栀子、车前子等，如八正散

◎血淋——常配白茅根、栀子、小蓟、海金沙等

◎石淋——常配猫须草、金钱草、乌药、海金沙等

◎水肿兼热——可配车前子、泽泻、冬瓜皮等

2. 破血通经

◎瘀血经闭——可配桃仁、当归、红花、丹皮等

◎瘀血痛经——可配当归、赤芍、丹参、益母草等

此外，治疮肿未脓，可用鲜品捣敷，或煎汤外洗。

【用法用量】本品内服5~10g，煎汤，或入丸散。外用适量，煎水洗或捣敷。

【使用注意】本品苦寒泄降，能破血通经，故脾胃虚寒者慎用，孕妇忌服。

❀ 石 韦 ❀

【来源】始载于《本经》。源于水龙骨科植物庐山石韦 *Pyrrosia sheareri*（Bak.）Ching 等的干燥叶。

【药性】苦、甘，微寒。归肺、膀胱经。

【性能特点】

苦甘泄利，微寒能清

→入肺膀胱经 —— →上清肺热 —— →清热化痰止咳
　　　　　　　—— →下利膀胱 —— →利尿通淋、止血、排石

※ 清利通淋止血化痰兼排石，血淋最宜，热淋、石淋亦佳。

※ 现代研究证明，其水煎剂有祛痰镇咳作用。

【功效应用】

1. 清热利尿、通淋止血、兼排石

◎血淋——常配白茅根、小蓟、栀子、海金沙等

◎石淋——常配猫须草、金钱草、鸡内金、乌药等

◎热淋——常配瞿麦、萹蓄、黄芩、木通、淡竹叶等

◎水肿兼热——可配车前子、冬瓜皮、生姜皮、桑白皮等

◎血热 ┬尿血——常配小蓟、海金沙、栀子、白茅根等
　　　├吐衄——可配焦栀子、桑白皮、黄芩、小蓟炭等
　　　├咳血——可配白及、紫珠、白茅根、黄芩等
　　　└崩漏——可配棕榈炭、蒲黄炭、三七、茜草炭等

2. 化痰止咳

◎痰热咳嗽——常配黄芩、桑白皮、浙贝母、前胡、竹茹等

此外，用于消尿蛋白，治慢性肾炎尿蛋白不退，常配生黄芪、山药、茯苓、桔梗、鱼腥草、丹参等。用于癌肿：治肺癌，可配鱼腥草、重楼、瓜蒌皮等；治膀胱肿瘤，可配预知子、连翘、仙鹤草、川牛膝等。

【用法用量】本品内服5~10g，煎汤或入丸散。

【使用注意】本品苦甘泄利，故阴虚口渴者慎用。

❀ 海金沙 ❀

【来源】始载于《嘉祐补注神农本草》。源于海金沙科植物海金沙 *Lygodium japonicum*（Thunb.）Sw.的干燥成熟孢子。

【药性】甘，寒。归膀胱、小肠经。

【性能特点】

甘寒清利

　　┌→入膀胱小肠经 ┬→清利膀胱湿热→利尿通淋兼排石┐
　　　　　　　　　　└→清小肠与血分热→止尿道痛←┘

※ 清利通淋兼排石。善除膀胱湿热，清小肠与血分之热，兼排石，为治淋痛之要药，血淋、石淋每用。

【功效应用】

清热利尿、通淋止痛、兼排石

◎血淋——常配白茅根、小蓟、栀子、石韦等

◎石淋——常配猫须草、金钱草、鸡内金、乌药等

◎热淋——常配瞿麦、萹蓄、黄芩、木通、生甘草等

◎膏淋——常配土茯苓、萆薢、滑石、乌药、冬瓜子等

◎水肿兼热——可配车前子、冬瓜皮、茯苓皮、桑白皮等

此外，治肝胆结石，常配茵陈、郁金、金钱草、鸡内金、木香等。

【用法用量】本品内服6~15g，入汤剂，包煎。

❀ 猫须草 ❀

【来源】始载于《台湾植物药材志》。源于唇形科植物肾茶 *Clerodendranthus spicatus*（Thunb.）C.Y.Wu.的干燥全草。

【药性】甘、淡、微苦，凉。归肾、膀胱经。

【性能特点】

甘淡渗利，微苦凉而清泄

┌→入肾膀胱经→清热利尿→通淋→排石

※ 主清利肾与膀胱湿热而通淋、排石，善治泌尿系结石，无论结石在肾、输尿管或膀胱者皆可。

【功效应用】

清热利尿、通淋排石

◎石淋——单用，或配石韦、鸡内金、蝼蛄、乌药等

◎热淋——常配瞿麦、萹蓄、黄芩、木通、生甘草等

◎水肿——常单用或配茯苓、猪苓、泽泻、车前子等

【用法用量】本品内服30~60g，鲜者加倍。

【使用注意】本品甘淡渗利，有伤阴之虞，故阴虚津亏者慎服。

广金钱草

【来源】始载于《南宁市药物志》，原名广东金钱草。源于豆科植物广金钱草 *Desmadium styracifolium*（Osbeck）Merr.的枝叶。

【药性】甘、淡，凉。归肝、肾、膀胱经。

【性能特点】

甘淡渗利，性凉能清

┌→清利下焦湿热─┬→入肾膀胱经→清热利尿→通淋→排石←┐
│   └→入肝经→清利肝胆─────→退黄
└→

※ 既清利肾与膀胱湿热，又清利肝胆湿热，善通淋止痛、排石退黄，治淋痛无论热淋、石淋皆效，治体内结石无论属肝胆或泌尿系者皆宜，治黄疸无论属阴属阳皆宜。

※ 现代研究证明，其有利尿、利胆、抗炎、镇痛等作用。

【功效应用】

清热利尿、通淋排石、利胆退黄

◎石淋——常配猫须草、石韦、鸡内金、乌药等

◎血淋——常配白茅根、小蓟、栀子、石韦等

◎热淋——常配瞿麦、萹蓄、黄芩、木通、生甘草等

◎膏淋——可配萆薢、土茯苓、滑石、乌药、冬瓜子等

◎水肿——常配茯苓、猪苓、泽泻、车前子、冬瓜皮等

◎湿热黄疸——常配茵陈、栀子、虎杖、垂盆草、萹蓄等

◎肝胆结石——常配金钱草、郁金、木香、海金沙等

此外，治痈肿疮毒，单用鲜品或配鲜蒲公英捣敷。

【用法用量】本品内服15~30g，大剂量可用60g，鲜者加倍。外用适量，鲜品捣敷。

【使用注意】本品甘淡渗利，有伤阴之虞，故阴虚津亏者慎服。

金钱草

【来源】始载于《百草镜》，原名神仙对坐草。源于报春花科植物过路黄 *Lysima chiachristinae* Hance 的干燥或新鲜全草。

【药性】甘、咸，微寒。归肝、胆、肾、膀胱经。

【性能特点】

甘淡渗利，咸软入肾，微寒清解

※ 清利排石止痛退黄通淋兼解毒之品。最善排石止痛，肝胆与泌尿系结石皆宜，泥沙状者尤佳；各种淋痛皆可，痛重者尤宜。

※ 有利胆、利尿作用，并使尿液成酸性。

※ 能促进肝细胞再生、降转氨酶，肝炎转氨酶升高者可用。

【功效应用】

1. 清热利尿、通淋排石、利胆退黄

◎砂淋、石淋——常配猫须草、石韦、鸡内金、乌药等

◎热淋——常配瞿麦、萹蓄、黄芩、木通、生甘草等

◎水肿——常配茯苓、猪苓、泽泻、车前子、冬瓜皮等

◎湿热黄疸——常配茵陈、栀子、大黄、垂盆草、萹蓄等

◎肝胆结石——大量煎汤代茶，或配柴胡、海金沙、郁金等

2. 解毒消肿

◎痈肿疮毒——单用鲜品或配鲜蒲公英、鲜紫花地丁捣敷

◎水火烫伤——取鲜花与叶捣汁和涂，或配虎杖、地榆等

◎痔疮肿痛——鲜品 100 g，干品减半，每日一剂，水煎服

◎蛇虫咬伤——鲜品捣汁饮，渣外敷患处；或配半边莲等

◎跌打瘀肿——鲜品洗净捣烂榨汁，每服 50 ml

此外，能降转氨酶，治肝炎转氨酶升高，单用或配茵陈、垂盆草、五味子等。

【用法用量】本品内服 15~30 g，大剂量可用 60 g，鲜者加倍。外用鲜品适量，捣敷。

【使用注意】本品甘淡微寒，故阴虚津伤及脾胃虚寒者慎服。

附：小金钱草 始载于《百草镜》，原名荷包草。源于旋花科植物马蹄金 *Dichondra repens* Forst. 的干燥全草。苦、辛，凉。归肾、肝、肺经。苦泄辛散凉清。功似金钱草，尤善治肾与泌尿系结石。功能利尿通淋，清热解毒。主治湿热黄疸、热毒痢疾，砂淋、石淋、热淋，白浊，水肿，疗疮肿毒，跌打损伤，毒蛇咬伤等。内服煎汤 6~15 g，鲜品加倍。外用适量，鲜品捣敷。用药期间忌盐及辛辣。

🌿 茵陈蒿 🌿

【来源】始载于《本经》。源于菊科植物滨蒿 *Artemisia scoparia* Waldst. et kit. 或茵陈蒿 *Artemisia capillaris* Thunb. 等的干燥地上部分。简称茵陈。

【药性】苦，微寒。芳香。归肝、胆、脾经。

【性能特点】

苦泄微寒清利，芳香质轻疏理

→入肝胆脾经→清利湿热兼疏理┬→退黄
　　　　　　　　　　　　　　　└→止痒

※ 主清利兼疏理，为治黄疸要药，无论阳黄阴黄皆宜。

※ 兼止痒、降脂，既善治疹疮湿痒，又可治血脂高证属肝胆湿热者。

【功效应用】

1. 清利湿热、退黄

◎黄疸┬湿热（阳黄）者——常配栀子、大黄，如茵陈蒿汤
　　　└寒湿（阴黄）者——常配附子、肉桂、茯苓等

◎湿温、暑湿——常配滑石、黄芩等

2. 兼止痒

◎湿疹、湿疮——单用或配地肤子、蛇床子等，内服或外洗

此外，祛湿浊而降脂，治脂肪肝，可配泽泻、决明子等。

【用法用量】本品内服10~30g，煎汤，或入丸散。外用适量，煎汤熏洗。

【使用注意】本品苦寒清利，故脾虚或气血不足，以及食滞、虫积所致的虚黄、萎黄均不宜服。

🌿 地耳草 🌿

【来源】始载于《生草药性备要》，原名田基黄。源于藤黄科植物地耳草 *Hypericum japonicum* Thunb. ex Murray 的干燥全草。

【药性】苦、甘，凉。归肝、胆经。

【性能特点】

苦凉清泄，甘淡渗利

→入肝胆经┬→清利湿热→退黄───────┐
　　　　　└→清解热毒、活血化瘀→消肿←┘

※ 清利解毒退黄活血之品。既清利解毒而退黄，又解毒活血而消肿，治湿热黄疸、热毒疮肿及伤损瘀肿宜用。

【功效应用】

1. 清热利湿、解毒退黄

◎湿热黄疸——常配积雪草、金钱草、蒲公英、垂盆草等

◎痈肿疮毒——鲜品捣烂外敷，或配金银花、蒲公英等煎服

◎肠痈——可配蒲公英、败酱草、虎杖、桃仁、丹皮等

◎肺痈——可配鱼腥草、桔梗、金荞麦、冬瓜子、芦根等

2. 活血消肿

◎跌打肿痛——可配接骨木、丹参、红花、川芎等

此外，治毒蛇咬伤，可配半边莲、天胡荽（伞形科）、徐长卿等。

【用法用量】本品内服15~30 g，鲜品加倍，煎汤或捣汁。外用适量，捣敷。

积雪草

【来源】始载于《本经》。源于伞形科植物积雪草 *Centella asiatica*（L.）Urban 的干燥全草。

【药性】苦、辛，寒。归肝、脾、肾经。

【性能特点】

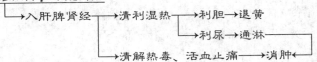

※ 既清利湿热退黄排石，又解毒活血消肿止痛；既除水湿之肿，又除热毒瘀肿；既除肝胆结石，又除泌尿系结石。

※ 现代研究证明，其煎剂有抗溃疡、增强记忆、抗绿脓杆菌等作用，片剂与软膏有促进伤口愈合作用。

【功效应用】

1. 清热利湿、退黄通淋、解毒消肿

◎湿热黄疸——常配茵陈、地耳草、栀子、蒲公英等

◎肝胆结石——常配柴胡、金钱草、郁金、木香等

◎砂淋——常配猫须草、海金沙、石韦、鸡内金等

◎热淋——常配木通、瞿麦、萹蓄、车前子等

◎中暑腹泻——常配滑石、生甘草、车前子、扁豆等

◎咽喉肿痛——可配桔梗、生甘草、黄芩、牛蒡子等

◎痈肿疮毒——鲜品捣烂外敷，或配蒲公英、连翘等内服

2. 活血止痛

◎跌打肿痛——单用晒干研末，每日5 g，分3次服；也可外用

此外，还治丹毒、带状疱疹、硬皮病等。

【用法用量】本品内服15~30 g，鲜品加倍，煎汤，或研末服。外用适量，捣敷。

【使用注意】本品苦寒，故脾胃虚寒者慎服。

溪黄草

【来源】始载于《粤北草药》。源于唇形科植物溪黄草 *Rabdosia serra*（Maxin.）

Hara和线纹香茶菜 *Rabdosia lophanthoides*（Buch. Ham. ex D. Don）Hara的干燥全草。

【药性】苦，寒。归肝、胆、脾、胃经。

【性能特点】

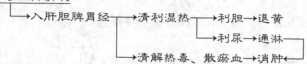

※ 清利退黄解毒散瘀之品。既清肝胆湿热，又除脾胃湿热，药力较强，兼散瘀血。凡湿热无论属肝胆或脾胃，或脾胃湿热扰及肝胆者均宜。

※ 肝炎、胆囊炎、肠炎、痢疾属湿热者宜用，有黄疸者最佳。

【功效应用】

1. 清热利湿、解毒退黄、散瘀消肿

◎湿热黄疸——常配茵陈、金钱草、栀子、车前草等

◎湿热下痢——鲜品捣汁服，或配马齿苋、白头翁等

◎湿热淋痛——常配车前草、石韦、瞿麦等

◎小便不利——常配车前子、茯苓、泽泻等

◎痈肿疮毒——鲜品捣敷，或配蒲公英、连翘等煎服

◎跌打瘀肿——可配茜草、丹参、赤芍、苏木等

【用法用量】本品内服3~5 g，鲜品10~15 g，煎汤。外用适量，捣敷。

【使用注意】本品苦寒，故脾胃虚寒者慎服。

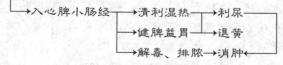

【来源】始载于《本经》。源于豆科植物赤小豆（茅柴赤）*Phaseolus calcaratus* Roxb.或赤豆（饭赤豆）*Phaseolus angularis* Wight.的成熟种子。

【药性】甘，凉。归心、脾、小肠经。

【性能特点】

甘淡渗利，甘凉清解

→入心脾小肠经 → 清利湿热 → 利尿
→ 健脾益胃 → 退黄
→ 解毒、排脓 → 消肿

※ 药食同源，功力缓和，主祛邪兼扶正，为甘淡渗利清解排脓兼健脾之品。

※ 性凉力缓，既健脾益胃、去除脾之湿热，又清利小便、导湿热从小便出，故而除湿退黄。凡黄疸，无论阳黄、阴黄皆可，无论治疗与善后均宜。

【功效应用】

1. 利水消肿

◎水肿鼓胀——常配泽泻、木通、槟榔等，如疏凿饮子

◎小便不利——常配茯苓、猪苓、车前子、大腹皮等

◎脚气浮肿——常配木瓜、槟榔、防己、川牛膝等

◎肾炎浮肿 ┌ 初起（急性）——常配麻黄、连翘、白茅根等
　　　　　 └ 日久（慢性）——常配生黄芪、防己、茯苓等

2. 除湿退黄

◎黄疸 ┌ 阴黄——常配附子、白术、茵陈、茯苓等
　　　 └ 阳黄——常配茵陈、栀子、黄柏、溪黄草等

3. 解毒排脓

◎疮肿——轻者研末调敷，重者可配金银花、连翘等煎服

◎肠痈——常配大黄、丹皮、蒲公英、薏苡仁、败酱草等

此外，还能健脾益胃，治脾虚夹湿，可配薏苡仁、茯苓等，煎汤服。治产妇缺乳，单用煮粥食。治跌打损伤，单用研末调敷。

【用法用量】本品用量10~30 g，久服方效。外用适量，研末调敷。

❀ 玉米须 ❀

【来源】始载于《滇南本草》，原名玉麦须。源于禾本科植物玉蜀黍 *Zea mays* L.的干燥或新鲜花柱。

【药性】甘，平。归肝、胆、膀胱经。

【性能特点】

甘淡渗利，性平偏凉
　　└→入肝胆膀胱经→清利湿热┬→退黄
　　　　　　　　　　　　　　 └→利尿→消肿

※ 药力缓和，为甘淡渗利通乳止血之品。

※ 性平力缓，既清利肝胆湿热，又清利膀胱湿热，凡黄疸、水肿，无论体虚体实皆可，多做辅助药用，尤宜病后调理或兼体虚者。

※ 现代研究证明，其有利尿、排尿路结石、利胆、降血压、降血糖等作用。

【功效应用】

1. 利水消肿

◎水肿、小便不利——常配茯苓、猪苓、车前子、泽泻等

◎淋浊、带下——可配土茯苓、冬瓜子、萆薢、乌药等

2. 利胆退黄

◎黄疸 ┌ 阴黄——常配茵陈、桂枝、茯苓、猪苓、陈皮等
　　　 └ 阳黄——常配茵陈、栀子、虎杖、金钱草等

3. 通乳止血

◎乳汁不通——可配路路通、漏芦、王不留行、通草等

◎多种出血——可配栀子、白茅根、小蓟、仙鹤草等

此外，治慢性肾炎尿蛋白不退证属脾肾两虚、湿热未清，单用或配生黄芪、山药、石韦、桔梗、鱼腥草、乌药等。

【用法用量】本品用量10~30 g，久服方效。

第七章　温里药

一、含义

凡药性温热，以治疗里寒证为主要功效的药物，称为温里药。

二、寒证与里寒证

1. 寒证

（1）表寒：恶寒发热。治以发表散寒，用辛温发表药。

（2）里寒：但寒不热，得暖则舒，脏腑功能低下所致。用本章药。

2. 里寒证

（1）病因：①外寒直中（症较轻、程短）：邪凑正必虚，临证往往二者兼之。②阳虚生寒（症较重、程长）：阳虚易生寒，寒邪易伤阳气。

（2）证型：①寒邪直中，阳气被遏：症见脘腹冷痛、泄泻或呕吐，脉沉紧。②脾阳虚证：症见全身畏寒、肢冷、脉沉紧、苔白。③脾肾阳衰：症见全身代谢低下，倦怠乏力；生殖机能障碍，男性可见阳痿滑精，女性可见宫冷不孕；泌尿摄化不力，尿频、遗尿、尿失禁。④心肾阳衰：脉微欲绝，声音低、口鼻冷、四肢厥冷。⑤阳虚水肿：水肿兼畏寒肢冷。⑥胸痹冷痛：寒邪痹阻胸脉所致。⑦寒疝腹痛：寒滞肝脉所致。

由此可知，里寒证主要指寒邪直中、脾阳虚、脾肾阳虚、心肾阳虚、阳虚水肿，兼及胸痹冷痛、寒疝腹痛等。另有，阳虚外感则属表寒证而不属里寒证。

三、与温里相关的功效术语

1. **温中**　即温脾阳、暖胃之法。

2. **温经散寒止痛**　即温肝肾之经脉而散寒止痛之法。

3. **温阳**　①温心阳：即温助心阳之法。②温脾阳：即温助脾阳之法。③温肾阳：即温助肾阳之法。

4. **回阳救逆**　即急救心肾阳衰欲脱之法。

5. **温肺化饮**　即温肺、化寒饮，治寒痰喘咳之法。

6. **引火归原**　引上浮虚火回归肾元之法。

四、药性特点、功效与主治病证

1. **药性特点**　味辛或苦，性温热，多归心、脾、肾经，兼入肺、肝经等。

2. **功效**　主能温里散寒、补火助阳、回阳救逆、温经通络止痛等。部分药物兼能祛风湿、杀虫、平喘、活血。

3. **主治病证**　主治寒邪直中，脾阳虚，脾肾阳虚，肾阳虚，心肾阳虚，阳虚水肿，胸痹冷痛，寒疝腹痛等。部分药物兼治阳虚外感、寒饮喘咳、风湿痹痛、虫积腹痛等。

五、使用注意

（1）本类药物多温燥伤阴，故阴虚津亏者不宜用。

（2）真热假寒忌用，热性病忌用。

（3）根据气候的寒暖、地域及饮食习惯之不同酌情增减用量。

（4）注意选择配伍。

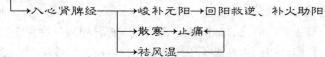

【来源】始载于《本经》。源于毛茛科植物乌头 *Aconitum carmichaelii* Debx. 子根的干燥加工品。

【药性】辛，大热。有毒。归心、肾、脾（或云十二）经。

【性能特点】

辛散大热，燥烈纯阳，毒大力猛

→入心肾脾经→峻补元阳→回阳救逆、补火助阳

→散寒→止痛←

→祛风湿→

※ 补下焦命门之火，复散失之元阳，为回阳救逆第一要药。

※ 上补心阳，中温脾阳，下助肾阳（补命门火）。

※ 逐风寒湿而重在寒湿，彻里彻外，无所不到。

※ 凡阳衰、里寒或风寒湿重症每用，且有毒宜制。

【功效应用】

1. **回阳救逆（强心）**

◎亡阳欲脱——常配干姜、甘草，如四逆汤

◎兼气脱者——常配人参，如参附汤

◎兼血脱者——可配黄芪、当归等

◎兼冷汗不止者——常配黄芪、山萸肉等

2. **补火助阳、散寒止痛、兼祛风湿**

◎肾阳虚证——常配肉桂、熟地等，如桂附地黄丸

◎阳虚泄泻——常配白术、人参、干姜等，如附子理中丸

◎阳衰水肿——常配茯苓、白术、芍药等，如真武汤

◎阳虚自汗——常配黄芪、白术、龙骨等，如芪附汤

◎胸痹冷痛——可配川芎、红花、丹参、赤芍等

◎寒邪直中脘腹痛——常配干姜、高良姜、桂枝等

◎风寒湿顽痹——可配威灵仙、蕲蛇、乌梢蛇等

◎阳虚外感——常配麻黄、细辛，如麻黄细辛附子汤

【用法用量】本品内服3~15g，煎汤或入丸散。生用毒大力强，制用毒小力缓，久煎可降低毒性。入汤剂宜制用，并应先煎30~60分钟，以减弱其毒性。

【使用注意】本品辛热有毒，故阴虚内热、非阴盛阳衰者不宜服，孕妇忌服。反瓜蒌，不宜与半夏、瓜蒌（皮、仁、全）、天花粉、贝母（浙、川）、白蔹、白及同用。

同出一物的有乌头（主根）、天雄（个大者）、乌喙（两歧者）；同类的有草乌（同属异种）。另有白附子则与本药无关，当鉴别。

肉　桂

【来源】始载于《本经》，原名牡桂。源于樟科植物肉桂 *Cinnamomum cassia* Presl 的干燥干皮或粗枝皮。

【药性】辛、甘，大热。归肝、肾、脾、心经。

【性能特点】

辛甘大热，温补行散，气厚纯阳

→入肾经→缓补肾阳→补火助阳或引火归原

→入肝心脾经→消沉寒痼冷→散寒→止痛←

→温通经脉→活血散瘀←

※ 助阳不及附子，回阳救逆一般不用。

※ 长于益阳消阴、缓补肾阳与引火归原，亦为补火助阳之要药。

※ 入血分，辛热走散，善温通经脉，改善微循环，血瘀有寒者宜用。

【功效应用】

1. 补火助阳

◎肾阳虚衰——常配附子、熟地黄等，如桂附地黄丸

◎脾肾阳虚——常配干姜、人参等，如桂附理中丸

◎阳虚水肿——常配茯苓、猪苓、白术等

2. 引火归原

◎虚阳上浮——用量宜小，并配生地、知母、炒黄柏等

3. 散寒止痛

◎寒邪直中脘腹痛——轻者单用，重者配干姜等

◎寒痹腰痛——常配独活、桑寄生、威灵仙等

◎寒疝腹痛——常配小茴香、青皮、荔枝核等

4. 温通经脉

◎经寒血滞痛经、月经不调——常配当归、香附等

◎血瘀经闭有寒——常配当归、川芎、三棱、红花等

◎癥瘕积聚——常配桃仁、红花、丹参、土鳖虫等

◎阴疽内陷——常配鹿角胶、麻黄、熟地等，如阳和汤

此外，与补气血药同用，能促进气血生长，常配黄芪、人参、当归、熟地等，如十全大补汤。

【用法用量】本品内服煎汤2~5g，后下；散剂，每次1~2g，冲服。外用适量，研末敷。用于引火归原时量宜小。官桂作用较弱，用量可适当增加。

【使用注意】本品辛热助火动血，故孕妇、阴虚火旺、里有实热及血热妄行者忌服。畏赤石脂，不宜同用。

附注：桂四药的药用部位及性效鉴别。肉桂、桂枝、桂心、官桂，同出一物而为辛甘温热之品，均能助阳散寒、温经通脉、止痛，治脘腹冷痛、风寒湿痹、阳虚水肿、痰饮、胸痹，以及经寒血滞之痛经、经闭。不同点是：①肉桂为干之皮，力强而功专走里；又善补火助阳、引火归原，治阳虚火衰诸证、下元虚冷虚阳上浮诸证、寒疝腹痛、阴疽流注等。②桂枝为嫩枝，性温力缓，走表走里；又善发汗解表，治风寒表证有汗或无汗。③桂心为肉桂去表皮者，功同肉桂而力最强。④官桂为采自粗枝皮或幼树干皮卷成筒状者，功同肉桂而力较缓，多用于经寒痛经及寒疝腹痛。

干 姜

【来源】始载于《本经》。源于姜科植物姜 *Zingiber officinale* Rosc.的干燥往年根茎。

【药性】辛，热。归脾、胃、肺、心经。

【性能特点】

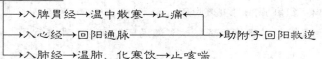

※ 药食兼用（调料），能守能走。

※ 助阳不及桂附，能回阳通脉，常辅助附子以回阳救逆。

※ 善温中散寒、温肺化饮，为治中寒、寒痰之要药。

【功效应用】

1. 温中散寒

◎寒邪直中脘腹痛——单用为末服，或配良姜等

◎脾阳虚腹痛吐泻——常配白术、人参等，如理中丸

2. 回阳通脉

◎亡阳欲脱——常配附子、甘草，如四逆汤

3. 温肺化饮

◎寒饮咳喘——常配细辛、五味子等

此外，治冷痹作痛，内服可配乌头等，外用研末醋或酒调敷。

【用法用量】本品内服3~10g，煎汤或入丸散。外用适量，研末调敷。

【使用注意】本品燥热，故孕妇慎服，阴虚火旺、血热妄行者忌服。

高良姜

【来源】始载于《名医别录》。源于姜科植物高良姜*Alpinia officinarum* Hance的干燥根茎。

【药性】辛，热。归胃、脾经。

【性能特点】

辛热燥散
└──→入胃脾经→温中散寒→止痛、止呕、止泻

※ 功似干姜，长于散胃寒，为治脘腹冷痛之良药。

【功效应用】

温中散寒、止痛止呕

◎胃寒胀痛——常配香附，如良附丸

◎中焦虚寒脘腹冷痛——可配干姜、党参等

【用法用量】本品内服3~10g，煎汤；入丸散，每次1~3g。

【使用注意】本品辛热助火伤阴，故阴虚有热者忌服。

附：红豆蔻 始载于《药性本草》。源于姜科植物高良姜的果实。辛，温。芳香。归脾、肺经。简称红蔻。辛香温散而燥。功能温中散寒，燥湿健脾。主治寒湿伤中，脘腹冷痛，食积胀满，呕吐泄泻，饮酒过多。内服3~6g，煎汤或入丸散。因辛香温燥，故阴虚火旺、内热者忌服。

山 奈

【来源】始载于《本草品汇精要》，原名三赖。源于姜科植物山奈*Kaempferia galanga* L.的干燥根茎。又名沙姜。

【药性】辛，温。归胃经。

【性能特点】

辛温燥散
└──→入胃经→散寒温中行气──→止痛
                      └──→健胃消食

※ 药食兼用，功似高良姜而兼行气消食。

【功效应用】

1. 温中止痛

◎脘腹冷痛兼胀满——可配木香、乌药、香附等

2. 健胃消食

◎食积不化兼寒——可配神曲、山楂、青皮等。

【用法用量】本品内服3~10g，煎汤或入丸散。

【使用注意】本品辛温燥散，故阴虚火旺、血热妄行者忌服。

细 辛

【来源】始载于《本经》。源于马兜铃科植物北细辛 *Asarum heterotropoides* Fr. Schmidt var. *mandshuricum*（Maxim.）Kitag.、华细辛 *Asarum sieboldii* Miq. 或汉城细辛 *Asarum sieboldii* Miq. var. *seoulense*（Nakai）C. Y. Cheng et. C. S. Yang 的干燥根或根茎。

【药性】辛，温。芳香。有小毒。归心、肺、肾经。

【性能特点】

香烈走窜，辛散温化，有小毒，力较强

┌→入心肺肾经→散风寒、通关窍──┬→止痛
│   └→发表
└→温肺、化寒饮→治咳喘

※ 散风寒，通关窍，化寒饮，善止痛，有小毒，力颇强。

※ 通彻表里上下，既散在里之阴寒，又散在表与筋骨之风寒。

※ 除少阴太阴经风寒，既通鼻窍与脑窍，又通心脉与关节之窍。

※ 凡风寒湿客体重症每用，尤善治少阴头痛、鼻渊头痛。

【功效应用】

1. 发表散风、祛寒、通窍止痛

◎风寒感冒之头痛鼻塞身痛——常配防风、荆芥等

◎表证夹湿——常配羌活、秦艽等，如九味羌活饮

◎阳虚外感——常配麻黄、附子，如麻黄细辛附子汤

◎头风头痛 ┌风寒者——可配白芷、藁本、羌活、川芎等
          └风热者——可配白芷、生石膏、蔓荆子等

◎鼻渊头痛 ┌风寒者——可配白芷、苍耳子、辛夷等
          ├风热者——可配石膏、黄芩、白芷、栀子等
          └寒热交错——可将上述两组药合用

◎牙痛 ┌风冷者——可配白芷、高良姜等
      ├风火者——可配黄芩、黄连、石膏等
      └寒热错杂——可将上述两组药合用

◎口舌生疮——黄柏、细辛等量研末涂在患处

◎胸痹冷痛（开心窍）——可配荜茇、降香、麝香等

◎风寒湿痹——常配羌活、独活、威灵仙、制川乌等

2. 温肺化饮

◎寒饮喘咳——常配五味子、干姜、麻黄等

此外，催嚏开窍（开脑窍），用于神昏急救，可配皂角、薄荷等。

【用法用量】本品内服煎汤，1~3 g，超量用要先下久煎；粉末，0.5~1 g。外用适量，研末调涂。亦可煎汤含漱。

【使用注意】本品辛香温散，故气虚多汗、阴虚阳亢头痛、阴虚或肺热咳嗽者

忌服。又有小毒，故用量不宜过大，尤其是研末服更须谨慎。反藜芦。

吴茱萸

【来源】始载于《本经》。源于芸香科植物吴茱萸 *Evodia rutaecarpa* (Juss.) Benth.等的干燥近成熟果实。

【药性】辛、苦，热。芳香。有小毒。归肝、胃、脾、肾经。

【性能特点】

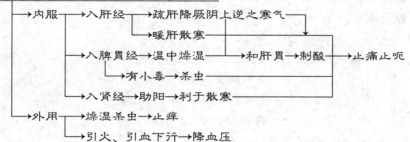

※ 主入肝经，兼入脾胃肾经，疏降燥散、温阳止痛兼杀虫之品。

※ 有小毒而力强，内服外用皆可取效。

※ 善治肝寒气逆（滞）夹湿兼阳虚诸证。

【功效应用】

1. 散寒止痛、燥湿温阳、疏肝下气

◎肝胃虚寒、厥阴上逆之厥阴头痛——配人参、生姜等

◎肝气上逆之呕吐吞酸┌寒者——配白芍、半夏、煅龙骨等

　　　　　　　　　　└热者——配黄连、白芍、陈皮等

◎寒疝腹痛——常配香附、延胡索、炒川楝子等

◎寒湿脚气——常配木瓜、蚕沙、防己、槟榔等

◎阳虚泄泻——常配五味子、肉豆蔻、补骨脂，如四神丸

◎经寒痛经、月经不调——常配当归、桂枝、川芎等

2. 杀虫

◎蛲虫病腹痛——单用煎汤服

3. 燥湿止痒（体表）

◎湿疹、疥癣——常配地肤子、白鲜皮、苦参等

4. 引火下行（敷涌泉穴）

◎口舌生疮、小儿鹅口疮——单用为末，醋调敷

5. 引血下行而降血压（敷涌泉穴）

◎高血压（治标）——单用为末，醋调敷

6. 散寒止痛止泻（敷神厥穴）

◎脘腹痛、泄泻——单用为末敷

【用法用量】本品内服1.5~5g，煎汤或入丸散。外用适量，研末调敷。

【使用注意】本品辛热燥烈，易损气动火，故不宜过量或久服，孕妇慎服，阴虚有热忌服。

花　椒

【来源】始载于《本经》，原名蜀椒、秦椒。源于芸香科植物花椒*Zanthoxylum bungeanum* Maxim.等的干燥成熟果皮。

【药性】辛，热。有小毒。归脾、肺、肾经。

【性能特点】

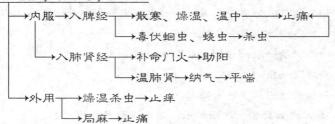

※ 药食兼用，辛热燥散补火杀虫。

※ 凡阳虚、寒凝、湿滞、虫痛均可酌选。

【功效应用】

1. 散寒止痛、补火止喘、燥湿杀虫

◎胸腹冷痛——可配干姜、人参、饴糖，如大建中汤

◎寒性呃逆——单用煎汤即可

◎阳虚喘息——可配熟地、山药、山萸肉等

◎阳痿宫冷——可配附子、鹿茸等

◎寒湿泄泻（痢）——可配苍术、白术、肉豆蔻等

◎蛔虫腹痛——可配干姜、乌梅、细辛、黄连等

2. 燥湿杀虫、止痒（外用）

◎湿疹、脚气——可配白鲜皮、蛇床子、地肤子等

◎局麻——可配川乌、草乌、洋金花、延胡索等

【用法用量】本品内服2~6g，煎汤或入丸散。外用适量，煎汤熏洗。

【使用注意】本品辛热助火伤阴，故阴虚火旺者忌服，孕妇慎用。

附：**椒目**　始载于《本草经集注》，附蜀椒条。源于芸香科植物花椒的干燥种子。苦、辛，寒。有毒。归脾、肺、膀胱经。沉降下行，有毒而力强，尤善劫喘。功能利气平喘，消痰行水。治痰饮喘息不得平卧，常配瓜蒌、葶苈子等；治水肿胀满、胸水，常配瓜蒌、茯苓、防己等。内服3~10g，煎汤，或入丸散。

❁ 丁 香 ❁

【来源】始载于《本草拾遗》。源于桃金娘科植物丁香*Eugenia caryophyllata* Thunb.的干燥花蕾。又名公丁香。

【药性】辛，温。芳香。归脾、胃、肾经。

【性能特点】

辛香温散沉降

→入脾胃经→温中散寒、降逆→止呃、止痛

→入肾经→补火助阳

※ 善补火下气降逆，为治虚寒呃逆之要药。

【功效应用】

温中降逆、散寒止痛、兼补肾阳

◎虚寒呃逆——常配柿蒂等，如丁香柿蒂汤

◎脘腹冷痛——可配良姜、干姜、香附等

◎阳痿宫冷——常配鹿茸、淫羊藿等

◎寒湿带下——常配白术、苍术、山药等

此外，治手足癣，用丁香15 g，70％酒精100 ml，泡两天，外涂患处。

【用法用量】本品内服2~5 g，煎汤，或入丸散。外用适量，研末敷，煎汤熏洗，浸酒涂。

【使用注意】本品辛香温燥，能伤阴助火，故热证及阴虚内热者忌用。畏郁金。

附注：始载本草的文献依据为《大观本草》沉香条下的《图经》文。

附：母丁香 始载于《名医别录》，原名鸡舌香。源于桃金娘科植物丁香的干燥果实。性味归经、功效主治与丁香近似而力较弱。用量 2~5 g。

❁ 小茴香 ❁

【来源】始载于《药性本草》，原名蘹香子。源于伞形科植物茴香*Foeniculum vulgare* Mill.的干燥成熟果实。

【药性】辛，温。芳香。归肝、肾、脾、胃经。

【性能特点】

辛香温散

→入肝肾经→散肝肾经寒邪→暖肝、温肾→止痛←

→入脾胃经→理气散寒和中————————→开胃止呕

※ 药食兼用。善散中、下焦寒邪与滞气，凡中焦下焦之寒凝气滞均宜。

※ 功似八角茴香而力较弱。

【功效应用】

散寒止痛、暖肝温肾、理气和中

◎寒疝腹痛——常配荔枝核、山楂核、乌药等

◎睾丸偏坠——常配荔枝核、橘核、炒川楝子等

◎经寒痛经——常配当归、川芎、桂枝等

◎宫冷不孕——常配艾叶、香附、当归等

◎阳虚尿频——常配附子、桑螵蛸、覆盆子等

◎脾胃虚寒——轻者单用，重者配木香、党参等

【用法用量】本品内服3~10g，煎汤或入丸散。外用适量，研末敷，或炒热熨。

【使用注意】本品辛香温燥，能伤阴助火，故阴虚火旺者慎用。

八角茴香

【来源】始载于《本草品汇精要》。源于八角科植物八角茴香 *Illicium verum* Hook.F.的干燥成熟果实。又名大茴香。

【药性】辛、甘，温。芳香。归肝、肾、脾经。

【性能特点】

辛香温散，甘温助阳

　　├→入肝肾经→散肝肾经寒邪→暖肝、温肾→止痛┤
　　└→入脾胃经→理气散寒和中────────→开胃止呕┘

※ 药食兼用。善散下、中焦寒邪与滞气，凡下焦中焦之寒凝气滞皆宜。

※ 功似小茴香而力较强。

【功效应用】

散寒止痛、暖肝温肾、理气和中

◎寒疝腹痛——常配吴茱萸、小茴香、乌药等

◎睾丸偏坠——常配荔枝核、橘核、炒川楝子等

◎肾虚腰痛——常配杜仲、川续断、桑寄生等

◎胃寒呕吐——常配生姜、高良姜、丁香等

◎脘腹冷痛——轻者单用，重者配陈皮、干姜等

◎脾胃虚寒——轻者单用，重者配木香、党参等

此外，治寒湿脚气，可配木瓜、吴茱萸、槟榔等。

【用法用量】本品内服3~6g，煎汤或入丸散。

【使用注意】本品辛香甘温而燥，能伤阴助火，故阴虚火旺者慎用。

胡椒

【来源】始载于《新修本草》。源于胡椒科植物胡椒 *Piper nigrum* L.的干燥近成熟或成熟果实。

【药性】辛，热。归胃、大肠经。

【性能特点】

辛热行散

　　└→入胃大肠经→温中散寒→止痛

※ 药食兼用，善温暖胃肠，但药力短暂，多做调味品。

【功效应用】

温中散寒止痛

◎脘腹冷痛、吐泻 ┌内服——单用或配荜茇、高良姜等

                └外敷——单用研末置膏药中贴脐部

此外，可作调味品，少量使用，能增进食欲；烹调鱼时加少量，能去腥增鲜。治龋齿疼痛，取胡椒粉与等量蜡，化蜡制丸如麻子大，塞入龋齿孔中即可。

【用法用量】本品内服，煎汤2~3g；散剂0.5~1g，冲服。外用适量，研末调敷，或置膏药内外贴。

【使用注意】本品辛热行散，有助火伤阴之弊，故热病及阴虚火旺者忌服，孕妇慎服。

荜 茇

【来源】始载于《雷公炮炙论》，原名荜拨。源于胡椒科植物荜茇 *Piper longum* L.的干燥近成熟或成熟果穗。

【药性】辛，热。归胃、大肠经。

【性能特点】

辛热行散

   └→入胃大肠经→温中散寒、行气→止痛

※ 药食兼用，功似胡椒，药力较强且持久，多做药用。

※ 善散胃寒，兼行气，以止泻为优。

【功效应用】

温中散寒止痛（兼行气）

◎脘腹冷痛吐泻——常配高良姜、木香、厚朴等

◎虚寒腹痛久泻——常配煨诃子、肉豆蔻等

此外，治龋齿疼痛，以荜茇粉涂于痛处即可。

【用法用量】本品内服2~5g，煎汤或入丸散。外用适量，研末干掺或调敷。

【使用注意】本品辛热行散，有助火伤阴之弊，故热病及阴虚火旺者忌服，孕妇慎服。

荜澄茄

【来源】始载于《雷公炮炙论》。源于胡椒科植物荜澄茄 *Piper cubeba* L.的干燥近成熟或成熟果实。

【药性】辛，温。归脾、胃、肾、膀胱经。

【性能特点】

辛温行散

——→入胃脾经→温中散寒、行气→止痛

——→入肾膀胱经→温肾、散膀胱冷气→助膀胱气化

※ 药力持久，善散胃寒温脾，兼行气，以止呕消胀痛为长。

※ 温肾、散膀胱冷气，助膀胱气化，尤善治小儿寒湿郁滞之小便混浊。

【功效应用】

1. 温中行气、散寒止痛

◎中寒气滞之脘腹胀痛或呃逆呕吐——轻者——单用即可

——重者——常配生姜、高良姜等

◎寒疝腹痛——常配吴茱萸、乌药、小茴香、香附等

2. 散膀胱冷气

◎虚寒性小便不利——可配乌药、茯苓、白术等

◎寒湿郁滞小便浑浊——可配萆薢、茯苓、白术等

【用法用量】本品内服2~5g，煎汤或入丸散。外用适量，研末敷。

【使用注意】本品辛温行散，有助火伤阴之弊，故热病及阴虚火旺者忌服，孕妇慎服。

附：澄茄子 始载于《滇南本草》，原名山胡椒。源于樟科植物山鸡椒 *Litsea cubeba*（Lour.）Pers. 的干燥成熟果实。辛，温。归脾、胃、肾、膀胱经。辛温行散。功能温中止痛，行气活血，平喘，利尿。主治脘腹冷痛，呕吐，泄泻，食积气胀，寒湿痹痛，跌打损伤，寒哮，阴寒腹水，寒疝腹痛，小便不利，小便混浊。煎服 3~10g，研末 1~2g。本品有伤阴助火之弊，故热病及阴虚火旺者忌服，孕妇慎服。

本品与荜澄茄非为一物，勿相混。

第八章　理气药

一、含义

凡能疏畅气机，以治疗气滞或气逆证为主要功效的药物，称为理气药。

二、气分病及其病因病机、常见证型、典型症状

1. **气分病的治则**　气虚者补气；气滞者行气；气逆者降气。
2. **气滞证及气逆证的病因**　情志失调、寒暖不适、食积停滞、瘀血停滞、外伤。
3. **气滞证的临床表现**　①典型症状：满、胀、痛（钝痛）。②脏腑气滞证的临床表现：肝气郁滞可见胸胁胀痛、疝气等；脾胃气滞可见脘腹胀痛、嗳气等；肺气壅滞可见胸闷发憋等。
4. **气逆证的临床表现**　①典型症状：奔豚（少见）、呃逆呕吐（多见）、喘息（多见）。②脏腑气逆证的临床表现：肝气上逆可见奔豚气等；胃气上逆可见呃逆、呕吐、反胃等；肺气上逆可见喘息、咳嗽等。

三、药性特点、功效与主治病证

1. **药性特点**　性多温，少数平，个别寒凉（4味）；味多辛香，或兼苦；多入肺、脾、肝经。
2. **功效**　主能行气、降逆、疏肝、散结、止痛。部分药物兼能发表、化痰、燥湿、祛寒或清热、活血化瘀。
3. **主治病证**　气滞诸证与气逆诸证。①气滞诸证包括：肝郁气滞、脾胃气滞、肺气壅滞。②气逆诸证包括：肝气上逆、胃气上逆、肺气上逆。
部分药物兼治癥瘕积聚、瘰疬、血滞月经不调等。

四、使用注意

（1）本类药性多辛燥，易耗气伤阴，故气虚、阴亏者慎用。
（2）注意选择配伍。

第一节　橘柚类理气药

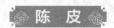

陈　皮

【**来源**】始载于《本经》，原名橘柚。源于芸香科植物橘 *Citrus reticulata* Blanco 及其栽培变种的干燥成熟果皮。又名橘皮。

【**药性**】辛、苦，温。芳香。归脾、肺经。

【性能特点】

辛香行散，苦燥温化

└──→理气、燥湿 ┬──→入脾经→调中→健脾
　　　　　　　　└──→入肺经→化痰

※ 与青皮相较，温和不峻，作用偏于中上二焦。

※ 久存则燥气大消，故行气而不峻，温中而不燥。

※ 凡湿滞、食积、痰阻、寒凝所致的气滞皆宜。

【功效应用】

理气调中、燥湿化痰

◎脾胃气滞、脘腹胀满——常配香附、苏梗，如香苏散

◎寒湿中阻、脘腹痞满——常配厚朴、苍术，如平胃散

◎脾虚食少便溏——常配党参、白术、甘草、茯苓等

◎肝气乘脾——常配炒白芍、防风、炒白术，如痛泻要方

◎痰湿咳喘 ┬寒者——常配半夏、茯苓、甘草，如二陈汤
　　　　　　└热者——常配黄芩、桑白皮、石膏等

此外，又常与补虚药配伍，使补虚而不滋腻碍胃。

【用法用量】本品内服3~9g，煎汤剂，或入丸散。

【使用注意】本品辛苦燥散，温能助热，故舌红少津、内有实热及吐血者慎服，气虚及阴虚燥咳者不宜服。久服多服损人元气。

附：橘红 始载于《医学启源·药类法象》，附陈皮条。源于芸香科植物橘的外层果皮。辛、苦，温。芳香。归脾、肺经。性能特点与功效似陈皮，燥湿力强，又兼发表。善治咳嗽喉痒痰多。内服3~10g，煎汤或入丸散。

橘白 始载于张秉成《本草便读》，附橘皮条。源于芸香科植物橘的内层果皮。辛、苦，温。芳香。归脾、肺经。性能特点似陈皮，温燥性较弱，力缓而不伤阴。功能化湿和中。主治湿热伤中，脾虚痰多。内服3~10g，煎汤，或入丸散。

橘络 始载于《日华子本草》，原名橘囊上筋膜。源于芸香科植物橘的维管束。甘、苦，平。归肝、肺经。甘缓苦泄，平而少偏。功能宣通经络，化痰理气。主治痰滞经络或咳痰胸痛。内服3~5g，煎汤或入丸散。

橘核 始载于《日华子本草》。源于芸香科植物橘的种子。苦，平。归肝经。苦泄散，平不偏。功能行气散结止痛。主治肝气郁滞所致肿痛结块。内服3~10g，煎汤，或入丸散。

橘叶 始载于《滇南本草》，原名橘子叶。源于芸香科植物橘的干燥树叶。辛、苦，平。辛散苦泄，平而偏凉。归肝、胃经。功能疏肝行气，消肿散结。主治胁肋痛，乳痈。内服6~10g。煎汤或入丸散。

化橘红 始载于《本草纲目拾遗》，原名化州橘红。源于芸香科植物化州柚 *Gitrum grandis* 'Tomentos' 等的未成熟或近成熟果实的干燥外层果皮。辛、苦，温。芳香。归脾、肺经。性能特点似橘红，化痰力强，并兼消食。功能理气调中，

燥湿化痰，消食。善治咳嗽痰多喉痒及食积伤酒。内服 3~9 g，煎汤或入丸散。本品辛苦温燥，故舌红少津、内有实热者慎服，气虚及阴虚燥咳者不宜服。

附注：橘络与橘核始载本草的文献依据为《大观本草》橘柚条。

青 皮

【**来源**】始载于《图经本草》，原名青橘。源于芸香科植物橘 *Citrus reticulata* Blanco 及其栽培变种的干燥幼果或未成熟果实的干燥果皮。

【**药性**】苦、辛，温。归肝、胆、胃经。

【**性能特点**】

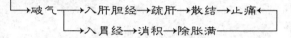

苦降下行，辛温行散

破气 ──→ 入肝胆经 → 疏肝 → 散结 → 止痛
　　　 ──→ 入胃经 → 消积 → 除胀满

※ 与陈皮相较，作用强烈，沉降下行，偏于下中二焦。

※ 凡肝郁、气滞、食积重症皆宜，兼寒或结块者尤佳。

【**功效应用**】

疏肝破气、散结消积

◎ 肝郁气滞——常配柴胡、香附、川芎等

◎ 乳房胀痛——常配柴胡、橘核、瓜蒌等

◎ 寒疝腹痛——常配香附、小茴香、乌药等。如天台乌药散

◎ 癥瘕积聚——常配丹参、柴胡、生牡蛎、土鳖虫等

◎ 食积胀痛——可配焦神曲、焦山楂、焦麦芽、炒枳壳等

此外，治疟疾，常配柴胡、青蒿、黄芩、常山、知母、草果等。制成注射液，静脉点滴有升血压、抗休克作用。

【**用法用量**】本品内服 3~10 g，煎汤或入丸散。疏肝宜醋炒。

【**使用注意**】本品辛散苦泄，性烈耗气，故气虚津伤者慎服。

佛 手

【**来源**】始载于《滇南本草》，原名佛手柑。源于芸香科植物佛手 *Citrus medica* L. var. *sarcodactylis* Swingle 的干燥果实。

【**药性**】辛、苦，温。芳香。归肝、脾、胃、肺经。

【**性能特点**】

辛香行散，苦燥温通

　　──→ 入肝脾胃肺经 → 疏肝理气、和中化痰

※ 疏理化痰之品，药力平和。

※ 其与香橼皆均能疏肝理气、和中化痰，药力平和，但长于理肝胃之气，肝郁、肝胃不和者皆宜，兼寒者尤佳。

【功效应用】

疏肝理气、和中化痰

◎肝郁气滞——常配柴胡、香附、香橼、青皮、绿萼梅等

◎肝气犯胃——常配香橼、柴胡、旋覆花、炒川楝子等

◎痰湿壅滞之咳嗽痰多胸闷——常配法半夏、化橘红、厚朴等

【用法用量】本品内服3~10g，煎汤或入丸散，亦可泡茶饮。

【使用注意】本品辛香温燥，能助火伤阴耗气，故阴虚火旺、无气滞者慎服。

香　橼

【来源】始载于《名医别录》，原附豆蔻条，名枸橼。源于芸香科植物枸橼*Citrus medica* L.、香橼*Citrus wilsonii* Tanaka.的干燥成熟果实。

【药性】辛、微苦、酸，温。芳香。归肝、脾、肺经。

【性能特点】

辛香行散，苦燥温通，又兼酸味

└─→入肝脾肺经→疏肝理气、和中化痰

※ 疏理化痰之品，药力平和。

※ 其与佛手皆均能疏肝理气、和中化痰，药力平和，但长于理脾胃之气，肝郁、肝气犯胃或脾胃不和者皆宜，兼寒者尤佳。

【功效应用】

疏肝理气、和中化痰

◎肝郁气滞——常配柴胡、香附、佛手、青皮、绿萼梅等

◎肝气犯胃——常配佛手、柴胡、旋覆花、炒川楝子等

◎脾胃气滞或夹湿——常配陈皮、木香、法半夏、厚朴等

◎痰湿壅滞之咳嗽痰多胸闷——常配法半夏、化橘红、厚朴等

【用法用量】本品内服3~10g，煎汤或入丸散。

【使用注意】本品辛香温燥，能助火伤阴耗气，故阴虚血燥及孕妇气虚者慎服。

枳　实

【来源】始载于《本经》。源于芸香科植物酸橙*Citrus aurantium* L.等的干燥幼果。

【药性】苦、辛，微寒。归脾、胃、大肠经。

【性能特点】

苦降下，辛行散，微寒而不温燥

└─→入脾胃大肠─┬→破气、缓通大便→消积→除胀满

　　　　　　　　└→化痰→除痞满

※ 其为未成熟果实，气锐力猛，为破气消积、化痰除痞之要药。

※ 凡食、痰所致气滞皆宜，兼热者最佳，兼寒者应炒用以减其寒性。

【功效应用】

1. 破气消积

◎食积便秘胀痛┌轻者——常配厚朴、大黄，如小承气汤
　　　　　　　└重者——常配大黄、芒硝等，如大承气汤

◎泻痢里急后重——可配大黄、木香、槟榔等

2. 化痰除痞

◎痰湿阻滞之胸脘痞满——可配厚朴、陈皮、半夏等

◎痰滞胸痹——可配陈皮、桂枝、瓜蒌、薤白等

◎痰热虚烦不眠惊悸不宁——可配竹茹、陈皮、茯苓、半夏等

此外，治脏器脱垂、胃扩张，常取大量并配黄芪、人参、柴胡、升麻等。制成注射液，静脉点滴，能升血压、抗休克。

【用法用量】本品内服 3~10 g，大剂量可用 15 g，煎汤或入丸散。外用适量，研末调涂或炒热熨。

【使用注意】本品破气，故脾胃虚弱及孕妇慎服。

枳　壳

【来源】始载于《雷公炮炙论》。源于芸香科植物酸橙 *Citrus aurantium* L.等的干燥成熟或将成熟果实。

【药性】苦、辛，微寒。归脾、胃、大肠经。

【性能特点】

苦泄降，辛行散，微寒而不温燥
　├→入脾胃大肠├→行气、缓通大便→消积、宽中→除胀满
　　　　　　　　└→化痰→除痞满

※ 其为将成熟果实，气力平和，为理气消积、化痰除痞之常用药。

※ 功似枳实而作用缓和，长于理气宽中，凡食、痰所致气滞轻症皆宜，兼热者最佳，兼寒者当炒用以减寒性。

※ 原与枳实不分，南北朝刘宋《雷公炮炙论》始分出。

【功效应用】

理气消积、化痰除痞

◎胸腹气滞诸证┌痰气壅结喘嗽胸满——常配桔梗、苏子、陈皮等
　　　　　　　├肠胃停饮痞满呕呃——常配半夏、茯苓、生姜等
　　　　　　　├饮食停滞脘腹胀满——常配厚朴、白术、焦三仙等
　　　　　　　└肝郁气滞胁肋刺痛——常配柴胡、川芎、延胡索等

◎热痢滞下里急后重——常配芍药、黄连、槟榔、马齿苋等

◎虚劳气弱大便不爽——常配生白术、当归、杏仁、阿胶等

◎痰湿阻滞之胸脘痞满——可配厚朴、陈皮、半夏等

◎痰滞胸痹——常配陈皮、桂枝、瓜蒌、薤白等

◎痰热虚烦不眠惊悸不宁——可配竹茹、陈皮、茯苓、半夏等

此外，治肠风下血痔肿便血，常配槐花、地榆、黄芩、防风炭等。治风疹瘙痒，常配荆芥穗、防风、苍耳子、地肤子等。治脏器脱垂、胃扩张，常取大量并配黄芪、人参、柴胡、升麻等。制成注射液，静脉点滴，能升血压、抗休克。

【用法用量】本品内服3~10g，大剂量可用30g，煎汤或入丸散。外用适量，煎水洗或炒热熨。

【使用注意】本品行气，故脾胃虚弱及孕妇慎服。

第二节 非橘柚类通理三焦气滞药

木 香

【来源】始载于《本经》。源于菊科植物木香 *Aucklandia lappa* Decne 等的干燥根。

【药性】辛、苦，温。芳香。归脾、胃、大肠、胆经。

【性能特点】

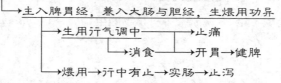

※ 通理三焦，重在脾胃，尤善行胃肠气滞，为行气止痛之要药。

※ 凡食积、湿滞、寒凝导致的脾胃或胃肠气滞皆可选投。

【功效应用】

行气调中、止痛、消食健脾

◎脘腹胀痛——常配延胡索（即胃灵散）、陈皮等

◎泻痢后重——常配黄连（即香连丸）、马齿苋等

◎寒疝腹痛——可配青皮、丁香、小茴香，如导气汤

◎脾胃气虚不运——常配砂仁、人参等，如香砂六君子丸

此外，常与补虚药同用，以促进补力吸收。

【用法用量】本品内服3~10g，煎汤或入丸散。生用专行气，煨用行气兼止泻。

【使用注意】本品辛温香燥，故阴虚、津亏、火旺者慎服。

香 附

【来源】始载于《名医别录》，原名莎草根。源于莎草科植物莎草 *Cyperus rotundus* L.的干燥根茎。

【药性】辛、微苦、微甘，平。芳香。归肝、三焦经。

【性能特点】

辛香行散，微苦略降，微甘能和，性平不偏

┌→入肝三焦经→生、炙用→疏肝理气→止痛←┐
└→生用→兼发表　　　→气行则血行───→调经

※ 通理三焦气滞而作用偏于肝。

※ 气病之总司，妇科之主帅，为行气止痛之良药。

※ 凡气滞、肝郁所致诸证，无论兼寒兼热皆宜。

【功效应用】

1. 疏肝理气、调经止痛

◎肝郁气滞——常配枳壳、柴胡、川芎等，如柴胡疏肝散

◎肝胃不和——常配柴胡、青皮、陈皮、佛手等

◎寒凝气滞之脘腹胀痛——常配高良姜，如良附丸

◎寒疝腹痛——常配乌药、青皮、小茴香等

◎月经不调——常配柴胡、当归、白芍等

◎痛经——常配川芎、当归、红花等

◎乳房胀痛——常配柴胡、当归、橘叶等

◎胎前产后诸疾——可据情酌配他药

2. 兼发表

◎表证兼气滞——常配陈皮、苏梗，如香苏散

此外，单用大量生香附煎汤外洗，可治扁平疣。

【用法用量】本品内服6~12 g，煎汤或入丸散。外用适量，研末撒、调敷或作饼热熨外用。醋炙止痛力增强。

【使用注意】本品虽平和，但终属辛香之品，故气虚无滞及阴虚血热者慎服。

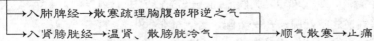

乌 药

【来源】始载于《日华子本草》。源于樟科植物乌药 *Lindera aggregata*（Sims）Kosterm. 的干燥块根。

【药性】辛，温。芳香。归脾、肺、肾、膀胱经。

【性能特点】

辛香温散

┌→入肺脾经→散寒疏理胸腹部邪逆之气─┐
└→入肾膀胱经→温肾、散膀胱冷气　　→顺气散寒→止痛

※ 通理三焦气滞而作用偏于下焦（肾、膀胱），尤善除膀胱冷气。

※ 为顺气散寒止痛之佳品，善治气滞兼寒者，兼阳虚者最宜。

【功效应用】

行气止痛、温肾散寒

◎寒郁气滞诸证┬胸闷胁胀——常配柴胡、瓜蒌皮、枳壳等

　　　　　　　├脘腹胀痛——常配木香、陈皮、苏梗等

　　　　　　　├寒疝腹痛——常配木香、青皮、香附等

　　　　　　　└痛经（得暖则舒）——可配当归、川芎等

◎七情郁结复感寒邪之气逆喘息——常配人参、沉香、枳壳等

◎阳虚膀胱虚寒之遗尿尿频——常配山药、益智仁，如缩泉丸

此外，治湿热下注膀胱之小便淋涩作痛，在选用大量的清热利湿药时加适量本品，可提高疗效。此乃单用苦寒通利之品，有伤阳之虞，用本品既护阳气，又顺气，以促进膀胱气化功能的复常。

【用法用量】本品内服3~10 g，煎汤或入丸散。

【使用注意】本品辛温香燥，能耗气伤血，故气虚血亏或有内热者慎服。

第三节　非橘柚类其他理气药

❧ 沉　香 ❧

【来源】始载于《名医别录》。源于瑞香科植物白木香 *Aquilaria sinensis*（Lour.）*Gilg* 含有树脂的干燥木材。

【药性】辛、苦，温。芳香。归肾、脾、胃、肺经。

【性能特点】

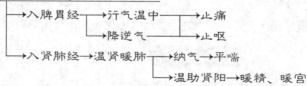

芳香辛散温通，味苦质重下行

　　┬→入脾胃经┬→行气温中─→止痛
　　│　　　　　└→降逆气──→止呕
　　└→入肾肺经→温肾暖肺┬→纳气→平喘
　　　　　　　　　　　　　└→温助肾阳→暖精、暖宫

※ 温而不燥，行而不泄，理气而不耗气，无破气之害，为理气良药。

※ 既降逆气，又纳肾气，且不伤气，治气逆喘息虚实咸宜。

【功效应用】

行气止痛、降逆止呕、温肾纳气

◎寒凝气滞、冷气攻冲之胸腹胀痛——常配香附、砂仁等

◎胃寒气逆之呕吐呃逆——常配丁香、柿蒂、生姜等

◎气逆喘息┬实证属痰壅者——常配苏子、半夏、陈皮等

　　　　　├虚证┬肾阳虚者——常配蛤蚧、八味地黄丸

　　　　　│　　└肾阴虚者——常配五味子、六味地黄丸

　　　　　└虚实夹杂上盛下虚者——常配苏子、当归、半夏等

此外，治虚冷便秘，可配肉苁蓉、火麻仁等。治男子精冷，可配花椒、肉桂

等。在利尿通淋药中少加沉香，有护阳降气，促进膀胱气化之妙。

【用法用量】本品内服煎汤1~3g，后下；研末冲，0.5~1.5g。亦可磨汁或入丸散。

【使用注意】本品辛温助热，故阴虚火旺及气虚下陷者慎服。

檀 香

【来源】始载于《本草经集注》。源于檀香科植物檀香*Santalum album* L.的干燥木质心材。

【药性】辛，温。芳香。归脾、胃、肺经。

【性能特点】

辛香行散温通

→入脾胃肺经→理脾肺之气、散寒──→利胸膈──
　　　　　　　　　　　　　　　└→调中→止痛←

※ 善调膈上诸气，畅脾肺，利胸膈，为理气散寒止痛开胃之品，胸膈或胸腹气滞有寒者宜用。

【功效应用】

理气调中、散寒止痛

◎寒凝气滞之胸腹胀痛──常配沉香、木香等，如聚香饮子

◎寒凝气滞之胸痹绞痛──常配荜茇、延胡索等，如宽胸丸

◎噎膈食入即吐──常配赭石、沉香等

【用法用量】本品内服1~3g，煎汤，或入丸散。

【使用注意】本品辛温香燥，能伤阴助火，故阴虚火旺、气热吐衄者忌服。

薤 白

【来源】始载于《本经》，原名薤。源于百合科植物小根蒜*Allium macrostemon* Bge.等的干燥鳞茎。

【药性】辛、苦，温。归心、肺、胃、大肠经。

【性能特点】

辛散温通，苦泄滑利

→入心肺经→散阴寒之凝结→通阳散结

└→入胃与大肠经→行胃肠滞气→行气导滞

※ 上开胸痹，下泄气滞，善条达凝郁，为治胸痹之要药。

【功效应用】

1. **通阳散结**

◎痰凝闭阻阳气被遏之胸痹疼痛──常配瓜蒌等

2. **行气导滞**

◎胃肠气滞之下痢后重┌寒湿者──单用或配槟榔、木香等
　　　　　　　　　　└湿热者──常配黄芩、马齿苋等

【用法用量】本品内服5~10g，煎汤或入丸散。外用适量，捣敷或捣汁涂。

【使用注意】本品辛苦温散，并有蒜味，故气虚无滞、胃弱纳呆及不耐蒜味者慎服。

大腹皮

【来源】始载于《日华子本草》，原名大腹。源于棕榈科植物槟榔*Areca cate-chu* L.的干燥果皮。又名槟榔皮。

【药性】辛，微温。归脾、胃、大肠、小肠经。

【性能特点】

辛微温行散

→入脾胃大肠经→行气除湿→宽中

→入小肠经→下气利水→消肿

※ 功似厚朴而力缓，既行气又除水湿。

※ 三焦湿郁之胸腹胀闷、水肿脚气皆可选用。

【功效应用】

1. 行气宽中

◎三焦湿郁之胸腹胀闷——可配藿香、厚朴等

2. 利水消肿

◎水肿——常配茯苓皮、桑白皮、生姜皮等

◎脚气——常配土茯苓、防己、木瓜等

【用法用量】本品内服5~10g，或入丸散。外用适量，煎水洗或研末敷。

【使用注意】本品辛温行散，有耗气之虞，故气虚者慎服。

川楝子

【来源】始载于《本经》，原名楝实。源于楝科植物川楝*Melia toosendan* Sieb. et Zucc.的干燥成熟果实。

【药性】苦，寒。有小毒。归肝、胃、小肠、膀胱经。

【性能特点】

苦泄散，寒能清，有小毒，力较强

→内服→入肝胃经→清火、行气、杀虫→止痛

→入小肠膀胱经→清利下焦湿热

→外用→杀虫、清热→止痒

※ 清散止痛杀虫。既善理气止痛、清利下焦湿热，又兼杀虫。

※ 肝郁气滞或肝气犯胃宜用，有热者最宜，兼寒者当炒用。并常配延胡索相须为用，即金铃子散。

【功效应用】

1. 理气止痛、兼清肝热

◎肝胃不和、胸腹胀痛┏兼热者——常配延胡索、柴胡、栀子、香附等
　　　　　　　　　　┗兼寒者——常配延胡索、姜黄、香附、木香等

◎疝气痛┏肝经有热——常配夏枯草、昆布、海藻、泽泻等
　　　　┗寒滞肝脉——常配延胡索、木香、乌药、香附等

◎肝胆火盛急躁易怒——可配龙胆草、栀子、地黄等

2. 杀虫

◎虫积腹痛——常配槟榔、鹤虱、使君子等，如安虫散

3. 清利湿热

◎湿热小便不利——常配瞿麦、萹蓄、石韦等

4. 杀虫止痒

◎头癣——单用鲜品或干品开水浸润后捣敷

◎疥疮——可配硫黄等研末外敷

【用法用量】本品内服3~10g，煎汤或入丸散。外用适量，研末调涂。

【使用注意】本品味苦性寒有小毒，过量用可引起头晕呕吐、腹泻、呼吸困难、心跳加快、震颤、痉挛，甚则麻痹失去知觉，故不可过量服，脾胃虚寒者慎服。

青木香

【来源】始载于《新修本草》，原名独行根。源于马兜铃科植物马兜铃 *Aristolochia debilis* Sieb. et Zucc.的干燥根。

【药性】苦、辛，寒。有小毒。归肝、胃经。

【性能特点】

苦燥辛散，微寒清解，兼有小毒
　┗→入肝胃经→行气→止痛
　　　　　┗→祛湿清热、解毒消肿

※ 唐以前多指菊科木香，唐以降渐转本品，使用者当别。

※ 清散止痛解毒之品，尤善止痛，肝胃气滞痛重偏热夹湿者最宜。

※ 含马兜铃酸，能损害肾功能，今之《药典》已不再收入。

【功效应用】

理气止痛、祛湿清热、消肿解毒

◎肝胃气滞脘腹胀痛——可配延胡索、陈皮、香附等

◎痧胀腹痛吐泻——单用鲜品捣汁服，或干品研末服

◎湿热下痢腹痛——可配槟榔、黄连、白芍、生甘草等

◎风湿痹痛——可配羌活、独活、威灵仙、海风藤等

◎牙龈肿痛——单用少量，口嚼吐渣，或配他药

◎湿疹湿疮——单用或配白鲜皮、苦参等，内服外用皆宜

◎蛇虫咬伤——可配半边莲、徐长卿、白花蛇舌草等

此外，能降血压，治高血压证属肝阳上亢，临床有单用者，也可入复方。

【用法用量】本品内服煎汤，3~10 g；散剂，1.5~2 g。外用适量，研末敷。

【使用注意】本品有小毒，多服易引起恶心呕吐；又含马兜铃酸，能损害肾功能。故不宜过量或长期服用，脾胃虚寒患者慎服，肾功能不全或肾病患者忌服。

荔枝核

【来源】始载于《本草拾遗》，附荔枝子条。源于无患子科植物荔枝 *Litchi chinensis* Sonn. 的干燥成熟种子。

【药性】甘，温。归肝、胃经。

【性能特点】

甘温行散而无毒
　　└──→入肝胃经→行气散寒→止痛

※ 温散止痛，肝胃气滞有寒者宜用，为治寒疝腹痛之要药。

【功效应用】

理气止痛、祛寒散滞

◎寒疝腹痛——常配小茴香、青皮、橘核、延胡索等
◎睾丸偏坠痛——常配夏枯草、昆布、川楝子、延胡索等
◎经寒痛经——常配当归、小茴香、香附、艾叶、川芎等
◎产后腹痛——常配炮姜、当归、川芎、甘草、桃仁等
◎乳房胀痛——常配柴胡、香附、夏枯草、蒲公英等
◎胃寒胀痛——可配高良姜、香附、陈皮、苏梗等

此外，还能降血糖，治寒凝气滞兼血糖高者宜用，大量单用，或入复方。

【用法用量】本品内服10~15 g，煎汤，或入丸散。入汤剂打碎。

玫瑰花

【来源】始载于姚可成《食物本草》。源于蔷薇科植物玫瑰 *Rosa rugosa* Thunb. 的干燥花蕾。

【药性】甘、微苦，温。芳香。归肝、脾经。

【性能特点】

质轻味甘，微苦兼泄，香温行散
　　└──→入肝脾经→疏理肝脾经气滞→解郁、和胃、散瘀

※ 温香疏理兼散瘀，肝郁气滞兼瘀有寒者宜用。

※ 其与绿萼梅均为芳香疏理之品，但性温兼散瘀和血，善治肝郁气滞兼瘀有寒者。

【功效应用】

疏肝解郁、理气和胃、散瘀和血

◎肝胃不和、气机不畅之——常配炒川楝子、延胡索、香附或再配青皮、
　胁肋脘胀痛或纳食不香　　炒枳壳、焦神曲、麦芽等

◎肝郁气滞血瘀┌月经不调——常配柴胡、当归、香附、白芍等
　　　　　　　└痛经——常配当归、川芎、益母草、续断等

◎跌打伤肿——轻者单用鲜品捣敷，重者配丹参、红花等

【用法用量】本品内服3~6g，煎汤，浸酒或熬膏。入汤剂不宜久煎。

【使用注意】本品性温，故阴虚火旺及内热未清者忌服。

绿萼梅

【来源】始载于《本草纲目》，原名白梅花。源于蔷薇科植物梅 *Prunus mume*
（Sieb.）Sieb. et Zucc.的干燥花蕾。又名梅花。

【药性】微酸、微苦，平。芳香。归肝、胃经。

【性能特点】

微苦能泄，质轻香疏，微酸而平
　　──→入肝胃经→疏理肝胃经气滞→解郁、和胃

※ 芳香疏理之品，肝郁气滞无论兼寒兼热皆宜。

※ 其与玫瑰花虽均为芳香疏理之品，但性平，凡肝郁气滞皆宜，治梅核气尤
常用。

【功效应用】

疏肝解郁、理气和胃

◎肝胃不和、气机不畅之——常配炒川楝子、延胡索、香附或再配青皮、
　胁肋脘胀痛或纳食不香　　炒枳壳、焦神曲、麦芽等

◎肝郁气滞、痰气交阻之梅核气——常配半夏、厚朴、茯苓等

【用法用量】本品内服3~6g，煎汤或入丸散。外用适量，敷贴。入汤剂不宜
久煎。

刀 豆

【来源】始载于《救荒本草》，附刀豆苗条。源于豆科植物刀豆 *Canavalia glad-iata*（Jacq.）DC.的干燥种子。

【药性】甘，温。归胃、肾经。

【性能特点】

质重甘补温散

⟶入胃经→降逆→止呃

⟶入肾经→温肾→助阳

※ 既降逆又温肾，尤善治虚寒呃逆。

【功效应用】

1. 降逆止呃（兼温中）

◎虚寒呃逆呕吐——常配丁香、沉香、生姜等

2. 温肾助阳（辅助品）

◎肾虚腰痛——常配炒杜仲、狗脊、熟附片等

【用法用量】本品内服10~15g，煎汤，或烧存性研末。

【使用注意】本品性温，故胃火炽盛者慎服。

柿　蒂

【来源】始载于《名医别录》。源于柿科植物柿*Diospyros kaki* Thunb.的干燥宿萼。

【药性】苦，平。归胃经。

【性能特点】

苦降牲平

⟶入胃经→降逆→止呃

※ 苦泄降逆之品，凡呃逆呕吐不论寒热皆宜。

【功效应用】

降逆止呃

◎呃逆呕吐 ┌寒者——常配丁香、生姜等，如丁香柿蒂汤

　　　　　└热者——常配竹茹、芦根、黄芩、旋覆花等

【用法用量】本品内服3~12g，煎汤或入丸散。

附：柿霜　始载于《滇南本草》。源于柿科植物柿的果实制成柿饼时外表所生的白色粉霜。甘，凉。归心、肺经。甘凉清润，善清上焦心肺之热。功能生津润燥，化痰宁嗽。主治肺热咳嗽，劳嗽咯血，咽喉肿痛，口疮等。内服1~3g，冲服或入丸剂；外用适量撒敷。

娑罗子

【来源】始载于《本草纲目》，原名天师栗。源于七叶树科植物七叶树*Aesculus chinensis*Bge.或天师栗*Aesculus wilsonii* Rehd.等的干燥果实。

【药性】甘，温。归肝、胃经。

【性能特点】

温散甘和

⟶入肝胃经→温散疏理→疏肝理气和中→止痛

※ 温散疏理之品，既疏肝理气又宽中和胃，善治肝郁气滞、肝胃气滞及疝气腹痛，兼寒者尤佳。

【功效应用】

疏肝理气、宽中和胃

◎肝胃气滞疼痛——常配佛手、炒川楝子、延胡索等

◎肝郁胁痛——常配柴胡、香附、郁金、炒枳壳等

◎乳房胀痛——常配路路通、香附、青皮、柴胡等

◎寒疝腹痛——常配炒川楝子、延胡索、青皮、乌药等

【用法用量】本品内服3~10g，煎汤或入丸散。

【使用注意】本品性温，故阴虚有热者忌服。

八月札

【来源】始载于《新修本草》，原附通草条，名燕蕧子。源于木通科植物木通 *Akebia quinata*（Thunb.）Decne.、三叶木通 *Akebia trifoliata*（Thunb.）koidz. 等的干燥成熟果实。又名燕莒子。

【药性】苦，平。归肝、胃经。

【性能特点】

苦泄散，平不偏，入气走血

  ——→入肝胃经——→疏肝理气、活血→散结、消肿→止痛

       └——→兼利尿

※ 平散疏活止痛利尿之品。肝胃气滞、肝郁气滞及疝气痛无论寒热均宜。

【功效应用】

1. 疏肝理气、活血止痛、散结消肿

◎肝胃气痛——常配娑罗子、炒川楝子、延胡索、佛手等

◎肝郁胁痛——常配柴胡、香附、郁金、炒枳壳、娑罗子等

◎乳房胀痛——常配路路通、香附、青皮、柴胡、娑罗子等

◎寒疝腹痛——常配炒川楝子、延胡索、青皮、乌药等

◎痛经经闭——可配当归、桃仁、红花、益母草等

◎瘰疬——常配夏枯草、昆布、浙贝母、猫爪草等

◎癌瘤——常配夏枯草、仙鹤草、半枝莲、白毛藤等

◎蛇虫咬伤——可配徐长卿、半边莲、白花蛇舌草等

2. 利尿

◎小便不利——可配车前子、川牛膝、木通、瞿麦等

◎泌尿系结石——可配猫须草、海金沙、鸡内金、乌药等

【用法用量】本品内服6~12g，煎汤或入丸散。

甘 松

【来源】始载于《本草拾遗》，原名甘松香。源于败酱科植物甘松 *Nardosta chyschinensis* Batal.、匙叶甘松 *Nardostachys jatamanse* DC. 的干燥根及根茎。

【药性】辛、甘，温。芳香。归脾、胃经。

辛香温散，甘而和缓
　　┌→内服→入脾胃经→开脾郁（醒脾）、行气、兼散寒→止痛
　　└→外洗→化湿、辟秽、香肤

※ 辛香温散兼开郁之品，治寒郁气滞诸证每用。

※ 温而不热，甘而不滞，香而不燥，善开脾郁，治脾胃不和多用。

※ 现代研究证明，其能镇静、抗心津失常。

【功效应用】

行气止痛、开郁醒脾、兼散寒

◎思虑伤脾、寒郁气滞之胸闷腹胀、不思饮食、胃脘疼痛——可配佩兰、木香、香橼、合欢花等

此外，取其化湿、辟秽、香肤之功，治脚臭，单用煎汤外洗；治湿脚气，可配藁本、荷叶，煎汤洗足，如甘松汤。治冠心病室性早搏属气阴两虚、心络瘀阻者，可配人参、麦冬、酸枣仁、丹参等，如参松养心胶囊。

【用法用量】本品内服3~6g，煎汤或入丸散。外用适量，煎汤外洗。

【使用注意】本品辛香温燥，故不宜过大量服用，气虚血热者忌服。

九香虫

【来源】始载于《本草纲目》。源于蝽科动物九香虫 *Aspongopus chinensis* Dallas. 的干燥全虫。

【药性】咸，温。芳香。归脾、肝、肾经。

【性能特点】

咸能入肾走血，芳香温通行散
　　┌→入脾肝肾经→温通行滞→行气散寒→止痛
　　└→温脾肾→助阳

※ 咸香温通行散兼助阳，多用治肝脾不调、肝胃不和，兼寒或阳虚者尤佳。

【功效应用】

1. **行气止痛、温通散滞**

◎肝气郁滞胸胁痛——常配延胡索、川楝子、香附、柴胡等

◎肝胃不和胃脘痛——常配炙刺猬皮、佛手、青皮、柴胡等

◎寒滞中焦脘腹痛——常配高良姜、香附、木香、甘松等

◎术后肠粘连腹痛——可配乌药、姜黄、荔枝核、橘核等

2. 益肾助阳

◎阳虚遗尿滑精——常配枸杞、菟丝子、淫羊藿、金樱子等

【用法用量】本品内服3~5g，煎汤或入丸散。内服多炒用。

【使用注意】本品性温助热伤阴，故阴虚内热者忌服。

第九章 消食药

一、含义
凡以消食化积、增进食欲为主要功效的药物，称为消食药。

二、药性特点、功效与主治病证
1. **药性特点** 味多甘；性多平，少数温；主入脾、胃经，多炒焦用。
2. **功效** ①主能健运脾胃→增强消化机能→消食除胀→和中。②部分药物兼能化痰、活血、下气、排石等。
3. **主治病证** ①主治食积不消、脾胃不健、消化不良。②部分药物兼治咳喘痰多、瘀血痛经或经闭、肝胆结石等。

三、使用注意
注意选择配伍。

麦 芽

【来源】始载于《名医别录》，原附穬麦条，名穬麦蘖。源于禾本科植物大麦 *Hordeum vulgare* L.的成熟果实经发芽干燥而成。

【药性】甘，平。归脾、胃、肝经。

【性能特点】
甘益中，平不偏，芽生发，焦健胃

　　　　┌─→入脾胃经→益脾养胃、消积和中
　　　　├─→入肝经→生用→疏肝
　　　　└─→大量用→回乳

※ 炒焦健胃消积力强，名焦麦芽，为消食常用药，为焦三仙之一。

※ 性平少偏，长于消面积，无论寒热咸宜。

※ 疏肝多生用，是因其有生发之性也，肝郁食积者尤宜。

【功效应用】
1. **消食和中**
◎食积不化——常配焦神曲、焦山楂、炒莱菔子等
◎脾虚消化不良——常配党参、白术、茯苓、陈皮等
2. **疏肝**
◎肝郁兼食积——常配柴胡、香附、陈皮、神曲等

3. 回乳

◎断奶或兼乳胀——取焦麦芽100 g、蒲公英15 g，煎服

【用法用量】本品内服10~15 g，大剂量30~120 g，煎汤或入丸散。回乳宜大剂量用，健脾养胃、疏肝宜生用，行气消积宜炒用或炒焦用。

【使用注意】本品能回乳，故妇女授乳期不宜服。

稻 芽

【来源】始载于《名医别录》，原名蘖米。源于禾本科植物稻*Oryza sativa* L.的成熟果实经发芽干燥而成。

【药性】甘，平。归脾、胃经。

【性能特点】

甘益中，平不偏，芽生发，焦健胃

└→入脾胃经→益脾养胃、消积和中

※ 炒焦健胃消积力强，名焦稻芽，消积力弱于麦芽，为消食常用药。

※ 性平少偏，长于消谷积，无论寒热咸宜。

※ 不燥烈伤阴，病后脾气与胃阴被伤之不饥食少宜用。

【功效应用】

消食和中、健脾开胃

◎食积不化——常配焦神曲、焦山楂、炒莱菔子等

◎脾虚消化不良——常配党参、白术、茯苓、陈皮等

◎病后脾气与胃阴被伤之不饥食少——常配山药、太子参等

【用法用量】本品内服10~15 g，大剂量30 g，煎汤或入丸散。生用长于和中，炒用偏于消食，炒焦消食力强，也可生熟同用。

谷 芽

【来源】始载于《名医别录》，原名蘖米。源于禾本科植物粟*Staria italica*（L.）Beauv.的成熟果实经发芽干燥而成。又名粟芽。

【药性】甘，温。归脾、胃经。

【性能特点】

甘温益中，芽能生发，焦味健胃

└→入脾胃经→益脾养胃、消积和中

※ 炒焦健胃消积力强，名焦谷芽，消积力弱于麦芽，为消食常用药。

※ 性温，长于消谷积，食积兼胃寒者尤宜。

【功效应用】

消食和中

◎食积不化——常配焦神曲、焦山楂、炒莱菔子等

◎脾虚消化不良——常配党参、白术、茯苓、陈皮等

【用法用量】本品内服10~15 g，大剂量30 g，煎汤或入丸散。生用长于和中，炒用偏于消食，炒焦消食力强，也可生、焦同用。

神 曲

【来源】始载于《本草拾遗》，附曲条。源于面粉和其他药物混合后经发酵而成的干燥加工品。又名六神曲。

【药性】甘、辛，温。归脾、胃经。

【性能特点】

甘温益中辛散，焦味健胃

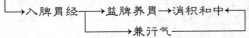

※ 炒焦健胃消积力强，名焦神曲，为焦三仙之一，为消食常用药。

※ 性温，药力较强，长于消谷积，兼寒者尤佳。

※ 兼行气，善治食积兼气滞胀满者。

【功效应用】

消食和中（兼行气）

◎食积不化——常配焦麦芽、焦山楂、焦谷芽等

◎食积兼气滞——常配焦麦芽、焦山楂、陈皮等

◎脾虚消化不良——常配党参、白术、茯苓、陈皮等

此外，丸剂中有矿物药者常用本品作糊丸剂，一则赋形，二则助消化。

【用法用量】本品内服6~15 g，煎汤，或入丸散。消食宜炒焦用。

【使用注意】本品性偏温燥，故脾阴虚、胃火盛者不宜服。

附：建曲　始载于《药性考》。是在六神曲的基础上再加紫苏、荆芥、防风、羌活、厚朴、白术、木香、枳实、青皮等四十多种药品所制成。又名范志曲。功能消食化滞，发散风寒。主治食滞不化或兼风寒。用量6~15 g。

山 楂

【来源】始载于《本草经集注》，原附赤爪木条，名赤爪实。源于蔷薇科植物山里红 *Crataegus pinnatifida* Bge. var. *major* N.E.Br.或山楂 *Crataegus pinnatifida* Bge. 的干燥或新鲜果实。

【药性】酸、甘，微温。归脾、胃、肝经。

【性能特点】

酸生化，甘益中，微温行散

→入脾胃经→开胃、消食积→和中、降脂

→入肝经血分→活血化瘀

※ 酸甜可口，药食兼用。

※ 消积力强，善油腻肉积，为消食良药，炒焦为焦三仙之一。

※ 集消食、化瘀、降脂于一体，食积兼血瘀或血瘀兼血脂高者宜用。

【功效应用】

1. 消食化积

◎油腻肉积——单用或配神曲、麦芽、莱菔子等

◎小儿乳积——常配鸡内金、焦神曲、炒枳壳等

2. 活血化瘀

◎痛经、经闭——单用或配玫瑰花泡茶饮

◎产后瘀阻腹痛——单用或配当归、川芎、桃仁等

3. 降血脂

◎肥胖、高血脂症——常配茵陈蒿、泽泻、决明子等

此外，炒炭能止血止痢，治痢疾便血，常配马齿苋、木香、黄连等。

【用法用量】本品内服10~15g，大剂量30g，煎汤或入丸散。消食导滞宜炒焦。

【使用注意】本品味酸，故胃酸过多者忌服，胃溃疡患者不宜服。

❀ 莱菔子 ❀

【来源】始载于《日华子本草》，原附萝卜条，名萝卜子。源于十字花科植物萝卜 *Raphanus sativus* L.的干燥成熟种子。又名白萝卜子。

【药性】辛、甘，平。归脾、肺经。

【性能特点】

辛消散，甘益中，平不偏

```
                   →炒用降而不升→消导化痰  ──→入脾→消食下气→除胀满
                                          └──→入肺→化痰降气→止咳喘
                   →生用能升能降──────→催吐→催吐风痰（今之临床少用）
```

※ 能升能降，消积力强，善消面积，无论寒热咸宜，兼气滞者尤佳。

※ 集消积、降气、化痰于一体，治痰咳气逆兼食积最佳。

1. 消食除胀（炒用）

◎食积气滞——常配山楂、神曲、大腹皮等，如保和丸

2. 下气化痰（炒用）

◎喘咳痰多——常配苏子、芥子，如三子养亲汤

3. 催吐风痰（生用）

◎痰闭神昏——常配皂角，以开窍醒神救急

此外，还治肠梗阻等急腹症，常配炒枳实、厚朴、大黄等。

【用法用量】本品内服6~10g，打碎水煎，或入丸散。消食宜炒用。

【使用注意】本品辛散耗气，故气虚及无食积、痰滞者慎服。不宜与人参同服。

附注： 始载本草的文献依据为《大观本草》莱菔根条。

鸡内金

【来源】始载于《本经》，原附丹雄鸡条，名鸡肫腔里黄皮。源于雉科动物家鸡 *Gallus gallus domesticus* Brisson 的干燥砂囊内壁。

【药性】甘，平。归脾、胃、肝、肾、膀胱经。

【性能特点】

甘平运化涩敛

→入脾胃经→运脾消食

→入肝肾膀胱经→化坚消石→消、排肝胆或泌尿系结石

→化瘀血→消癥瘕

→固精止遗

※ 消积力强，各种食积均消，为运脾消食良药。

※ 既化瘀血，又增进消化以生新血，治久瘀、癥瘕兼血虚宜用。

※ 既排石，又消食，结石兼食积者尤宜。

【功效应用】

1. 运脾消食

◎食积不消——单用或配神曲、麦芽等

◎脾虚食少——常配山药、白术、茯苓等

◎小儿疳积——单用或配使君子、榧子等

2. 化坚排石

◎结石 ┌泌尿系者——常配猫须草、海金沙、石韦、乌药等

└肝胆系者——常配金钱草、海金沙、郁金、木香等

3. 化瘀消癥

◎癥瘕积聚——常配丹参、土鳖虫、莪术、三棱等

4. 固精止遗

◎遗精遗尿——常配菟丝子、沙苑子、金樱子等

【用法用量】本品煎汤 3~10 g；研末每次 1.5~3 g；或入丸散服。本品微炒研末服，疗效比入汤剂好。

【使用注意】本品消食化积力强，故脾虚无积滞者慎服。

阿 魏

【来源】始载于《新修本草》。源于伞形科植物新疆阿魏 *Ferula sinkiangensnsis* K. M. Shen、阜康阿魏 *Ferula fukanensisi* K. M. Shen 等分泌的干燥树脂。

【药性】辛、苦，温。臭香。归脾、胃、肝经。

【性能特点】

辛散苦泄，臭香辟秽，温化寒浊

> ──→入脾胃经→消积化滞、杀虫→除胀、止痛
> ──→入肝经→消癥散结

※ 消散杀虫之品。消积力强，善消肉积、油积。

【功效应用】

1. 消积化滞

◎食积胀痛——常配山楂、神曲、莱菔子等

2. 消癥散结

◎癥瘕痞块——常配鳖甲、丹参、大黄等，内服或外敷

◎瘿瘤瘰疬——可配穿山甲、赤芍、麝香等

3. 杀虫

◎虫积腹痛——常配使君子、槟榔、雷丸等

【用法用量】本品内服1~1.5g，入丸散。外用适量，熬制成药膏或研末入膏药内，敷贴。本品辛苦温散，能耗气伤胃伤胎，故孕妇及脾胃虚弱者忌服。

第十章　驱虫药

一、含义

凡以去除或杀灭人体寄生虫为主要功效的药物，称为驱虫药。

二、人体内常见寄生虫

1. **线虫类**　蛔（蛕、蚘）虫、蛲虫、钩虫、丝虫、鞭虫等。
2. **吸虫类**　血吸虫、肝吸虫、肠吸虫（姜片虫）、肺吸虫等。
3. **绦虫类**　猪绦虫、牛绦虫、短小绦虫等。

其中，最常见的寄生虫有蛔虫、蛲虫、钩虫、绦虫、丝虫等。

三、虫证

1. **常见类型**　蛔虫病、蛲虫病、钩虫病、绦虫病。
2. **病因**　古有湿热生虫之说，湿热的胃肠道环境有助于寄生虫生长；不讲卫防，从口从皮肤感染虫卵或幼虫（如丝虫），或蚊蝇传播。
3. **临床症状**　不思饮食、多食善饥；嗜食异物（要与缺锌症鉴别）、呕吐涎沫或虫体；绕脐腹痛、胁下刺痛；面色萎黄、形体枯瘦；脸面、眼球有虫斑；肛门瘙痒、便中有虫卵等。

四、药性特点、功效与主治病证

1. **药性特点**　味多苦；性有温、平、寒之分；多入脾、胃或大肠经。
2. **功效**　对人体肠道寄生虫有毒杀作用，善驱虫或杀虫。部分药物兼能开胃、消积、下气、利水、通便。
3. **主治病证**　主治人体各种寄生虫病，主要是指肠道寄生虫病，即蛔虫证、蛲虫证、钩虫证、绦虫证。部分药物兼治食积、水肿、便秘等。

五、使用注意

（1）注意选择配伍，体弱者补虚为先或补虚驱虫并施。
（2）注意服药方法，多数宜早晨空腹服。
（3）注意使用方法，各药的使用方法有别，要谨守。
（4）常配伍泻下药，以促进虫体排出。

❀❀ 使君子 ❀❀

【来源】始载于《开宝本草》。源于使君子科植物使君子 *Quisqualis indica* L. 的干燥成熟果实。

【药性】甘，温。归脾、胃经。

【性能特点】

甘润气香而温

└──→入脾胃经→驱虫、健脾→消疳积

※ 甘香易食，小儿最宜，杀虫的主要成分为使君子酸钾。

【功效应用】

1. 杀虫

◎蛔虫病——单用炒香嚼服，或配苦楝皮、牵牛子、大黄等

◎蛲虫病——常配苦楝皮、槟榔、大黄等，宜连服五天

◎钩虫病——常配榧子苦楝皮、牵牛子、大黄等

2. 健脾消积

◎小儿疳积——常配山楂、鸡内金、神曲等

◎乳食停滞——常配木香、槟榔等，如肥儿丸

【用法用量】本品内服6~10g。小儿每岁1粒半，一日总量不超过20粒。空腹服，连用2~3天。去壳取仁，水煎，或炒香嚼服，或入丸散服。

【使用注意】本品大量服用可致呃逆、眩晕、呕吐等，故不宜超量服。若与热茶同服，亦可引起呃逆，故服药期间忌饮茶。

苦楝皮

【来源】始载于《名医别录》，附楝实条，原名楝根。源于楝科植物楝 *Melia azedarach* L.等的新鲜或干燥树皮或根皮。

【药性】苦，寒。有毒。归脾、胃、肝经。

【性能特点】

苦燥寒清，有毒而力强

├──→内服→入脾胃肝经→驱杀蛔虫、蛲虫、钩虫兼清湿热

└──→外用→皮肤黏膜→燥湿清热、杀寄生虫、抑制致病真菌→止痒

※ 味苦有毒而杀虫，力强效佳，杀蛔有效成分为苦楝素。

※ 苦楝素驱杀蛔虫的机制是：首先，透过表皮直接作用蛔虫的肌肉，扰乱其能量代谢，导致其收缩性疲劳而痉挛，高浓度可使虫体呈现麻痹，从而使虫体不能附着肠壁。其次，又能兴奋肠肌，促进虫体排除。

【功效应用】

1. 杀虫

◎蛔虫病——单用，或配使君子、牵牛子等

◎蛲虫病——口服配槟榔、贯众等；灌肠配百部、乌梅等

◎钩虫病——常配槟榔、雷丸等

2. **清热燥湿、止痒**

◎湿热疮疹——单用，或配土茯苓、苦参、白鲜皮等

◎疥癣瘙痒——单用，或配地肤子、蛇床子、芜荑等

【用法用量】本品内服，干品每次6~15g，鲜品15~30g，水煎或入丸散。鲜用效佳，贮存三年以上者即无效。外用适量，煎水洗，鲜品捣敷，或干品研末调敷。

【使用注意】本品苦寒有毒，能伤胃损肝，故不宜过量或持续服用，脾胃虚寒及肝病患者忌服。

❄ 榧 子 ❄

【来源】始载于《本经》，原名彼子。源于红豆杉科植物榧 *Torreya grandis* Fort. 的干燥成熟种子。

【药性】甘，平。归肺、胃、大肠经。

【性能特点】

甘润香甜，平而不偏

　　└→入胃肺大肠经┬→驱杀肠道寄生虫→杀虫

　　　　　　　　　└→润肺与大肠之燥→润燥

※ 香甜可口，甘润多脂，力缓而不伤胃。

※ 缓泻，可促使虫体排出体外。

【功效应用】

1. **杀虫**

◎虫积腹痛┬钩虫——单用有效，或配贯众、槟榔等

　　　　　├蛔虫——常配使君子、苦楝皮、乌梅等

　　　　　└绦虫——常配槟榔、南瓜子、鹤草芽等

2. **润燥**

◎肺燥咳嗽（症较轻）——可配甜杏仁、百部等

◎肠燥便秘（症较轻）——可配炒枳壳、火麻仁、郁李仁等

【用法用量】本品内服30~50g，炒熟去壳取种仁嚼食；或去壳生用，打碎入煎。治钩虫病等，每天用30~40个，炒熟去壳，早晨空腹一次嚼食，连服至便中虫卵消失为止。炒熟服效佳。

【使用注意】本品甘润滑肠，故不可过量服，肺热痰咳者忌服。

❄ 鹤 虱 ❄

【来源】始载于《新修本草》。源于菊科植物天名精 *Carpesium abrotanoides* L.的干燥成熟果实。

【药性】苦、辛，平。有小毒。归脾、胃经。

【性能特点】

苦辛降泄，平而不偏，有小毒，力较强
　　　→入脾胃经→驱杀肠道寄生虫→杀虫

【功效应用】

杀虫

◎虫积腹痛 ┌钩虫病——常配贯众、槟榔、榧子、苦楝皮等
　　　　　├蛔虫病、蛲虫病——常配使君子、槟榔等，如化虫丸
　　　　　└绦虫病——常配槟榔、南瓜子、雷丸等

【用法用量】本品内服5~15g，水煎或入丸散。

【使用注意】本品有小毒，服后数小时或第2天可有轻微头晕、恶心、耳鸣、腹痛等反应，一般可自行消失。

芜 荑

【来源】始载于《本经》。源于榆科植物大果榆 *Ulmus macrocarpa* Hance.果实的干燥加工品。

【药性】辛、苦，温。归脾、胃经。

【性能特点】

辛苦温燥
　→内服→入脾胃经 ┌→驱杀蛔虫、蛲虫、钩虫→杀虫
　　　　　　　　　└→消疳积
　→外用→皮肤→祛湿、杀寄生虫→止痒

【功效应用】

1. 杀虫消疳（内服）

◎虫积腹痛——单用或配使君子、槟榔、鹤虱等，如化虫丸等

◎小儿疳积、腹痛有虫——可配白术、山药、鸡内金等

2. 祛湿止痒（外用）

◎疥癣瘙痒——单用研末，醋或蜂蜜调涂；或配硫黄、枯矾等

【用法用量】本品内服，煎汤3~10g，散剂3g，或入丸剂。外用适量，研末调敷。

【使用注意】本品易伤脾胃，故脾胃虚弱者忌服。

贯 众

【来源】始载于《本经》。源于鳞毛蕨科植物粗茎鳞毛蕨 *Dryopteris crassirhizoma* Nakai的干燥根茎及叶柄残基。今名绵马贯众。

【药性】苦，微寒。有小毒，归肝、脾、胃经。

【性能特点】

苦微寒而清有小毒，生品炒炭性效有别

→入肝脾胃经→ →生用→苦寒清泄杀虫 →杀蛔虫、蛲虫、钩虫
　　　　　　　　　　　　　　　　→清解热毒
　　　　　　　→炒炭→涩敛兼清泄→凉血收敛→止血

※ 贯众炭为治妇科崩漏之佳品。

※ 贮存日久者驱虫疗效大减。

【功效应用】

1. 杀虫（生用）

◎蛲虫病——常配苦楝皮、鹤虱、牵牛子等

◎钩虫病——常配榧子、槟榔、红藤等

◎绦虫病——可配苦楝皮、使君子、牵牛子等

2. 清热解毒（生用）

◎温毒发斑——常配金银花、连翘、大青叶等

◎痄腮肿痛——常配板蓝根、牛蒡子、赤芍等

3. 止血（炒炭）

◎血热 ┌吐衄——常配栀子、桑白皮、黄芩等
　　　 ├便血——常配槐花、地榆炭、黄芩等
　　　 └崩漏——常配荆芥炭、海螵蛸、棕榈炭等

此外，生用能抗病毒、细菌、真菌、原虫，防治流感、流脑、肝炎、麻疹，单用或配生甘草、板蓝根、紫草等同用。

【用法用量】本品内服10~15g，煎汤或入丸散。驱虫、清热解毒宜生用；止血宜炒炭用。

【使用注意】本品苦寒有小毒，故用量不宜过大，孕妇及脾胃虚寒者慎服。

槟　榔

【来源】始载于《名医别录》。源于棕榈科植物槟榔 *Areca catechu* L.的干燥成熟种子。

【药性】苦、辛，温。归胃、大肠经。

【性能特点】

苦降质重，辛散温通

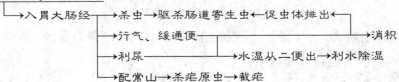

→入胃大肠经 ┌杀虫→驱杀肠道寄生虫←促虫体排出←┐
　　　　　　 ├行气、缓通便 　　　　　　　　　　→消积
　　　　　　 ├利尿 →水湿从二便出→利水除湿
　　　　　　 └配常山→杀疟原虫→截疟

※ 杀虫成分为槟榔碱，药力较强。主杀绦虫（古称寸白虫），既能麻痹猪肉绦虫全体，又能麻痹牛肉绦虫头部及未成熟节片，还能杀短小绦虫，为驱杀绦虫之良药。

临床中药学备要

※ 槟榔碱驱杀绦虫的作用机制：槟榔碱能麻痹猪肉绦虫全体而使其瘫痪，能麻痹牛肉绦虫的头部及未成熟节片而使其瘫痪，从而不能吸附、钩挂于肠黏膜。

※ 兼杀蛔虫、蛲虫、钩虫（古称伏虫）、姜片虫（古称赤虫）等肠道寄生虫。

※ 兼通大便，力较强，能促使虫体尽快随大便排出体外。

※ 下气消积，食积兼气滞胀痛或便秘者尤宜。

※ 利水除湿，使水湿从二便出，凡苔腻水湿内停可投，兼寒者径用，兼热者当配苦寒清热燥湿之品。

※ 炒焦后消积力强而行气利水作用却减弱，湿阻中焦兼食积而症轻者宜投。

【功效应用】

1. 杀虫

◎绦虫病——单用生品120g水煎空腹服即可。或配伍生南瓜子120g，晨起先嚼食吃南瓜子，待槟榔液煎好后，倒出，待温，服下。若虫体大部排出而头部仍在体内，可改用雷丸或鹤草芽研末服

◎蛔虫病——常配使君子、苦楝皮、鹤虱等

◎钩虫病——常配苦楝皮、雷丸、鹤虱、芜荑等

◎蛲虫病——常配苦楝皮、鹤虱、贯众、芦荟等

◎姜片虫病——单用生饮片120g，水煎服，或配牵牛子等

◎鞭毛虫病——单用生饮片50g，水煎取液，和蔗糖温服

2. 下气消积（兼通便）

◎食积气滞胀痛便秘——常配木香、青皮、大黄等，如木香槟榔丸

◎湿热泻痢里急后重——可配木香、黄连、黄芩、黄柏等

3. 利水除湿

◎水肿——常配商陆、茯苓、泽泻等，如疏凿饮子

◎寒湿脚气浮肿——常配配木瓜、吴茱萸、陈皮等，如鸡鸣散

4. 截疟

疟疾寒热——常配常山，或加草果、柴胡、知母等，如截疟七宝饮

此外，治急腹症，常配木香、柴胡等。治肝胆结石，常配大黄、金钱草、郁金、海金沙、鸡内金等。

【用法用量】本品内服6~15g，煎汤或入丸散。驱绦虫宜生用。若单用杀绦虫、姜片虫时，可用60~120g。外用适量，煎水洗或研末调。焦槟榔长于消积，为焦四仙之一。据观察，驱绦用鲜品为佳，煮前用水泡好，直接注入十二指肠比口服好，加泻药效果更好。

【使用注意】本品行气、缓通便，故脾虚便溏及气虚下陷者不宜服。有一定毒性，中毒后常见恶心、呕吐、腹痛、心慌等，可用洗胃、肌内注射阿托品等法救治。

南瓜子

【来源】始载于《本草纲目》，附南瓜条。源于葫芦科植物南瓜 *Cucurbita*

moschata（Duch.）Poiret 的干燥成熟种子。

【药性】甘，平。归胃、大肠经。

【性能特点】

甘香油润，平而不偏

    └─→入胃大肠经 ─┬─→杀虫─→驱杀绦、蛔、血吸虫←─┐
                      └─→润肠通便─→有利于虫体排出体外─┘

※ 药食兼用而力较缓，杀虫成分为南瓜子氨酸。

※ 为驱绦良药，对牛肉绦虫与猪肉绦虫均有麻痹作用，主要作用于中、后段的孕卵节片，故与槟榔有协同作用。

※ 兼杀蛔虫与血吸虫，但用量须大。

※ 润肠通便，能促使虫体尽快排出体外。

【功效应用】

1. 杀虫

◎绦虫病——常配槟榔各120g，晨起先嚼食南瓜子，再服槟榔液

◎蛔虫病——常配槟榔、使君子、苦楝皮、鹤虱等

2. 润肠通便

◎肠燥便秘——常配火麻仁、郁李仁、决明子（兼热时）等

此外，兼杀血吸虫，用量宜大（每次用生品240~300g），疗程宜长（15天）；对日本血吸虫尾蚴有杀灭作用；对成虫虽不能杀灭，但能使虫体萎缩、生殖器官退化、子宫内虫卵减少。临床少用。

大量生用口嚼服，防治前列腺、乳腺增生、膀胱炎有一定疗效。

【用法用量】内服60~120g，生用连壳或去壳研细粉冷开水调服，或去壳嚼服。杀虫当生用，润肠通便生、炒用皆宜。

雷 丸

【来源】始载于《本经》。源于白蘑科真菌雷丸 *Omphalia lapidescens* Schroet. 的干燥菌核。

【药性】苦，寒。归胃、大肠经。

【性能特点】

苦寒泄降，有小毒，力较强

    └─→入胃大肠经─→杀虫、消积。

※ 杀虫良药，杀绦虫最宜。所含雷丸素为蛋白分解酶，能破坏绦虫节片。

【功效应用】

1. 杀虫

◎绦虫病——单用研粉服即可

◎钩虫病——单用研粉服，或配槟榔、苦楝皮、木香等

◎蛲虫病——常配大黄、苦楝皮、牵牛子等

2. 消积

◎小儿疳积——常配神曲、鸡内金、使君子等

【用法用量】本品内服6~15g，不入煎剂，宜研粉或入丸剂。驱绦虫，每次服粉剂12~18g，饭后用冷开水调服，每日3次，连服3天。

其杀虫有效成分为蛋白酶，受热（60℃左右）或酸作用下易被破坏失效，而在碱性溶液中使用则作用最强。据此推知，若将雷丸粉装入肠溶胶囊服，驱绦效果会更好。

【使用注意】本品苦寒泄降，入煎剂，无驱绦虫作用。故驱绦忌入煎剂，无虫积者忌服，脾胃虚寒者慎服。

◈ 鹤草芽 ◈

【来源】始载于《本经》，原名牙子。源于蔷薇科植物龙芽草（即仙鹤草）*Agrimonia pilosa* Ledeb.的干燥冬芽。又名狼牙。

【药性】苦、涩，凉。归肝、小肠、大肠经。

【性能特点】

苦泄降，涩能敛，凉清解

├→入肝小肠大肠经 ──→杀绦虫、滴虫，缓通便

└────────→清解热毒→消肿

※ 主泄降清解，兼涩敛。

※ 善杀绦虫，兼泻下而利于虫体排出，为驱杀绦虫之要药。

※ 能杀阴道滴虫，兼涩敛，治阴道滴虫所致的阴痒带下也可用。

※ 杀绦成分为鹤草酚（$C_{26}H_{16}O_8$），作用于绦虫头部，抑制其头部吸盘。

【功效应用】

1. 杀虫

◎各种绦虫病——单用研粉即可，或用鹤草酚结晶

◎滴虫阴痒带下——单用或配蛇床子、枯矾、花椒等煎汤洗浴

◎疥癣——单用或配白鲜皮、苦参、硫黄、木槿皮等

2. 解毒消肿

◎赤白痢——单用或配黄连、白头翁、秦皮、马齿苋等

◎疮疖——单用或配黄芩、连翘、金银花、蒲公英等

◎阴中疮疡痒痛——单用煎汤去滓，待温棉球蘸药液浸洗阴道

【用法用量】本品鹤草酚不溶于水，故不宜入煎。研粉吞服，成人30~50g，小儿0.7~0.8g/kg；无须另服泻药。浸膏：成人1.5g，小儿45mg/kg。鹤草酚结晶：成人0.7g。鹤草酚粗晶片：成人0.8g，小儿25mg/kg。后二种宜在清晨空腹1次顿服，服后1.5小时可用玄明粉等导泻。外用适量，煎水洗，或鲜品捣敷。

【使用注意】本品内服后，部分患有恶心、呕吐头昏等副反应，停药后即可恢复。

其他章节中具有杀肠道寄生虫功效的药：萹蓄杀蛔虫、蛲虫；芦荟杀蛲虫等；

牵牛子杀蛔、绦、蛲虫等；花椒杀蛔、蛲虫；川楝子杀肠道寄生虫；干漆杀脑囊虫及肠道寄生虫；百部杀阴道滴虫、蛲虫等；石榴皮杀蛔、绦、蛲虫等；大蒜杀钩、蛲虫；雄黄杀诸虫；硫黄杀疥虫等。

本章药驱虫功效图示

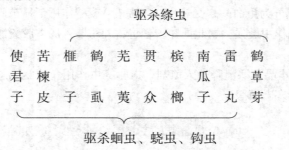

驱杀绦虫

使君子　苦楝皮　榧子　鹤虱　芜荑　贯众　槟榔　南瓜子　雷丸　鹤草芽

驱杀蛔虫、蛲虫、钩虫

第十一章　止血药

一、含义

凡以制止机体内、外出血为主要功效的药物，称为止血药。

二、血证与出血证

1. 血证的范围、治法及药物选用

出血→止血→止血药┐
血瘀→活血→活血药├→合称理血药。出血最为急，故置首位。
血虚→补血→补血药┘

2. 出血证的范围、病因病机及临床病证

体外出血：跌打、金创→外伤出血

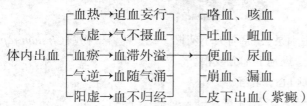

三、药性特点、功效及主治病证

1. **药性特点**　味多苦、甘，少数兼涩、酸；性多寒凉或平，少数温；绝大多数归肝经，兼归肺、心、胃及大肠经。

2. **功效**　主能止血。部分药物兼能清热凉血、活血化瘀、温经通阳等。

3. **主治病证**　主治咯血、咳血、吐血、衄血、便血、尿血、崩漏、紫癜、外伤出血等。部分药物兼治血热、血瘀、疮肿及胃寒等证。

四、分类与各类性能特点

1. **收敛止血药**　味多涩，或质黏，或为炭类，性多平，或凉而不甚寒，虽善涩敛止血，但有留瘀恋邪之弊，主治出血而无瘀滞者，若有瘀血或邪实者慎用。

2. **化瘀止血药**　性味虽各异，但却均能消散瘀血而止血，主治瘀血内阻、血不循经之出血证，有止血而不留瘀、活血而不动血之长，为治出血证之佳品。

3. **凉血止血药**　味或苦或甘，性均寒凉，能清血分之热而止血，主治血热妄行之出血证，过量滥用有留瘀之害。

4. **温经止血药**　性温热，能温脾阳、固冲脉而统摄血液，功善温经止血，主治脾不统血、冲脉失固之虚寒性出血，滥用有伤阴助火之弊。

总之均可消除血不循经的原因，加速凝血，从而迅速达到止血之目的。

五、使用注意

（1）出血证初期不宜过早使用收敛性较强的止血药，以防留瘀。

（2）若瘀血未尽，应加活血化瘀药，不能单纯止血，但遇一时性大出血则当例外。此时当以止血为主，不管有无瘀血。

（3）大出血有虚脱现象者，当先补气固脱，而后再止血。此乃有形之血不能速生，无形之气当先实固，即血脱益气法。

（4）对于血热兼瘀之出血证，不能用大量的寒凉药，以防加重瘀血。

（5）注意选择配伍。即根据病情选择本章的恰当药物，并酌伍他药。

（6）关于炒炭能止血，不能一概而论，应在提高临床疗效的前提下，根据每个药物的具体特性，区别对待，如棕榈须炒炭用，三七则不必炒炭而生用即佳。

第一节　凉血止血药

均性寒或凉，善凉血止血，治血热出血诸证。血热有瘀者不宜大量用，虚寒出血者慎服。

❀ 大 蓟 ❀

【来源】始载于《名医别录》，原名大小蓟根。源于菊科植物蓟 *Cirsium japonicum* Fisch. ex DC. 的新鲜或干燥地上部分或根。

【药性】甘、苦，凉。归心、肝经。

【性能特点】

苦凉清泄，甘能解毒

※ 凉散止血兼解毒，善治血热有瘀诸出血证，炒炭可增强止血作用。

※ 晜与小蓟性能功效相似，但药力较强，常相须为用，以增药效。

※ 大蓟、小蓟首载南北朝《名医别录》，原用根。是时混用，名大小蓟根。唐时始用地上部分。由宋至明，逐渐分用。

【功效应用】

凉血止血、化瘀消肿、兼解毒

◎血热出血诸证 ┌咳血衄血——常配小蓟、栀子、白及、桑白皮等
　　　　　　　├咯血吐血——常配小蓟、黄芩、槐花、藕节炭等
　　　　　　　├便血尿血——常配槐花、地榆、小蓟、白茅根等
　　　　　　　└崩漏——常配小蓟、苎麻根、黄芩、贯众炭等

◎痈肿疮毒——常配小蓟、金银花、连翘、蒲公英、赤芍等

此外，兼降压，治高血压属肝热阳亢者，常配夏枯草、钩藤、天麻等。

【用法用量】本品内服10~15 g，大剂量可至30 g；鲜品30~60 g。煎汤或入丸

散，或捣汁服。外用适量，研末调敷；或鲜品捣敷，或取汁涂擦。鲜品长于凉血止血、化瘀消痈。炒炭长于止血。

【使用注意】本品凉清散瘀，故孕妇慎服，脾胃虚寒者忌服。

第十一章　止血药

小 蓟

【来源】始载于《名医别录》，原名大小蓟根。源于菊科植物刺儿菜 *Cirsium setosum*（Willd.）MB.的新鲜或干燥地上部分。

【药性】甘，凉。归心、肝经。

【性能特点】

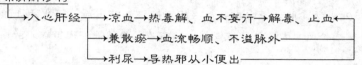

※ 凉散止血利尿兼解毒，善治血热有瘀诸出血证，炒炭可增强止血作用。

※ 虽与大蓟性能功效相似，但药力较弱，并兼利尿，最善治尿血。常相须为用，以增药效。

※ 大蓟、小蓟首载南北朝《名医别录》，原用根。是时混用，名大小蓟根。唐时始用地上部分。由宋至明，逐渐分用。

【功效应用】

1. 凉血止血、清热消肿、兼散瘀

◎血热出血诸证

- 咳血衄血——常配大蓟、栀子、白及、桑白皮等
- 咯血吐血——常配大蓟、黄芩、槐花、藕节炭等
- 便血——常配槐花、地榆、当归、黄芩、虎杖等
- 尿血——常配藕节、栀子、蒲黄等，如小蓟饮子
- 崩漏——常配苎麻根、大蓟、仙鹤草、黄芩等

◎痈肿疮毒——常配大蓟、金银花、连翘、蒲公英、赤芍等

2. 利尿

◎血淋——常配栀子、蒲黄、白茅根、海金沙等

◎湿热黄疸——常配茵陈、栀子、虎杖、金钱草、垂盆草等

此外，近年用治肝炎、肾炎等。

【用法用量】本品内服10~30 g，鲜品30~60 g，煎汤或入丸散，或捣汁服。外用适量，研末撒或调敷，或煎汤外洗，或鲜品捣敷。止血宜炒炭。

【使用注意】本品性凉，故脾虚便溏或泄泻者慎服，重症肝炎不宜服。

侧柏叶

【来源】始载于《名医别录》，原附柏实条，名柏叶。源于柏科植物侧柏 *Platycladus orientalis*（L.）Franco的干燥枝梢及叶。

【药性】苦、涩，微寒。归肺、肝、大肠经。

【性能特点】

苦寒清泄而燥，味涩质黏而敛
　└→入肝肺大肠经
　　　├→生用─┬→凉血收敛→血不妄行、敛而不溢→止血
　　　│　　　└→燥湿止带、生发乌发、祛痰止咳
　　　└→炒炭→平偏凉而涩敛→收敛止血

※ 生用炒炭用功异，生用凉血收敛止血兼燥湿祛痰，出血属血热兼湿或痰者宜用；炒炭平而涩敛，虚寒或热不明显之出血者宜选，故可谓其为止血通用药。

※ 既凉血又燥湿而生发乌发，血热夹风湿之头发早白或脱落者最宜。

※ 现代研究表明，能缩短出血凝血时间，印证确能止血；而生用比炒炭力强则与传统说法相悖。所含的酚性苷有较强的镇咳力，而醇性苷则有较好的祛痰力。

【功效应用】

1. 凉血收敛止血

◎血热妄行诸出血证┬常配生地、丹皮、紫珠草、白茅根等
　　　　　　　　　└或配生地、生艾叶、生荷叶，如四生饮

◎虚寒出血——炒炭后配干姜、艾叶炭，如柏叶汤

2. 清热燥湿止带

◎湿热带下——常配椿皮、苍术、黄柏等，如侧柏樗根丸

3. 生发乌发

◎脱发┬血热——单用泡酒外涂，配生地、赤芍、墨旱莲等服
　　　└血虚夹湿——常配当归、枸杞、苍术、防风等

◎须发早白┬血热——常配生地、赤芍、墨旱莲、黄芩等
　　　　　└肝肾亏虚——常配何首乌、女贞子、黑芝麻等

4. 祛痰止咳

◎咳嗽痰多而黏——常配瓜蒌、浙贝母、竹茹、黄芩等

此外，治疮肿，可配金银花、连翘、蒲公英等；治热毒血痢，可配金银花、马齿苋、黄连等。

【用法用量】本品内服10~15 g，煎汤或入丸散。外用适量，煎汤洗或研末调敷，鲜品捣敷或涂擦。生用长于凉血止血、祛痰止咳，炒炭则长于收敛止血。

【使用注意】本品苦寒黏涩，故虚寒者不宜单用，出血有瘀血者慎服。

❦ 地 榆 ❦

【来源】始载于《本经》。源于蔷薇科植物地榆 Sanguisorba officinalis L.等的干燥根。

【药性】苦、酸，微寒。归肝、胃、大肠经。

【性能特点】

苦降酸收，微寒清解

└→清热凉血收敛

　　└→内服→入肝胃大肠经──→血不妄行→止血

　　　　　　　　　　　　└→解毒消肿→疗痈止痛

　　└→外用→作用于皮肤黏膜→解毒消肿、敛疮止痛

※ 凉血收敛止血兼解毒消肿，炒炭平偏凉而涩敛，止血力增强。内服血热出血者宜用，又因沉降入下焦，被古人誉为"断下之品"，善治下焦血热妄行诸证，为治痔疮、便血及崩漏之佳品。

※ 外用清解消肿兼收敛，为治水火烫伤之要药。

※ 现代研究表明，能缩短出血凝血时间，印证了其止血之功；又能抗 TB（人型结核）菌，与西药抗结核药合用，可治结核病特别是盆腔结核。

【功效应用】

1. 清热凉血、收敛止血

◎肠热痔肿便血——常配槐角、生地等，如槐角丸、槐角地榆丸

◎血热崩漏——常配生地、黄芩、丹皮、苎麻根、虎杖等

◎血热尿血——可配白茅根、栀子、苎麻根、小蓟等

◎血热鼻衄——可配黄芩、栀子、白茅根、桑白皮等

◎紫癜（血小板减少性紫癜）——可配太子参、牛膝、大枣合用

2. 消肿解毒、敛疮止痛

◎肠痈腹痛——常配生薏苡仁、黄芩、金银花等，如清肠饮

◎热毒泻痢——常配黄连、木香、马齿苋、黄芩、铁苋菜等

◎痈肿疮毒——常配金银花、蒲公英、野菊花、紫花地丁等

◎水火烫伤——轻者单味外用，重者常配大黄、四季青、虎杖等

此外，抗 TB（人型结核）菌，治肺痨、骨痨、盆腔结核等，常配夏枯草、郁金、香附、矮地茶等。

【用法用量】本品内服 10~15 g，煎汤或入丸散；研末吞服，每次 1.5~3 g。外用适量，煎汤洗渍或湿敷，或研末掺或调敷，或鲜品捣敷。生用凉血解毒力胜，炒炭止血力强。

【使用注意】本品微寒酸涩，故体质虚寒或出血有瘀者慎服，热痢初起者不宜单用。大面积烧伤，不宜使用本品制剂外涂，以防其所含水解型鞣质被机体大量吸收而引起中毒性肝炎。

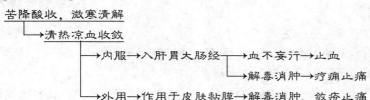

槐 花

【来源】始载于《日华子本草》。源于豆科植物槐 *Sophora japonica* L.的干燥花及花蕾。后者称槐米。

【药性】苦，微寒。归肝、大肠经。

【性能特点】

苦泄降，微寒清，质轻散

└──→入肝大肠经→清火、凉血→火除、血不妄行→止血

※ 质轻清火凉血止血，善清肝与大肠之火而凉血止血。

※ 曷与槐角功效相似，但清火力较缓，止血作用较强，应用范围广泛，凡血热出血皆宜，便血、尿血、崩漏、衄血常用，兼肝火者尤佳。

※ 现代研究证明，含芦丁、槲皮素等，能降血压、扩张冠状动脉，防治动脉血管硬化。

【功效应用】

1. 凉血止血

◎便血 ┌火热炽盛——常配栀子、黄芩、黄连、大黄等
　　　　├风火相搏——常配防风炭、荆芥炭、黄芩、升麻等
　　　　└火兼气滞——常配炒枳壳或炒枳实、当归、黄芩等

◎痔疮出血 ┌火热炽盛——常配栀子、黄芩、地榆、大黄等
　　　　　　└湿热蕴结——常配地榆、苦参、黄芩、虎杖等

◎血热鼻衄——常配黄芩、栀子、白茅根、桑白皮等

◎血热崩漏——常配生地、黄芩、丹皮、苎麻根、虎杖等

◎热毒血痢——常配黄连、黄柏、白头翁、秦皮、木香等

2. 清肝降压

◎肝火头晕目眩——常配石决明、赤芍、夏枯草、车前子等

◎肝火目赤肿痛——常配夏枯草、菊花、青葙子、桑叶等

【用法用量】本品内服10~15 g，煎汤或入丸散。外用适量，研末调敷。凉血泻火与降血压宜生用，止血宜炒炭或炒用。

【使用注意】本品苦微寒，故脾胃虚寒者慎服。

槐　角

【来源】始载于《本经》，原名槐实。源于豆科植物槐 Sophora japonica L.的干燥果实。

【药性】苦，寒。归肝、大肠经。

【性能特点】

苦寒清泄，质重沉降

└──→入肝大肠经 ┬──→清火、凉血→火除、血不妄行→止血←┐
　　　　　　　　　└──→兼润肠→促排便、导火外出→火去血凉←┘

※ 质重清火凉血止血兼润肠，善清肝与大肠之火而凉血止血，纯阴之品。

※ 止血作用曷弱于槐花，但清降泄火力郡强，且能润肠，治肠热痔漏便血最宜，并常配地榆。

※ 含芦丁、槲皮素等，能降压、扩冠，预防动脉硬化，故有将其口服，用于保健者。

【功效应用】

1. 凉血止血、兼润肠

◎便血 ┬火热炽盛——常配栀子、黄芩、黄连等，如清脏汤
　　　├风火相搏——常配防风炭、荆芥炭、黄芩、升麻等
　　　└火兼气滞——常配炒枳壳或炒枳实、当归、黄芩等

◎痔疮出血 ┬火热炽盛——常配地榆、黄芩、当归等，如槐角丸
　　　　　└湿热蕴结——常配地榆、苦参、黄芩、黄柏等

◎热毒血痢——常配黄连、铁苋、黄柏、马齿苋、木香等
◎血热崩漏——常配生地、黄芩、丹皮、苎麻根、虎杖等
◎血热吐衄——常配黄芩、栀子、白及、白茅根等

2. 清肝降压

◎肝火心烦头痛目赤——可配石决明、赤芍、夏枯草、菊花等
此外，古人有单服本品养生者，今人将其制成还童茶口服用于保健。

【用法用量】本品内服10~15 g，入汤剂或丸散。槐角沉降主下焦，槐花轻浮主全身，用时当别。

【使用注意】本品苦寒沉降，故孕妇及脾胃虚寒者忌服。

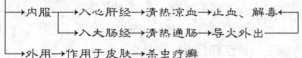

羊　蹄

【来源】始载于《本经》。源于蓼科植物羊蹄 *Rumex japonicus* Houtt.等的干燥根。

【药性】苦，寒。归心、肝、大肠经。

【性能特点】

苦通泄，寒清解

```
　　　　　　　　　┌入心肝经→清热凉血→止血、解毒←
　→内服─────┤
　　　　　　　　　└入大肠经→清热通肠→导火外出─┘
　→外用→作用于皮肤→杀虫疗癣
```

※ 内服清解凉血止血兼通肠，外用杀虫止痒而疗癣。

※ 泻热通肠力缓而不如大黄，但止血作用可与大黄相媲美，并长于杀虫。

【功效应用】

1. 凉血止血、清热解毒、泻热通肠

◎血热出血诸证 ┬便血——常配栀子、黄芩、黄连、地榆等
　　　　　　　├衄血——常配黄芩、栀子、白茅根、槐花等
　　　　　　　├咯血、吐血——常配黄芩、栀子、槐花、藕节炭等
　　　　　　　├痔血——常配地榆、槐角、黄芩、当归、炒枳壳等
　　　　　　　└崩漏——常配生地、黄芩、丹皮、苎麻根等

◎热毒血痢——常配黄连、黄芩、黄柏、马齿苋、木香等

◎水火烫伤——单用或配虎杖、地榆、紫草、四季青等研末敷

◎疮痈肿毒——单用或配金银花、蒲公英、连翘、野菊花等

◎热结便秘——单用煎服，或配枳实、厚朴、玄明粉等

2. 杀虫疗癣

◎疥疮顽癣——单用或配硫磺、枯矾研末调涂，或鲜品捣汁涂

◎湿疹红痒——单用煎汤外洗，或研末敷

【用法用量】本品内服10~15g，鲜品30~50g，入汤剂或丸散，或鲜品绞汁服。外用适量，干品研末调敷，或鲜品捣敷，或磨汁涂，或煎汤洗。

【使用注意】本品苦寒清泄，能缓泻通便，故脾虚大便稀薄者不宜服。

苎麻根

【来源】始载于《名医别录》，原名苎根。源于荨麻科植物苎麻 *Boehmeria nivea*（L.）Gaud.的干燥根和根茎。

【药性】甘，寒。归心、肝经。

【性能特点】

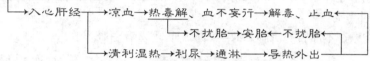

甘淡渗利，寒能清解

※ 清利凉血止血解毒安胎。既解热毒，又解蛇毒。

※ 凉血止血力较强，凡血热出血皆宜。善清热安胎，治胎热胎动、胎漏最宜。

【功效应用】

凉血止血、清热安胎、解毒利尿

◎血热出血诸证
- 尿血——单用或配白茅根、栀子、小蓟等
- 吐血——单用或配大蓟、黄芩、槐花等
- 便血——常配槐花、地榆、当归、黄芩、虎杖等
- 崩漏——常配仙鹤草、贯众炭、大蓟、黄芩等
- 咯血衄血——单用或配白及、小蓟、栀子等

◎胎漏下血——常配生地、当归、阿胶等，如苎根汤

◎胎热胎动——常配黄芩、白术、竹茹等

◎热毒疮肿——常配大蓟、金银花、连翘、蒲公英等

◎痔疮肿痛——常配槐角、地榆、黄芩、虎杖、炒枳壳等

◎毒蛇咬伤——可配白花蛇舌草、半边莲、徐长卿等

◎淋痛
- 血淋——常配栀子、海金沙、小蓟、石韦等
- 热淋——常配车前草、淡竹叶、萹蓄、蒲公英等

【用法用量】内服10~30g，鲜品30~60g，入汤剂或捣汁服。外用适量，煎汤外洗，或鲜品捣敷。鲜品较干品为佳。

【使用注意】本品寒清凉血，故脾胃虚寒及血分无热者不宜服。

❀ 白茅根 ❀

【来源】始载于《本经》，原名茅根。源于禾本科植物白茅 *Imperata cylindrica* Beauv. var. *major*（Nees）C. E. Hubb.的新鲜或干燥根茎。

【药性】甘，寒。归心、肺、胃、膀胱经。

【性能特点】

甘寒清利

→入心经→凉血→血不妄行→止血

→入肺胃经→清热→热去肺胃复常→咳止、热呕止、津自生

→入膀胱经→清利湿热→利尿→通淋→退黄

※ 凉血止血兼清利生津，血热出血皆宜，兼津伤及呕、咳、渴、淋者尤佳。且药力较缓，寒不伤胃，甘不腻膈，不燥不腻。

※ 与芦根相比，芦根入气分以清透泄利为功，茅根入血分以清降泄利为能。

【功效应用】

1. 凉血止血

◎血热出血诸证
- 尿血——单用或配苎麻根、栀子、小蓟等
- 吐血——单用或配大蓟、黄芩、槐花等
- 便血——可配槐花、地榆、当归、黄芩、虎杖等
- 崩漏——常配贯众炭、大蓟、仙鹤草、黄芩等
- 紫癜——常配羊蹄、紫草、赤芍、丹皮等
- 咯血衄血——单用或配白及、小蓟、栀子等

2. 清热生津

◎胃热呕哕——常配竹茹、陈皮、芦根、枇杷叶等

◎热病烦渴——常配石膏、知母、芦根、竹叶等

◎肺热咳嗽——常配黄芩、地骨皮、瓜蒌、竹茹等

3. 利尿通淋

◎血淋——常配栀子、海金沙、小蓟、石韦等

◎热淋——可配车前草、淡竹叶、萹蓄、蒲公英等

◎湿热黄疸——可配茵陈、栀子、金钱草、黄柏、秦艽等

◎水肿兼热——可配车前子、泽泻、芦根、冬瓜皮等

【用法用量】本品内服15~30g，鲜品30~60g，入汤剂或捣汁服。外用适量，煎汤外洗，或鲜品捣敷。生用清热生津、凉血止血、利尿，鲜品更佳。止血宜炒炭。

【使用注意】本品寒清凉血，故脾胃虚寒及血分无热者不宜服。

附注：芦根与白茅根功效简比

芦根：清热生津、止呕、排脓、利尿，兼透散。

茅根：凉血止血、清热生津、止呕、利尿。

第二节　化瘀止血药

均入肝经，善化瘀止血，治各种瘀血阻滞之出血证，有止血而不留瘀之长。

三　七

【来源】始载于《本草纲目》。源于五加科植物三七 *Panax notoginseng*（Burk.）F. H. Chen 的干燥根。

【药性】甘、微苦，温。归肝、胃经。

【性能特点】

微苦泄散，甘补温通

→入肝胃经 ┬ →化瘀→血畅不溢、肿消痛止→止血、消肿、定痛
　　　　　└ →兼补虚强体

※ 化瘀止血消肿定痛兼补虚。走守兼备，泄中兼补，兼入胃经，止血与化瘀力均强，内服外用皆有良效，凡出血及瘀肿皆可投之，偏寒兼虚者最宜，偏热无虚者当配清热凉血及相应之品。

※ 古有散瘀太过太强之虑，现代研究与临床实践表明其确有良好的活血止血作用，且有止血而不留瘀、活血而不耗气之优。

【功效应用】

1. 化瘀止血、消肿定痛

◎各种出血——单用内服或外敷，或据寒热虚实酌配他药

◎胸痹心痛 ┬ 血瘀有寒——单用研末，或配川芎、红花等
　　　　　├ 血瘀有热——单用研末，或配丹参、赤芍等
　　　　　├ 血瘀气虚——轻症单用，重症配黄芪、刺五加等
　　　　　├ 肝郁血瘀——常配柴胡、香附、川芎、红花等
　　　　　└ 痰瘀互结——常配瓜蒌、薤白、炒枳壳、半夏等

◎血瘀经闭痛经——单用或配当归、川芎、赤芍、红花等

◎癥瘕——常配丹参、莪术、三棱、郁金、土鳖虫等

◎跌打肿痛——单用或配蚤休（重楼）等，如云南白药

◎痈肿疮毒——单用或配大黄等

2. 补虚

◎气血亏虚或血虚乏力——常单用，或与鸡炖服，或配黄芪、当归等

此外，能解雷公藤中毒，每日取凤尾草 500g 煮水分 3 次饮，每次冲服三七粉 3g。治急性坏死性节段性小肠炎，每次 0.5~1g，每日 3 次，连服至愈后继服 15 日，以巩固疗效。

【用法用量】本品内服 3~10g，煎服或入丸散；研粉吞服，每次 1~1.5g。外用适量，磨汁涂，研末掺或调敷。生用研末效佳。

【使用注意】本品温通活血，故血热及阴虚有火者不宜单服，孕妇慎服。若出

血见阴虚口干者，当配滋阴凉血药同用。

【来源】始载于《滇南本草》，原名土三七。源于菊科植物菊叶三七 *Ggynura segetum*（Lour.）Merr.的干燥根及叶。

【药性】苦、甘，平。归肝经。

【性能特点】

苦泄散，甘解毒，平不偏

→入肝经 →化瘀→血畅不溢、肿消痛止→止血、消肿、定痛
　　　　 →解疮毒与虫毒→解毒

※化瘀止血解毒消肿兼止痛。功同三七而不补虚，化瘀止血力虽较三七为缓，但能解毒，出血有瘀或血瘀而寒、热不明显者宜用，内服外用皆可。

【功效应用】

化瘀止血、消肿定痛、兼解毒

◎咳吐衄血——大量单用煎汤，或研末服，或配仙鹤草等

◎便血崩漏——单用研末服，或配槐花、地榆、侧柏叶等

◎血瘀痛经——单用或配当归、川芎、赤芍、红花等

◎产后瘀滞腹痛——单用或配川芎、当归、桃仁、益母草等

◎跌打肿痛——单用研末外敷，或鲜叶捣烂外敷，或配他药

◎乳痈初期——常用鲜品配鲜蒲公英适量捣敷，或入复方煎服

◎痈肿疮毒——常配蒲公英、连翘、金银花、赤芍等

◎毒虫咬伤——可用鲜叶或鲜根捣烂外敷

【用法用量】本品内服，水煎6~10g，研末1~3g。外用适量，研末敷或鲜品捣敷。

【使用注意】本品化瘀活血，故孕妇慎服。

【来源】始载于《滇南本草》，原名黄参。源于景天科植物景天三七 *Sedum aizoon* L.的全草或根。

【药性】苦、甘，平。归肝、心经。

【性能特点】

苦泄散，甘益养，平偏凉

→入肝心经 →化瘀→血畅、肿消、痛止→止血、消肿、止痛
　　　　　 →养心→安神

※化瘀止血止痛兼养心。功似三七而力较弱。化瘀止血力虽弱，但疗效确切，并能养心安神，出血有瘀无论寒热虚实皆可，兼心神不安者尤宜。

【功效应用】

1. 化瘀止血、消肿定痛

◎咳吐衄血——大量单用煎汤或鲜品捣汁服，或配他药

◎尿血——单用或配小蓟、石韦、海金沙、栀子等

◎崩漏——单用或配仙鹤草、蒲黄、茜草炭等

◎血小板减少性紫癜——单用水煎或制成糖浆服

◎创伤出血——单用干品或配儿茶等研末外敷

◎跌打肿痛——单用研末或鲜品捣烂外敷

◎痈肿疮毒、水火烫伤——鲜品捣烂外敷

2. 养心安神

◎惊悸失眠——民间与鲜猪心（不去心内血）炖服

◎血虚脏躁——常配小麦、大枣、甘草、珍珠母等

【用法用量】本品内服，15~30g，鲜品加倍；外用适量，鲜品捣敷。

血余炭

【来源】始载于《本经》。源于人科健康人之头发制成的炭化物。

【药性】苦、涩，平。归肝、胃、肾经。

【性能特点】

苦泄涩敛，行中有敛，性平不偏

→入肝胃肾经→化瘀、收敛→血畅、归经→止血
→利中有补→利尿、益阴
→促进创面肌肉生长→生肌敛疮

※ 化瘀收敛止血兼利尿益阴，为血肉有情之品。

※ 善化瘀、收敛而止血，药力较强，出血无论寒热均宜，有瘀兼阴虚者最佳，内服外用、单用入复方皆可。

※ 利尿兼益阴，利尿而不伤阴，阴虚小便不利者用之为佳。

【功效应用】

1. 化瘀止血

◎各种出血┌衄血┌齿衄——单用研末或配他药敷之
　　　　　│　　├鼻衄——单用研末或配他药吹之
　　　　　│　　└肌衄——单用研末或配他药掺之
　　　　　├便血、紫癜——本品45g配藕节90g煮水浓缩服
　　　　　└吐血、尿血、崩漏——可配三七、花蕊石，如化血丹

2. 利尿益阴

◎阴虚小便不利——可配猪苓、阿胶等

3. 生肌敛疮

◎疮疡久溃不合——可配露蜂房、蛇蜕等份烧灰，酒调服或研细敷

◎烫伤——单用研末凡士林调涂

【用法用量】本品内服，煎汤6~10g，研末1~3g，或入丸散。外用适量，研细掺、吹，或调敷。

【使用注意】本品气浊，故胃弱者不宜服。

蒲 黄

【来源】始载于《本经》。源于香蒲科植物水烛香蒲 *Typha angustifolia* L.或同属植物的干燥花粉。

【药性】甘，平。归肝、心包经。

【性能特点】

甘缓滑利，性平不偏，生行炒敛

```
                      ┌→生用→滑利→┌→行瘀→血畅不溢→止血
→入肝心包经→┤              └→利尿
                      └→炒炭→敛兼散→血不外溢而流畅→止血
```

※ 花粉类常用药，为化瘀止血兼利尿之品。

※ 生用、炒炭性能有别。生用滑利，主行瘀而止血，兼利小便；炒炭敛兼散，主以收敛，略兼散瘀。为化瘀止血之要药，尤善治崩漏及尿血。出血瘀重有热者宜生用，而无瘀或瘀轻、热不明显者则宜炒炭用。

※ 单用或入复方，内服或外敷皆可，并常配五灵脂。

※ 现代研究表明，生用、炒用均能缩短凝血时间，使血小板数目上升，凝血酶原时间缩短。生用止血效果好，炒用更好。

【功效应用】

1. 化瘀止血

◎出血诸证┌尿血——常配藕节炭、小蓟、白茅根、栀子等
　　　　　├肺热衄血——可配青黛、黄芩、生地、血余炭等
　　　　　├吐血咯血——单用或配大蓟、小蓟、仙鹤草等
　　　　　├崩漏——常配五灵脂、仙鹤草、三七、棕榈炭等
　　　　　└外伤出血——常单用或配乌贼骨等份研末外敷

◎瘀血诸证┌心腹瘀痛——单用或配川芎、红花、延胡索等
　　　　　├痛经——常配五灵脂、当归等，如失笑散、少腹逐瘀汤
　　　　　├经闭——常配五灵脂、桃仁、红花、当归、赤芍等
　　　　　├产后瘀阻——常配五灵脂、当归、香附、川芎等
　　　　　└伤损瘀肿——单用或配丹参、红花、乳香等

◎疮疖肿痛——可配金银花、连翘、蒲公英、赤芍、黄芩等

2. 利尿

◎血淋涩痛——常配栀子、木通、藕节、滑石等，如小蓟饮子

【用法用量】本品内服3~10g，包煎或入丸散。外用适量，掺用或调敷。止血

炒炭、生用皆可，活血、利尿当生用。

【使用注意】本品生用能收缩子宫，故孕妇慎服。

❀ 茜 草 ❀

【来源】始载于《本经》，原名茜根。源于茜草科植物茜草*Rubia cordifolia* L.的干燥根及根茎。

【药性】苦，寒。归肝经。

【性能特点】

苦泄散，寒清凉

└→入肝经─┬→炒炭→行中有止→化瘀、凉血→止血
　　　　　└→生用→专于凉散→化瘀、凉血、通经

※ 清热凉血化瘀止血，炒炭与生用功异。炒炭行中有止，善化瘀、凉血而止血；生用则专于凉散，善活血凉血而化瘀通经。

※ 有止血而不留瘀、活血而不动血之长，凡出血无论属血瘀挟热还是血热挟瘀者皆宜，尤以血热血瘀兼出血者用之最佳。

※ 对实验性肾与膀胱结石形成有抑制和防治作用，尤其对碳酸钙结石的形成有抑制作用。

【功效应用】

化瘀止血、凉血活血

◎血瘀有热出血诸证 ┬吐血衄血——常配栀子、大蓟、生地、桑白皮等
　　　　　　　　　├尿血——常配藕节炭、小蓟、白茅根、栀子等
　　　　　　　　　├便血——可配侧柏叶、大黄、丹皮、棕榈炭等
　　　　　　　　　└崩漏——常配五灵脂、仙鹤草、生地、黄芩等

◎气不摄血之崩漏——常炒炭配黄芪、乌贼骨等，如固冲汤

◎血热瘀血诸证 ┬痛经——常配五灵脂、蒲黄、当归、红花等
　　　　　　　├经闭——常配五灵脂、桃仁、红花、当归等
　　　　　　　├产后瘀阻——常配五灵脂、当归、香附、川芎等
　　　　　　　├跌损瘀肿——常配丹参、红花、乳香等，也可单用
　　　　　　　└关节痹痛——单用或配川芎、红花、延胡索等

此外，治气滞血瘀之肝着证，常配柴胡、郁金、旋覆花等。治过敏性紫癜，可配大枣、鸡血藤、紫草、丹参等。治喘息性气管炎，可配陈皮等。

【用法用量】本品内服10~15g，大剂量可用30g，入汤剂或丸散。生用清热凉血力强，炒炭止血力强，血热出血属热盛有瘀宜生用，热轻无瘀宜炒炭用。

【使用注意】本品苦寒清泄，故脾胃虚弱、精虚血少、阴虚火旺及无瘀者慎服。

❀ 花蕊石 ❀

【来源】始载于《嘉祐补注神农本草》，原名花乳石。源于变质岩类岩石含蛇

纹石大理岩。主含大量钙、镁的碳酸盐。

【药性】辛、酸，平。归肝经。

【性能特点】

辛散酸敛，平而不偏，质重下坠

└→入肝经血分 ─┬→生用散多敛少→化瘀→血畅自归经→止血
　　　　　　　 └→煅用敛多散少→收敛兼化瘀→止血

※ 化瘀止血兼重坠。生用化瘀止血力胜，煅用则收敛止血力强，内外出血兼瘀者可选用，内服外敷均可。

※ 增加血中钙离子浓度，使血管致密，有防止血浆渗出和促进血液凝固的作用。

【功效应用】

化瘀收敛、止血

◎吐血——煅研末，童便1盅冲；或配三七、白及等

◎衄血——煅研末，墨汁、藕汁冲；或配三七、血余炭等，如化血丹

◎外伤出血——煅研末，或配白及、煅龙骨、煅牡蛎研粉敷伤口

【用法用量】本品内服，水煎，10~15 g；研末，1~1.5 g。外用适量，研末外掺或调敷。化瘀止血宜生用，收敛止血宜煅用，外伤出血多煅后研末用。

【使用注意】本品质重坠堕，又能祛瘀，故孕妇忌服。

附注：能化瘀止血的药还有大黄、丹皮、赤芍、郁金、儿茶、血竭等。

第三节　收敛止血药

均入肝经，能收敛止血，治各种出血证，有留瘀之弊，出血无瘀者宜用。

白 及

【来源】始载于《本经》。源于兰科植物白及 *Bletilla striata*（Thunb.）Reichb. f.的干燥块茎。

【药性】苦、甘、涩，微寒。归肺、肝、胃经。

【性能特点】

涩黏能敛，苦寒清泄，味甘兼补

└→入肺肝胃经 ─┬→收敛止血兼补肺
　　　　　　　 └→消肿生肌→敛疮

※ 收敛止血生肌敛疮兼益肺。收敛止血力强，善治肺胃出血与外伤出血，兼热者最宜，内服外用皆可。

※ 兼补肺，抗结核杆菌（TB），为治肺部出血之佳品，肺痨或支气管扩张之咳血尤宜。

※ 研末口服，能直接作用于胃与十二指肠黏膜，善治胃与十二指肠出血，兼溃疡者尤佳。

※ 治疮肿初起未脓可消，溃后不收口可收，脓多或脓成未溃不用。

【功效应用】

1. 收敛止血兼补肺

◎肺胃损伤咯血、呕血、衄血——单用研末，糯米汤送服，即独圣散；

或配三七（2∶1）作散剂服，效果更佳

◎劳嗽咳血——可配枇杷叶、藕节、阿胶、蛤粉等，如白及枇杷丸

◎胃痛泛酸呕血——可配乌贼骨同用，如乌及散

◎外伤出血——可单用或配煅石膏、三七、血竭等研末外敷

2. 消肿生肌、敛疮

◎疮肿 ┌初期未脓——常配金银花、天花粉、皂刺等，如内消散

└溃久不愈——单用或配儿茶等研末外敷，以加速疮口愈合

◎肺痈后期咳吐脓血痰——常配桔梗、鱼腥草、合欢皮等

◎水火烫伤——单用或配大黄、地榆、虎杖等研末，油调敷

◎肛裂、皮肤皲裂——单用研末干掺或凡士林等调敷

此外，治肺结核咳血，用西药抗结核药效差，可加用本品。治肺空洞出血，可取本品60 g，配百部50 g，白胶香50 g，研末服；无空洞咯血属肺阴虚者，可配百合、百部等。治支气管扩张之咳痰带血，可配石韦、浙贝母、枇杷叶、金荞麦等。治胃十二指肠出血，可在辨证组方的基础上，以其研末服。

【用法用量】本品内服，煎汤3~10 g，大剂量可用至30 g，或入丸散；研末，1.5~3 g。外用适量，研末撒或调涂。

【使用注意】本品质黏性涩，故外感咳血、肺痈初起、肺胃出血属实热火毒盛者慎服。反乌头，故不宜与附子、川乌、草乌等乌头类药同用。

紫 珠

【来源】始载于《本草拾遗》。源于马鞭草科植物杜虹花 *Callicarpa formosana* Rolfe等的干燥或新鲜叶。

【药性】苦、涩，凉。归肝、肺、胃经。

【性能特点】

苦凉清泄，味涩收敛

→入肝肺胃经→收敛兼凉血→止血

→解热、蛇毒→消肿→疗疮、蛇伤

※ 收敛止血兼解毒，为止血良药，肺胃出血兼热者尤宜。

※ 研究证明，其能收缩血管便于血小板凝聚，降低血管通透性，稳定血压。使肠道血管直接收缩或间接使肠道收缩而止血。

【功效应用】

1. 收敛止血

◎出血诸证 ┌咯血——单用或配白及等份为末服
　　　　　├咳血——单用或配白及等份为末服
　　　　　├吐血——单用或配三七等份为末服
　　　　　└衄血——单用或配焦栀子、白茅根等

◎便血——单用或配槐花、地榆、黄芩等

◎尿血——可配白茅根、栀子、海金沙等

◎崩漏——可配仙鹤草、藕节炭、蒲黄等

◎紫癜（血小板减少性紫癜）——可配大枣、白茅根等

◎外伤出血——单用鲜品捣敷，或干品研末撒敷

2. 解毒疗疮

◎疮疡——单用煮汁服，并外洗

◎水火烫伤——单用末撒，撒前清洗并剪去水泡，撒后消毒纱布包

◎蛇咬伤——单用煎汤服，并洗伤处

【用法用量】本品内服，煎汤10~15 g，鲜品加倍；研末服1.5~3 g。外用适量，研末撒掺，或鲜品捣敷。

【使用注意】本品性凉，故虚寒性出血者慎服。

鸡冠花

【来源】始载于《滇南本草》。源于苋科植物鸡冠花 *Celosia cristata* L.的干燥花序。

【药性】甘、涩，凉。归肝、大肠经。

【性能特点】

涩能收敛，甘凉清解
　└→入肝大肠经→收敛、凉血 ┌→止血
　　　　　　　　　　　　　　└→止痢、止带

※ 收敛凉血止血兼止泻止带。既收敛又清热凉血而止血、止痢、止带，尤善治下焦血热出血、久痢及带下。

※ 有赤白之分，习惯治血证多用红鸡冠花，治带下多用白鸡冠花。

【功效应用】

1. 收敛止血

◎崩漏下血——常配棕榈炭、乌贼骨、贯众炭等

◎痔疮便血——常配黄芩、地榆、槐角、防风炭等

2. 止痢

◎久痢——可配椿根皮、石榴皮、罂粟壳等

◎湿热痢——常配黄连、黄柏、白头翁、木香等

3. 止带

◎赤白带下——可配椿根皮、黄柏、苍术、芡实等

【用法用量】本品内服9~15g，煎汤或入丸散。外用适量，煎水熏洗或研末调敷。

【使用注意】本品涩敛性较强，故湿邪内盛者不宜单用。

檵 木

【来源】始载于《植物名实图考》，原名檵花。源于金缕梅科植物檵木（檵花）*Loropetalum chinense*（R.Br.）Oliv.的干燥根、茎、叶或花。

【药性】苦、涩，平。归肝、胃、大肠经。

【性能特点】

苦泄涩敛，平而偏凉

→入肝胃大肠经→收敛、解热毒→止血
→解毒、止痢

※ 收敛止血兼清解止痢，出血无瘀兼热者宜。又收缩子宫，治崩漏（功能失调性子宫出血）及产后出血尤佳。

【功效应用】

1. 收敛止血

◎崩漏、产后出血——可配红藤、仙鹤草、当归等

◎剖腹产宫缩不良出血——可配红藤水煎内服

◎咯血、呕血——可配白及、大蓟根等，如（上海）血见宁

◎创伤出血——单用鲜檵木花捣烂或干花研末外敷

2. 清热解毒、止痢

◎水火烫伤——单用鲜檵木叶捣烂外敷

◎湿热泻痢——单用或配他药水煎内服

【用法用量】本品内服，花6~10g，茎叶15~30g，根30~60g，煎汤或鲜品捣烂绞汁。外用适量，鲜品捣敷，或干品研末调敷。

棕榈炭

【来源】始载于《本草拾遗》，原名栟榈木皮。源于棕榈科植物棕榈 *Trachycarpus fortunei*（Hook.f.）H.Wendl.的干燥叶柄及鞘片的煅炭品。

【药性】涩、微苦，平。归肺、肝、大肠经。

【性能特点】

涩敛微苦，平而不偏

→入肺肝大肠经→收敛→血不外溢→止血

※ 收敛止血力强，凡出血无论寒热虚实皆宜，无瘀者最佳。生用药力较弱，煅炭药力倍增。古人云："年久败棕，入药尤妙"，故陈久炒炭者佳。

【功效应用】

收敛止血

◎出血诸证┬吐血——单用或配三七等份为末服
　　　　　├衄血——单用或配焦栀子、白茅根等
　　　　　├便血——单用或配槐角、地榆、黄芩等
　　　　　├尿血——可配小蓟、白茅根、海金沙等
　　　　　└崩漏┬寒热不显者——可配血余炭、莲蓬炭，即黑散子
　　　　　　　　├血热妄行者——常配大蓟、小蓟等，如十灰散
　　　　　　　　└气不摄血者——常配黄芪、茜草等，如固冲汤

【用法用量】本品内服，煎汤3~10g，研末1~1.5g，或入丸散。外用适量，研末吹、掺创面。陈久炒炭者为佳。

【使用注意】本品收涩力强，故出血兼瘀者不宜服。

❀ 仙鹤草 ❀

【来源】始载于《图经本草》，原名龙牙草。源于蔷薇科植物龙芽草*Agrimonia pilosa* Ledeb.的干燥地上部分。

【药性】苦、涩，平。归肺、肝、大肠经。

【性能特点】

苦涩收敛，平而不偏
　└→入肺肝脾经┬→收敛止血，兼补虚
　　　　　　　　└→解毒止痢、截疟，兼杀虫、止咳、抗癌

※ 收敛止血兼补虚解毒截疟止痢。

※ 止血力强而可靠，凡出血无论寒热虚实皆宜。

※ 研究证明，止血机制有三：一是显著缩短凝血时间、出血时间；二是增加血小板；三是收缩周围血管。

※ 明末《药镜》曾用其治食道癌，抗癌机制有二：一是能抑制癌细胞的生长；二是促进吞噬细胞的生长。有扶正祛邪之意。

【功效应用】

1. 收敛止血

◎出血诸证┬寒热不显者——单用水煎、研粉或提取仙鹤草素等
　　　　　├血热妄行者——常配黄芩、生地、丹皮、侧柏叶等
　　　　　├瘀血出血者——常配三七、茜草、小蓟、藕节炭等
　　　　　├阳虚有寒者——常配附子、炮姜、艾炭、灶心土等
　　　　　├气不摄血者——常配黄芪、党参、升麻、柴胡等
　　　　　├阴虚有热者——常配知母、黄柏、墨旱莲、龟甲等
　　　　　└产后出血者——常配当归、黄芪、榉木、炮姜等

2. 补虚

◎脱力劳伤或贫血体弱——本品30g，大枣10枚，煎汤服

3. 解毒止痢

◎疮肿乳痈——单用茎叶熬膏，蜜调外敷；或配连翘、金银花等

◎泻痢┌久痢赤白——单用或配白木槿花、鸡冠花、石榴皮等

　　　└热毒血痢——常配马齿苋、铁苋、黄连、白头翁等

4. 截疟

◎疟疾寒热——单用大量水煎服，或配常山、槟榔、青蒿等

5. 杀虫

◎阴道滴虫病——单用120g煎汁，冲洗阴道或坐浴

6. 止咳

◎痰咳日久——常配百部、紫菀、款冬花、枇杷叶等

7. 抗癌

◎各种癌肿——可配夏枯草、半枝莲、猫爪草等

【用法用量】本品内服10~15g，大剂量可用30~60g，煎汤或入丸散。外用适量，捣绒外敷，或研末掺，或煎汤外洗，或鲜品捣敷。

藕 节

【来源】始载于《药性本草》。源于睡莲科植物莲 *Nelumbo nucifera* Gaertn. 的新鲜或干燥根茎节部。

【药性】甘、涩、平。归肝、肺、胃经。

【性能特点】

涩能收敛，甘平力缓

　　└→入肝肺胃经→收敛兼化瘀→止血

※ 既收敛止血，又略兼化瘀，且药力和缓。止血而不留瘀，凡出血无论寒热虚实皆宜。多做辅助品用。

【功效应用】

收敛止血

◎出血诸证┌血热妄行者——常配黄芩、生地、丹皮、侧柏叶等

　　　　　├瘀血出血者——常配三七、茜草、大蓟、蒲黄等

　　　　　├阳虚有寒者——常配附子、炮姜、艾炭、灶心土等

　　　　　├气不摄血者——常配黄芪、党参、升麻、柴胡等

　　　　　├阴虚有热者——常配知母、黄柏、墨旱莲、龟甲等

　　　　　└产后出血者——常配当归、黄芪、椶木、炮姜等

【用法用量】本品内服10~30g，鲜品加倍，煎汤或入丸散，或鲜品捣汁。生用性平偏凉，止血散瘀力强，鲜品更佳，血热出血宜用。炒炭性偏温，收敛止血效佳，虚寒出血宜投。

附注： 始载本草的文献依据为《大观本草》藕实茎条。

🙰 花生衣 🙰

【来源】始载于《全国中草药汇编》。源于豆科植物落花生 *Arachis hypogaea* L.的干燥种皮。

【药性】甘、微苦、涩，平。归肝、脾经。

【性能特点】

涩敛微苦，甘平力缓

└──→入肝脾经──→收敛止血

※ 收敛止血而性平，凡出血无论寒热虚实皆宜，多做辅助品。

【功效应用】

收敛止血

◎出血诸证 ┌血热妄行者──常配黄芩、生地、丹皮、侧柏叶等
 ├瘀血出血者──常配三七、茜草、大蓟、藕节炭等
 ├阳虚有寒者──常配附子、炮姜、艾炭、灶心土等
 ├气不摄血者──常配黄芪、党参、升麻、柴胡等
 ├阴虚有热者──常配知母、黄柏、墨旱莲、龟甲等
 └产后出血者──常配当归、黄芪、槌木、炮姜等

此外，现代临床用治血友病、类血友病。

【用法用量】本品内服10~30g，煎汤。

🙰 百草霜 🙰

【来源】始载于《肘后备急方》，原名釜月下墨、月下灰。源于杂草经燃烧后附于灶突、锅底或烟囱内的烟灰。

【药性】苦、辛，温。归肝、肺、胃经。

【性能特点】

炭质收敛，苦辛温散

└──→入肝肺胃经 ──→收敛止血
 └──→消积

※ 收敛止血兼消积止泻解毒之品。止血力强，出血兼寒者最宜。

【功效应用】

1. 收敛止血

◎出血诸证 ┌阳虚有寒者──单用或配炮姜、艾炭、灶心土等
 ├气不摄血者──单用或配黄芪、党参、白术、升麻等
 ├瘀血出血者──可配三七、茜草、大蓟、藕节炭等
 ├阴虚有热者──常配知母、黄柏、墨旱莲、龟甲等
 ├血热妄行者──可配黄芩、生地、丹皮、侧柏叶等
 └跌打金创者──单用或配当归、黄芪、槌木、儿茶等

2. 消积止泻

◎食积不消——常配焦麦芽、焦神曲、焦山楂、陈皮等

◎泄泻积痢——常配黄连、木香、马齿苋等

3. 解毒

◎疮肿咽痛——常配蟾酥等，如六神丸（以本品为衣）

【用法用量】本品内服1.5~5 g，包煎，或入丸散。外用适量，研末撒或调敷。

【使用注意】本品性温色黑，故阴虚肺燥者忌服，不宜用于创伤与疮面，以免留印迹。

第四节　温经止血药

性均温热，能温脾阳、固冲脉而统摄血液。善温经止血，有伤阴助火之弊。

艾　叶

【来源】始载于《名医别录》。源于菊科植物艾 *Artemisia argyi* Lévl. et Vant. 的干燥叶。明中期以降，医药界认为产于蕲州者品质较佳，故又名蕲艾。

【药性】辛、苦，温。芳香。归肝、脾、肾经。

【性能特点】

辛香苦燥温散，生温熟热，炒炭兼收敛

→内服→入肝脾肾经→炒炭→温经散寒、暖宫、收敛→止血崩
　　　　　→生用→温经散寒湿→暖宫理气血→止痛止血止带
　　　　　→提取挥发油→祛痰、止咳、平喘
→外用→煎汤熏洗————→燥湿杀虫→止痒→治疥癣、湿疹
　　　　→温灸————————→温通经脉→散寒→止痛或消肿

※ 艾叶温，温脉经；理气血，暖子宫；散寒湿，除冷痛；炒炭后，止血崩。

※ 作用偏于中下二焦，蕲艾效佳。

※ 既为治妇科崩漏与带下之要药，又为灸科温灸之主药。

【功效应用】

1. 温经止血、调理气血

◎虚寒出血（炒炭）┌崩漏经多——常配阿胶、当归等，如胶艾四物汤
　　　　　　　　　├妊娠下血——常配阿胶、杜仲炭、黄芩炭等
　　　　　　　　　└吐血衄血——常配阿胶、仙鹤草、三七等

◎血热出血——生用配鲜侧柏叶汁、生荷叶、生地汁，即四生丸

2. 散寒止痛

◎脘腹冷痛——轻者单用煎服，重者配生姜、陈皮等

◎寒凝气滞┌月经不调——常配香附等，如艾附暖宫丸
　　　　　├经行腹痛——常配香附等，如艾附暖宫丸
　　　　　└宫冷不孕——常配香附、当归、川断等

3. 祛湿止痒

◎寒湿带下——常配苍术、白术、乌贼骨、芡实等

◎湿疹、湿疮、疥癣——可配地肤子、蛇床子、白矾等

此外，用于温灸，能温经通络、散寒止痛，治各种疼痛，单用制成艾条或艾炷，也可与他药配伍制成艾条，如雷火神针等。

用于空气消毒，可配白芷、苍术、雄黄等点烟熏。

提取挥发油，能祛痰、止咳、平喘，治咳喘，每次0.1 ml。

【用法用量】本品内服3~9 g，煎汤或入丸散。外用适量，供点燃温灸，或煎汤熏洗。温经止血宜炒炭或醋炙用，散寒止痛宜生用，陈久者良（陈艾）。

【使用注意】本品苦辛温燥，故阴虚血热者慎服，不宜过大量服。

灶心土

【来源】始载于《名医别录》，原名伏龙肝。源于烧杂草和木柴的土灶内底部中心的焦黄土块。

【药性】辛，温。归脾、胃经。

【性能特点】

辛而温散，质重和降
└→入脾胃经→温中散寒┬→摄血→止血
　　　　　　　　　　└→和中→止呕止泻

※ 既治虚寒之出血，又治虚寒之吐泻。

【功效应用】

1. 温中止血

◎虚寒出血┬吐血衄血——常配阿胶、地黄等，如黄土汤
　　　　　└崩漏便血——常配阿胶、地黄等，如黄土汤

2. 止呕止泻

◎脾胃虚寒┬泄泻——可配茯苓、炒薏苡仁、炒白术等
　　　　　└呕吐——可配半夏、生姜、沉香等

◎妊娠呕吐——可配砂仁、苏梗、黄芩、陈皮、生姜等

【用法用量】本品内服15~30 g，布包先煎；或用60~120 g，煎汤代水。亦可入散剂。外用适量，研粉末调敷。

【使用注意】本品质重性温，故阴虚失血或胃热呕吐反胃者不宜服。

炮姜

【来源】始载于《珍珠囊补遗药性赋》，附干姜条；姜炭，始载于《大观本草》干姜条的附方。均源于姜科植物姜 *Zingiber officinale* Rosc.的干燥往年根茎的炮制品。

【药性】苦、辛、微涩，温。归脾、胃、肝经。

【性能特点】

炮姜（未成炭）→苦辛温散，微涩兼收

→入脾胃经→温中散寒→止痛止泻

→入肝经→温经止血

姜炭（已成炭）→苦涩温敛，微辛兼散

→入肝经→温经止血

→入脾胃经→温中散寒→止痛止泻

※ 炮姜长于散寒温中止痛，善治虚寒腹痛吐泻。

※ 姜炭长于温经止血，善治阳虚失于统摄之吐血、便血、崩漏。

【功效应用】

1. 温经止血

◎虚寒吐血、便血、崩漏——常配灶心土、三七、仙鹤草等

2. 温中止痛

◎脾胃虚寒之腹痛、吐泻——常配陈皮、半夏、高良姜等

【用法用量】本品内服3~6g，煎汤或入丸散。外用适量，研末调敷。止血用姜炭。

【使用注意】本品苦辛温燥，故孕妇慎服，阴虚有热者忌服。

附注：干姜、炮姜、生姜同出一物，均能温中散寒，治中寒诸证。相异的是：①干姜为往年根茎之干品，习称老干姜，味辛性热而力强，功专走里，善温中散寒、回阳通脉、温肺化饮。②炮姜为干姜经过炒制而得，守多走少，温散收敛。未成炭者，苦辛温散，微涩兼收，长于散寒温中止痛止泻。成炭者，苦涩温敛，微辛兼散，长于温经止血止泻。③生姜则为当年根茎之鲜品，味辛性微温而力较缓，既走表又走里。走表，能发汗解表散寒；走里，能温中止呕开胃、温肺止咳。故素有"生姜走而不守，干姜能走能守，炮姜守而不走"之说。

第十二章　活血化瘀药

一、含义

凡以疏通血脉、促进血行、消散瘀血为主要功效的药物，称为活血祛瘀药或活血化瘀药，简称活血药。其中活血作用较强者，又称破血药。

二、瘀血及瘀血证

1. **瘀血**　全身或局部血行不畅（包括血液黏稠），离经之血未被吸收、消散，积于体内。

2. **病因**　①外伤：跌、打、闪、挫、金创等。②内伤：七情、六淫、食积、放射线均可导致。

3. **证型**

（1）妇科：月经不调、痛经、经闭、产后恶露不尽、死胎不下、胎盘滞留、癥瘕痞块、崩漏有血块。

（2）内科：肝脾肿大、胸痹绞痛、脘腹刺痛、瘀血出血（咯、咳、吐、衄、尿、便血等）、关节痹痛日久不愈、瘀血攻心之谵语发狂、面色黧黑。

（3）外科：痈肿疮毒、肠痈、肺痈、肝痈、胃痈、冻疮、痔疮肿痛。

（4）伤科：跌打瘀肿、闪挫损伤。

（5）皮肤科：紫癜、疹痒（色红或紫黯）、鱼鳞病、皮肤甲错。

（6）肿瘤科：癥瘕肿块。

4. **典型症状**

（1）刺痛（锐痛）：痛有定处、拒按，夜间加重，持久不愈（久痛入络）。

（2）麻木：全身或局部缺血，血不养筋所致。麻木、瘙痒属风，古有"治风先治血，血行风自灭"之说。

（3）肿块：瘀血聚而不散（实证）。外伤可见青紫块，血肿，或瘀久形成癥瘕，固定不移；内伤可见气血紊乱、瘀血停聚之肿块（包括肝脾肿大、子宫肌瘤等）。

（4）出血：血色发暗，有瘀块。

（5）其他：面色黧黑，肌肤甲错（全身瘀血），瘀血攻心。

（6）舌脉：舌质有瘀斑、紫暗，或舌下青紫；脉涩、滑、弦。

三、药性特点、功效与主治病证

1. **药性特点**　味多辛苦，性或温或寒少数平，归肝、心、脾经。

2. **功效**　主能通行血脉、活血散瘀或破血逐瘀、消肿止痛、祛瘀生新，部分药物兼能行气、清热、散寒、利胆、散风等。现代研究证明能扩张血管、消散血块、降低血黏度等。

3. 主治病证 主治包括妇、内、外、伤、皮、肿瘤等各科的瘀血或兼瘀的各种病证，如月经不调、痛经、经闭、产后恶露不尽、胎盘滞留、癥瘕痞块、崩漏有血块；肝脾肿大、胸痹绞痛、脘腹刺痛、瘀血出血、关节久痹、瘀血攻心之谵语发狂、面色黧黑；痈肿疮毒、肠痈、肺痈、肝痈、胃痈、冻疮、痔疮肿痛；跌打瘀肿、闪挫损伤；紫癜、疹痒（色红或紫黯）、鱼鳞病、皮肤甲错；癌肿等。部分药物兼治湿热黄疸、结石、食积等。

四、使用注意

（1）大多因活血痛经或破血逐瘀能堕胎或增加月经量，故孕妇慎用或忌用，妇女经期月经过多慎用，血虚痛经不宜单用。

（2）注意选择配伍。多与行气药配伍，此乃血为气母，气为血帅，气行血行，气滞血凝之故。

第一节　既活血又行气类药

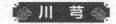

【来源】始载于《本经》，原名芎䓖。源于伞形科植物川芎 *Ligusticum chuanxiong* Hort. 的干燥根茎。

【药性】辛，温。芳香。归肝、胆、心包经。

【性能特点】

辛香行散温通

　　└→入肝胆心包经→活血、行气、散风寒→止痛

※ 上行头颠，下走血海，内行血气，外散风寒。

※ 性温，活血力强，并善行气，血瘀气滞兼寒或兼风或兼风寒者宜用。

【功效应用】

1. 活血行气（止痛）

◎妇科┌月经不调┐

　　　├痛经经闭─常配当归、地黄、芍药，即四物汤

　　　└产后瘀阻┘

◎妇科、内科之癥瘕积聚——常配丹参、三棱、鳖甲等

◎内科┌肝郁气滞胸胁刺痛——常配柴胡、香附、赤芍等

　　　└胸痹绞痛——常配红花、丹参、赤芍等，如冠心二号

◎伤科之跌打损伤——常配当归、红花、血竭等

◎外科之痈肿疮毒┌热毒者——常配蒲公英、赤芍、银花、连翘等

　　　　　　　　└气血亏兼瘀者——可配当归、黄芪、甘草等

2. 散风止痛

◎头痛┌头风日久不愈——常配细辛、白芷、独活等
　　　├风寒者——常配羌活、白芷、荆芥穗等
　　　├血瘀者——常配红花、苏木、赤芍等
　　　├风热者——常配菊花、蔓荆子、白芷、生石膏等
　　　├气虚兼瘀者——常配黄芪、党参、红花等
　　　└血虚兼瘀者——常配当归、熟地、苏木等

◎风寒湿痹日久不愈——常配威灵仙、川乌、草乌、蕲蛇等

此外，通过扩张周围血管还有助于降血压，方用川芎、菊花、牛膝各10g，车前子12g（包煎），夏枯草、泽泻各15g，薄荷6g（后下）。每日一剂水煎服。

【用法用量】本品内服，煎汤3~10g，研末1~1.5g。外用适量，研末敷或煎汤洗。

【使用注意】本品辛温升散，故阴虚火旺、气虚多汗、气逆呕吐、月经过多及出血性疾病不宜用。

姜　黄

【来源】始载于《新修本草》。源于姜科植物姜黄 *Curcuma longa* L.的干燥根茎。

【药性】辛、苦，温。归肝、脾经。

【性能特点】

辛散苦泄温通

　　└→入肝脾经→活血（破血）行气→通经→止痛

※ 内行血气而通经止痛，外散风寒而疗痹止痛，善横走肢臂。

※ 功似川芎而散寒力强，血瘀气滞有寒兼风者宜用，肩痹痛麻者尤佳。

※ 研究证明，能降血脂、利胆、抗肿瘤。

【功效应用】

1. 破血行气、通经止痛

◎妇科┌痛经经闭——常配当归、红花、川芎、桃仁等
　　　└产后瘀阻（寒盛者）——常配当归、川芎、炮姜等

◎妇科、内科癥瘕积聚——常配丹参、土鳖虫、莪术等

◎内科┌心腹冷痛——常配高良姜、干姜、乌药等
　　　└肝郁两胁痛——常配柴胡、枳壳、赤芍、苏木等

◎伤科之跌打损伤——常配川芎、红花、乳香等

2. 散风疗痹

◎风寒湿肩臂痛——常配羌活、桂枝、黄芪等，如蠲痹汤

此外，治风冷牙痛，可配细辛、白芷各等份研末外擦患处。治疮肿初起，常配大黄、白芷、南星、天花粉等，如如意金黄散。治肝胆结石属寒湿郁结者，常配茵陈、茯苓、猪苓、金钱草等。

【用法用量】本品内服3~10g，煎汤或入丸散。外用适量，研末敷。

【使用注意】本品辛散温通苦泄，故孕妇、经多及血虚无气滞血瘀者慎服。

❀ 延胡索 ❀

【来源】始载于《雷公炮炙论》，原名延胡。源于罂粟科植物延胡索 *Corydalis yanhusuo* W. T. Wang 的干燥块茎。又名玄胡索、元胡索。

【药性】辛、苦，温。归心包、肝、脾、肺经。

【性能特点】

辛散苦泄温通

→入心包肝经→活血→止痛←

→入脾肺经→行气→促进血行←

※ 走血走气，醋制后止痛力大增，凡血瘀气滞有寒者用之为宜。

※ 延胡索，辛苦温；走血气，散泄通；兼祛寒，善止疼；醋炙后，功更甚。

【功效应用】

活血行气止痛

◎血瘀气滞诸痛
- 胸胁痛
  - 兼寒者——常配香附、柴胡、炒枳壳等
  - 兼热者——常配川楝子，如金铃子散
- 脘腹痛
  - 兼寒者——常配木香，如延香散
  - 兼热者——常配川楝子、丹参、郁金等
- 四肢痛
  - 跌打损伤者——常配川芎、红花、丹参等
  - 风湿痹证者——常配羌活、独活、桑枝等
- 头风头痛
  - 风寒夹瘀——常配白芷、羌活、细辛等
  - 风热夹瘀——常配蔓荆子、菊花、川芎等
- 疝气痛——常配青皮、乌药、小茴香、荔枝核等
- 睾丸偏坠痛——常配川楝子、夏枯草、山楂核等

【用法用量】本品煎汤5~10g，研末1~3g，温开水送下。醋制增强止痛作用。

【使用注意】本品活血行气，故孕妇慎服。

❀ 莪 术 ❀

【来源】始载于《药性本草》，原名蓬莪茂。源于姜科植物蓬莪术 *Curcuma phaeocaulis* Val.、广西莪术 *Curcuma kwangsiensis* S. G. Lee et C. F. Liang 等的干燥根茎。

【药性】辛、苦，温。归肝、脾经。

【性能特点】

辛散苦泄温通

→入肝脾经→破血、行气、消积→止痛

※ 既入血又入气，为走泄之品，药力颇强，凡血瘀、气滞、食积重症即可投用，兼寒者尤宜。近年常用于治疗各种癌瘤。

※ 与三棱相比，晶均能破血行气消积止痛，但性温，行气力较强。

※ 治血瘀、气滞、食积重症，常与三棱相须为用，无论兼寒兼热或有无疼痛均可酌选。

【功效应用】

破血行气、消积止痛

◎血瘀气滞诸证 ┌经闭痛经——常配三棱、桃仁、红花、当归、丹参等
　　　　　　　├癥瘕积聚——常配三棱、丹参、穿山甲、鳖甲、郁金等
　　　　　　　├产后瘀阻——常配三棱、益母草、当归、川芎、炮姜等
　　　　　　　└异位妊娠——常配三棱、丹参、当归、桃仁、赤芍等

◎食积脘腹胀痛——常配三棱、枳实、青皮、鸡内金、炒莱菔子等

此外，研究证明，本品能直接抑制、杀灭肿瘤细胞，增强机体免疫功能，增加肿瘤细胞的免疫原性。单用或入复方或提取活性成分制成注射液用，或与西药化疗药配伍合用均效。莪术油针剂静滴，用于子宫颈癌、肝癌、卵巢癌、外阴癌、恶性淋巴瘤、皮肤癌、胃癌、肠癌、甲状腺癌等，有一定疗效。

【用法用量】本品内服 3~10 g，煎汤或入丸散。外用适量，研末调敷。醋制能增强止痛作用。近年制成注射剂用。

【使用注意】本品能行气破血，故体虚无积、孕妇及月经过多者忌服。

三 棱

【来源】始载于《本草拾遗》，原名京三棱。源于黑三棱科植物黑三棱 *Sparganium stoloniferum* Buch. –Ham. 的干燥块茎。

【药性】苦、辛，平。归肝、脾经。

【性能特点】

苦泄辛散，平而不偏

　　└→入肝脾经→破血、行气、消积→止痛

※ 既入血又入气，药力颇强，为走泄之品，凡血瘀、气滞、食积重症可投，无论兼寒兼热均宜。

※ 与莪术相比，晶均能破血行气消积止痛，但性平，破血力较强（古人谓其"削坚"）。

※ 治血瘀、气滞、食积重症，常与莪术相须为用，无论兼寒兼热或有无疼痛均可酌选。

【功效应用】

破血行气、消积止痛

◎血瘀气滞诸证 ┌经闭痛经——常配莪术、桃仁、红花、当归、丹参等
　　　　　　　├癥瘕积聚——常配莪术、丹参、土鳖虫、鳖甲、郁金等
　　　　　　　├产后瘀阻——常配莪术、益母草、当归、川芎、炮姜等
　　　　　　　└异位妊娠——常配莪术、丹参、当归、桃仁、赤芍等

◎食积脘腹胀痛——常配莪术、枳实、青皮、鸡内金、炒莱菔子等

此外，研究证明，其能抗肿瘤，用于原发性肝癌。

【用法用量】本品内服3~10g，煎汤或入丸散。醋制均能增强止痛作用。

【用法用量】本品泄散，能破血行气，故体虚无积、孕妇及月经过多者忌服。

　　附注：三棱　始载于《本草拾遗》，涉及的种类较多。宋《开宝本草》所谓形似鲫鱼而体重的为"京三棱"，是指黑三棱科植物；所谓形似乌梅而体轻的"黑三棱"却是莎草科植物荆三棱 *Scirpus yagara* Ohwi 的干燥块茎。当代，《中华本草》将其分述，后者又名泡三棱。二者的性味归经、性能特点、功效主治、配伍应用、用量用法及使用注意基本相同。

郁　金

【来源】始载于《新修本草》。源于姜科植物温郁金 *Curcuma wenyujin* Y. H. Chen et C.Ling、姜黄 *Curcuma longa* L.、广西莪术 *Curcuma kwangsiensis* S. G. Leeet C. F. Liang等的干燥块根。

【药性】辛、苦，寒。归肝、心、胆经。

【性能特点】

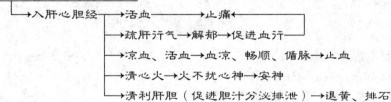

※ 走血走气，凡血瘀气滞、肝郁心热、血热皆宜选用。

※ 肝胆或胰腺疾患属气滞血瘀有热者皆宜。

※ 川郁金产温州，行血大于行气；广郁金产四川，行气大于活血。

【功效应用】

1. 活血止痛、行气解郁

◎血瘀气滞有热最宜 ┌胸胁肋痛 ┌右边痛用郁金 ┐常同用并配柴胡、
　　　　　　　　　　│　　　　 └左边痛用枳壳 ┘川芎等以增疗效
　　　　　　　　　　├月经不调——常配柴胡、当归、川芎、益母草等
　　　　　　　　　　├痛经经闭——常配当归、川芎、红花、香附等
　　　　　　　　　　├癥瘕积聚——常配丹参、土鳖虫、莪术、三棱等
　　　　　　　　　　└肝脾肿大——常配丹参、牡蛎、莪术、鳖虫等

2. 凉血清心

◎热病神昏、惊烦抽搐——常配牛黄、麝香等，如安宫牛黄丸

◎湿温病神昏谵语——常配石菖蒲等，如菖蒲郁金汤

◎痰热癫痫惊抽发狂——常配白矾（白金丸）能降低发狂频率

◎血热尿血衄血便血——可配白茅根、小蓟、侧柏叶、生地等

◎妇女倒经 ┌肝郁化火者——常配栀子、丹皮、赤芍、柴胡等
　　　　　 └阴虚火旺者——常配生地、麦冬、白茅根、牛膝等

3. 利胆退黄（排石）

◎湿热黄疸——轻者单用，重者配茵陈、栀子、金钱草等

◎肝胆结石——常配金钱草、鸡内金、海金沙、虎杖等

【用法用量】本品内服，煎汤6~12g，研末2~5g，或入丸散。

【使用注意】本品活血，故孕妇及经多者慎服。又畏丁香，故不宜与丁香同用。

❀ 降 香 ❀

【来源】始载于《海药本草》，原名降真香。源于豆科植物降香檀*Dalbergia odorif-era* T. Chen树干和根的干燥心材。

【药性】辛，温。芳香。归肝、脾经。

【性能特点】

辛散香化，温通沉降

┌──→入肝经→散瘀→止血定痛
└──→入脾经→降气、辟秽化浊

※ 辛香性温，既走血又走气，善散瘀降气定痛，血瘀气滞诸痛可服，兼气逆者尤宜；又行中有止，能化瘀止血消肿，外伤出血或肿痛可敷。

【功效应用】

1. 散瘀止血定痛

◎胸痹刺痛——常配川芎、红花、丹参、赤芍等，如冠心二号

◎胁肋脘腹痛——可配柴胡、郁金、陈皮、香附、白芍等

◎跌打损伤——可配川芎、红花、丹参等

◎外伤出血肿痛——可配乳香、没药、血竭等

2. 降气辟秽化浊

◎秽浊客体之呕恶胀痛——可配藿香、砂仁、陈皮、法半夏等

【用法用量】本品内服，煎汤3~6g，研末1~2g。外用适量，研末调敷。

【使用注意】本品辛温香燥，故血热妄行、阴虚火盛及无瘀血者不宜服。

❀ 月季花 ❀

【来源】始载于《本草纲目》。源于蔷薇科植物月季*Rosa chinensis* Jacq.的干燥或新鲜花蕾或初开之花。

【药性】甘，温。芳香。归肝经。

【性能特点】

甘温通利，芳香疏理

┌──→入肝经→活血疏肝 ┌──→解郁→调经、止痛
　　　　　　　　　　　 └──→消肿、解毒

※ 善活血疏肝、解郁调经，药力平和，肝郁血滞有寒者宜用。

【功效应用】

1. 活血疏肝、解郁调经

◎月经不调——常配玫瑰花、香附、当归等

◎痛经经闭——常配川芎、赤芍、红花等

2. 消肿解毒

◎痈肿疮毒——常配金银花、连翘、蒲公英等

◎瘰疬结肿——常配夏枯草、连翘、浙贝母等

◎跌打损伤——常配当归、红花、赤芍等

【用法用量】本品内服 3~6 g，煎汤或入丸散。外用适量，捣敷。

【使用注意】本品活血，多用久服可致溏泻，故孕妇及脾虚便溏者慎服。

第二节　活血化瘀不兼行气类药

刘寄奴

【来源】始载于《新修本草》，原名刘寄奴草。源于菊科植物奇蒿 *Artemisia anomala* S. Moore 的干燥全草。

【药性】辛、苦，温。芳香。归心、肝、脾经。

【性能特点】

辛散苦泄，芳化温通

- →入心肝经→破血散瘀→止痛
- →入脾经→芳香醒脾开胃→消食

※ 源于菊科奇蒿，古文献所记刘寄奴多指此，又名南刘寄奴、化食丹。苏、浙、闽、赣、沪习用，现《中国药典》将其作为刘寄奴正品。

※ 性温，药力较强，为破血散瘀止痛兼开胃之品。

※ 与北刘寄奴相比，虽均能破血散瘀止痛，但性温，又醒脾开胃消食，血瘀有寒或兼食积者宜用。

【功效应用】

1. 破血通经、散瘀止痛

◎妇科┌月经不调——常配当归、川芎、赤芍、益母草等
　　　├经闭——常配当归、川芎、赤芍、桃仁、红花等
　　　├产后瘀阻——可配莪术、三棱、当归、鸡血藤等
　　　└阴中痛┌发于产后——常配川芎、当归、桃仁、炮姜等
　　　　　　　└受风寒者——常配川芎、白薇、独活、当归等

◎内科癥瘕、肝脾肿大——常配丹参、土鳖虫、莪术、射干等

◎伤科┌跌打伤肿——常配延胡索、骨碎补等
　　　└外伤出血——单用或配乳香、没药、血竭等研末外敷

2. **醒脾开胃消食**

◎食积不消——单用或配焦神曲、炒枳壳、鸡内金等

◎积滞泻痢——单用或配木香、黄连、马齿苋、黄柏等

【用法用量】本品内服3~10g，煎汤或入丸散。外用适量，研末调敷。

【使用注意】本品辛散苦泄而破血，故孕妇及经多者不宜服，气血亏虚无滞者慎服。

北刘寄奴

【来源】始载于《救荒本草》，原名野生姜。源于玄参科植物阴行草 *Siphonostegia chinensis* Benth. 的带果全草。

【药性】苦，凉。归肝、胆、脾经。

【性能特点】

<u>苦凉清泄，散利相兼</u>
├─→入肝经→破血散瘀→止痛
└─→入肝胆脾经→清热利湿→退黄、治带、消水肿

※ 源于玄参科阴行草，药用历史较短，明《救荒本草》始载，之后《本草原始》首云其亦为刘寄奴，又名铃茵陈。东北、华北、山东习用，现《中国药典》将其另立一条。

※ 性凉，药力较强，为破血散瘀止痛兼清利之品。

※ 与刘寄奴相比，晷均能破血散瘀止痛，但性凉，又清热利湿退黄，血瘀有热夹湿或湿热黄疸者宜用。

【功效应用】

1. **破血通经、散瘀止痛**

◎妇科┌月经不调——常配当归、川芎、赤芍、益母草等
　　　├经闭——常配当归、川芎、赤芍、桃仁、红花等
　　　├产后瘀阻——常配莪术、川芎、当归、鸡血藤等
　　　└阴中痛┌发于产后——常配川芎、当归、桃仁、炮姜等
　　　　　　　└兼湿热者——常配川芎、瞿麦、白蔹、当归等

◎内科癥瘕、肝脾肿大——常配射干、丹参、土鳖虫、莪术等

◎伤科┌跌打伤肿——常配延胡索、骨碎补等
　　　└创伤出血——单用或配乳香、没药、血竭等研末外敷

2. **清热利湿、退黄**

◎湿热黄疸——常配茵陈、栀子、垂盆草、虎杖等

◎血淋——常配栀子、海金沙、石韦、白茅根等

◎湿热带下——常配制苍术、黄柏、车前子、生薏苡仁等

◎水肿兼热——可配车前子、茯苓、泽泻、马齿苋等

【用法用量】本品内服6~9g，煎汤或入丸散。外用适量，研末调敷。

【使用注意】本品苦凉而破血，故孕妇及经多者不宜服，脾胃虚寒者慎服。

五灵脂

【来源】始载于《开宝本草》。源于鼯鼠科动物复齿鼯鼠 *Trogopterus xanthipes* Milne–Edwards 的干燥粪便。

【药性】苦、甘、温。归肝、脾经。

【性能特点】

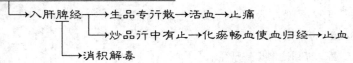

※ 为活血止痛、化瘀止血之要药，血瘀痛、瘀血出血兼寒者可选。

【功效应用】

1. 活血止痛（生用）

◎心腹胁肋刺痛——常配蒲黄，如失笑散

◎瘀血经闭痛经——常配当归、川芎等，如少腹逐瘀汤

◎产后瘀阻腹痛——常配蒲黄、川芎、益母草等

◎疝气疼痛——常配木香、香附、青皮、小茴香、川楝子等

2. 化瘀止血（炒用）

◎崩漏经多——常配当归、炒蒲黄、三七、仙鹤草等

◎吐血——可配炒蒲黄、三七、白及、焦栀子等

◎便血——可配地榆、槐角、当归、虎杖、炒枳壳等

此外，还能消积，治小儿疳积，常配鸡内金、焦山楂、使君子等；解毒，治蛇、蜈蚣、蝎咬伤、蜇伤或疮肿等，研末调敷。

【用法用量】本品内服 3~10 g，包煎或入丸散。外用适量，研末调涂。活血止痛宜生用，化瘀止血宜炒用。

【使用注意】本品畏人参，故不宜与人参同用。又行散瘀血，故孕妇慎服。

附注：五灵脂、蒲黄，虽均归肝经，为治血瘀诸痛或出血之常用品，但生用与炒用功能有别。生用虽均能活血化瘀止痛，治血滞痛经、经闭、月经不调、产后瘀阻、胸胁心腹痛及跌打伤痛等。但生五灵脂温通，化瘀止痛力强，血瘀有寒宜用。生蒲黄则甘平，虽化瘀止痛力较五灵脂为缓，但无寒热之偏，血瘀无论寒热咸宜；兼止血、利尿，又善治各种出血及淋痛，尤宜尿血、血淋。炒用虽均能止血，治各种出血，但炒五灵脂化瘀而止血；而炒蒲黄则主收敛略化瘀而止血。二药相合，若均生用则主活血化瘀，兼止血利尿，凡瘀血无论有无出血咸宜；若均炒用则化瘀收敛而止血，有止血而不留瘀、活血而不动血之长，凡出血无论有无瘀血皆宜，兼寒者径用，兼热者当配凉血止血之品。

牛　膝

【来源】始载于《本经》。源于苋科植物牛膝 *Achyranthes bidentata* Bl. 的干燥根。习称怀牛膝。

【药性】苦、酸、甘，平。归肝、肾经。

【性能特点】

苦泄降，酸入肝，甘补渗，善下行

入肝肾经

→生用苦多、平偏凉→通利泄降→逐瘀通经、利尿通淋
　　　　　　　　　　　　　　→引药、引血、引火下行

→制用甘多、平偏温→补而泄降→补肝肾、强筋骨
　　　　　　　　　　　　　　→引药下行

※ 生用与制用性能效用有别。生者主以通利泄降，兼以补虚，血瘀有热或兼湿热宜用；制者主以补虚，兼以泄降，虚兼血瘀而无论兼寒兼热皆宜。

【功效应用】

1. 逐瘀通经（生用）

◎妇科血瘀诸证（兼热尤宜）┌月经不调┐常与活血调经的丹参、赤芍、
　　　　　　　　　　　　　├痛经经闭┘当归等同用，临证时可酌选
　　　　　　　　　　　　　└癥瘕痞块——常配丹参、鳖甲、莪术等

◎产科血瘀诸证┌产后瘀阻——常配当归、川芎、桃仁等
　　　　　　　├难产死胎——常配当归、益母草、虎杖等
　　　　　　　└胎盘滞留——常配当归、红花、益母草等

2. 引药下行（生用）

◎腰膝痹痛——常配独活、桑寄生、炒杜仲等

3. 通利关节（生用）

◎热痹足膝红肿——常配黄柏、苍术、生苡仁、忍冬藤等

4. 引火下行（生用）

◎口舌生疮、牙龈肿痛┌虚火上炎——常配熟地、知母、麦冬、生石膏等
　　　　　　　　　　└火热上炎——常配黄连、黄芩、升麻、金银花等

5. 引血下行（生用）

◎火热上逆之吐衄、咯血——常配白茅根、赭石、栀子等

◎肝阳上亢——常配生龟甲、生牡蛎、生白芍等，如镇肝息风汤

◎肝火上炎——常配龙胆草、夏枯草、黄芩、栀子等

6. 利尿通淋（生用）

◎淋证涩痛——常配萹蓄、石韦、瞿麦、车前子等

◎小便不利——可配木通、栀子、冬葵子等

7. 补肝肾、强腰膝（制用）

◎肝肾虚腰膝酸软筋骨无力——常配桑寄生、杜仲、续断等

8. 引药下行（制用）

常在方中兼作引药下行、直达病所之品

【用法用量】本品内服6~15g，煎汤或入丸散，或泡酒。补肝肾、强腰膝须酒制。

【使用注意】本品善下行逐瘀，故孕妇及月经过多者忌服。

附：土牛膝　始载于《图经本草》，附牛膝条。源于苋科植物牛膝等的野生种的根和根茎。又名野牛膝。苦，凉。苦泄降，凉清解。功能活血散瘀，清热解毒，利尿通淋。主治血滞经闭、痛经，风湿痹痛，口舌生疮，咽喉肿痛，淋证涩痛，小便不利，尿血，疮肿，丹毒等。内服 10~15g，鲜品加倍，煎汤或捣汁饮。孕妇及气陷便溏精滑者忌服。

川牛膝

【来源】始载于《雷公炮制药性解》。源于苋科植物川牛膝 *Cyathula officinalis* Kuan 的干燥根。

【药性】甘、微苦，平。归肝、肾经。

【性能特点】

微苦泄降，甘淡渗利，平偏凉，善下行
　　└→入肝肾经→通利泄降─→逐瘀通经、利尿通淋
　　　　　　　　　　　　└→引药、引血、引火下行

※ 有的医家认为，川牛膝长于逐瘀通经、通利关节、利尿通淋，宜生用。而怀牛膝长于补肝肾、强筋骨，宜制用。

【功效应用】

1. 逐瘀通经

◎妇科血瘀诸证　┌月经不调─常与活血调经的丹参、赤芍、
（兼热尤宜）　├痛经经闭─当归等同用，临证时可酌选
　　　　　　　└癥瘕痞块──常配丹参、鳖甲、莪术等

◎产科血瘀诸证　┌产后瘀阻──常配当归、川芎、桃仁等
　　　　　　　├难产死胎──常配当归、益母草、虎杖等
　　　　　　　└胎盘滞留──常配益母草、赤芍、红花等

2. 引药下行

◎腰膝痹痛──常配独活、桑寄生、炒杜仲等

3. 通利关节

◎热痹足膝红肿──常配黄柏、生薏苡仁、忍冬藤、赤芍等

4. 引火下行

◎口舌生疮、　┌虚火上炎──常配熟地、知母、麦冬、生石膏等
　牙龈肿痛　└火热上炎──常配黄连、黄芩、升麻、金银花等

5. 引血下行

◎火热上逆之吐衄、咯血——可配白茅根、赭石、栀子等

◎肝阳上亢——常配生龟甲、生牡蛎、生白芍等，如镇肝息风汤

◎肝火上炎——常配龙胆草、夏枯草、黄芩、栀子等

6. 利尿通淋

◎淋证涩痛——常配萹蓄、石韦、瞿麦、车前子等

◎小便不利——可配木通、栀子、冬葵子等

【**用法用量**】本品内服6~10g，煎汤，或入丸散，或浸酒。

【**使用注意**】本品下行逐瘀，故孕妇忌服。

桃 仁

【**来源**】始载于《本经》，原名桃核仁。源于蔷薇科植物桃 *Prunus persica*（L.）Batsch 等的干燥成熟种子。

【**药性**】苦、甘，平。归心、肝、肺、大肠经。

【**性能特点**】

苦泄降，甘能润，平不偏

　　┌→入心肝经→破血行瘀→通经→生新血
　　├→入肺经→润降肺气→止咳平喘←
　　└→入大肠经→润肠→通便→利于肺气肃降

※ 性平而活血润肠止咳平喘，药力较强，凡血瘀不论寒热新旧均宜，兼肠燥便秘或咳喘者尤佳。

※ 多脂质重，上能润降肺脏，下可润降大肠，凡咳喘兼瘀或肠燥、肠燥兼瘀或咳喘，无论寒热皆可酌选。

※ 与红花相比，长于破瘀生新，又润肠通便、止咳平喘。常相须为用，以增强药力。

【**功效应用**】

1. 破血化瘀、润肠通便

◎妇科 ┬痛经经闭——常配红花、当归、赤芍等，如桃红四物汤。
　　　├癥瘕积聚——常配桂枝、丹皮、茯苓等，如桂枝茯苓丸
　　　└产后瘀阻腹痛——常配当归、川芎、炮姜等，如生化汤

◎内科 ┬胸痹绞痛——常配红花、川芎、赤芍、丹参、降香等
　　　├肝脾肿大——常配丹参、郁金、莪术、土鳖虫、鳖甲等
　　　├蓄血发狂 ┬轻症——常配桂枝、大黄、芒硝，如桃核承气汤
　　　│　　　　└重症——常配大黄、水蛭、虻虫，如抵挡汤
　　　└肠燥便秘——常配郁李仁、杏仁、柏子仁等，如五仁丸

◎外科肠痈腹痛——常配大黄、丹皮、败酱草、薏苡仁、蒲公英等

◎伤科跌打损伤——常配柴胡、红花、当归、大黄等，如复原活血汤

2. 止咳平喘

◎痰多咳喘——常配苦杏仁、苏子、当归、生甘草等

◎肺痈吐脓——常配芦根、冬瓜仁、生薏苡仁、金荞麦等

【用法用量】本品内服6~9g，入煎剂宜捣碎，或入丸散。

【使用注意】本品活血力强，故孕妇及血虚者忌服；含苦杏仁苷，故不宜过量服。

红 花

【来源】始载于《新修本草》，原名红蓝花。源于菊科植物红花 *Carthamus tinctorius* L.的干燥花。

【药性】辛，温。归心、肝经。

【性能特点】

辛散温通

└──→入心肝经→活血行瘀→通经消肿→止痛

※ 性温而活血通经消肿止痛，药力较强，血瘀有寒者宜用。

※ 与桃仁相比，辛温行散力强，除活血化瘀外，又通经、消肿、止痛，治疮肿及痘疹夹斑色不红活。二者常相须为用，以增强药力。

※ 疮肿各期均可酌用，但热毒炽盛者需配清热凉血、消肿解毒之品。

【功效应用】

活血化瘀、通经止痛

◎妇科┌痛经经闭——常配桃仁、当归、赤芍等，如桃红四物汤

　　　├癥瘕积聚——常配桃仁、丹参、莪术、三棱、土鳖虫等

　　　├胞衣不下——常配桃仁、益母草、牛膝、当归、赤芍等

　　　└产后瘀阻腹痛——常配桃仁、川芎、当归、益母草等

◎内科┌胸痹绞痛——常配川芎、赤芍、丹参、降香、延胡索等

　　　└痘疹夹斑色不红火——常配当归、紫草、牛蒡子、大青叶等

◎外科痈肿疮毒——常配蒲公英、连翘、野菊花、金银花等

◎伤科跌打瘀肿——常配苏木、血竭、麝香、乳香等，如八厘散

此外，治血栓闭塞性脉管炎，常配玄参、金银花、当归、乳香、没药、赤芍等。治静脉炎，常配金银花或忍冬藤、乳香、丹参、鸡血藤、红藤等。治心脑血管病，可制成注射液用。

【用法用量】本品内服3~10g，入汤剂或丸散。小剂量活血通经，大剂量破血催产。

【使用注意】本品辛温行散，活血力强，故孕妇及月经过多者忌服。

西红花

【来源】始载于《饮膳正要》，原名洎夫兰。源于鸢尾科植物番红花 *Crocus sativus* L.的干燥花柱头。又名番红花、藏红花。

【药性】甘，寒。归心、肝经。

【性能特点】

甘寒清泄，质轻行散
→入心肝经→活血行瘀→通经消肿→止痛
→凉血解毒、解郁→安神

※ 活血凉血解毒解郁安神，因价格昂贵，故临床应用较少。

※ 活血行瘀之功虽与红花相似，但性寒，质优力强，血瘀有热者宜用。

※ 麻疹证属热盛血郁，疹出不快或过密，色泽晦暗不鲜者亦宜用。

※ 又可作食品及酒剂的着色剂。

【功效应用】

1. 活血化瘀

◎妇科
- 痛经经闭——常配桃仁、当归、赤芍等
- 月经不调——常配香附、丹参、当归、白芍、赤芍等
- 产后瘀阻腹痛——常配桃仁、当归、川芎、益母草等

◎内科癥瘕痞结——轻者单用，重者配桃仁、丹参、莪术等

◎伤科跌打瘀肿——常配苏木、血竭、麝香、乳香等

2. 凉血解毒

◎血热出血——常配白茅根、侧柏叶、栀子、槐花等

◎温毒发斑——常配大青叶、板蓝根、水牛角、紫草等

◎麻疹属血热毒盛——常配大青叶、紫草、赤芍、牛蒡子等

◎痈肿疮毒——常配蒲公英、连翘、野菊花、金银花等

3. 解郁安神

◎忧郁气闷、惊悸发狂——症轻者单用，重者配郁金等

【用法用量】本品内服1~4 g，煎汤或沸水冲服，或入丸散，或浸酒炖服。外用适量，研末调敷。

【使用注意】本品质轻，善活血通经，故用量不宜过大，孕妇慎服。

苏木

【来源】始载于《新修本草》，原名苏方木。源于豆科植物苏木 *Caesalpinia sappan* L.的干燥心材。

【药性】甘、咸、微辛，平。归心、肝、脾经。

【性能特点】

咸入血，微辛散，甘平偏凉
→入心肝脾经→行血散瘀、祛风→止痒

※ 行血散瘀祛风，血瘀有热或血热夹瘀兼风痒者宜用。

※ 与凌霄花相比，虽均凉散，但力稍弱，又治产后血晕胀闷欲死。

【功效应用】

行血散瘀、祛风止痒

◎妇科 ┌经闭痛经——常配当归、川芎、红花、牛膝等，如通经丸
　　　　└产后血晕胀闷欲死——常配当归、川芎、红花、桃仁等

◎内科胸痹疼痛 ┌瘀血阻脉——常配丹参、赤芍、川芎、红花等
　　　　　　　└气虚血瘀——常配党参、黄芪、川芎、红花等

◎伤科 ┌跌打瘀肿——常配乳香、血竭、自然铜等，如八厘散
　　　　└筋骨折伤——单用或配土鳖虫、续断、骨碎补、自然铜等

◎风疹瘙痒——常配凌霄花、蝉蜕、荆芥穗、地肤子等

【用法用量】本品内服3~10g，入汤剂或丸散。外用适量，研末敷。

【使用注意】本品行散通经，故孕妇忌服。

凌霄花

【来源】始载于《本经》，原名紫葳。源于紫葳科植物凌霄 *Campsis grandiflora*（Thunb.）K.Schum.等的干燥花。

【药性】辛，微寒。归肝、心包经。

【性能特点】

辛能行散，微寒清凉

　　　└→入肝心包经→行血散瘀、祛风→止痒

※ 破血散瘀凉血祛风，证属血热夹瘀或血瘀有热兼风痒者用之为佳。

※ 与苏木相比，虽均凉散，但力较强，故曰破血行瘀，又治癥瘕积聚、肝脾肿大。

【功效应用】

破血行瘀、凉血祛风

◎经闭痛经——常配丹皮、赤芍、丹参、生地等，如紫葳丸

◎癥瘕积聚、肝脾肿大——常配鳖甲、鼠妇、大黄等，如鳖甲煎丸

◎皮肤疹痒 ┌血热风盛——单用或配丹皮、生地、白鲜皮等
　　　　　├血分风热——可配荆芥、防风、白鲜皮、青蒿等
　　　　　└湿郁肌肤——可配白矾、羊蹄、雄黄等研末调涂

此外，治各种癌肿，常配半枝莲、夏枯草、仙鹤草、射干等。

【用法用量】本品内服3~10g，入汤剂或丸散。外用适量，研末敷。

【使用注意】本品破血，故孕妇及气血虚弱者忌服。

丹 参

【来源】始载于《本经》。源于唇形科植物丹参 *Salvia miltiorrhiza* Bge.的干燥根及根茎。

【药性】苦，微寒。归心、肝经

【性能特点】

苦能泄散，微寒清凉

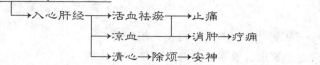

※ 活血化瘀凉血清心，凡血瘀有热或血热或热扰心神（失眠、心慌、心悸）者宜用。

※ 古云"一味丹参功同四物"，实为凉血活血、祛瘀生新之品。

【功效应用】

1. 活血祛瘀

◎血瘀有热┌月经不调——轻者单用，重者配四物汤

　　　　　└痛经经闭——常配川芎、红花、香附、当归等

◎癥瘕痞块——常配莪术、三棱、郁金等

◎肝脾肿大——常配土鳖虫、穿山甲、鳖甲等

◎血瘀胸腹痛——常配赤芍、红花、川芎、降香，如冠心二号

◎血瘀肌肉关节痛——常配乳香、没药、瓜蒌等，如活络效灵丹

2. 凉血消肿

◎热痹红肿热痛——常配忍冬藤、络石藤、赤芍、虎杖等

◎痈肿疮毒——常配金银花、连翘、黄芩等

3. 清心除烦

◎热入营分心烦不眠——常配赤芍、丹皮、生地黄等

◎血虚有热心烦不眠——常配生地、酸枣仁、麦冬等

此外，大剂量丹参与郁金、瓜蒌等同用，可减少痰热型癫痫的发作次数。

【用法用量】本品内服5~15g，大剂量30g，煎汤或入丸散。酒炒增其活血之功。

【使用注意】本品活血通经，故月经过多及孕妇慎服。反藜芦，不宜同用。

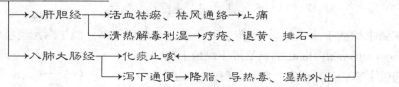

虎　杖

【来源】始载于《名医别录》，原名虎杖根。源于蓼科植物虎杖 *Polygonum cuspidatum* Sieb. et Zucc. 的干燥根茎和根。

【药性】苦、辛，微寒。归肝、胆、肺、大肠经。

【性能特点】

苦寒泄降，辛能行散

→入肝胆经┬→活血祛瘀、祛风通络→止痛

　　　　　└→清热解毒利湿→疗疮、退黄、排石←

→入肺大肠经┬→化痰止咳←

　　　　　　└→泻下通便→降脂、导热毒、湿热外出

※ 行散通利清解化痰，应用广泛。

※ 血瘀有热、风湿热、湿热、痰热、肠热、结石、便秘者宜用。

【功效应用】

1. 活血祛瘀

◎血瘀经闭痛经——常配丹参、赤芍、丹皮、桃仁等

◎癥瘕积聚——常配土鳖虫、鳖甲、丹参、三棱、莪术等

◎产后瘀阻恶露不尽——常配益母草、当归、丹参等

◎跌打损伤——单用外敷，或入复方煎汤内服

2. 祛风通络

◎热痹红肿——常配丹参、忍冬藤、秦艽、络石藤等

◎风寒湿痹——常配木瓜、威灵仙、独活、桂枝等

3. 利湿退黄

◎淋证涩痛兼便秘——常配瞿麦、石韦、海金沙、萹蓄等

◎湿热带下——常配黄柏、苍术、牛膝、薏苡仁、乌贼骨等

4. 排石

◎结石 ┌肝胆者——常配柴胡、郁金、金钱草、茵陈、木香等
　　　 └泌尿系者——常配猫须草、鸡内金、石韦、乌药等

◎湿热黄疸——常配茵陈、栀子、垂盆草等

5. 清热解毒

◎肠痈腹痛——常配冬瓜仁、生薏苡仁、地锦草、败酱草等

◎痈肿疮毒兼便秘结、尿黄——单用或入复方，内服外用皆可

◎水火烫伤——单用或配四季青、地榆等外用

6. 解蛇毒

◎毒蛇咬伤——常配半边莲、徐长卿、蚤休等

7. 化痰止咳

◎肺热咳喘痰黄黏稠——可配桑白皮、黄芩、生石膏、浙贝母等

8. 通便降脂

◎热结便秘——轻者单用，重者可配炒枳实、厚朴、番泻叶等

◎体胖脂高——常配茵陈、决明子、干荷叶、泽泻等

【用法用量】本品内服10~30 g，水煎或入丸散。外用适量，研末调敷或鲜品捣敷。

【使用注意】本品苦寒泄降，辛能行散，故孕妇及脾虚便溏者忌服。

❀ 益母草 ❀

【来源】始载于《本经》，原附茺蔚子条，名茺蔚子茎。源于唇形科植物益母草 Leonurus japonicus Houtt. 的新鲜或干燥地上部分。

【药性】辛、苦，微寒。归心、肝、膀胱经。

【性能特点】

辛散苦泄，微寒清解

→入心肝经→活血祛瘀、解毒消肿

→入膀胱经→利水→消肿

※ 活血清解利水，血瘀有热、水肿或疮肿兼瘀者宜用。

※ 主入心肝血分，善活血化瘀，促进子宫收缩，为妇科良药，故名益母草，又名坤草。并能降血压，高血压兼小便不利者可用。

※ 与泽兰相比，昌均善行血祛瘀、消退水肿，治血瘀及水肿兼瘀诸证常相须为用，但性寒药力较强，长于利水，又兼收缩子宫，血瘀有热者宜用。

【功效应用】

1. 活血祛瘀

◎经行不畅——常单用水煎，或加红糖收膏服，即益母草膏

◎月经不调——常配当归、川芎、赤芍、熟地、香附等

◎经闭痛经——常配当归、续断、红花、桃仁、延胡索等

◎产后瘀阻——常配川芎、当归、桃仁、炮姜、鸡血藤等

◎胞衣不下——常配桃仁、红花、牛膝、当归、赤芍等

◎宫环出血——常配当归、续断、牛膝、桑寄生、赤芍等

◎伤损肿痛——单用鲜品捣敷患处，或配入化瘀消肿复方用

2. 利水消肿

◎浮肿 ┌日久水瘀互结——常配泽兰、茯苓、猪苓、冬瓜皮等
　　　 └初起水肿兼热——常配车前子、连翘、木通、瞿麦等

◎小便不利——可配茯苓、猪苓、泽泻、车前子等

3. 清热解毒

◎痈肿疮毒——常配金银花、连翘、蒲公英、野菊花、赤芍等

◎乳痈肿痛——常配蒲公英、金银花、牛蒡子、瓜蒌、漏芦等

此外，治皮肤疹痒，可配地肤子、紫草、苦参、荆芥穗等。治慢性肾炎、尿蛋白不退，常配石韦、鱼腥草、山药、桔梗等。

【用法用量】本品内服10~15 g，大剂量可用30 g，入汤剂或丸散。外用适量，鲜品洗净，捣烂外敷。

【使用注意】本品辛散苦泄，故孕妇及阴虚血亏慎服。

附：茺蔚子　始载于《本经》。源于唇形科植物益母草的果实。又名小胡麻、海胡麻。辛、甘，微寒。归肝、心包经。辛散甘补，微寒能清。朱丹溪谓之"行中有补"。功能活血调经，清肝明目，兼益精养血。主治月经不调，痛经，经闭，产后瘀滞腹痛，肝热头痛，目赤肿痛等。用量6~15 g，水煎服。因其能扩瞳，故瞳孔散大者忌用。据报，有大量服用而致中毒者，故内服不宜用特大量。

泽兰

【来源】始载于《本经》。源于唇形科植物毛叶地瓜儿苗 *Lycopus lucidus* Turcz. var.*hirtus* Regel 等的干燥地上部分。

【药性】苦、辛，微温。芳香。归肝、脾经。

【性能特点】

苦泄辛散，微温通达，芳香和脾，平和不峻
└→入肝脾经→活血化瘀、行水消肿

※ 活血舒肝和脾行水，血瘀有寒或血瘀与肝郁互见或水肿兼瘀者用之为佳。

※ 既入肝经又入脾经，疏肝和脾，行而不峻，肝郁散则血自行，脾气舒则水湿运行，故善活血化瘀、行水消肿，为妇科常用药。

※ 与益母草相比，虽均善行血祛瘀、消退水肿，治血瘀及水肿兼瘀诸证常相须为用，但性微温，能疏肝和脾，化瘀行水，行而不峻，力较平和而不伤正气，血瘀有寒者宜用。

【功效应用】

1. 活血化瘀

◎月经不调——常配当归、川芎、赤芍、熟地、香附等

◎经闭痛经——常配当归、芍药、甘草等，如泽兰汤

◎产后瘀阻——常配当归、芍药、延胡索等，如当归泽兰汤

◎伤损肿痛——常配当归、乳香、没药、桃仁、红花等

◎疮肿未脓——鲜品捣烂或干品研末调敷。

2. 行水退肿

◎水肿兼瘀——常配益母草、茯苓、猪苓、防己等

◎产后水肿——常配当归、生黄芪、车前子、茯苓等

此外，还治慢性肾炎水肿兼瘀血，常配益母草、白茅根、生黄芪、茯苓等。

【用法用量】本品内服 10~15 g，入汤剂或丸散。外用适量，研末调敷。

【使用注意】本品苦泄辛散，故血虚无瘀者慎服。

鸡血藤

【来源】始载于《本草纲目拾遗》，附复方鸡血藤膏条。源于豆科植物密花豆 *Spatholobus suberectus* Dunn 的干燥藤茎。

【药性】苦、微甘，温。归肝、肾经。

【性能特点】

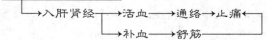

苦泄温通，微甘能补
└→入肝肾经 ──→活血 ──→通络→止痛←
          └→补血 ──→舒筋

※ 凡血瘀血虚有寒者可投，血虚痹痛麻木者最宜。

【功效应用】

1. 活血补血

◎血瘀兼血虚 ┌月经不调┐ 轻者单用水煎服
　　　　　　 └经闭痛经┘ 重者配伍四物汤

2. 舒筋通络

◎血痹肢麻——常配当归、木瓜、桑寄生、桑枝等

◎风湿久痹——常配桑寄生、独活、川断、川芎等

◎跌打伤肿——常配川芎、乳香、没药等，如舒筋活血片

此外，治放射线所致的白血病，单用或入复方，长期煎服。

【用法用量】本品内服10~15g，大剂量可用30g，煎汤或入丸散。

【使用注意】本品苦泄温通，能活血通经，故月经过多者不宜服。

附：复方鸡血藤膏　始载于《本草纲目拾遗》。为鸡血藤与牛膝、川断、黑豆等的加工品。药力较鸡血藤强。功能补血活血，调经。主治血虚萎黄，手足麻木，关节酸痛，月经不调。用量每次6~10g，每日2次。将膏研碎，用水酒各半烊化服。

乳　香

【来源】始载于《名医别录》。源于橄榄科植物卡氏乳香树*Boswellia carterii* Birdw.及其同属植物皮部渗出的干燥油胶树脂。又名熏陆香。

【药性】辛、苦，温。芳香。归心、肝、脾经。

【性能特点】

辛香走窜，苦泄温通

┌→入心肝脾经→活血 ┌→消肿、生肌→止痛←┐
└　　　　　　　　　 └→伸筋→止拘挛←┘

※ 活血止痛伸筋消肿生肌，外科、伤科要药，血瘀及疮肿均宜。

※ 最善活血，血活则痛自止、筋自伸、肿自消、肌自生，故能活血止痛、消肿生肌、伸筋。

※ 古云"活血伸筋乳香为优"。与没药相比，虽均善活血止痛、消肿生肌，为治瘀血肿痛及疮肿瘰疬之要药，但性温，长于伸筋，血瘀兼寒者宜用。二者常相须为用，即海浮散，可增药力。

※ 该药内服因行散而易耗伤正气，外用因生肌而不利于排脓。故治疮肿的使用原则是：未溃可服，溃后勿服；无脓可敷，脓多勿敷。

【功效应用】

1. 活血止痛、消肿生肌

◎瘀血阻滞胸胁肋脘腹痛——常配没药、川芎、香附、柴胡等

◎血瘀痛经经闭——常配没药、当归、川芎、芍药、红花等

◎癥瘕痞块——常配没药、丹参、鳖甲、土鳖虫、凌霄花等

◎跌打损伤——常配没药、血竭、儿茶、麝香等，如七厘散

◎痈疽肿毒坚硬疼痛——常配没药、雄黄、麝香等，如醒消丸

◎瘰疬癌肿——常配没药、麝香、牛黄等，如西黄丸

2. 兼能伸筋

痹痛拘挛麻木——可配威灵仙、木瓜、鸡血藤、伸筋草等

【**用法用量**】本品内服3~9g，宜炒去油用，煎汤或入丸散。外用适量，研末敷。

【**使用注意**】本品源于树脂，味苦泄散活血，入煎常致汤液混浊，服后易致呕吐，故用量不宜过大，胃弱者不宜服，孕妇及无血滞者忌服，疮疡溃后勿服，脓多勿敷。

没 药

【**来源**】始载于《药性本草》。源于橄榄科植物没药树 *Commiphora myrrha* Engl. 或其他同属植物茎干皮部渗出的干燥油胶树脂。

【**药性**】苦，平。芳香。归心、肝、脾经。

【**性能特点**】

苦能泄散，芳香走窜，性平不偏

└──→入心肝脾经→破血→消肿、生肌、止痛

※ 活血止痛消肿生肌，外科、伤科要药，血瘀及疮肿均宜。

※ 最善破血，血活则痛自止、肿自消、肌自生，故有止痛、消肿、生肌之功。

※ 古云"散瘀止痛没药为雄"。与乳香相比，暑均善活血止痛、消肿生肌，为治瘀血肿痛及疮肿瘰疬之要药，但性平，长于破血散瘀，血瘀无论兼否寒热皆宜。二者常相须为用，即海浮散，可增强药力。

※ 该药内服因行散而易耗伤正气，外科、用因生肌而不利于排脓。故治疮肿的使用原则是：未溃可服，溃后勿服；无脓可敷，脓多勿敷。

【**功效应用**】

破血止痛、消肿生肌

◎瘀血阻滞胸胁肋脘腹痛——常配乳香、川芎、香附、柴胡等

◎血瘀痛经经闭——常配乳香、当归、川芎、芍药、红花等

◎癥瘕痞块——常配乳香、丹参、鳖甲、土鳖虫、凌霄花等

◎跌打损伤——常配乳香、血竭、儿茶、麝香等，如七厘散

◎痈疽肿毒坚硬疼痛——常配乳香、雄黄、麝香等，如醒消丸

◎瘰疬癌肿——常配乳香、麝香、牛黄等，如西黄丸

【**用法用量**】本品内服3~9g，宜炒去油用，煎汤或入丸散。外用适量，研末敷。

【**使用注意**】本品源于树脂，味苦泄散活血，入煎常致汤液混浊，服后易致呕吐，故用量不宜过大，胃弱者不宜服，孕妇及无血滞者忌服，疮疡溃后勿服，脓多勿敷。

血 竭

【**来源**】始载于《雷公炮炙论》，原名骐驎竭。源于棕榈科植物麒麟竭 *Daemon-*

orops draco Bl.的果实和树干渗出的干燥树脂。

【药性】甘、咸，平。归心、肝经。

【性能特点】

甘咸走血，性平不偏，行中有止

├→入心肝经─→活血化瘀─→止痛

└──────→止血生肌─→敛疮

※ 专入血分，既行散又收敛，药力颇强，内服外用均可。

※ 为内、外、妇、伤科要药，凡血瘀重症无论新旧皆宜。

【功效应用】

1. 活血化瘀止痛

◎跌打损伤肿痛——常配乳香、没药、麝香等，如七厘散

◎瘀血经闭痛经——常配当归、川芎、红花、桃仁等

◎产后瘀阻腹痛——常配桃仁、红花、川芎、当归等

◎胸痹瘀血心痛——常配赤芍、丹参、川芎、红花等

◎癥瘕痞块——常配三棱、鳖甲、土鳖虫等

2. 止血生肌敛疮

◎疮疡久不收口——常配乳香、没药、紫草等，如生肌散

◎金疮出血——单用或配乳香、儿茶等，如七厘散

此外，还治上消化道出血，单用，每次服1g，日4次。

【用法用量】本品内服每次1~1.5g，研末冲，或入丸散。外用适量，研末撒或调敷，或入膏药贴敷。

【使用注意】本品活血通经力强，故无瘀血者慎服，孕妇及妇女月经期忌服。

干 漆

【来源】始载于《本经》。源于漆树科植物漆树 *Toxicodendron verniciflum*（Stokes）F. A. Barkl树脂经加工后的干燥品。

【药性】辛、苦，温。有毒。归肝、胃经。

【性能特点】

辛散苦泄温通有毒

├→入肝经─→破血逐瘀─→消癥止痛

└→入胃经─→消积杀虫

※ 破瘀消积杀虫之品，力强有毒，宜炒至烟尽方可内服。

【功效应用】

1. 破瘀消癥

◎血瘀癥瘕经闭——与牛膝、生地汁为丸服，如万病丸

◎产后胞衣不下、恶露不尽——可配当归，如干漆散

2. 消积杀虫

◎虫积腹痛——常配槟榔、陈皮等

◎脑囊虫病——常配雄黄、雷丸、穿山甲各等份，研末装胶囊服

◎血吸虫病——可酌选，再配相关药物

【用法用量】本品内服多入丸散，每次吞服0.06~0.1 g；入煎剂，2~4 g。入药宜烧枯或炒至焦枯黑烟尽，以减其毒性。

【使用注意】本品有毒而破血，故孕妇及体虚无瘀者忌服。畏蟹，不宜同用。

凤仙花

【来源】始载于《救荒本草》，原名透骨草。源于凤仙花科植物凤仙花 *Impatiens balsamina* L.的干燥或新鲜花。

【药性】甘、微苦，温。有小毒。归肝经。

【性能特点】

微苦泄而温通，甘有小毒能解毒

　→内服→入肝经→活血通经、祛风→通经止痛

　→外用→解毒、祛风→消肿、止痒

※ 内服治血瘀有寒兼风者宜用，外用疗疮毒、蛇毒、风痒可选。

【功效应用】

1. 活血通经

◎血瘀经闭痛经——单用或配当归、川芎、丹参等

◎产后瘀阻——常配当归、桃仁、益母草等

◎跌打损伤——可配当归尾、红花、丹参等

2. 祛风止痛

◎风寒湿痹——常配透骨草、独活、川芎等，煎汤外洗

◎半身不遂——常配生黄芪、赤芍、川芎、丹参、地龙等

3. 解毒消肿、兼能止痒

◎痈肿疮毒——鲜品与鲜木芙蓉叶各等量，捣烂外敷

◎毒蛇咬伤——鲜品120 g，捣烂绞汁服，渣敷伤处

◎鹅掌风、灰指甲—鲜品捣烂，敷患处，干则换

【用法用量】本品内服1.5~3 g，鲜品3~9 g，煎汤或入丸散，或浸酒。外用适量，鲜品捣敷，或煎汤熏洗。

【使用注意】本品活血通经，并有小毒，故孕妇忌服，用量不宜过大。

附：急性子　始载于《救荒本草》，附透骨草条。源于凤仙花科植物凤仙花的干燥种子。又名凤仙子。辛、微苦，温。有小毒。归肝、脾经。辛温行散，微苦能泄，有小毒而力较强。功能破血消积，软坚散结。主治血瘀经闭、痛经，难产，胞衣不下，噎膈，痞块，骨鲠咽喉，疮疡肿毒等。内服水煎 3~10 g，研末 1.5~3 g。外用适量，研末敷或熬膏敷贴。孕妇忌用。

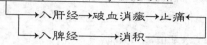

水红花子

【来源】始载于《名医别录》，原名荭草实。源于蓼科植物红蓼 *Polygonum orientale* L. 的干燥成熟果实。

【药性】咸、微辛，微寒。归肝、脾经。

【性能特点】

咸软入血，辛能行散，微寒清凉

入肝经→破血消瘀→止痛
入脾经——消积

※ 血瘀重症每用，兼热或食积者尤宜。

【功效应用】

散血软坚、消积止痛

◎癥瘕痞块——常配丹参、土鳖虫、莪术等

◎跌损肿痛——常配川芎、当归、红花、没药等

◎食积胀痛——常配莱菔子、炒枳壳、鸡内金等

【用法用量】本品内服 5~10 g，大剂量可用至 30 g，煎汤。外用适量，熬膏或捣烂贴敷。

【使用注意】本品微寒散血软坚，故孕妇及脾胃虚寒者慎服。

王不留行

【来源】始载于《本经》。源于石竹科植物麦蓝菜 *Vaccaria segetalis*（Neck.）Garcke 的干燥成熟种子。

【药性】苦，平。归肝、胃经。

【性能特点】

苦泄通降，平稍偏凉

入肝胃经——活血通经→下乳
利尿→通淋

※ 入血分，善通利血脉，为活血通经下乳之良药，凡血瘀或乳少乳汁不下，无论寒热虚实皆宜，兼热或淋痛者尤佳。

※ 穿山甲王不留，妇人服之乳长流。治乳汁不下，常与穿山甲相须为用。

※ 兼利尿通淋，治淋证赤涩尿道痛（茎中痛）效佳。

【功效应用】

1. 活血通经、下乳

◎血瘀经闭、痛经——常配穿山甲、当归、川芎、桃仁、丹参等

◎难产死胎、胞衣不下——常配穿山甲、益母草、丹参、牛膝等

◎缺乳 ┬肝郁气滞——常配穿山甲、柴胡、蒺藜、当归等
　　　├阴血亏虚——常配穿山甲、当归、熟地、猪蹄等
　　　└气血亏虚——常配穿山甲、黄芪、当归、党参等

◎乳肿乳痈——常配蒲公英、漏芦、夏枯草、瓜蒌、连翘等

◎乳癖（乳腺增生）、乳癌——常配穿山甲、夏枯草、山慈菇等

2. 利尿通淋

◎淋证涩痛、小便不利——常配瞿麦、石韦、冬葵子等

此外，治前列腺增生，常配川牛膝、郁金、丹参、益母草、泽兰、八月札等。

【用法用量】本品内服6~9g，煎汤或入丸散。外用适量，耳穴埋豆。

【使用注意】本品活血通经，故孕妇不宜服。

穿山甲

【来源】始载于《名医别录》，原名鲮鲤甲。源于鲮鲤科动物穿山甲 Manis pentadactyla Linnaeus 的干燥鳞甲。

【药性】咸，微寒。归肝、胃经。

【性能特点】

咸软入血，走窜行散，微寒能清

　　└→入肝胃经→活血通经┬→下乳
　　　　　　　　　　　　　└→搜风、消肿、排脓

※ 性微寒而善走窜，功专行散，内通脏腑，外透经络，直达病所，药力颇强。为妇科通经下乳之良药，外科消肿排脓之佳品，内科疗痹之要药。凡血瘀与乳汁不下重症，或顽痹、肿块等沉疴，皆可酌选。

※ 穿山甲王不留，妇人服之乳长流。治乳汁不下，常与王不留行相须为用。

※ 治疮肿的使用原则是：未脓可消，脓成可溃，脓多促排，脓净不用，脓成将溃之际用之最佳。

※ 穿山甲为国家二级保护动物，故要尽量少用。

【性能特点】

1. 活血通经、下乳

◎血瘀经闭、痛经——可配王不留行、当归、川芎、桃仁等

◎难产死胎、胞衣不下——可配王不留行、益母草、丹参等

◎缺乳 ┬肝郁气滞——常配王不留行、柴胡、蒺藜、当归等
　　　├阴血亏虚——常配王不留行、当归、熟地、猪蹄等
　　　└气血亏虚——常配王不留行、黄芪、当归、党参等

◎乳肿乳痈——常配蒲公英、漏芦、夏枯草、瓜蒌、连翘等

◎乳癖（乳腺增生）、乳癌——常配漏芦、夏枯草、天冬等

◎癥瘕痞块——常配三棱、莪术、土鳖虫、丹参、血竭等

2. 通络搜风

◎风湿顽痹、拘挛强直——常配威灵仙、川芎、木瓜、蕲蛇等

3. 消肿排脓

◎痔肿——常配生槐角、生地榆、炒枳壳、黄芩等

◎瘰疬——常配夏枯草、浙贝母、猫爪草、玄参等

此外，治乳汁不下兼恶露不尽，可配红藤、鸡血藤、益母草等。治癌肿，常配蜈蚣、全蝎、麝香、守宫等。

【用法用量】本品内服，煎汤3~9g；研末每次1~1.5g。多用炮山甲，即山甲珠。

【使用注意】本品搜剔走窜，故痈疽已溃及孕妇忌服。

虻　虫

【来源】始载于《本经》，原名蜚虻。源于虻科动物双斑黄虻（复带虻）*Atylotus bivittateinus* Takahasi 等的雌虫干燥体。

【药性】苦，微寒。有小毒。归肝经。

【性能特点】

苦能泄降，虫类走窜，微寒能清，有小毒力较强

└──→入肝经──→破血逐瘀──→消癥

※ 破血逐瘀消癥，血瘀重症他药不效者用之为宜。

※ 功同水蛭，但作用猛烈，药后即泻（通便），泻后即止，常相须为用，以增药力。

【功效应用】

破血逐瘀消癥

◎蓄血发狂——常配桃仁、大黄、水蛭，如抵挡汤

◎癥瘕痞块——单用或配大黄、䗪虫等，如大黄䗪虫丸

◎瘀血经闭——可配地黄、水蛭、桃仁，如地黄痛经丸

◎跌打损伤日久不愈——可配丹参、丹皮、当归等

◎干血劳肌肤甲错——可配大黄、䗪虫等，如大黄䗪虫丸

此外，治癌肿，多入复方。

【用法用量】本品内服，煎汤1~1.5g；研末吞每次0.3g。去翅、足，用躯干部。

【使用注意】本品善破血逐瘀、致泻，故孕妇、经多及脾虚便溏者忌服。

水　蛭

【来源】始载于《本经》。源于水蛭科动物蚂蟥 *Whitmania pigra* Whitman 等的干燥全体。

【药性】咸、苦，平。有小毒。归肝经。

【性能特点】

咸入血，苦泄散，性平少偏，有小毒力较强

└→入肝经→破血逐瘀→消癥

※ 破血逐瘀消癥，血瘀重症他药不效者用之为宜。

※ 功同虻虫，但作用较缓慢而持久，常相须为用，以增药力。

※ 研究表明，所含水蛭素有阻止凝血酶对纤维蛋白原的作用，阻碍（血液）凝固，且不被受热或乙醇破坏。其醇制剂药效强于水制剂。

※ 药材水蛭中有的品种不含水蛭素，使用时须注意。

【功效应用】

破血逐瘀消癥

◎蓄血发狂——常配桃仁、大黄、虻虫，如抵挡汤

◎瘀血经闭、癥瘕、干血劳肌肤甲错——单用或配大黄、䗪虫、虻虫、干漆、生地、赤芍、蛴螬等，如大黄䗪虫丸

◎跌打损伤日久不愈——单用研末服，或配丹参、丹皮等

此外，治癌肿和血小板减少症，多入复方。治脑血栓，低温焙干研粉装胶囊服。治急性角膜炎，取医用活水蛭置于生蜂蜜中，溶化后点眼。治痈肿疮毒、高血压及断指再植，取医用活水蛭外用，可收吸血消肿降压之效。

【用法用量】本品内服，煎汤3~6 g，研末每次0.3~0.5 g，或入丸散。

【使用注意】本品善破血逐瘀，故孕妇、经多者忌服。

❀ 土鳖虫 ❀

【来源】始载于《本经》，原名䗪虫。源于鳖蠊科动物地鳖 *Eupolyphaga sinensis* Walker等的雌虫干燥体。

【药性】咸，寒。有小毒。归肝经。

【性能特点】

咸软入血，性寒泄散，有小毒力较强

└→入肝经→破血逐瘀→消癥、续筋接骨

※ 破血逐瘀消癥接骨，血瘀重症他药不效者宜用。

※ 功同虻虫、水蛭，但作用较平稳，又能续筋接骨，应用广泛。三者常相须为用，以增药力。

【功效应用】

1. 破血逐瘀、消癥

◎干血劳——常配大黄、生地、赤芍、蛴螬等，如大黄䗪虫丸

◎瘀血经闭——常配桃仁、红花、当归、川芎、赤芍等

◎产后瘀阻——常配大黄、桃仁等，如下瘀血汤

◎久疟疟母——常配鳖甲、射干、丹参、桃仁等，如鳖甲煎丸

◎肝脾肿大——常配柴胡、鳖甲、郁金、丹参、鸡内金等

2. 续筋接骨

◎筋骨折伤——常配乳香、没药、自然铜、续断等，如接骨散

此外，治乳汁不下，可配王不留行、漏芦、路路通等。治肝硬化早期，经验方以土鳖虫30g，党参30g，紫河车24g，片姜黄、郁金、三七、鸡内金各18g，研末，每服1.8g，日3次。

【用法用量】本品内服，煎汤3~9g，研末每次1~1.5g，或入丸散。

【使用注意】本品善破血逐瘀，故孕妇、经多者忌服。

自然铜

【来源】始载于《雷公炮炙论》。源于天然硫化物类矿物黄铁矿族黄铁矿。主含二硫化铁（FeS_2）。

【药性】辛，平。归肝经。

【性能特点】

辛平行散
└→入肝经→散瘀止痛、续筋接骨

※散瘀止痛，为接骨疗伤常用药。

【功效应用】

散瘀止痛、续筋接骨

◎跌打肿痛筋伤骨折——常配土鳖虫等，如接骨七厘片

【用法用量】本品内服，煎汤，9~15g，打碎先下；火煅研细入散剂，每次0.3g。外用适量，研末调敷。

【使用注意】本品为金石之品，故不宜久服，阴虚火旺及血虚无滞者慎服。

第十三章　化痰止咳平喘药

一、含义

凡具祛痰或消痰功效的药物，称为化痰药；凡具缓解或制止咳嗽与喘息功效的药物，称为止咳平喘药。合之，即称为化痰止咳平喘药。

二、痰的性质、分类、表现及其治法

1. 热痰　色黄、质黏稠，或为脓性痰。此为有形之痰，乃热灼津液、肺气不宣所致，治当清化热痰。

2. 燥痰　色白（线粉似痰）或微黄，量少而干，质黏，或带血丝、咯血，难咯，此为有形之痰，乃温燥（燥热）或凉燥伤肺所致。温燥所致，痰多微黄色；凉燥所致，痰多为白色。治当温润肺燥祛痰或清润肺燥祛痰。

3. 寒痰、痰饮　色白，量多，质清稀而黏，或带泡沫，此为有形之痰，多见于老年慢性支气管炎，病程多长，乃脾虚肺寒、肺失宣肃所致，治当温化寒痰或温肺化饮。

4. 湿痰　若停于中焦，则困遏脾阳，使胃失和降，引发痞满纳呆、呕吐清水、倦怠、眩晕等症，此为无形之痰，治当燥湿化痰。若流注于经络，则痹阻脉络，引发肩臂顽麻、痛、酸、沉等症，此为无形之痰，治当燥湿化痰、通络止痛。若流注于筋膜或皮里膜外，则凝结成核，甚至漫肿或溃烂，引发阴疽（即寒性脓疡，时间久，不红不热，化脓溃后，脓清稀如水样）、流注（肢体深部化脓性疾病，初起患处肌肉疼痛，漫肿无头，皮色不变，之后有阴阳之分）、瘰疬（肝郁化火，灼津炼痰而成，有核可寻，不红不肿，推之软滑而不痛，破后难收，多为单数）、痰核（瘰疬中单个者），此为有形之痰，多生于颈项部或腋下，治当化痰散结。

5. 风痰　既有痰证的症状，又有动风症状（肝风内动），包括痰热惊风、中风痰壅、痰迷癫痫、痰迷神昏、风痰眩晕等，此为无形之痰或有形之痰，乃肝风挟痰所致。治当化痰息风，或佐以开窍醒神，或佐以清热。

6. 梅核气　泛指咽部有异物感，咯之不出，咽之不下，如物梗塞，伴见胸闷。此为无形之痰，乃情志郁结、痰气相搏结于咽喉所致，治当理气解郁化痰。

三、痰与咳喘的关系

（1）痰阻肺气，每致咳喘；咳喘肺失宣肃，津液不得输布又能生痰。互为病因。

（2）咳嗽未必均有痰或痰多，如：

¤ 外感咳喘无痰 ┌表邪犯肺、肺失宣肃→表证症状，咳喘无痰
　　　　　　　└寒邪直中、肺失宣肃（过敏性哮喘）→无表证，咳喘无痰

¤ 外感咳喘无痰内伤咳喘无痰 ┌肾不纳气→喘息而无痰
　　　　　　　　　　　　　└痨嗽虚喘→咳喘而无痰。

（3）痰能引起与咳喘无关的病证，如痰迷心窍、惊狂癫痫、痰湿中阻、痰湿流注、瘰疬、痰核、阴疽等。

四、药性特点、功效与主治病证

1. 药性特点　多归肺经，兼归肝、脾经。

2. 功效　主能化痰、止咳、平喘、降气、宣肺、润肺。部分药物兼能燥湿、散寒、清热、散结、解毒、平肝、软坚、利尿等。

3. 主治病证　主治咳嗽痰多或痰少[包括百日咳（天哮、顿咳）]、痰喘气逆、痰饮眩晕、惊狂癫痫、中风痰壅、阴疽、瘰疬、痰核、瘿瘤等。部分药物兼治湿浊中阻、呃逆呕吐、疮毒、水肿等。

五、分类及各类的性能特点

1. 温化寒痰药　性多温散燥热。善治寒痰、湿痰所致咳喘，兼治湿浊中阻、阴疽、瘰疬、痰核等。有伤阴助火之弊，阴虚火旺不宜用。

2. 清化热痰药　性多寒凉清润。善治热痰、燥痰，兼治瘰疬、痰核、瘿瘤、流注、惊狂癫痫等。有伤阳助湿之弊，阳虚有寒者不宜用。

3. 止咳平喘药　味多苦辛，性温、平、凉皆具，有的偏凉，有偏燥。适用于咳嗽喘息，有痰无痰，新得旧有，有表无表皆可酌选。细分又可分为三小类：①宣肺祛痰：或兼解表，善治外感咳喘表证未解或肺气不宣的咳喘。②润肺止咳：善治燥咳、阴虚劳嗽、久咳。③降气平喘：善治肺气不降的咳喘气逆。

以上各类是相对而言，凡内伤外感咳喘均可酌情选用，此乃咳喘多挟痰，痰多又每致咳喘；"肺为娇脏，喜润恶燥"之故，也可以说化痰与止咳平喘药常相须为用。

六、使用注意

（1）注意选择配伍。根据病情选择本章适当的药物，并配以他章恰当的药物。

（2）常与行气药配伍。痰由津液停聚而成，津液运行与气的运行有关，故有治痰全在调气之说。宋人庞安时云："善治痰者，不治痰而治气，气顺则一身津液亦随之耳顺。"金人刘河间云："治咳嗽者，治痰为先；治痰者，下气为先。"

（3）寒痰、湿痰不宜用清化热痰药，热痰、燥痰不宜用温化寒痰药。

（4）咳嗽兼咳血者，不宜用作用力强而有刺激性的化痰止咳药，如皂角、桔梗等。

（5）麻疹初起兼咳嗽者，忌用性温而带收敛作用的化痰止咳药，以免影响麻疹的透发。

第一节　温化寒痰药

半　夏

【来源】始载于《本经》。源于天南星科植物半夏 *Pinellia ternata*（Thunb.）Breit.的干燥块茎。

【药性】辛，温。有毒。归脾、胃、肺经。

【性能特点】

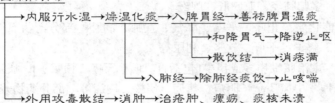

※ 善温化燥散中焦寒湿痰饮，寒湿去则脾胃升降调顺；脾气健运，津液四布，痰无由生；胃气和，浊气降，痞满消而呕吐即止，故为燥湿化痰、和胃消痞、降逆止呕之良药。凡痰湿所致病证皆可选用，兼寒者最宜，兼热者当配苦寒之品。内服宜用制品，外用宜生品。

※ 生半夏，毒大力强，今之临床少用；清半夏，长于化痰；法半夏，功善燥湿健脾；姜半夏，善降逆止呕；半夏曲，能化痰消食积；竹沥半夏，能清热化痰；仙半夏，化痰燥湿力较弱，治寒痰轻症，或寒湿兼虚者。

【功效应用】

1. 燥湿化痰、消痞散结、降逆止呕

◎痰多咳喘┌寒痰清稀——常配陈皮、茯苓、甘草，如二陈汤
　　　　　└痰热黄稠——常配黄芩、桑白皮、瓜蒌等

◎痰湿中阻┌苔白喜温属寒——常配陈皮、厚朴、茯苓、苍术等
　　　　　├苔黄喜冷属热——常配黄芩、瓜蒌、竹茹等
　　　　　└苔黄喜温属寒热错杂——常配干姜、生姜、黄芩等

◎呕吐反胃┌胃寒者——常配生姜、砂仁、藿香等
　　　　　├胃热者——常配黄连、芦根、竹茹等
　　　　　└胃虚者——常配党参、白术、茯苓等

◎痰饮眩晕——常配白术、天麻、陈皮等，如半夏白术天麻汤

◎风痰瘫痪——常配天南星、乌头、白附子、防风等

◎半身不遂——常配天南星、天麻、白附子、地龙等

◎口眼㖞斜——常配天南星、天麻、白附子、地龙等

◎妊娠恶阻——可配生姜、黄芩、竹茹、芦根等

2. 行湿润燥、通肠和胃

◎虚冷便秘——常配硫黄（温肾阳），如半硫丸

◎胃不和、卧不安——常配秫米，如半夏秫米汤

◎顽固性失眠——常配薏苡仁、夏枯草等

3. 消肿散结（外用）

◎疮肿、瘰疬、痰核未溃——常生用研末外敷（天灸）

【用法用量】本品内服5~10g，煎汤或入丸散。外用适量，生品研末调敷。燥湿化痰，宜用法制半夏；降逆止呕，宜用姜半夏；外敷宜用生半夏。

【使用注意】本品温燥，故阴虚燥咳、热痰、津伤口渴、出血证者忌用或慎用。反乌头，不宜与乌头类药同用。生品毒大，一般不作内服。高温（119℃）煎煮，或配伍白矾、甘草、生姜等能解其毒。

天南星

【来源】始载于《本经》，原名虎掌。源于天南星科植物天南星*Arisaema erubescens*（Wall.）Schott等的干燥块茎。

【药性】苦、辛，温。有毒。归肝、肺、脾经。

【性能特点】

苦燥辛散，温化有毒

```
        ┌→内服┬→入脾肺经→除脾肺湿痰→燥湿化痰——善治湿痰
        │     └→入肝经——→除肝经风痰→祛风止痉——善治风痰
        └→外用→生用→攻毒、散结、消肿→治瘰疬、痰核未溃
```

※ 功似半夏而力强，长于祛除经络风痰而止痉。

※ 治脾胃湿痰，以半夏为主天南星辅之；而治经络风痰，则以天南星为主半夏辅之。

※ 痰湿、风痰皆可选投，兼寒者尤宜，兼热者当配苦寒之品。

【功效应用】

1. 燥湿化痰、祛风止痉

◎顽痰湿痰之咳嗽痰多┬寒者——常配半夏、陈皮，如玉粉丸
　　　　　　　　　　└热者——可配半夏、陈皮、黄芩等

◎风痰眩晕——常配半夏、陈皮、白术、茯苓、天麻等

◎中风痰壅口眼㖞斜——常配防风、天麻、白附子、半夏等

◎癫痫抽搐（痰湿蒙蔽）——常配半夏、石菖蒲等

◎外风引动内风之破伤风——常配防风、全蝎、蜈蚣等

2. 消肿散结（外用）

◎瘰疬、痰核、疮肿未溃——生用研末外敷（天灸）

此外，治宫颈鳞状上皮癌，单用生品，内服与外用并施。

【用法用量】本品内服煎汤3~10g，入丸散每次0.3~1g。外用适量，生品研末调敷。

【使用注意】本品温燥有毒，故阴虚燥咳者忌服，孕妇慎服。生品毒大，一般不作内服。

附：胆南星　始载于《本草纲目》，原附天南星条，名胆星。源于制南星细粉与牛、羊或猪胆汁经加工而成，或生天南星细粉与牛、羊或猪胆汁经发酵加工而成。苦，凉。归肺、肝经。其燥性减，虽苦燥凉清，但无燥热伤阴之弊，为治痰热或风痰兼热之要药。功能清化热痰，息风定惊。主治痰火咳喘，惊风抽搐，痰热神昏，风痰眩晕兼热，破伤风。内服 2~9 g，煎汤或入丸散。脾虚便溏者慎服。

关白附

【来源】始载于《名医别录》，原名白附子。源于毛茛科植物黄花乌头*Aconitum coreanum*（Lévl.）Raipaics的干燥块根。

【药性】辛，热。有毒。归肝、胃经。

【性能特点】

辛热燥散，毒大性烈

　　└─→入肝胃经→燥湿化痰、祛风、散寒→止痉、止痛

※ 药用历史久远，源于毛茛科黄花乌头，为燥湿化痰、祛风止痉之品。

※ 能升能散，引药势上行，善祛经络风寒湿痰，治痰湿阻滞经络之头面疾患及风寒湿痹。

※ 其与禹白附、曼均有毒，但辛热毒大，药力较强。既祛风痰，又逐寒湿，且止痛力强。多用于中风口喎、偏正头痛、风寒湿痹。现今法定的白附子为禹白附而非本品。

【功效应用】

1. 燥湿化痰、祛风止痉

◎中风痰壅口眼喎斜——常配僵蚕、全蝎，即牵正散

◎痰厥头痛——常配生半夏、生天南星，即三生饮

◎破伤风——常配半夏、白芷、天麻、防风等，如玉真散

2. 散寒止痛

◎风寒湿痹骨节疼痛——常配羌活、独活、细辛、威灵仙等

【用法用量】本品内服1.5~6 g，煎汤或入丸散，入汤剂宜先下久煎。外用适量，鲜品捣敷，或干品研末调敷。内服宜制用，生品多供外用。

【使用注意】本品燥热毒大，故热盛、阴虚及孕妇忌服，应严格控制剂量，勿过量或久服。

禹白附

【来源】始载于《中国药用植物志·第五册》，原名独角莲。源于天南星科植物独角莲*Typhonium giganteum* Engl.的干燥块茎。

【药性】辛，温。有毒。归肝、胃经。

【性能特点】

辛温燥散，有毒力强

┌→入肝胃经→燥湿化痰、祛风、散寒、散结解毒→止痉、止痛

※ 古本草少载，源于天南星科独角莲，为燥湿化痰、祛风止痉之品。

※ 能升能散，引药势上行，善祛经络风痰而止痉，治痰湿阻络之头面疾患。

※ 其与关白附、禹均有毒，但毒性与药力均较弱。既祛风痰、止痉，又散结解毒。多用于破伤风、中风口喝、半身不遂、瘰疬痰核及毒蛇咬伤。现今法定白附子即此。

【功效应用】

1. 燥湿化痰、祛风止痉

◎中风痰壅口眼喝斜——常配僵蚕、全蝎、天麻、防风等

◎痰厥头痛——常配生半夏、生天南星、川芎、蜈蚣等

◎破伤风——常配半夏、白芷、天麻、防风、全蝎等。

2. 散结解毒（外用）

◎瘰疬痰核未溃——单用鲜品捣烂或干品配他药研末调敷

◎毒蛇咬伤——常配雄黄研末调敷

【用法用量】本品内服3~6 g，煎汤或入丸散。外用适量，鲜品捣敷或干品研末调敷。

【使用注意】本品温燥有毒，故孕妇忌服。生品毒大，一般不作内服。

芥 子

【来源】始载于《名医别录》，原附芥条。源于十字花科植物白芥 *Sinapis alba* L. 或芥 *Brassica juncea*（L.）Czern. et Coss的干燥成熟种子。前者习称"白芥子"，后者习称"黄芥子"。

【药性】辛，温。归肺经。

【性能特点】

辛散温通，气锐走散

┌→入肺经→温肺豁痰→利气机→定喘咳

└→走经络→散寒结→通经络→止疼痛

※ 药力强，善治寒痰及痰饮所致病证，尤以痰在皮里膜外（深筋膜）与经络者最宜。

※ 药食兼用，可用于调味。

【功效应用】

1. 温肺豁痰利气

◎寒痰或痰饮咳喘——常配莱菔子、苏子，如三子养亲汤；或外用冬喘夏治膏或姜汁调芥子末，三伏天贴肺俞穴等。

2. 散寒通络止痛

◎胸胁停饮不能转侧——常配甘遂、大戟，如控涎丹

◎痰滞经络肩臂酸痛——可配肉桂、马钱子等服，单用研末敷

◎痰湿流注、阴疽痰核——常可配麻黄、鹿角胶、熟地黄等

【用法用量】本品内服，煎汤3~10g，不宜久煎，或入丸散。外用适量，研末调敷。

【使用注意】本品温燥有毒，故阴虚燥咳者忌用，气虚久咳者不宜用。大量服易致腹泻，故内服不宜过量。外敷能刺激皮肤，引起发泡，故皮肤过敏者慎用，溃烂处忌用。

皂 荚

【来源】始载于《本经》。源于豆科植物皂荚*Gleditsia sinensis* Lam.的干燥果实。

【药性】辛、咸，温。有小毒。归肺、大肠经。

【性能特点】

辛温走窜，咸能软坚，燥烈有毒

└→上入肺经，下走大肠经

　　└→入鼻则嚏，入喉则吐→涌吐痰涎→开窍通闭

　　└→内服→豁痰导滞、祛湿除垢、通利二便

　　　　　└→祛胶结顽痰→通利气道→止咳

　　└→外用→攻毒散结、祛风杀虫、除垢→消肿、止痒

※善祛痰通窍，既为治顽痰咳喘之猛药，又为治痰闭神昏之峻剂。

【功效应用】

1. 祛痰止咳（内服）

◎顽痰咳喘┌时时吐浊但坐不得眠者——单用研末为丸

　　　　　└痰黄胶黏难咯者——可配海浮石、瓜蒌等

2. 开窍通闭（吹鼻）

◎痰闭神昏——常配细辛各等量，研细末，吹入鼻孔

3. 祛风杀虫（外用）

◎麻风疥癣——鲜品捣敷或陈醋泡后研末调涂；也可内服

4. 攻毒散结（外用）

◎疮肿未溃——单用熬膏涂敷，或研末外敷

【用法用量】本品内服，焙焦存性研末，每次0.8~1.5g；煎汤，1.5~5g；或入丸散。外用适量，研末吹鼻或调涂，煎水洗，或鲜品捣烂敷，也可制成肛门用栓剂。

【使用注意】本品辛温燥烈有毒，故非顽痰实证体壮者不宜投，孕妇、气虚阴亏及有咯血倾向者忌服。过大量可引起中毒，中毒症状多在服药后2~3小时内出现，初期可见咽喉干、上腹饱胀、灼热感，继之可出现呕吐、腹泻、面色苍白、头痛、头昏、全身无力、四肢酸麻，甚则脱水、呼吸急促、心悸、痉挛、神昏，最后

可因呼吸中枢抑制而窒息，或肾功能障碍而危及生命，故内服切忌用量过大。

附：皂角刺 始载于《图经本草》，原附皂荚条，名皂荚刺针。源于豆科植物皂荚树之棘刺。辛，温。归肝、胃经。辛温走窜，气锐力猛，直达病所。功能消肿透脓，搜风杀虫。主治痈疽疮毒初起或脓成不溃（脓成将溃时最佳），瘰疬，麻风，疥癣等。内服3~10g，煎汤或入丸散；外用适量，醋蒸取汁涂患处。孕妇及痈疽已溃者忌服。

第二节　清化热痰药

❀ 瓜　蒌 ❀

【来源】始载于《名医别录》，原附栝楼根条，名栝楼实。源于葫芦科植物栝楼 *Trichosanthes kirilowii* Maxim. 等的干燥成熟果实。壳称瓜蒌皮，种仁称瓜蒌仁，皮、仁合用称全瓜蒌。

【药性】甘，寒。归肺、胃、大肠经。

【性能特点】

甘寒清泄滑润

→入肺胃大肠经

　　　→清肺润燥化痰→利气宽胸→止咳喘←助清肃肺气←
　　　→清润滑肠→通便→导热邪从大便出
　　　→泄热散结→消肿、解热毒←促热毒解散←

※ 清泄滑润，化痰利气散结，清泄不苦燥，滑肠不峻下，甘润不滞气。

※ 善清热化痰、利气宽胸，治痰热壅肺或痰阻胸脉者皆宜，兼便秘者尤佳。

※ 善清热润肠通便，治热结肠燥便秘而又不宜峻下或兼痰油者宜用。

※ 善散结消肿兼解热毒，治内痈及乳痈每用，兼便秘者尤佳。

【功效应用】

1. 清热化痰、利气宽胸

◎痰热咳喘┌咳嗽——常配黄芩、浙贝母、桑白皮、前胡等
　　　　　└喘咳——常配麻黄、杏仁、甘草、葶苈子等

◎痰滞经络之胸痹——常配薤白、炒枳壳、半夏等

◎痰火互结心下坚痞——常配半夏、黄连，如小陷胸汤

2. 润肠通便

热结肠燥便秘——常配决明子、胖大海、炒枳壳等

3. 散结消肿

◎乳痈——常配蒲公英、金银花、牛蒡子、漏芦等

◎肺痈——常配鱼腥草、芦根、薏苡仁、冬瓜仁、桔梗等

◎肠痈——常配蒲公英、红藤、牡丹皮、败酱草等

此外，还能抗癌，治癌肿，常配半枝莲、白花蛇舌草、夏枯草等。

【用法用量】本品内服，瓜蒌皮6~12 g，瓜蒌仁9~15 g，全瓜蒌9~20 g。瓜蒌皮长于清肺化痰，利气宽胸；瓜蒌仁长于润肺化痰，滑肠通便；全瓜蒌兼具两者功效。取仁去油用霜，名瓜蒌霜，长于润肺化痰而力缓。

【使用注意】本品寒凉滑润，故脾虚便溏、寒痰或湿痰者忌服。反乌头，不宜与附子、乌头、草乌等同用。

附注：瓜蒌五药，全瓜蒌为果实，性寒，功能清热化痰、利气宽胸、消肿散结、润肠通便；瓜蒌皮，性寒，功能清热化痰、利气宽胸；瓜蒌仁，性寒，功能润肺化痰、润肠通便；瓜蒌霜，即瓜蒌仁去油之渣，性寒，功同仁而力缓。瓜蒌根即天花粉，性微寒，功能清热生津、清肺润燥、消肿排脓（解毒消肿）、引产。

川贝母

【来源】始载于《本经》，原名贝母。源于百合科植物川贝母*Fritillaria cirrhosa* D. Don等的干燥鳞茎。

【药性】甘、苦、辛，微寒。归肺、心经。

【性能特点】

甘润辛散，苦微寒清泄

→入肺心经 ┬→清热化痰、润肺→止咳
　　　　　 └→开郁→散结→消散肿块

※ 源于百合科植物的地下鳞状茎而品种多。

※ 与浙贝母相比，虽微寒而清热力弱，但却又兼辛味而能行散开郁宣肺；还兼甘味而润，善润肺止咳。

※ 凡咳喘无论外感或内伤、有痰或无痰皆宜，以燥咳、虚劳咳多用，兼热而不盛者尤佳；并治疮肿、痰核瘰疬及痰热火郁胸中之心胸烦闷等。

【功效应用】

1. **清热化痰、润肺止咳**

◎痰热咳嗽——常配黄芩、瓜蒌、葶苈子、竹茹等

◎外感咳喘 ┬风热者——常配桔梗、牛蒡子、黄芩、前胡等
　　　　　 └风寒者——常配紫苏、苦杏仁、麻黄、生甘草等

◎肺痈吐脓——常配芦根、鱼腥草、金荞麦、黄芩、桔梗等

◎燥咳无痰或痰少而黏——常配知母、桑叶、苦杏仁、南沙参等

◎虚咳劳嗽——常配南沙参、麦冬、天冬、知母、百部等

2. **散结消肿**

◎疮肿——常配金银花、连翘、赤芍、蒲公英等

◎乳痈——常配蒲公英、漏芦、牛蒡子、瓜蒌等

◎瘰疬痰核——常配夏枯草、玄参、连翘、猫爪草等

◎瘿瘤——常配夏枯草、昆布、海藻、黄药子、生牡蛎等

3. 兼能开郁

◎痰热火郁之心胸烦闷——常配栀子、枳壳、丝瓜络、竹叶等

此外，治胃溃疡，常配乌贼骨、白及、炒枳壳等。

【用法用量】本品内服，煎汤3~10g，研末每次1~1.5g，或入丸散。

【使用注意】本品性微寒，故脾胃虚寒者慎服。反乌头，不宜与附子、乌头、草乌、天雄等乌头类药同用。

【来源】始载于《景岳全书·本草正》，原名土贝母。源于百合科植物浙贝母 *Fritillaria thunbergii* Miq.的干燥鳞茎。

【药性】苦，寒。归肺、心经。

【性能特点】

苦寒清泄
→入肺心经→清热化痰→止咳
→散结消肿、兼解毒

※ 源于百合科植物的地下鳞状茎而品种唯一。

※ 与川贝母相比，苦寒清泄，不但清热力较强，治外感风热或肺热咳喘每用；而且长于散结消肿兼解毒，治疮肿、瘰疬属火热炽盛者也常用。

※ 凡咳喘无论外感风热或痰热壅肺者皆宜，并治痰热或热毒之疮肿、瘰疬、肿结，以及甲状腺肿瘤等。

【功效应用】

1. 清热化痰止咳

◎痰热咳嗽——常配黄芩、瓜蒌、葶苈子、竹茹等

◎风热咳喘——可配麻黄、苦杏仁、黄芩、生石膏等

◎肺痈吐脓——常配芦根、鱼腥草、金荞麦、黄芩、桔梗等

2. 散结消肿、兼能解毒

◎疮肿——常配金银花、连翘、赤芍、蒲公英、黄芩等

◎乳痈——常配蒲公英、漏芦、牛蒡子、瓜蒌、夏枯草等

◎瘰疬痰核——常配夏枯草、玄参、连翘、猫爪草、地榆等

◎瘿瘤——常配夏枯草、昆布、海藻、黄药子、生牡蛎等

此外，治甲状腺肿瘤，常配夏枯草、莪术、海藻、昆布等

【用法用量】本品内服，煎汤3~10g，研末每次1~1.5g，或入丸散

【使用注意】本品苦寒，故寒痰、湿痰者忌服。反乌头，不宜与附子、乌头、草乌、天雄等乌头类药同用。

　　附：土贝母 始载于《本草从新》，附贝母条。源于葫芦科植物假贝母 *Bolbostemma paniculatum*（Maxim.）Franquet. 的干燥块茎，又名藤贝。苦，微寒。归肺、肝、胆经。苦泄散，微寒清。功能解毒，散结，消肿。主治乳痈，乳癖，乳

癌，瘰疬痰核，疮肿，蛇虫咬伤等。内服 3~10g，煎汤或入丸散；外用适量，研末调敷或熬膏摊贴。

附注：目前，除上述三个品种的贝母外，还有百合科的平贝母、伊贝母、湖北贝母等。其中前两者功似川贝母，虽可替代川贝母使用，但力缓；湖北贝母功似浙贝母，虽可替代浙贝母而力也缓。用时当别。

竹 沥

【来源】始载于《名医别录》，原附竹叶条，名淡竹沥。源于禾本科植物新鲜青秆竹 *Bambusa tuldoides* Munro 等茎秆经火烤灼流出的液汁。

【药性】甘，寒。归心、肺、胃经。

【性能特点】

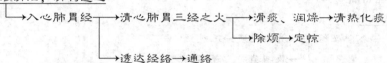

甘寒清泄，滑利透达

※ 其为汁液，性极滑利，为甘寒滑利清化透达之品。

※ 甘寒滑利力强于天竺黄，味不苦易服，既清心肺胃经之火，又除脏腑经络之痰，功能清热滑痰（化痰）、除烦定惊、通经透络，痰热两盛者宜用。

※ 既治热咳痰稠有卓效，又治中风痰迷与痰热之惊、痫、癫狂有良功，素有治痰（热痰）圣药之美誉。

【功效应用】

清热化痰、定惊通络

◎痰热咳喘 ┌咳嗽痰稠——单用或配黄芩、枇杷叶、瓜蒌等
          └喘急气逆——常配麻黄、苦杏仁、黄芩、生甘草等

◎中风痰迷——常配生姜汁、鲜菖蒲汁，或牛黄、郁金等

◎痰热惊痫——常配牛黄、胆南星、郁金、朱砂等

◎痰热癫狂——常配生姜汁、黄芩、大黄、青礞石等

◎痰滞经络麻木拘急——可配威灵仙、木瓜、乌梢蛇等

此外，还能除烦，治痰火郁结之子烦，症见妊娠妇女心惊胆怯、烦闷不安、头晕脘闷、恶心呕吐、多痰等，常配茯苓、黄芩、麦冬等。

【用法用量】本品内服 30~60g，不入汤剂，冲服或入膏滋剂。

【使用注意】本品为液汁，其性寒滑，故不宜久藏，寒痰咳喘忌服，便溏者慎服。

天竺黄

【来源】始载于《蜀本草》，原附竹叶条，名竹黄。源于禾本科植物青皮竹 *Bambusa textilis* Mc Clure 或华思劳竹 *Schizostach yum chinense* Rendle 等秆内分泌液的干燥块状物。又名天竹黄。

【**药性**】甘，寒。归心、肝、胆经。

【**性能特点**】

甘寒清泄

→入心肝胆经→清心肝胆经之火─┬→清热豁痰→定惊←┐
                              └→热不扰心肝───────┘

※ 其为伤竹节间积存汁液的干燥凝结物，为甘寒清凉化痰定惊之品。

※ 滑利力弱于竹沥，作用缓和而味不苦，性平和而无寒滑伤阳之弊，功善清热豁（化）痰、清心定惊。

※ 最善治小儿痰热诸证，以及痰热所致的中风痰迷、癫痫、癫狂等。

※ 浙江地区既注习用的竹黄为肉座真菌科真菌竹黄的子座，色粉红，当别。

【**功效应用**】

清热豁痰、清心定惊

◎痰热惊风┬重者──常配胆南星、朱砂、牛黄等，如抱龙丸
          └轻者──常配蝉蜕、郁金、钩藤、僵蚕、灯芯草等

◎中风痰热迷窍──常配胆南星、石菖蒲、牛黄、天麻等

◎痰火癫痫──常配白矾、郁金、白僵蚕等

◎痰热咳喘──常配黄芩、瓜蒌、浙贝母、桑白皮等

【**用法用量**】本品内服，煎汤3~6g，研末0.6~1g。

【**使用注意**】本品甘寒，故脾胃虚寒者慎服。

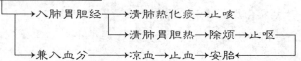

竹 茹

【**来源**】始载于《名医别录》，原附竹叶条，名淡竹皮茹。源于禾本科植物青秆竹 *Bambusa tuldoides* Munro 等茎秆的干燥中间层。又名竹二青。

【**药性**】甘，微寒。归肺、胃、胆经。

【**性能特点**】

甘微寒清泄而力较缓

┌→入肺胃胆经─┬→清肺热化痰→止咳
│   └→清肺胃胆热→除烦→止呕─┐
└→兼入血分──→凉血→止血→安胎←──────┘

※ 其为茎秆竹去外层皮后刮下的中间层，为甘微寒清化止呕凉血安胎之品。

※ 甘微寒而清泄，与竹沥、天竺黄相比，清热化痰除烦力较弱，善治痰热咳嗽、烦热不眠之轻症。又能清胃止呕、凉血安胎，治胃热呕吐、血热吐衄及胎热胎动等。

※ 或云其除清热化痰外又略兼润肺，也可用于燥热咳嗽有痰者。

【**功效应用**】

1. 清热化痰、除烦止呕

◎痰热咳嗽┬症轻者──单用或配姜汁以增除痰之力
          └症重者──常配瓜蒌、黄芩、浙贝母、前胡等

◎燥热咳嗽有痰——常配南沙参、麦冬、川贝母、桑叶等

◎痰热郁结、虚烦不眠——常配茯苓、陈皮、半夏、黄芩等

◎中风痰迷——常配胆南星、石菖蒲、茯苓、半夏等，如涤痰汤

◎热证呕吐 ┌胃中痰热——常配半夏、陈皮、黄连等

　　　　　├胃虚有热——常配陈皮、生姜、人参等，如橘皮竹茹汤

　　　　　└胃热较重——常配半夏、陈皮、黄连、芦根、生石膏等

◎妊娠呕吐——常配黄芩、生姜、芦根、陈皮等。

2. 凉血安胎

◎血热吐衄崩漏——常配生地、丹皮、黄芩、阿胶等

◎胎热胎动不安——常配黄芩、苎麻根、白术等

【用法用量】本品内服6~9g，煎汤或入丸散。外用适量，熬膏敷。鲜品药力较强，止呕宜用姜汁制。

【使用注意】本品甘寒，故风寒或寒痰咳喘、胃寒呕吐及脾虚便溏者忌服。

附注：竹六药虽同为竹类药，但性效有别。竹叶性寒，功能清热除烦、生津利尿；竹叶卷心性寒，功能清心除烦、生津利尿；淡竹叶性寒，功能清热除烦、利尿；竹茹性微寒，功能清热化痰、除烦止呕、凉血安胎；竹沥性寒，功能清热滑痰、定惊利窍；天竺黄性寒，功能清热化痰、清心定惊。

桑白皮

【来源】始载于《本经》，原名桑根白皮。源于桑科植物桑 *Morus alba* L. 的干燥根皮。

【药性】甘，寒。归肺经。

【性能特点】

色白寒清，甘淡渗利

┌──→入肺经→清泄肺火、行肺中痰水→肺气清肃则气下→平喘止咳

　　　└──→肺气清肃则膀胱疏利→利小便→退水肿

※ 去外皮则色白，故名桑白皮，善清泄降利。

※ 与葶苈子相比，虽均性寒力强，善泻肺平喘、消退水肿，但重在清肺热，多用于肺热咳喘及水肿兼热。

【功效应用】

1. 泻肺平喘

◎肺热喘咳 ┌喘息气逆痰黄——常配炙麻黄、苦杏仁、黄芩、生甘草等

　　　　　└咳痰稠黄带血——常配地骨皮、黄芩、瓜蒌、浙贝母等

2. 利水消肿

◎水肿 ┌水饮停肺胀满喘急——可配麻黄、细辛、干姜、葶苈子等

　　　├大腹水肿——常配茯苓、猪苓、泽泻、白术等

　　　└浮肿小便不利——常配茯苓皮、大腹皮等，如五皮饮

此外，治高血压症，常配夏枯草、钩藤、天麻、车前子、赤芍等。据《唐书》忠义传与《本草图经》记载，古医以其制线缝合创伤。

【用法用量】本品内服5~10 g，煎汤或入丸散。止咳平喘宜蜜炙用，利水消肿宜生用。

【使用注意】本品性寒，故肺虚无火及肺寒咳喘者忌服。

葶苈子

【来源】始载于《本经》，原名葶苈。源于十字花科植物独行菜*Lepidium apetalum* Willd. 或播娘蒿*Descurainia sophia*（L.）Webb ex prantl.的干燥成熟种子。前者习称北葶苈子，后者习称南葶苈子。

【药性】苦、辛，大寒。归肺、膀胱经。

【性能特点】

苦泄辛散，大寒清降
→入肺经→清泻肺气之实→平喘
→入膀胱经→行水邪→消水肿胀满

※ 有北、南两种。北葶苈又名苦葶苈，药力较强，易伤胃；南葶苈又名甜葶苈，药力稍缓，不宜伤胃。今则不分，为苦泄辛散、大寒沉降清利之品。

※ 与桑白皮相比，虽均性寒力强，善泻肺平喘、消退水肿，但重在泻肺实，多用于痰水壅盛或肺痈痰多之咳喘。

※ 古云其兼通大便，喘咳与水肿兼二便不利者更宜。研究证明其能强心利尿，治心衰性水肿亦宜用。

【功效应用】

泻肺平喘、行水消肿

◎肺热痰饮喘咳——常配大枣或桑白皮等，如葶苈大枣泻肺汤

◎肺痈
- 初期表证解、脓未成——常配桑白皮、黄芩、瓜蒌等
- 中期脓成痰多——常配鱼腥草、桔梗、生薏苡仁、芦根等
- 恢复期属肺壅实证——常配桔梗、黄芩、紫菀等

◎水肿
- 胸胁积水——常配苦杏仁、大黄、芒硝等，如大陷胸丸
- 胸腹积水——常配汉防己、椒目、大黄，即己椒苈黄丸

此外，能强心利尿，治慢性肺源性心脏病并发心力衰竭，症见水肿、心律不齐、心音弱，脉无力、舌质紫暗、苔水滑等，多与大枣、附子、桂枝、黄芪、白术、茯苓等同用，以强心补虚、利水消肿。

【用法用量】本品内服3~10 g，包煎或入丸散。常配大枣同用，以缓解其峻烈之性。

【使用注意】本品泻肺力强，故肺虚喘促、脾虚肿满者慎服，肺痈恢复期无肺壅实证一般不用。

海浮石

【**来源**】始载于《本草拾遗》，原名水花。源于胞孔科动物脊突苔虫 *Costazia aculeata* Canu et Bassler 等的骨骼；或火山喷出的岩浆形成的多孔状石块。前者习称石花，后者习称浮石，通名浮海石。石花主含碳酸钙（$CaCO_3$），浮石主含二氧化硅（SiO_2）。

【**药性**】咸，寒。归肺经。

【**性能特点**】

咸软寒清，质轻上浮

    └→入肺经→清肺化痰、软坚散结

           └→水之上源疏通则排尿通畅→利尿通淋

※ 善清肺部痰热，咳嗽痰黄胶黏难咯者最宜。

※ 与海蛤壳相比，曷均性寒能清肺化痰、软坚散结、利尿通淋，但多用于痰热咳嗽。一般生用，极少煅用。

【**功效应用**】

1. 清肺化痰、软坚散结

◎痰热咳嗽黏稠难咯——常配胆南星、瓜蒌、浙贝母、黄芩等

◎瘰疬痰核——常配浙贝母、夏枯草、连翘、猫爪草、赤芍等

◎瘿瘤坚肿——常配夏枯草、黄药子、海藻、昆布、生牡蛎等

2. 利尿通淋

◎水肿——可配茯苓、泽泻、车前子、猪苓、浮萍等

◎淋痛 ┌砂淋——可配生甘草、金钱草、猫须草、乌药等

       └血淋——可配白茅根、小蓟、海金沙、山栀子等

【**用法用量**】本品内服 6~10g，打碎先煎，或入丸散。

【**使用注意**】本品性寒，故虚寒咳嗽及脾胃虚寒者不宜用。

海蛤壳

【**来源**】始载于《本经》，原名文蛤、海蛤。源于帘蛤科动物文蛤 *Meretrix meretrix* Linnaeus 等的贝壳。又名蛤壳。

【**药性**】苦、咸，寒。归肺、胃、肾经。

【**性能特点**】

苦寒清泄，咸软质重，生煅用性能有别

    ├→生用→苦咸而寒→清化软坚兼利→入肺肾经┬→清肺化痰

    │   ├→软坚散结

    │   └→利尿通淋

    └→煅用→涩而平→收敛制酸→入胃肺经┬→内服→制酸止痛

                                  └→外用→收湿敛疮

※ 生用、煅用性能有别。生用清化软利，善清化痰热，治肝火犯肺咳痰带血

最宜，煅用收敛制酸。

※ 与海浮石相比，蛤均性寒能清肺化痰、软坚散结、利尿通淋，但质重苦泄，多用于肝火犯肺咳痰带血，且常煅用。

【功效应用】

1. 清肺化痰、软坚散结

◎肝火扰肺咳痰带血——常配青黛（即黛蛤散）或桑白皮等

◎瘰疬痰核——常配浙贝母、夏枯草、连翘、猫爪草、赤芍等

◎瘿瘤坚肿——常配夏枯草、黄药子、海藻、昆布、生牡蛎等

2. 利尿通淋

◎水肿——可配茯苓、泽泻、车前子、猪苓、浮萍等

◎淋痛——可配瞿麦、萹蓄、木通、乌药等

3. 制酸止痛（煅用）

◎胃痛吐酸
- 肝胃不和——常配柴胡、佛手、陈皮、旋覆花等
- 中焦虚寒——常配黄芪、桂枝、白芍、旋覆花等

4. 收湿敛疮（煅用）

◎湿疹——轻者单用研粉油调敷，重者常配炉甘石、蛇床子等

◎湿疮——可配黄柏、煅石膏、大黄、青黛等

◎烫伤——轻者单用，重者可配大黄、地榆等，研粉油调敷

【用法用量】本品内服10~15 g，煎汤或入丸散，块者宜打碎先煎；粉者宜包煎。外用适量，研末干掺。清化热痰宜生用，制酸止痛宜煅用。

【使用注意】本品性寒，故肺虚有寒者忌服，中阳不足者慎服。

瓦楞子

【来源】始载于《本草拾遗》，原附蚶条，名蚶壳。源于蚶科动物毛蚶*Arca subcrenata* Lischke、泥蚶*Arcagranosa* Linnaeus或魁蚶*Arca inflata* Reeve的贝壳。

【药性】咸，平。归肺、胃、肝经。

【性能特点】

咸软消散，性平不偏，走气走血，生用、煅用性效有别
- →生用→咸软消散→入肺肝经→消痰化瘀、软坚散结
- →煅用→涩敛制酸兼消散→入胃经→制酸、散瘀→止痛

※ 消痰化瘀软坚兼制酸之品。生用咸软消散，走气走血，善消痰散瘀、软坚散结。煅用涩敛制酸兼消散，平而偏温，善制酸兼散瘀而止痛。

【功效应用】

1. 消痰化瘀、软坚散结

◎顽痰久咳——常配海浮石、川贝母等

◎瘰疬痰核——常配夏枯草、猫爪草、浙贝母等

◎瘿瘤坚肿——常配海藻、昆布、黄药子、夏枯草等

◎癥瘕痞块——常配莪术、丹参、郁金、土鳖虫等

2. 制酸止痛

◎胃痛吐酸——常配乌贼骨、陈皮、延胡索、炒枳壳等

【用法用量】本品内服入汤剂10~30g，宜打碎久煎；入丸散每次1~3g。外用适量，研末干掺。消痰散结宜生用，制酸止痛宜煅用。

海 藻

【来源】始载于《本经》。源于马尾藻科植物海蒿子 *Sargassum pallidum*（Turn.）C. Ag. 等的干燥藻体。

【药性】咸，寒。归肝、胃、肾经。

【性能特点】

咸软寒清

└──→入肝胃经→清热消痰、软坚散结

└──→入肾经→利水→消肿

※ 为清利消痰软坚之品，含碘，治缺碘性甲状腺肿（即瘿瘤的一种）有效。

※ 与昆布相比，虽均性寒而能清热消痰、软坚散结、利尿，但药力稍缓。

※ 肝脾肿硬多用，并常配丹参、土鳖虫、三棱、莪术、郁金等。

【功效应用】

1. 清热消痰、软坚散结

◎瘰疬痰核——常配昆布、夏枯草、浙贝母、猫爪草、玄参等

◎瘿瘤——常配昆布、夏枯草、浙贝母、黄药子等

◎睾丸肿痛——常配青皮、川楝子、延胡索、荔枝核、昆布等

◎癥瘕肿块——常配丹参、鳖甲、水蛭、穿山甲、土鳖虫等

2. 利水消肿

◎脚气浮肿——常配槟榔、防己、土茯苓、木瓜等

◎水肿——常配猪苓、茯苓、泽泻、桑白皮等

此外，还能降压、降脂，治高血压，常配夏枯草、钩藤、天麻、生牡蛎等；治高脂血症，常配茵陈、泽泻、决明子等。

【用法用量】本品内服10~15g，煎汤或入丸散。

【使用注意】本品反甘草，不宜与甘草同用。

昆 布

【来源】始载于《吴普本草》，原名纶布。源于昆布科植物海带 *Laminaria japonica* Aresch. 或翅藻科植物昆布 *Ecklonia kurome* Okam. 的干燥叶状体。

【药性】咸，寒。归肝、胃、肾经。

【性能特点】

咸软寒清

└─→入肝胃经→清热消痰、软坚散结

└─→入肾经→利水→消肿

※ 为清利消痰软坚之品，含碘，治缺碘性甲状腺肿（即瘿瘤的一种）有效，肝脾肿硬用之亦可。

※ 与海藻相比，虽均性寒而能清热消痰、软坚散结、利尿，但药力较强，兼止咳平喘。

【功效应用】

1. 清热消痰、软坚散结

◎瘰疬痰核——常配海藻、夏枯草、浙贝母、猫爪草、玄参等

◎瘿瘤——常配海藻、夏枯草、浙贝母、黄药子、山慈菇等

◎睾丸肿痛——常配青皮、川楝子、延胡索、荔枝核、海藻等

◎癥瘕肿块——常配丹参、鳖甲、土鳖虫、水蛭、穿山甲等

2. 利水消肿

◎脚气浮肿——常配槟榔、防己、土茯苓、木瓜等

◎水肿——常配猪苓、茯苓、泽泻、冬瓜皮等

3. 止咳平喘

◎痰热咳喘——常配麻黄、苦杏仁、瓜蒌、黄芩、桑白皮等

此外，还能降压、降脂，治高血压，常配夏枯草、钩藤、天麻、生牡蛎等；治高脂血症，常配茵陈、泽泻、决明子等。

【用法用量】本品内服 10~15 g，煎汤或入丸散。

猫爪草

【来源】始载于《中药材手册》（1959年版）。源于毛茛科植物小毛茛 *Ranunculus ternatus* Thunb. 的干燥块根。

【药性】辛、甘，平。归肝、肺经。

【性能特点】

辛行散，甘解毒，平少偏

└─→入肝肺经→化痰散结、解毒消肿

※ 化痰散结解毒消肿，为治瘰疬痰核要药，兼治癌肿，兼寒兼热均可。

【功效应用】

1. 化痰散结

◎瘰疬痰核——常配夏枯草、浙贝母、连翘等

2. 解毒消肿

◎咽喉肿痛——可配桔梗、生甘草、板蓝根等

◎疔疮肿毒——可配蒲公英、金银花、连翘等

◎牙龈肿痛——可配黄芩、赤芍、金银花等

◎疟疾——常配青蒿、柴胡、常山等

◎蛇咬伤——常配半边莲、徐长卿、蚤休等

此外，治癌肿，常配仙鹤草、蚤休、山慈菇、半枝莲、黄芪、当归等。

【用法用量】本品内服，15~30g，单味可用至120g，煎汤或入丸散。外用适量，研末调敷，或鲜品捣敷。

【使用注意】本品能刺激皮肤与黏膜，引赤发泡，故外敷时间不宜过长，皮肤过敏者慎用。若已引发水泡，可不必挑破，待其自消；若水泡已破，则当注意抗感染。

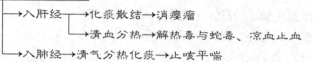

【来源】始载于《日华子本草》，原名黄药。源于薯蓣科植物黄独 *Dioscorea bulbif-era* L.的干燥块茎。

【药性】苦，寒。有小毒。归肝、肺经。

【性能特点】

苦寒清泄而有小毒

→入肝经→化痰散结→消瘿瘤
　　　　→清血分热→解热毒与蛇毒、凉血止血
→入肺经→清气分热化痰→止咳平喘

※ 化痰散结消瘿，清解凉血止咳，为治瘿瘤之要药。

【功效应用】

1. 化痰消瘿

◎瘿瘤——单用泡酒，或配海藻、昆布、土贝母等

2. 清热解毒

◎疮肿——常配蒲公英、金银花、野菊花、连翘等

◎咽喉肿痛——常配桔梗、金银花、黄芩、连翘等

◎毒蛇咬伤——常配半边莲、徐长卿、金荞麦等

◎各种癌肿——常配夏枯草、仙鹤草、半枝莲、山慈菇等

3. 凉血止血

◎血热吐血衄血——常配黄芩、栀子、白茅根等

4. 止咳平喘

◎痰热咳嗽痰中带血——可配桑白皮、竹茹、浙贝母等

◎百日咳——常配百部、川贝母、款冬花、紫菀等

【用法用量】本品内服10~15g，煎汤。外用适量，鲜品捣敷，或研末调敷。

【使用注意】本品多服、久服，可引起呕吐、腹泻、腹痛等消化道反应，并对肝功能有一定影响。故不宜大量服、长期服，脾胃虚寒者慎服，肝病患者忌服。长期使用者，应注意检测肝功能，观察肝功能变化。

附注： 始载本草的文献依据为《大观本草》黄药根条。

荸荠

【来源】始载于《名医别录》，原名乌芋。源于莎草科植物荸荠 *Heleocharis dulcis*（Burm.f.）Trin. ex Henschel 的球茎。

【药性】甘，微寒。归肺、胃、大肠经。

【性能特点】

甘微寒质润，清化而降

→内服→入肺胃大肠经→清热化痰、生津润燥→止咳、通便

→外用→点眼→明目退翳

※ 药食兼用，上清肺胃之热而化痰生津，下清肠热而润肠通便。

※ 痰热咳嗽、阴虚燥咳、热病津伤皆宜，兼便秘者尤佳。

【功效应用】

1. 清热化痰

◎痰热咳嗽——可配瓜蒌、川贝母、竹茹等

2. 生津润燥

◎阴虚燥咳——可配海蜇皮等，如雪羹汤

◎热病伤津烦渴便秘——常配芦根、麦冬、梨等，鲜品捣汁服

3. 明目退翳

◎目赤翳障——磨汁沉淀取粉配入复方点眼，如玉壶冰、干眼药

【用法用量】本品内服60~120 g，煎汤或榨汁，或去皮食用。外用适量，捣汁澄粉点眼，或鲜品切片外擦患处。

【使用注意】本品微寒清润，故中寒便溏者慎服。

猪胆粉

【来源】始载于《名医别录》，原名豚胆。源于猪科动物猪 *Sus scrofa domestica* Brisson 胆汁的干燥品，或直接用胆汁。

【药性】苦，寒。归肺、心、肝、胆、大肠经。

【性能特点】

苦寒清泄，沉降通利

→入肺心经→清热化痰、解毒消肿

→入肝胆经→凉肝定惊、利胆退黄

→入大肠经→润燥通便

※ 清化解毒通利之品。

※ 既清热化痰，又解毒、通便、利胆，肺热、痰热、肝胆热均可用，兼肠热便闭者尤宜。

【功效应用】

1. 清热化痰

◎痰热咳嗽——单用汁隔水蒸热服，或对入复方中用

◎百日咳——可配川贝母、百部等

2. 解毒消肿

◎疮肿——单用或配蒲公英、金银花等，内服外用

◎咽痛——可配黄芩、桔梗、生甘草、金银花等

◎蛇头疔——单用外敷，或连猪胆套在患指上直至痊愈

3. 凉肝定惊

◎目赤肿痛——单用或配桑叶、黄芩、决明子、菊花等

◎肝热急惊——常配蝉蜕、天竺黄、防风等

◎痰热癫痫——常配天竺黄、郁金、白矾等

4. 利胆退黄

◎湿热黄疸——单用研末装胶囊服，或再配茵陈、栀子等

5. 润燥通便

◎热结肠燥便秘——常用汁并配蜂蜜合蒸服

此外，取其清热解毒通便之功，还治湿热泻痢，配绿豆同用。

【用法用量】本品内服，猪胆粉0.3~0.6g，冲服或入丸散；猪胆汁6~10g，隔水炖服。外用适量，猪胆粉研末掺，或水调涂；猪胆汁直接涂敷。也可用新鲜胆汁30~60ml灌肠。

【使用注意】本品苦寒清泄通便，故脾胃虚寒者慎服。

附注：始载本草的文献依据为《大观本草》豚卵条。其次，多种动物胆汁如牛胆汁、羊胆汁、蛇胆汁、鸡胆汁等，均可入药用，其功效相近。临床用羊胆汁治疗肺结核；蛇胆汁治疗喘咳病、目疾、风湿痛；鸡胆汁治疗百日咳等，并证明有一定疗效。但鱼胆，特别是青鱼、草鱼的胆汁有毒，不宜内服。

猴　枣

【来源】始载于《药物出产辨》，原名猴子枣。源于猕猴科动物猕猴等的胃肠道结石。

【药性】苦、微咸，寒。归心、肺、肝、胆经。

【性能特点】

苦寒清泄，微咸质重

　├──→入心肺经→豁痰、清热、解毒

　└──→入肝胆经→清肝胆、重坠→镇惊

※ 为猕猴等的胃肠道结石。其内常检出柴梗及果核。

※ 清化镇惊解毒之品。既善豁痰重坠而镇惊，又善清心、肺、肝、胆热而解毒，凡痰热、热毒所致病证皆可投用，尤宜小儿，多入中成药。

【功效应用】

豁痰镇惊、清热解毒

◎痰热喘咳——常配川贝母、天竺黄、仙半夏等，如福建猴枣散

◎风热咳嗽痰鸣——常配金银花、钩藤、珍珠等，如珠珀猴枣散

◎痰热惊风——常配天竺黄、羚羊角、青礞石等，如上海猴枣散

◎瘰疬痰核——单用研末调敷，或醋磨涂患处，或配入复方

◎痈疽肿毒——单用研末调敷，或醋磨涂患处，或配入复方

【用法用量】本品内服，研末0.3~1g，或入丸散。外用适量，研末调敷，或醋磨涂。

【使用注意】本品苦寒清泄，故寒痰及无实热者忌服，脾胃虚寒者慎服。

礞 石

【来源】始载于《嘉祐补注神农本草》。源于变质岩类黑云母片岩、绿泥石化云母碳酸盐片岩，或蛭石片岩、水黑云母片岩的石块或碎粒。前两者习称青礞石，后两者习称金礞石。黑云母片岩主含钾、镁、铁、铝的硅酸盐，金礞石也主含钾、镁、铁、铝的硅酸盐。

【药性】甘、咸，平。归肺、肝经。

【性能特点】

甘咸软化，质重坠降，平而偏凉

→入肺肝经 → 坠痰下气
→ 平肝镇惊

※ 质重镇坠，沉降下行，为治惊利痰之圣药。

※ 采后击碎，与火硝共煅至礞石呈金黄色为止，再水飞去硝毒，阴干入药。

【功效应用】

下气坠痰、平肝镇惊

◎实热顽痰诸证 ┌气逆喘息 配熟军、沉香、黄芩，即礞石滚痰丸；
　　　　　　　├惊痫癫狂 再加竹沥、制半夏、橘红、甘草，即竹
　　　　　　　├眩晕痰多 沥达痰丸。遇本病证可酌情选用上述二
　　　　　　　└大便秘结 中成药。

此外，也可用于小儿风寒外束、痰热客肺所致的咳喘，症见面赤身热、咳嗽气促、痰多黏稠、咽痛声哑，常配麻黄、生石膏、苦杏仁等，如儿童清肺丸。

【用法用量】本品内服，煎汤6~10g，打碎先煎；入丸散1.5~3g。多入丸散。

【使用注意】本品重坠下泄，故气虚脾弱、小儿慢惊及孕妇忌服。

第三节　止咳平喘药

桔 梗

【来源】始载于《本经》。源于桔梗科植物桔梗*Platycodon grandiflorum*（Jacq.）

A. DC.的干燥根。

【药性】辛、苦，平。归肺经。

【性能特点】

辛散苦泄，质轻上浮，性平少偏

　　┌→入肺经──→开泄宣散肺气──→宣肺祛痰──→止咳利咽
　　└─────────→促进肺中脓痰排出──→排脓

※ 为开宣肺气之要药，凡痰阻气机胸膈满闷，无论寒热或兼否表证皆宜。

※ 凡咳嗽有痰证属肺气不宣者，无论有无表证或属寒属热皆宜。

※ 凡属邪热客肺暗哑咽痛，无论虚实或兼否表证皆可酌投。

【功效应用】

宣肺祛痰、利咽止咳、排脓

◎咳嗽有痰┌风邪犯肺──常配荆芥、桔梗、白前等，如止嗽散
　　　　　├风寒袭肺──常配杏仁、苏叶、半夏等，如杏苏散
　　　　　├风热袭肺──常配桑叶、菊花、杏仁等，如桑菊饮
　　　　　└痰火壅肺──常配全瓜蒌、竹茹、黄芩、桑白皮等

◎音哑咽痛──常配生甘草┌风热者──再配马勃、牛蒡子、蝉蜕等
　　　　　　　　　　　├热毒者──再配板蓝根、黄芩、山豆根等
　　　　　　　　　　　└虚火者──再配玄参、麦冬、南沙参等

◎肺痈吐脓┌初期兼表邪──常配鱼腥草、芦根、金银花、连翘等
　　　　　├中期脓血痰──常配黄芩、生苡仁、冬瓜仁、芦根等
　　　　　└后期胸闷咳痰──常配竹茹、丝瓜络、炒枳壳等

◎肺气不宣、胸闷不畅──常配枳壳，以及柴胡、香附等

此外，取其宣散之功，治肺气不宣的水肿，常配猪苓、茯苓等，以宣肺利水。又为舟楫之剂，载药上浮，治上部疾患与他药同用，能引诸药直达病所。

【用法用量】本品内服3~9g，煎汤或入丸散。

【使用注意】本品升散，用量过大易致恶心，故用量不宜过大。气机上逆之呕吐、眩晕者慎服，阴虚久咳痰少、咳血及肺痈脓净者不宜服。

胖大海

【来源】始载于《本草纲目拾遗》。源于梧桐科植物胖大海 *Sterculia lychnophora* Hance 的干燥种子。

【药性】甘，寒。归肺、大肠经。

【性能特点】

甘寒质轻，宣散清降

　　┌→入肺经──→清宣肺气──→止咳利咽、解热毒←┐
　　└→入大肠经──→清肠通便────→导热毒外出──┘

※ 上能清宣肺气，下能清肠通便，凡风热、肺热、肠热均可酌用。

【功效应用】

1. **清宣肺气、利咽解毒**

◎肺热声哑——轻者单用沸水泡服，重者配牛蒡子、蝉蜕等

◎风热咳嗽——常配前胡、桑叶、菊花、牛蒡子等

◎痰热咳嗽——常配竹茹、浙贝母、瓜蒌、枇杷叶等

◎咽喉肿痛——常配桔梗、甘草、金银花、黄芩、板蓝根等

2. **清肠通便**

◎热结便秘（轻症）——单用沸水泡服，重者配枳壳、决明子等

【用法用量】本品内服2~3枚，沸水泡或煎汤。散剂用量减半。

【使用注意】本品寒滑，故脾虚便溏者慎服。

前 胡

【来源】始载于《名医别录》。源于伞形科植物白花前胡 *Peucedanum praeruptorum* Dunn 等的干燥根。

【药性】苦、辛，微寒。归肺经。

【性能特点】

苦泄辛散，微寒能清

└─→能降能宣兼清热→入肺经→降气祛痰、宣散风热

※ 既降气祛痰又宣散风热，凡咳喘痰黄，无论痰热还是风热所致者均宜。

【功效应用】

降气祛痰、宣散风热

◎痰热咳喘——常配麻黄、生石膏、苦杏仁、黄芩等

◎风热咳嗽——常配白前、桑叶、苦杏仁等，如二前汤

【用法用量】本品内服6~10g，煎汤或入丸散。蜜炙前胡，其寒性减而兼润肺，久咳肺虚或燥咳少痰者宜用。

【使用注意】本品苦泄宣散，故阴虚咳嗽、寒饮咳喘者不宜服。

苦杏仁

【来源】始载于《本经》，原名杏核仁。源于蔷薇科植物山杏 *Prunus armeniaca* L. var. *ansu* Maxim. 等的干燥成熟种子。

【药性】苦，温。有小毒。归肺、大肠经。

【性能特点】

苦泄降，富含脂，温有小毒，药力较强

├─→苦温润降兼解肌→入肺经→降气兼解肌→止咳平喘←┐

└─→入大肠经→降气润肠→通大便→有利于──┘

※ 善降肺气温散表寒（解肌），凡咳喘痰多无论寒热或兼否表证均宜，寒痰者尤佳。

※ 善降气润燥而通便，肠燥便秘可用，气秘者最宜。

※ 止咳平喘、润肠通便之功虽似桃仁，但却力强，并兼解肌。

※ 配麻黄宣降并用，止咳平喘之力倍增，故前贤云杏仁为麻黄平喘之臂助。

※ 所含苦杏仁苷与苦杏仁酶在胃液中能水解生成氢氰酸与苯甲醛。氢氰酸有剧毒，少量能镇静呼吸中枢，从而显示镇咳平喘之功。大剂量则引起中毒，人的致死量为 0.05g。苯甲醛有抑制胃蛋白激酶的消化功能，不利于食物消化，故不可多服。从理论计算，每克生苦杏仁可生成 0.025g 氢氰酸。按此推算：0.05÷0.025＝20（g）。20g 苦杏仁为 40~60 粒，故保守估算，成人每次食用不得超过 40 粒，而小儿则以 10 粒以下为宜。

【功效应用】

1. 止咳平喘喘（降气解肌）

◎咳嗽气喘
- 风寒咳嗽——常配紫苏、半夏、桔梗等，如杏苏散
- 风热咳嗽——常配桑叶、菊花、桔梗等，如桑菊饮
- 温燥咳嗽——常配桑叶、川贝母、南沙参等，如桑杏汤
- 寒痰喘咳——常配麻黄、陈皮、甘草等，如小青龙汤
- 肺热喘咳——常配麻黄、石膏、甘草等，如麻杏石甘汤
- 肺虚热咳有痰——可配马兜铃、阿胶等，如补肺阿胶汤

2. 润肠通便

◎肠燥便秘——常配火麻仁、郁李仁等，如麻子仁丸、五仁丸

此外，取其能宣化肺经湿浊，治湿温病初期，常配生薏苡仁、白蔻仁、黄芩、滑石等，如三仁汤。治外阴阴道瘙痒，炒枯研粉麻油调涂，涂前先用桑叶水洗净。

【用法用量】本品内服 3~10g，煎汤宜打碎后下，或入丸散。咳喘兼体虚脾弱者宜用炒苦杏仁，咳喘兼大便溏泻者宜用苦杏仁霜。

【使用注意】本品苦温润降，有小毒，故用量不宜过大（最大不超过20g），阴虚久咳、大便稀溏者不宜服，婴儿慎服。

苦杏仁中毒症状为眩晕、恶心、呕吐、头疼、心悸、惊厥、昏迷、紫绀、瞳孔散大、脉搏慢弱、对光反射消失、呼吸急促或缓慢不规则。轻者可用杏树皮60g，去内外皮，水煎服；重者可对症治疗。配糖服可降低毒性，预防中毒。

附：甜杏仁 始载于《饮膳正要》，原名巴担杏。源于蔷薇科植物杏或山杏的部分栽培种而味甜的干燥种子。甘，平。无毒。归肺、大肠经。甘润平而力缓。功能润肺止咳，润肠通便。主治肺虚久咳，津伤便秘等。用量 3~10g。脾胃湿滞者忌服。

白 前

【来源】始载于《名医别录》。源于萝摩科植物柳叶白前 *Cynanchum stauntonii*（Decne.）Schltr. ex Lévl. 等的干燥根茎及根。

【药性】苦、辛，微温。归肺经。

【性能特点】

苦降辛散，微温不燥热

　　└──→专入肺经→降气祛痰止咳

※ 苦降多，辛散少，微温而不燥热。

※ 为肺家要药，凡咳喘痰多无论寒热新久皆宜，兼寒者尤佳。

【功效应用】

降气消痰止咳

◎咳喘气逆痰多┌偏寒者──可配紫菀、半夏、杏仁等

　　　　　　　└偏热者──可配瓜蒌、前胡、黄芩等

◎风邪犯肺咳嗽痰多──常配荆芥、紫菀、桔梗等，如止嗽散

【用法用量】本品内服3~10 g，煎汤或入丸散。蜜炙白前，性较缓和，长于润肺降气止嗽，宜用于肺虚咳嗽。

【使用注意】本品苦降辛散下气，对胃黏膜有刺激性，故肺虚干咳者不宜服，胃病或有出血倾向者慎服。

紫苏子

【来源】始载于《名医别录》，附苏条。源于唇形科植物紫苏 *Perilla frutescens* (L.) Britt.的干燥成熟果实。又名苏子。

【药性】辛，温。归肺、大肠经。

【性能特点】

辛温润降

　　├──→入肺经→降气消痰→止咳喘←┐
　　└──→入大肠经→降气润肠→通大便─┘

※ 为治咳喘气逆痰多之要药，寒痰湿痰所致者皆宜。

※ 能降气润肠而通便，气秘或兼寒痰湿痰喘咳气逆者最佳。

【功效应用】

1. 降气消痰、止咳平喘

◎气逆咳喘痰多──常配芥子、莱菔子，如三子养亲汤

◎上盛下虚咳喘痰多──常配陈皮、半夏、当归等，如苏子降气汤

2. 润肠通便

◎肠燥便秘──常配苦杏仁、冬瓜仁、火麻仁、郁李仁等

【用法用量】本品内服5~10 g，打碎入煎，或入丸散。炒苏子药性较和缓。

【使用注意】本品耗气滑肠，故气虚久咳、阴虚喘逆及脾虚便溏者慎服。

附注：苏四药，即全紫苏、苏叶、苏梗、苏子。四药均性温。紫苏为地上部分，功能发表散寒、行气宽中、安胎、解鱼蟹毒。苏叶功偏发表散寒，苏梗功偏理气宽中安胎。苏子功能降气化痰、止咳平喘、润肠通便。

旋覆花

【来源】始载于《本经》。源于菊科植物旋覆花 *Inula japonica* Thunb 等的干燥头状花序。

【药性】苦、辛、咸，微温。归肺、胃、大肠经。

【性能特点】

苦降辛散，微温咸软

　　→入肺经→降气行水消痰
　　→入胃大肠经→降气止呕止呃

※ 降气力强，兼消胶黏之痰、通血脉，凡肺胃气逆不降重症每用，气滞气逆兼血脉瘀滞者亦佳。

【功效应用】

1. 下气行水消痰

◎气逆咳喘痰多┌寒痰者——单用或配杏仁、半夏、白前等
　　　　　　　├热痰者——常配全瓜蒌、黄芩、浙贝母等
　　　　　　　└痰胶黏者——常配海浮石、海蛤壳等

2. 降逆止呕止呃

◎气逆呕吐呃逆噫气——常配赭石、半夏等，如旋覆代赭汤

3. 兼疏通血脉

◎气滞血瘀胸痛、欲蹈其胸——常配柴胡、郁金、茜草等

【用法用量】本品内服3~10g，包煎。蜜炙温燥性减缓，肺虚喘促夹痰饮者宜用。

【使用注意】本品温散降逆，故阴虚燥咳、体虚便溏者不宜用。

附：金沸草　其名始载于《本经》旋覆花条，其功效始载于《日华子本草》。源于菊科植物旋覆花的干燥地上部分，又名旋覆梗。辛、苦、咸，温。归肺经。辛散苦降，咸软而温。功能化痰止咳，降气，疏散，利湿，消肿。主治风寒咳嗽，痰饮咳喘，风湿痹痛，疮痈肿毒。内服，煎汤 5~10g。外用鲜品适量，捣汁涂患处。阴虚及燥热咳嗽者忌服。

枇杷叶

【来源】始载于《名医别录》。源于蔷薇科植物枇杷 *Eriobotrya japonica*（Thunb.）Lindl. 的干燥叶。

【药性】苦，微寒。入肺、胃经。

【性能特点】

苦泄降，微寒清凉

　　→清降消痰──→入肺经→清肺下气消痰→止咳
　　　　　　　　└→入胃经→清胃降逆→和中止呕

※ 清降肺胃而力缓，肺胃气逆不降症轻有热者每用。

※ 蜜炙可增润肺之力，利于止咳。

【功效应用】

1. 清肺化痰止咳

◎痰热咳嗽——常配前胡、黄芩、浙贝母、桑白皮等

◎燥热咳嗽——蜜炙后再配桑叶、川贝母、百部等

2. 和胃降逆止呕

◎胃热呕吐——常配竹茹、陈皮、芦根等

【用法用量】本品内服刷去茸毛，煎汤10~15g，或入丸散。止咳宜蜜炙用，止呕宜生用。

【使用注意】本品微寒，故寒嗽及胃寒呕逆不宜服。

马兜铃

【来源】始载于《雷公炮炙论》。源于马兜铃科植物北马兜铃 *Aristolochia contorta* Bge. 等的干燥成熟果实。

【药性】苦、微辛，寒。有小毒。归肺、大肠经。

【性能特点】

苦寒清泄而降，微辛略兼开散，有小毒力较强

└→清降略开泄─┬→入肺经→清肺下气→止咳平喘
　　　　　　　└→入大肠经→清肠热→消痔肿

※ 上清肺降气略具开泄而止咳平喘，下清肠热而消肿疗痔。

※ 肺热咳喘无论虚实皆可酌选，苦寒有肾毒内服宜慎，不可过量或久服。

【功效应用】

1 清肺下气、止咳平喘

◎肺热咳喘——可配甘草、黄芩、瓜蒌、桑白皮等

◎肺虚热咳有痰——常配阿胶、杏仁、炙甘草等，如补肺阿胶汤

2 清肠疗痔

◎肠热痔肿——古单用燃熏，今配槐角、槐花、大黄、枳壳等

此外，其有温和而持久的降压作用，可用于早期高血压病的治疗。

【用法用量】本品内服3~10g，煎汤，或入丸散。肺虚有热咳喘宜蜜炙用。

【使用注意】本品含马兜铃酸，苦寒有肾毒，故不宜大量或久服，寒痰咳喘、脾胃虚寒及肾病患者忌服。

紫 菀

【来源】始载于《本经》。源于菊科植物紫菀 *Aster tataricus* L. f. 的干燥根及根茎。

【药性】辛、苦，温。归肺经。

【性能特点】

辛散苦降，温润不燥

┌→入肺经─┬→润肺下气、化痰止咳
│   └→兼疏通肺经气血→治肺失宣降之小便不利

※ 温润下气化痰止咳之品，昷治咳喘痰多无论新久寒热虚实皆宜，但以风寒外束、肺气壅实之咳喘痰多者最佳。

※ 与款冬花相比，昷均味辛性温，走气走血，专入肺经，为温润止咳之佳品，但长于祛痰，临证常相须为用。

※ 兼疏通肺经气血，小便不利者据情可投。

【功效应用】

1．润肺下气、化痰止咳

◎风寒咳嗽——常配荆芥、桔梗、百部、白前等，如止嗽散

◎肺热咳嗽咯痰黄稠——常配黄芩、浙贝母、瓜蒌、竹沥等

◎寒饮咳喘兼表——常配麻黄、射干、细辛等，如麻黄射干汤

◎久嗽不瘥——常配款冬花、百部等，如紫菀百花散

◎劳嗽咳血——常蜜炙并配知母、川贝母、百部、阿胶等

2．疏通肺经气血

◎小便不利┌肺失宣降——可配桔梗、浮萍、茯苓、泽泻等
　　　　　└肺虚失宣——可配党参、麦冬、茯苓等

【用法用量】本品内服5~10 g，煎汤或入丸散。外感咳嗽痰多宜生用，内伤咳嗽痰少无痰及燥咳宜蜜炙用。

【使用注意】本品性温，有耗气助热之虞，故劳嗽、温燥咳血及实热咳嗽均不宜单用。

款冬花

【来源】始载于《本经》。源于菊科植物款冬 *Tussilago farfara* L.的干燥花蕾。

【药性】辛，温。归肺经。

【性能特点】

辛散温润不燥

└→入肺经→润肺下气、化痰止咳

※ 温润下气化痰止咳之品，昷治咳喘痰多无论新久寒热虚实皆宜，但以肺寒咳喘痰多者最佳，肺虚劳嗽咯血亦常用。

※ 与紫菀相比，昷均味辛性温，走气走血，专入肺经，为温润止咳之佳品，但长于止咳，临证常相须为用。

【功效应用】

润肺下气、化痰止咳

◎风寒咳嗽——常配荆芥、桔梗、百部、白前等

◎痰热咳喘——常配黄芩、浙贝母、瓜蒌、竹沥、桑白皮等

◎寒饮咳喘兼表——常配麻黄、射干、细辛等，如麻黄射干汤

◎肺痈吐脓样痰——常配桔梗、鱼腥草、生薏苡仁、冬瓜仁等

◎久嗽不瘥——常配紫菀、百部等，如紫菀百花散

◎劳嗽咳血——常蜜炙并配知母、川贝母、百部、阿胶等

【用法用量】本品内服5~10g，煎汤或入丸散。外感咳嗽痰多宜生用，内伤咳嗽痰少无痰及燥咳宜蜜炙。

【使用注意】本品性温，有耗气助热之虞，故劳嗽、温燥咳血及实热咳嗽不宜单用。

百 部

【来源】始载于《名医别录》，原名百部根。源于百部科植物直立百部 *Stemona sessilifolia*（Miq.）Miq.等的干燥块根。

【药性】甘、苦，平。归肺经。

【性能特点】

甘润苦降，平而不偏

→入肺经 →润肺下气、抗结核杆菌→止咳

→杀肠道与体表寄生虫

※ 润肺止咳良药，凡咳嗽无论新久寒热虚实皆可，痨咳者尤佳。

※ 杀虫灭虱佳品，用于人体多种寄生虫病的治疗，内服外用皆可。

【功效应用】

1. 润肺止咳

◎诸般咳嗽

风邪犯肺——常配桔梗、荆芥、紫菀、白前等，如止嗽散

肺寒有痰——常配麻黄、杏仁，即《小儿药证直诀》百部丸

痰热闭肺——常配黄芩、前胡、瓜蒌、竹茹、浙贝母等

火热袭肺——常配黄芩、桑白皮、天花粉、浙贝母等

肺虚痨嗽——常配百合、天冬、麦冬、知母、川贝母等

百日咳——单用制成糖浆服，或配南沙参、川贝母、白前等

2. 杀虫灭虱

◎蛔虫病、蛲虫病——常配使君子、槟榔等，煎汤口服或灌肠

◎体虱、头虱、臭虫——单用水煎洗，或研末掺撒

◎疥疮、癣痒、阴痒——单用或配地肤子、蛇床子等水煎熏洗

此外，杀孑孓、蝇蛆，单用即可。替代有机磷或有机氯农药，以利环保。

【用法用量】本品内服5~10g，煎汤，或入丸散。外用适量，研末掺，或煎汤熏洗。治燥咳、久咳、虚咳宜蜜炙用。

【使用注意】本品易伤胃滑肠，故脾虚便溏者忌服。

蔊 菜

【来源】始载于《本草拾遗》，原名犭葇菜。源于十字花科植物蔊菜 *Rorippa indica*（L.）Hiern 和无瓣蔊菜 *Rorippa dubia*（Pres.）Hara 的干燥或新鲜全草。

【药性】辛、苦，平。归肺、肝经。

【性能特点】

辛散苦泄，平而偏凉

　　┌→入肺经→祛痰止咳兼发表
　　└→入肺肝经→清利湿热、清热解毒

※ 药食兼用，祛痰清利解毒兼之品。

※ 与矮地茶相比，昰均能祛痰止咳、清利湿热，但药力较缓，又兼发表、清热解毒。

※ 咳嗽痰喘昰皆可选用，但以肺热或兼表证者最宜。

【功效应用】

1. 祛痰止咳

◎咳嗽痰喘┬肺热者——常配黄芩、鱼腥草、桔梗、浙贝母等
　　　　　└肺寒者——常配苏子、芥子、清半夏、化橘红等

2. 兼能发表

◎外感表证┬风热热毒盛——常配金银花、连翘、大青叶等
　　　　　└风寒兼咽痛——可配荆芥、紫苏、桔梗、生甘草等

3. 清利湿热

◎湿热淋痛——常配车前草、瞿麦、石韦、蒲公英等

◎水肿兼热——常配车前子、泽泻、冬瓜皮、赤小豆等

◎湿热黄疸——常配茵陈、山栀子、虎杖、垂盆草等

4. 清热解毒

◎疮肿——常配金银花、连翘、蒲公英、野菊花、赤芍等

◎咽喉肿痛——常配桔梗、生甘草、黄芩、金银花、牛蒡子等

【用法用量】本品内服 10~30 g，煎汤或鲜品捣汁。外用适量，鲜品捣敷，或绞汁外涂。

矮 地 茶

【来源】始载于《李氏草秘》，原名叶下红。源于紫金牛科植物平地木 *Ardisia japonica*（Thunb.）Blume. 的干燥全株。

【药性】辛、苦，平。归肺、肝经。

【性能特点】

辛散苦泄，平而偏凉

　　┌→入肺肝经→祛痰止咳
　　└→清利湿热、活血化瘀

※ 唯做药用，祛痰清利化瘀之品。

※ 与薢菜相比，虽均能祛痰止咳、清利湿热，但药力较强，又兼活血化瘀。

※ 研究证明其能抗结核杆菌，咳嗽痰喘虽皆宜，但以痰热或肺痨者最佳，也可用于结核性胸膜炎。

【功效应用】

1. 祛痰止咳

◎咳嗽痰喘
├肺热者——单用，或配黄芩、胡颓叶、猪胆汁等
├肺寒者——可配麻黄、细辛、干姜、五味子等
├肺痈吐脓——常配鱼腥草、芦根、生薏苡仁、桔梗等
└肺痨者——可配百部、十大功劳叶、天冬、川贝母等

2. 清利湿热

◎水肿兼热——常配车前子、泽泻、冬瓜皮、茯苓皮等

◎湿热黄疸——常配茵陈、山栀子、虎杖、垂盆草等

3. 活血化瘀

◎跌打损伤——可配丹参、川芎、苏木、乳香等

◎经闭腹痛——可配当归、桃仁、红花、鸡血藤、益母草等

◎风湿痹痛——可配威灵仙、羌活、独活、徐长卿、桑寄生等

此外，治结核性胸膜炎，可配地榆、椒目、瓜蒌等。

【用法用量】本品内服10~30 g，煎汤或鲜品捣汁。外用适量，鲜品捣敷。曾报道，有1例患者服用本品1月而引发黄皮症（肝功正常），停药后消退。

附注：始载本草的文献依据为《本草纲目拾遗》叶底红条。

白 果

【来源】始载于《绍兴本草》，原名银杏。源于银杏科植物银杏 *Ginkgo biloba* L.的干燥成熟种子。

【药性】涩、苦、甘，平。有小毒。归肺、肾经。

【性能特点】

涩收敛，苦泄降，有小毒，甘平偏凉
├→入肺经→敛肺气兼祛痰→平喘哮
└→入肾经→固下焦兼祛湿→止带浊、缩尿

※ 上敛肺平喘定哮，兼祛痰，凡喘哮无论寒热或有痰无痰均可选用。

※ 下固肾止带缩尿，兼祛湿，凡带浊尿频无论虚寒或湿热皆可选用。

※ 在与宣肺麻黄等宣肺平喘药配伍时，既能敛肺祛痰（能减少痰量）而平喘，又防宣肺平喘之品发散太过。

【功效应用】

1. 敛肺平喘（兼祛痰）

◎喘哮痰多或者无痰 ┌寒者——常配麻黄、甘草等，如鸭掌散
　　　　　　　　　　└热者——常配黄芩、麻黄等，如定喘汤

2. 止带缩尿（兼祛湿）

◎湿浊带下 ┌虚寒者——可配白术、苍术、乌贼骨等
　　　　　　└湿热者——常配黄柏、车前子、芡实等，如易黄汤

◎遗尿尿频——可配桑螵蛸、益智仁、乌药等

◎小便白浊——可配萆薢、土茯苓、乌药等

3. 固精

◎遗精——单用或配沙苑子、韭菜子、菟丝子等

此外，治肺结核，将其在菜子油中浸泡49天后，日服半粒至一粒。

【用法用量】本品内服6~10g，打碎入煎，或入丸散。生用毒大，炒用毒性减弱，入药时须去其外层种皮及内层的薄皮和心芽。

【使用注意】本品敛涩有毒，故不可生食与过量服，咳痰不利者慎服。

洋金花

【来源】始载于《履巉岩本草》，原名曼陀罗。源于茄科植物白花曼陀罗 *Datura metel* L.的干燥花。

【药性】辛，温。有毒。归肺、肝经。

【性能特点】

辛温燥散毒烈
　┌→入肺经→止咳平喘
　└→入肝经→麻醉止痛、息风止痉

※ 善止咳平喘，寒痰咳喘或寒哮喘咳他药乏效者可投，唯无痰或痰少清稀者宜用。

※ 善麻醉止痛，兼息风止痉，局麻与痛重者宜选，癫痫与慢惊者可用。

※ 其辛温毒烈，服用时宜慎。

【功效应用】

1. 平喘止咳

◎寒痰咳喘（痰少清稀）——单用燃烟吸或煎汤服，或入复方

◎寒哮喘咳（无痰或痰少清稀）——单用燃烟吸或煎汤服，或入复方

2. 麻醉止痛

◎诸痛重症 ┌脘腹冷痛——可配桂枝、附子、炒白芍等
　　　　　　├风湿痹痛——可配制川乌、制草乌、威灵仙等
　　　　　　└跌打损伤——可配姜黄、血竭、乳香、没药等

◎手术局麻、疤痕灸——配制川乌、制草乌、姜黄、川芎等泡酒外涂

3. 息风止痉

◎癫痫抽搐——可配天麻、全蝎、蜈蚣等

◎小儿慢惊——可配全蝎、天麻、朱砂等，如干蝎天麻散。

【用法用量】本品内服，煎汤（或泡水）0.3~0.6g，入丸散0.1~0.15g，或泡酒，或作卷烟吸。外用适量，煎水洗，或研末调涂。

【使用注意】本品辛温毒烈，故应严格控制剂量，热咳痰稠、咳痰不利、高热及表证未解者忌服。因含东莨菪碱、莨菪碱、阿托品等，故孕妇慎用，心动过速或有心动过速病史、心肺功能不全、青光眼、眼压增高、肝肾功能严重损害者禁用。

附注：洋金花入药始于宋代或更早。早在三国时期华佗的麻沸散即以洋金花为主。宋代已经有较多的应用，周去非《岭外代答》（公元1178年）即有用曼陀罗花造酒醉人之记载，其比王介《履巉岩本草》还要早四十余年。

第十四章　安神药

一、含义

凡以安定神志为主要功效的药物，称为安神药。

二、病因与病证

1. **引起神志不安的原因**　心血虚、心气虚、心火盛、痰火盛、肝火盛、瘀血内阻等。
2. **常见病证**　神志不安、心悸怔忡、失眠多梦、健忘、神志恍惚等。
3. **涉及脏腑**　心、肝、脾、胆、肾、大肠、胃。
4. **病证特点**　阳虚者少见。

三、药性特点、功效及主治病证

1. **药性特点**　味多甘，少数兼咸或苦，个别辛、咸或辛、苦；性多寒凉或平，个别温；主归心经，兼归肝、肾、肺经等。
2. **功效**　主能安神。部分药物兼能平肝潜阳、收敛、清热解毒等。
3. **主治病证**　主治上述诸神志不安证。部分药物兼治肝阳上亢、滑脱诸证、咽喉肿痛等。

四、分类及性能特点

1. **重镇安神药**　多为金石矿物介（贝壳）类，质重镇怯而安神。功能重镇安神，平肝潜阳。主治阳气躁动之失眠心悸、惊痫发狂（属实证）。
2. **养心安神药**　多属植物种子、根、茎，质润滋补而安神。功能养心安神，兼滋肝补气。主治血虚或体虚心神失养之失眠多梦、心悸、怔忡、神志不安（属虚证）。

由于临证复杂，常常是虚实互见，故重镇安神药与养心安神药常配伍同用。

五、注意事项

（1）注意选择配伍。
（2）用于安眠时宜睡前服。
（3）矿物类安神药宜与健脾胃药同用，且不宜长期服用。尤其是直接入丸散时，更应如此。
（4）个别有毒，用时宜谨慎。

第一节　重镇安神药

朱　砂

【来源】始载于《本经》，原名丹砂。源于硫化物类矿物辰砂族辰砂。主含硫化汞（HgS）。

【药性】甘，寒。有毒。归心经。

【性能特点】

质重镇怯，甘寒清解，有毒力强

　　├──→入心经──→镇心──→安神
　　└──→清解热毒──→疗疮、明目

※ 为重镇安神之要药，凡心神不安兼热，无论实虚皆宜。

※ 有毒，不宜过量或持久服，更不是神仙长寿药。

【功效应用】

1. 镇心安神、定惊

◎神志不安┬实证┬心火亢盛────常配黄连、栀子、竹叶等
　　　　　│　　├高热神昏────常配牛黄、麝香、水牛角、冰片等
　　　　　│　　└痰热惊痫────常配牛黄、胆南星、天竺黄等
　　　　　└虚证之阴血亏虚有热────常配生地、麦冬、酸枣仁等

2. 清热解毒、明目

◎热毒疮肿──常配山慈菇、红大戟、千金子等，如紫金锭

◎咽喉肿烂──常配冰片、西瓜霜，如玉钥匙

◎目暗不明──常配磁石、朱砂、神曲，如磁朱丸

【用法用量】本品内服0.1~0.5g，研末冲，或入丸散。外用适量，研末敷或调涂。

【使用注意】本品有毒，故内服不宜过量或久服，肝肾功能不正常者慎服，以免汞中毒。火煅析出水银而增毒，故忌火煅。古方解其毒用童便、鲜羊血。

磁　石

【来源】始载于《本经》。源于氧化物类矿物尖晶石族磁铁矿。主含四氧化三铁（Fe_3O_4）。

【药性】辛、咸，寒。归心、肾、肝经。

【性能特点】

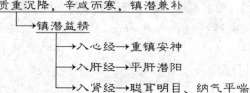

质重沉降，辛咸而寒，镇潜兼补

　　└→镇潜益精
　　　　├──→入心经──→重镇安神
　　　　├──→入肝经──→平肝潜阳
　　　　└──→入肾经──→聪耳明目、纳气平喘

※ 镇潜兼补虚。

※ 重镇安神不如朱砂，但长于补益肾精、聪耳明目、纳气平喘、平肝潜阳。

【功效应用】

1. 重镇安神

◎恐怯怔忡、失眠癫痫——常配朱砂、神曲，如磁朱丸

2. 平肝潜阳

◎肝阳上亢头晕目眩——常配生牡蛎、白芍、夏枯草等

3. 聪耳明目

◎肾虚耳聋耳鸣——常配熟地、石菖蒲等，如耳聋左慈丸

◎目暗不明——常配朱砂、神曲等，如磁朱丸

4. 纳气平喘

◎虚喘┌阴虚——常配五味子、熟地、山药等
　　　└阳虚——常配五味子、附子、熟地、沉香等

【用法用量】本品内服，煎汤15~30g，打碎先下；入丸、散，每次1~3g。外用适量，研末敷。镇惊安神、平肝潜阳宜生用，聪耳明目、纳气平喘宜醋淬后用。

【使用注意】本品为矿石类药，服后不易消化，故脾胃虚弱者不宜多服、久服。

铁 落

【来源】始载于《本经》。源于生铁煅至红赤，外层氧化时被锤落的铁屑。主含四氧化三铁（$FeO \cdot Fe_2O_3$）。

【药性】辛，寒。归肝、心经。

【性能特点】

辛寒质重镇潜
　└→入肝心经→平肝镇惊→安神定志

※ 镇潜而不兼补虚。

【功效应用】

平肝镇惊安神

◎肝火扰心之善怒发狂惊悸不安——单用或入复方，如生铁落饮

【用法用量】本品内服30~90g，先煎，或煎汤代水。

【使用注意】本品质重性寒，故脾胃虚寒者不宜服。

珍 珠

【来源】始载于《雷公炮炙论》，原名真珠。源于双壳类动物马氏珍珠贝 *Pteria martensii*（Dunker）、蚌科动物三角帆蚌 *Hyriopsis cumingii*（Lea）等双壳类动物受刺激形成的珍珠。

【药性】甘、咸，寒。归心、肝经。

【性能特点】

介类重镇兼涩，甘寒清解兼补

> →入心肝经 →清心肝之火、镇心益阴 →安神定惊
> →清肝火、益肝阴 →明目退翳
> →清热解毒生肌、敛疮

※ 重镇安神与解毒之功不如朱砂，长于明目退翳与敛疮，且无毒而益阴。

※ 治惊悸失眠无论虚实皆宜，兼热者尤佳。

※ 治目赤翳障，无论风热还是肝火所致者，皆可内服或外用。

※ 治热病神昏或脑卒中之精神语言障碍等宜早用，未病可防，已病可治。

【功效应用】

1. 安神镇惊

◎心悸怔忡、失眠多梦——单用研末，蜜调服，或配龙骨、牡蛎、丹参、炒枣仁、夜交藤等

◎惊风癫痫——常配等份牛黄研末服，即珠黄散

◎热病神昏——常配牛黄等，如珠黄散、安宫牛黄丸等

2. 明目退翳

◎目赤翳障 ┬内服 ┬风热者——常配菊花、谷精草等
　　　　　 │　　 └肝火者——常配夏枯草、青葙子等
　　　　　 └外用——常配冰片等，如珍珠八宝眼药

3. 解毒敛疮

◎咽喉肿痛——常配牛黄同用，即珠黄散

◎口舌生疮日久不愈——常配硼砂、人中白、儿茶等

◎疮疡不敛——常配炉甘石、琥珀、龙骨、儿茶、血竭等

◎湿疹瘙痒——常配枯矾、炉甘石、黄柏、青黛等

【用法用量】本品内服，每次0.1~0.3g，研末冲，或入丸散，每日2~3次。外用适量，研末干掺，水飞研极细末点眼或吹喉。

【使用注意】本品质重性寒，故孕妇及脾胃虚寒者慎服。

龙 骨

【来源】始载于《本经》。源于古代大型哺乳动物东方剑齿象、犀牛等的骨骼化石。

【药性】甘、涩，微寒。归心、肝经。

【性能特点】

介类质重镇潜，甘涩微寒收敛

> →入心肝经 →生用 →镇潜微寒 →镇惊安神、平肝潜阳
> →煅用 →收涩性平 →收敛固涩、制酸 →止痛

※ 源于古动物骨骼化石，性能功效虽与牡蛎相似，但无益阴之功，镇惊固涩力却强，神志不安及滑脱不禁重症每用。

※ 生、煅性效有别，生用镇潜微寒，长于镇惊安神、平肝潜阳；煅用收涩性平，长于收敛固涩。

【功效应用】

1. 镇惊安神

◎惊狂躁烦——常配牡蛎，如桂枝去芍药加蜀漆龙骨牡蛎救逆汤

◎心悸怔忡、失眠多梦——常配牡蛎，以及酸枣仁、远志、茯神、夜交藤等，并据病因之不同随证配伍其他相应的药

2. 平肝潜阳

◎肝阳上亢——常配牡蛎，以及生白芍、钩藤、生牛膝等

3. 收敛固涩

◎自汗——常配煅牡蛎，以及桂枝、炒白芍、黄芪、浮小麦等

◎盗汗——常配煅牡蛎，以及知母、麦冬、黄柏、青蒿等

◎遗精滑精——常配煅牡蛎，以及五味子、金樱子、菟丝子等

◎白带不止——常配煅牡蛎，以及芡实、山药、炒白术等

4. 制酸止痛

◎胃痛吐酸——常配煅牡蛎，并随证配伍他药

此外，煅后外用能收湿敛疮，治湿疹湿疮，常配煅牡蛎、煅石膏、枯矾等。治疮疡不敛，常配煅牡蛎、儿茶、炉甘石等。治外伤出血，常配煅牡蛎、乳香、血竭、没药等。内服还治小便不禁、久泻久痢、便血崩漏等。

【用法用量】本品内服，煎汤10~30 g，打碎先下；或入丸散。外用适量，研末干掺。镇惊安神、平肝潜阳宜生用，收敛固涩、制酸、收湿敛疮宜煅用。

【使用注意】本品收敛作用较强，故湿热积滞者不宜服。

附：龙齿 始载于《本经》，附龙骨条。源于古代多种大型哺乳动物的牙齿骨骼化石。甘、涩，凉。归心、肝经。甘凉质重，涩而略敛。功能镇惊安神。主治惊痫癫狂，失眠多梦，心悸，小儿惊风、夜啼等。内服煎汤10~15 g，打碎先下；或入丸散。生用或火煅用。

琥 珀

【来源】始载于《名医别录》。源于古代松科松属植物的树脂，埋藏地下经年久转化而成。血珀最佳，煤珀次之。

【药性】甘，平。归心、肝、肺、膀胱经。

【性能特点】

质重能镇，色红入血，甘淡渗利，性平偏凉

内服 → 入心肝血分 → 重镇行散 → 镇心 → 安神
　　　　　　　　　　　　　　　　→ 行血散瘀 → 通经消瘾
　　　 → 入肺膀胱经 → 利尿通淋、排石
外用 → 涩敛兼行散 → 敛疮、生肌、止血

※ 内服重镇行散兼通利，外用敛散兼备。

【功效应用】

1. 镇心安神（内服）

◎心悸失眠、健忘恍惚——单用或配远志等，如琥珀多寐丸

◎惊风┌脾虚慢惊——可配党参、茯苓、僵蚕、天麻等

　　　└痰热急惊——常配胆南星、牛黄等，如牛黄抱龙丸

◎癫痫——常配朱砂、天南星、郁金等，如琥珀寿星丸

2. 行血散瘀（内服）

◎痛经、经闭、癥瘕——常配桃仁、红花、延胡索、丹参等

◎产后瘀阻腹痛——常配川芎、当归、鸡血藤、益母草等

◎血瘀胸痹心痛——常配人参、三七，各等份研末，每服1g

◎跌打损伤——常配血竭、丹参、苏木、乳香等

3. 利尿通淋、止痛排石（内服）

◎热淋血淋——常配木通、车前草、白茅根、栀子等

◎砂淋石淋——常配猫须草、金钱草、海金沙、石韦等

◎肝胆结石——常配金钱草、海金沙、郁金、柴胡等

4. 敛疮生肌（外用）

◎疮疡不敛、创伤出血——可配血竭、儿茶、没药等

【用法用量】本品内服1~3g，不入煎剂，研末冲，或蜂蜜调，或入丸散。外用适量，研末干掺，或调敷。

【使用注意】本品甘淡渗利伤阴，故阴虚内热及小便频数者忌服，无瘀血者不宜服。遇火易燃，故忌火煅。

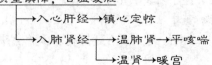

紫石英

【来源】始载于《本经》。源于卤素化合物氟化物类萤石族矿物萤石，主含氟化钙（CaF_2）。

【药性】甘，温。归心、肝、肺、肾经。

【性能特点】

质重镇降，甘温暖脏

　┌──→入心肝经──→镇心定惊

　├──→入肺肾经──→┬──→温肺肾──→平咳喘

　　　　　　　　　└──→温肾──→暖宫

※ 重镇温暖，为温性安神药，虚烦失眠兼肺肾虚或宫寒者宜用。

【功效应用】

1. 镇心定惊

◎虚烦失眠、心悸怔忡——常配酸枣仁、远志、茯苓等

◎惊痫癫狂——常配龙骨、牡蛎、大黄等，如风引汤

2. 温肺平喘

◎肺虚寒咳——常配紫菀、款冬花、苦杏仁等

◎肺肾两虚咳喘——常配五味子、核桃仁、蛤蚧等

3. 温肾暖宫

◎宫寒不孕——常配熟地、当归、枸杞、淫羊藿等

【用法用量】本品内服10~15g，打碎先煎；或丸散。外用适量，醋煎敷。宜火煅醋淬，研末水飞晒干用。

【使用注意】本品性温而伤阴助火，故阴虚火旺及血分有热者忌服，只可暂用不可久服。

第二节　养心安神药

❀ 酸枣仁 ❀

【来源】始载于《本经》，原名酸枣。源于鼠李科植物酸枣 *Ziziphus jujuba* Mill. var. *spinosa*（Bunge）Hu ex H. F. Chou 的干燥成熟种子。

【药性】甘、酸，平。归肝、胆、心经。

【性能特点】

甘补酸敛，性平不偏

　　→入肝胆心经 → 养肝益胆补心 → 安神

　　　　　　　　　→ 兼收敛津液 → 止汗

※ 滋养性安神良药，无寒热之偏，善治虚烦不眠，兼虚汗不止者尤佳。

※ 兼敛汗，自汗、盗汗均宜，兼失眠者尤佳。

【功效应用】

1. 养心安神

◎虚烦不眠 ┌肝虚有热——常配知母、川芎等，如酸枣仁汤
　　　　　├心肾两虚——常配生地、麦冬等，如天王补心丹
　　　　　├心脾两虚——常配当归、人参等，如归脾汤
　　　　　└心胆两虚——常配枳壳、竹茹、茯神等

2. 敛汗

◎体虚多汗 ┌气虚自汗——常配黄芪、浮小麦、白术等
　　　　　└阴虚盗汗——常配知母、黄柏、五味子等

此外，古有熟枣仁醒脾之说，今人以炒枣仁大量，治夏日湿邪困脾之头昏神差者取效，并常配滑石、石菖蒲等同用。

【用法用量】本品内服，煎汤6~15g，捣碎入煎；研末每次1.0~1.5g，睡前吞服；或入丸散。阴虚失眠有热象者宜生用。

【使用注意】本品兼收敛之性，故内有实邪郁火者慎服。

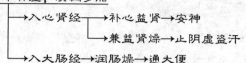

柏子仁

【来源】始载于《本经》，原名柏实。源于柏科植物侧柏*Platycladus orientalis*（L.）Franco的干燥成熟种仁。

【药性】甘，平。归心、肾、大肠经。

【性能特点】

甘平补虚，质润多脂

→入心肾经→补心益肾→安神
　　　　　→兼益肾燥→止阴虚盗汗
→入大肠经→润肠燥→通大便

※ 滋养性安神佳品，无寒热之偏，善治虚烦不眠，兼肠燥者尤佳。

【功效应用】

1. 养心安神

◎血虚心烦不眠——常配当归、茯神等，如柏子养心丸

◎阴血虚失眠健忘——常配酸枣仁、五味子、熟地黄等

2. 止汗

◎阴虚盗汗——常配知母、黄柏、鳖甲、熟地等

3. 润肠通便

肠燥便秘——常配松子仁、郁李仁、桃仁等，如五仁丸

【用法用量】本品内服10~18 g，打碎煎汤，或入丸散。便溏者可用柏子仁霜。

【使用注意】本品油润滑肠，故便溏及多痰者慎服。

灵 芝

【来源】始载于《本经》，原名赤芝、紫芝等。源于多孔菌科真菌赤芝*Ganoderma lucidum*（Leyss.ex Fr.）Karst.和紫芝*Ganoderma sinense* Zhao，Xu et Zhang的干燥子实体。

【药性】甘、微苦，平。归心、脾、肺、肾经。

【性能特点】

甘能补虚，微苦兼泄，性平不偏

→入心脾经→补气健脾、养血→安心神
→入肺肾经→祛痰止咳、纳气平喘

※ 凡体虚失眠多梦心悸，无论兼寒兼热皆宜。

※ 凡久咳虚喘，无论有痰无痰皆宜，兼失眠多梦者尤佳。

※ 既能镇静、镇痛、降血脂、降血压、保肝解毒、增强细胞免疫功能、抗放射，又能促进蛋白质和核酸合成。

【功效应用】

1. 补气健脾、养血安神

◎体虚失眠多梦——常配酸枣仁、茯神等

◎心悸怔忡健忘——常配柏子仁、五味子等

2. 纳气平喘、祛痰止咳

◎肺虚久咳——常配人参、五味子、川贝母等

◎肾虚久喘——常配五味子、核桃仁、蛤蚧等

此外，治肿瘤、白细胞减少症、高脂血症、冠心病、高血压病等，单用内服。

【用法用量】本品内服，煎汤3~15g，研末每次1~3g；或浸酒服。

夜交藤

【来源】始载于《本草纲目》，原附何首乌条，名何首乌茎叶。源于蓼科植物何首乌 *Polygonum multiflorum* Thunb.的干燥藤茎。又名首乌藤。

【药性】甘，平。归心、肝经。

【性能特点】

甘能补，藤通散，平不偏

└→入心肝经 →补血→安神
　　　　　　└→通络祛风

※ 滋养性安神要药，兼通络祛风，无寒热之偏。

※ 善治虚烦不眠，无论兼寒兼热皆宜，兼痹痛肢麻者尤佳。

【功效应用】

1. 养血安神

◎血虚心烦失眠多梦——常配酸枣仁、茯神、灵芝等

2. 通络祛风

◎血虚痹痛——常配鸡血藤、当归、川芎、木瓜等

◎久痹——可配威灵仙、蕲蛇、鸡血藤、川乌等

◎风疹瘙痒——单用或配地肤子、蛇床子等煎汤洗浴

【用法用量】本品内服9~15g，煎汤或入丸散。外用适量，煎汤熏洗或鲜品捣敷。

小 麦

【来源】始载于《名医别录》。源于禾本科植物小麦 *Triticum aestivum* L. 的干燥成熟果实。

【药性】甘，微寒。归心经。

【性能特点】

甘能补，微寒清

└→补虚兼清热→入心经→养心除烦而安神

※ 药食兼用。

【功效应用】

养心安神

◎神志失常，烦躁不安——常配甘草、大枣，如甘麦大枣汤

【用法用量】本品内服30~250g，煎汤。

秫 米

【来源】始载于《名医别录》。源于禾本科植物粟 *Setaria italica*（L.）Beauv. 的干燥成熟带糯性种子。

【药性】甘，微寒。归肺、胃、大肠经。

【性能特点】

甘补和，微寒清

　　└→补虚兼和中→入肺胃大肠经→益阴和胃而安神

※ 药食兼用。

【功效应用】

益阴和胃安神

◎胃不和之卧不安——常配半夏，如半夏秫米汤

◎阳盛阴虚之夜不得寐——可配生地、酸枣仁、黄连等

【用法用量】本品内服10~15g，包煎。若无秫米，可用薏苡仁替代。

合欢皮

【来源】始载于《本经》，原名合欢。源于豆科植物合欢 *Albizia julibrissin* Durazz.的干燥树皮。

【药性】甘、苦，平。归心、肝经。

【性能特点】

甘和缓，苦能泄，性平和

　　└→入心肝经——→解郁→安神

　　　　　　└→活血、消肿、生肌→止痛、消痈

※ 古有"合欢解忧，萱草蠲忿"之说，为解郁安神常用药。

※ 其为树皮，药力强于花。兼和血止痛，忧郁心神不安兼血瘀者最宜。

【功效应用】

1. 解郁安神

◎忧郁思虑之失眠、心神不安——常配柴胡、夜交藤、炒枣仁等

2. 活血消肿、止痛生肌、消痈

◎跌打损伤瘀血肿痛——常配丹参、川芎、当归等

◎筋骨折伤——可配骨碎补、续断、自然铜、当归、黄芪等

◎肺痈胸痛咳吐脓血——常配鱼腥草、芦根、桔梗、冬瓜子等

◎蜘蛛咬伤——常配百草霜研末外用

【用法用量】本品内服10~15g，煎汤；或入丸散。外用适量，研末敷。

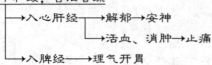

【来源】始载于《本草衍义》。源于豆科植物合欢 *Albizia julibrissin* Durazz.的干燥花序。

【药性】甘、苦，平。芳香。归心、肝、脾经。

【性能特点】

甘平和缓，苦泄香疏

```
            ┌→入心肝经──→解郁──→安神
            │         └→活血、消肿──→止痛
            └→入脾经──→理气开胃
```

※ 古有"合欢解忧，萱草蠲忿"。

※ 此为花序或花蕾，药力虽较皮缓，但能理气开胃，为解郁理气安神之品，忧郁心神不安兼脾胃气滞或血瘀者最宜。

【功效应用】

1. 解郁安神

◎忧郁思虑之失眠、心神不安——常配香附、夜交藤、炒枣仁等

2. 活血消肿

◎跌打损伤、瘀血肿痛——常配丹参、川芎、当归、红花等

3. 理气开胃

◎气滞脘腹胀满食少——常配陈皮、苏梗、香附、炒枳壳等

【用法用量】本品内服5~10g，煎汤，或入丸散。不宜久煎。

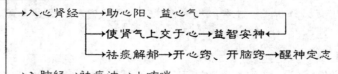

【来源】始载于《本经》。源于远志科植物远志 *Polygala tenuifolia* Willd.等的干燥根。

【药性】辛、苦，温。归心、肾、肺经。

【性能特点】

辛散苦泄温通

```
      ┌→入心肾经──→助心阳、益心气─────────┐
      │          →使肾气上交于心──→益智安神←─┘
      │          →祛痰解郁──→开心窍、开脑窍──→醒神定志
      └→入肺经──→祛痰浊──→止咳喘
```

※ 为温性安神药，神志不安有寒或热不甚者最宜，兼热者须配寒凉性安神药。

※ 既宁心安神益智又祛痰解郁开窍，迷惑神乱属心虚或痰蔽者宜用。

【功效应用】

1. 宁心益智安神

◎惊悸失眠——常配石菖蒲、人参、龙骨等，如安神定志丸

2. 祛痰解郁开窍

◎迷惑善忘、神志错乱 ┌痰浊蒙蔽心窍者——常配石菖蒲、郁金等

└心气虚者——常配人参、茯神、龙骨等

◎寒痰咳喘兼失眠——常配苦杏仁、化橘红、半夏、紫菀等

3. 消散痈肿

◎乳痈疮肿——单用泡酒饮敷渣，或配金银花、连翘、蒲公英等

【用法用量】本品内服3~10g，煎汤或入丸散。外用适量，泡酒涂，或研末调敷。生品善开散，祛痰开窍宜投；制者性平和，胃气虚弱者宜选；蜜制者性兼滋润，安神宁心宜遣。

【使用注意】本品温燥，内服刺激性较强，故实火、痰热、胃炎或溃疡病患者慎服。

第十五章　平肝息风药

一、含义

凡以平抑肝阳、息风止痉为主要功效的药物，称为平肝息风药。

二、常见与肝有关的疾病及治法

1. **肝经风热**　上攻头目引发目赤肿痛，头痛等。此为实证，治宜疏散风热、清肝明目。本章药物多不宜。

2. **肝气郁结**　气机不畅引发胸闷，胁肋胀痛，叹息则舒等。此为实中夹虚证，治宜疏肝理气、养血柔肝。本章药物多不宜。

3. **肝郁化火**　火炎上攻、内灼引发头痛、目赤、急躁易怒、口苦咽干等。此为实证，治宜清泻肝火，佐以平肝疏肝。本章药物多不宜。

4. **肝阳上亢**　头晕头痛、烦躁易怒、面赤、目干等。此为本虚标实证，治宜平肝潜阳、养血柔肝。本章药物适宜。

5. **肝风内动**　主症有抽搐、震颤、瞤动、麻木、拘挛、眩晕等。其证型又可细分为：①肝阳化风：即肝阳上亢证加突然昏厥、舌强语涩、半身不遂等。此为本虚标实证。治宜平抑肝阳、开窍醒神。本章药物适宜。②高热生风：温病血分热证加项背强、角弓反张、脉弦等。此为实证，治宜清热息风止痉。本章药物适宜。③血不养肝：阴血亏虚证加筋惕肉瞤或肢麻、脉弦细等。此为虚证，治宜养血滋阴、平肝息风。本章药物适宜。

6. **小儿惊风**　主症有惊惕、抽搐等。其证型又可细分为：①肝热急惊：高热惊厥、烦躁不安、面红、口噤舌强、头项强、阵发性抽搐等。此为实证，治宜清肝化痰、息风止痉。本章药物适宜。②脾虚慢惊：体虚乏力、面色萎黄、抽搐缓慢无力、时发时止、肢冷厥逆等。此为虚实互见证，治宜健脾益肾、平肝息风。本章药物适宜。

7. **痫证（羊痫风）**　多属肝风夹痰，症见突然昏厥、牙关紧闭、口吐白沫等。此有寒热之别、虚实互见，治宜化痰息风止痉，并酌配他药。本章药物适宜。

8. **破伤风**　属外风引动内风、多有创伤史，引发痉挛抽搐、角弓反张等。此为实证，治宜息风止痉。本章药物适宜。

9. **肝胆湿热**　症见口苦、口黏、尿黄、大便不爽、目身黄染等。此为实证，治宜清利肝胆湿热。本章药物不宜。

10. **寒疝腹痛**　寒滞肝脉引发疝气痛、睾丸偏坠痛、连及少腹等。此为实证，治宜暖肝散寒、理气止痛。本章药物多不宜。

三、药性特点、功效及主治病证

1. **药性特点** 味多甘或咸；少数兼辛或苦；个别辛，或苦、辛。性多寒凉或平，个别温。均归肝经，少数兼归心、肾、肺经等。

2. **功效** 主能平肝。部分药物分别兼能清肝明目、镇心安神、通络、清热解毒等。

3. **主治病证** 主治肝阳上亢、肝风内动（肝阳化风、高热生风、虚风内动）、小儿惊风（肝热急惊、脾虚慢惊）、痫证、破伤风。部分药物分别兼治目赤肿痛、神志不安、痹痛、瘰疬、疮肿等。

四、分类及各类的性能特点

1. **平抑肝阳药** 可分为两小类：①镇潜肝阳药：多为金石介类，质重镇坠，主能平肝潜阳，兼能镇心安神等。②平抑肝阳药：多为植物类，主能平抑肝阳，兼能疏肝、活血、行气等。

2. **息风止痉药** 多为虫类，善搜剔走窜，主能息风止痉，兼能清热解毒、软坚散结、通经络等。

五、使用注意

（1）药性寒凉者，不宜用于脾虚慢惊。
（2）药性温燥者，不宜用于阴血亏虚之虚风内动。
（3）注意选择配伍，多与镇惊安神药同用。

第一节 平抑肝阳药

石决明

【来源】始载于《名医别录》。源于鲍科动物杂色鲍 *Haliotis diversicolor* Reeve 等的贝壳。

【药性】咸，寒。归肝、肺经。

【性能特点】

质重镇潜，咸寒清泄，略兼补益
└→ 介类镇潜清补
　　├→ 入肝经→清肝火、潜肝阳、益肝阴→平肝、明目
　　└→ 入肺经→清肺→治骨蒸

※ 集镇潜、清肝、益阴于一体，为平肝潜阳与清肝明目之要药。

【功效应用】

1. 平肝潜阳
◎肝阳上亢——常配生牡蛎、白芍、牛膝等，如镇肝息风汤
◎惊风抽搐（急惊多用）——常配钩藤、蝉蜕、羚羊角等

2. 清肝明目
◎目赤翳障 ┌肝火者——常配夏枯草、青葙子、黄芩等
　　　　　└风热者——常配菊花、蒺藜等，如明目蒺藜丸

◎肝肾亏虚目暗不明（青盲、雀目）——常配苍术、羊肝等

3. 清肺火

◎骨蒸劳热——常配生地、知母、黄柏、鳖甲、青蒿等

【用法用量】本品内服15~30g，宜打碎先煎，或入丸散。外用适量，点眼。平肝清肝宜生用，点眼应火煅水飞用。

【使用注意】本品咸寒易伤脾胃，故脾胃虚寒、食少便溏者慎服。

牡 蛎

【来源】始载于《本经》。源于牡蛎科动物长牡蛎*Ostrea gigas* Thunberg等的贝壳。

【药性】咸，微寒。归肝、肾经。

【性能特点】

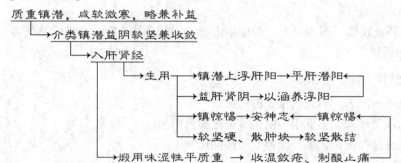

※ 介类镇潜兼收敛。源于动物贝壳，性能功效虽与龙骨相似，但镇惊固涩力不及龙骨，又兼益阴，并善软坚散结。

※ 生用含有机成分，镇益潜软微寒，长于益阴、平肝潜阳与软坚散结，为治阳亢、虚风、坚肿之要药。

※ 煅用主含氧化钙，收涩性平兼镇潜，长于收敛固涩、制酸止痛，为治滑脱、泛酸脘痛所常用。

※ 生用、煅用，均善镇惊安神，为治神乱失眠之佳品。

【功效应用】

1. 平肝潜阳、兼可益阴

◎肝阳上亢——常配龙骨、生白芍、双钩藤、生牛膝等

◎阴亏血虚之虚风内动——常配生龟甲、生鳖甲等，如三甲复脉汤

2. 镇惊安神

◎惊狂燥烦——常配龙骨等，如桂枝去芍药加蜀漆龙骨牡蛎救逆汤

◎心悸怔忡——常配龙骨、磁石、酸枣仁、远志、茯神、丹参等

◎失眠多梦——常配龙骨、酸枣仁、夜交藤、茯神等

3. 软坚散结

◎瘰疬痰核——常配夏枯草、连翘、猫爪草、浙贝母、半夏等

◎肝脾肿大——常配柴胡、赤芍、丹参、鳖甲、土鳖虫等

4. 收敛固涩

◎自汗——常配煅龙骨、桂枝、炒白芍、黄芪、浮小麦等

◎盗汗——常配煅龙骨、知母、黄柏、青蒿、桑叶等

◎遗精滑精——常配煅龙骨、五味子、金樱子、菟丝子等

◎白带不止——常配煅龙骨、芡实、山药、炒白术等

5. 制酸止痛

◎胃痛吐酸——常配煅龙骨、炒川楝子、延胡索、佛手等

【用法用量】本品内服，煎汤 10~30 g，打碎先下；或入丸散。外用适量，研末干掺。平肝潜阳、软坚散结宜生用；收敛固涩、制酸宜煅用。

【使用注意】本品煅后收敛，故内有湿热实邪者不宜服。

珍珠母

【来源】始载于《图经本草》，原附真珠条，名珠牡（俗谓珠母）。源于珍珠贝科动物马氏珍珠贝 *Pteria martensii*（Dunker）、蚌科动物三角帆蚌 *Hyriopsis cumingii* (Lea)等贝壳的珍珠层。

【药性】咸，寒。归肝、心经。

【性能特点】

质重镇潜，咸寒清泄，略兼补益

→生用介类镇潜清兼补

　　→入肝经→清肝、潜阳、益阴→平肝、明目

　　→入心经→镇心清热→安神

→煅用味涩微寒质重→收湿敛疮

※ 集镇潜、清肝、益阴于一体，为平肝潜阳与清肝明目之要药。

【功效应用】

1. 平肝潜阳

◎肝阳上亢头晕目眩——可配生牡蛎、女贞子、墨旱莲等

2. 清肝明目

◎目赤翳障┌肝火者——常配夏枯草、龙胆草、黄芩等
　　　　　└风热者——常配菊花、木贼、谷精草等

◎视物昏花——常配熟地、枸杞、楮实等

3. 镇心安神

◎烦躁心悸失眠——可配酸枣仁、夜交藤、栀子等

4. 收湿敛疮

◎湿疹湿疮——常配青黛、儿茶、煅龙骨等

【用法用量】本品内服 15~30 g，宜打碎先煎。外用适量，研末掺或调敷。收湿敛疮宜煅用，余皆宜生用。

附注：珍珠母与珍珠，均咸寒，归心肝经，能镇惊安神、清肝明目。然，珍

珠主入心经，镇惊安神力强，又能解毒消肿、敛疮。珍珠母则主入肝经，又能平肝潜阳，煅后外用还收湿敛疮。

玳　瑁

【来源】始载于《本草拾遗》，原名瑇瑁。源于海龟科动物玳瑁 *Eretmochelys imbricata*（Linnaeus）的背甲。

【药性】甘，寒。归肝、心经。

【性能特点】

质重镇潜，甘寒清解兼补
└→介类镇潜清解兼益阴
　　├→入肝经→镇潜肝阳、益阴含阳→平肝潜阳
　　└→入心经→镇心、清热→除烦安神、解毒

※ 其性效介乎犀角与羚羊角之间，既清热镇惊安神又平肝潜阳。

※ 海龟类为法定的保护动物，临床应少用或不用为妥。

【功效应用】

1. 平肝镇心

◎热病惊狂谵语——常配牛黄、水牛角、朱砂等，如至宝丹

◎小儿肝热惊风——常配牛黄、胆南星、钩藤、朱砂等

2. 清热解毒

◎斑痘疹毒内陷（色紫黑、高热神昏）——常配紫草、大青叶等

◎痈肿疮毒伴高热神昏——常配水牛角、羚羊角、生地、银花等

【用法用量】本品内服3~6g，水煎或入丸散；亦可水磨取汁服。代犀角时应10倍量用，代羚羊角则酌情增量。

赭　石

【来源】始载于《本经》，原名代赭。源于氧化物类矿物刚玉族赤铁矿，又名代赭石。主含三氧化二铁（Fe_2O_3）。

【药性】苦，寒。归肝、心、肺、胃经。

【性能特点】

重镇潜降，苦寒清泄
└→金石镇潜清泄
　　├→入肝经→平肝潜阳
　　├→入肺胃经→重镇降逆→止呃、止呕、止喘
　　└→入肝心经→清血分热→凉血→止血

※ 既镇潜降逆又清火，为治阳亢、气逆之佳品，兼热者尤佳。

※ 既重镇降逆又凉血止血，为治血热气逆出血之要药。

【功效应用】

1. 平肝潜阳（清火）

◎肝阳上亢头晕目眩——常配牛膝、龙骨、白芍等，如建瓴汤

◎肝火上升头痛眩晕——常配牡蛎、玄参等，如镇肝息风汤

◎顽固性高血压属肝阳上亢——常配羚羊角、天麻、钩藤等

2. 重镇降逆

◎呕吐、呃逆、噫气——常配旋覆花等，如旋覆代赭汤

◎肺气上逆喘气——常配旋覆花、苏子、莱菔子等

3. 凉血止血

◎血热气逆之吐衄便尿血、崩漏——可配牛膝、小蓟、生地等

【用法用量】本品内服，煎汤10~30 g，打碎先下；或入丸散。平肝潜阳、重镇降逆宜生用，收敛止血宜煅用。

【使用注意】本品苦寒重坠，故寒证及孕妇慎服；含微量砷，故不宜长期服。

附注：赭石与磁石性效简比

赭石：苦寒质重，平肝潜阳，降逆，凉血止血。

磁石：辛咸寒质重，平肝潜阳，镇惊安神、补肾益精、聪耳明目、纳气定喘。

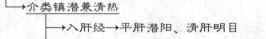

紫贝齿

【来源】始载于《新修本草》，原名紫贝。源于宝贝科动物阿拉伯绶贝 *Mauritia arabica*（L.）的贝壳。

【药性】咸，平。归肝、心经。

【性能特点】

质重镇潜，咸平偏凉

→介类镇潜兼清热

　　→入肝经→平肝潜阳、清肝明目

　　→入心经→镇心安神

※ 平而偏凉，阳亢、肝热及心神不安兼热者宜用。

【功效应用】

1. 平肝潜阳

◎肝阳上亢——常配菊花、白芍、牡蛎、夏枯草等

2. 清肝明目

◎目赤肿痛——可配桑叶、菊花、木贼、赤芍等

3. 镇心安神

◎惊惕失眠——常配龙骨、朱砂、酸枣仁等

【用法用量】本品内服10~30g，打碎先下；或入丸散。外用适量，水飞点眼。

蒺藜

【来源】始载于《本经》，原名蒺藜子。源于蒺藜科植物蒺藜 *Tribulus terrestris* L.的干燥成熟果实。又名刺蒺藜。

【药性】苦、辛，平。归肝经。

【性能特点】

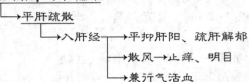

※ 平抑肝阳力一般，而疏散力却较强，治风痒多用。

※ 集平肝、疏肝、散风、行气血于一体。

※ 肝阳亢、肝郁均可投，兼气滞血瘀或风痒者最宜。

【功效应用】

1. 平抑肝阳

◎肝阳上亢（热不明显者）——常配钩藤、天麻、珍珠母等

2. 疏肝解郁

◎肝郁胸胁痛——常配柴胡、枳壳、香附、赤芍、当归等

3. 祛风明目、止痒

◎风热目赤多眵多泪——常配菊花等，如明目蒺藜丸

◎风疹瘙痒——常配土茯苓、炒苍耳子、地肤子、白鲜皮等

◎白癜风——单用研末服，外用补骨脂酊涂，并用紫外线照射

4. 行气活血

◎气滞血瘀 ┌ 经闭——常配当归、川芎、红花等
　　　　　 └ 癥瘕——常配土鳖虫、丹参、桃仁等

◎肝郁缺乳——常配柴胡、当归、路路通、漏芦等

【用法用量】本品内服6~9g，煎汤或入丸散。外用适量，泡酒涂。

【使用注意】本品苦泄辛散行血，故孕妇及气血亏虚者不宜服。

穞豆衣

【来源】始载于《本草纲目》，原附大豆条，名（黑）大豆皮。源于豆科植物大豆 *Glycine max*（L.）Merr.的干燥黑色种皮。

【药性】甘，平。归肝、肾经。

【性能特点】

甘补虚，平偏凉
　└→入肝肾经→养血益阴→平肝、退虚热

※ 虽为滋养性平肝药，但药力较缓，常作辅助之品。

【功效应用】

1. 养血平肝

◎肝阳上亢——可配夏枯草、钩藤、白芍、生地黄、磁石等

2. 滋阴退热

◎阴虚盗汗——可配青蒿、鳖甲、知母、生地黄等

【用法用量】本品内服6~15g，煎汤。

☁ 罗布麻叶 ☁

【来源】始载于《救荒本草》，原误作泽漆。源于夹竹桃科植物罗布麻 *Apocynum venetum* L.的干燥叶。

【药性】甘、苦，微寒。归肝、肾经

【性能特点】

苦寒清降，甘淡渗利

　　└→入肝肾经→平肝、清热、利尿→降压、消肿

※ 阳亢、肝热，或兼水肿者宜用。

【功效应用】

1. 清热平肝

◎肝阳上亢——常配夏枯草、钩藤、生牡蛎等。

2. 降压利尿

◎高血压病属肝阳上亢——常配夏枯草、钩藤、生牡蛎等。

◎水肿、小便不利——常配泽泻、茯苓等。

【用法用量】本品内服3~10g，水煎或开水泡。

【使用注意】本品有小毒，故用量不宜过大。

第二节　息风止痉药

☁ 羚羊角 ☁

【来源】始载于《本经》。源于牛科动物赛加羚羊 *Saiga tatarica* Linnaeus 的角。

【药性】咸，寒。归肝、心经。

【性能特点】

质重潜降，味咸入血，性寒清解

　└→平肝清泄凉解

　　　　└→入肝经→泻肝火、潜肝阳→平息肝风→止痉挛

　　　　└→入心经→泻心火→凉血→解热毒

※ 善泻肝火、平息肝风，为治肝火上升、热极生风及肝热急惊要药。

※ 既凉血解毒又平肝息风，善治疮疹或斑疹证属血热毒盛兼动风先兆者。

【功效应用】

1. 平肝息风

◎热极生风——常配钩藤、白芍、生地黄等，如羚羊钩藤汤

◎肝热急惊——常配钩藤、朱砂、蝉衣、地龙等

◎癫痫抽搐——轻者单用，重者配钩藤、天竺黄、牛黄等

◎顽固性高血压病属肝火或阳亢者—常配磁石、夏枯草等

2. 清肝明目

◎肝火目赤翳障——常配菊花、夏枯草、赤芍、石决明等

3. 凉血解毒

◎壮热神昏狂躁或抽搐——常配水牛角、磁石等，如紫雪散

◎疮肿（血热毒盛）——常配水牛角、银花、蒲公英、赤芍等

◎斑疹内陷高热动风——常配水牛角、大青叶、紫草等

【用法用量】本品内服，煎汤1~3g，另煎对入。磨汁或锉末，每次0.3~0.5g。

【使用注意】本品性寒，故脾虚慢惊者忌服，脾胃虚寒者慎服

附：山羊角 始载于《本草新编》，附山羊血条。源于牛科动物青羊 *Naemorkedus goral* Hardwicke 的角。咸，寒，归肝经。咸入血，寒清质重。药力缓于羚羊角，惟以肝阳肝热诸证为治。功能平肝镇惊，清热息风。主治肝阳上亢之头目眩晕，肝火上炎之头痛目赤，急惊抽搐。用量10~15g。煎汤、磨汁或入丸散。

钩 藤

【来源】始载于《名医别录》，原名钓藤。源于茜草科植物钩藤 *Uncaria rhynchophylla* (Miq.) Jacks.等的干燥带钩茎枝。

【药性】甘，微寒。归肝、心包经。

【性能特点】

甘缓平和，微寒清泄，质轻疏透

→平肝息风兼清透

→入肝心包经 → 清热、平肝、息风 → 止痉

→兼透散风热

※善息风止痉，清肝与心包经之火而平肝。虽清热力不及羚羊角，但息风止痉力却佳，并能轻疏透热。

※善平肝阳、息肝风，兼清肝热，且力平和，为治肝热动风或阳亢之要药。

※善息风止痉，清透热邪，且味不苦宜服，为治高热惊抽佳品，凡小儿高热，无论有无惊抽或表证皆宜投用。

【功效应用】

1. 息风止痉、清热平肝

◎高热动风——常配羚羊角、白芍、生地等，如羚羊钩藤汤

◎肝火头胀痛——常配菊花、川芎、夏枯草等

◎小儿惊风 ┬肝热急惊——常配蝉衣、僵蚕、龙胆草等
　　　　　└脾虚慢惊——常配天麻、白术、茯苓等

◎子痫抽搐——常配当归、桑寄生、茯神等，如钩藤饮

◎肝阳上亢——常配夏枯草、天麻、白芍、生牡蛎等

2. 疏风透热

◎外感风热之头痛目赤——常配菊花、薄荷、蔓荆子等

◎斑疹不透兼高热抽风——常配牛蒡子、银花、紫草、蝉衣等

【用法用量】本品内服9~15g，煎汤或入丸散。入汤剂不宜久煎，一般不超过20分钟。药力较弱，用量宜大些。

天 麻

【来源】始载于《本经》，原名赤箭。源于兰科植物天麻 *gastrodia elata* B1.的干燥块茎。

【药性】甘，平。归肝经。

【性能特点】

甘缓质重，柔润不燥，性平不偏
　→甘平润降平息肝风兼通络
　　→入肝经┬→平肝息风→止痉
　　　　　└→兼祛风通络→止痛

※ 甘平柔润，不燥烈伤阴，为息风药中之润剂。

※ 专于平肝息风止痉，治肝风、阳亢诸证，不论寒热虚实皆宜。

【功效应用】

1. 息风止痉、平抑肝阳

◎肝阳上亢——可配钩藤、石决明、黄芩等，如天麻钩藤饮

◎痰饮眩晕——常配半夏、白术等，如半夏白术天麻汤

◎小儿惊风 ┬脾虚慢惊——可配全蝎、白术、茯苓等
　　　　　└肝热急惊——常配蝉衣、钩藤、龙胆草等

◎癫痫抽搐——常配制南星、羚羊角、郁金等，如羊痫疯癫丸

◎破伤风——常配制南星、防风、白附子等，如玉真散

2. 祛风通络

◎风湿痹痛——可配羌活、独活、威灵仙、川芎等

◎肢体麻木——常配鸡血藤、当归、夜交藤等

◎头风头痛——常配川芎、蔓荆子等

【用法用量】本品内服，煎汤3~10g；研末每次1~1.5g。

地 龙

【来源】始载于《本经》，原名白颈蚯蚓。源于巨蚓科动物参环毛蚓 *Pheretima*

aspergillum（E.Perrier）等的新鲜或干燥体。

【药性】咸，寒。归肝、肺、膀胱经。

【性能特点】

咸寒清泄，走窜通利

→入肝经→清热息风→定惊、止痉

　　　　→走经络→通络

→入肺经→清热平喘

→入膀胱经→清热利尿

※ 清热息风弱于羚羊角，但却善平喘、通络、利尿，且价廉易得。

※ 虽能清热利尿，但湿热淋痛却极少用。

【功效应用】

1. 清热息风

◎高热神昏狂躁、肝热急惊抽搐——单用水煎或鲜品绞汁服或配钩藤、石膏等，如地龙解痉汤

2. 平喘

◎喘咳 ┌实证——可配麻黄、杏仁、石膏、黄芩等
　　　└虚证——常配罂粟壳、五味子、核桃仁等

◎痰哮 ┌热证——可配麻黄、射干、白果、黄芩等
　　　└寒证——可配麻黄、杏仁、白果、苏子等

3. 通络

◎风湿痹痛——可配川乌、乳香等，如小活络丹

◎半身不遂——可配生黄芪、赤芍、川芎等，如补阳还五汤

4. 利尿

◎热结膀胱之小便不利、尿闭不通——单用鲜品捣烂绞汁服或配车前子、木通、滑石等

此外，能降压，治高血压属肝阳上亢，常配钩藤、天麻、白芍、牛膝、石决明、车前子等。治急性腮腺炎、下肢溃疡、烫伤，用鲜品与白糖适量，捣烂外敷。

【用法用量】本品内服，煎汤5~15 g，鲜品10~20 g，研粉每次1~2 g。外用适量，鲜品捣敷。

【使用注意】本品性寒，故脾胃虚寒或内无实热者慎服。

僵　蚕

【来源】始载于《本经》，原名白僵蚕。源于蚕蛾科动物家蚕 *Bombyx mori* Linnaeus 4~5龄的幼虫感染（或人工接种）白僵菌 *Beauveria bassiana* (Bals.) Vuillant 而致死的干燥体。

【药性】咸、辛，平。归肝、肺经。

【性能特点】

辛发散，咸软坚，平偏凉

→入肝肺经 →息风化痰→止痉

→清热散风→止痛、止痒

→化痰散结→消痰核与肿痛

※ 既息肝风而止痉，又散风热而止痛止痒，还化痰散结而消肿。

※ 善治中风口㖞、惊风，以及风热之头痛、疮疹、咽痛，兼痰者尤宜。

【功效应用】

1. 息风止痉（兼化痰）

◎中风口㖞——常配白附子、全蝎等，如牵正散

◎小儿惊风 ┌痰热急惊——常配朱砂、牛黄、胆星等

└脾虚慢惊——可配天麻、白术、茯苓等

2. 祛风止痛（兼止痒）

◎风热头痛目赤——可配桑叶、菊花、蔓荆子等

◎皮肤疮疹作痒——可配地肤子、白鲜皮、连翘等

3. 消肿散结

◎痄腮——常配夏枯草、板蓝根、牛蒡子、金银花等

◎咽喉肿痛——可配桔梗、牛蒡子、生甘草等

◎瘰疬痰核——常配夏枯草、连翘、浙贝母、猫爪草等

4. 兼抗癌

◎癌肿——常配全蝎、蜈蚣、白花蛇舌草、半枝莲等

【用法用量】本品内服，煎汤3~9g；研末每次1~1.5g。散风热宜生用，余皆宜炒用。

全 蝎

【来源】始载于《蜀本草》，原名蝎。源于钳蝎科动物东亚钳蝎 *Buthus martensii* Karsch 的干燥体。

【药性】辛，平。有毒。归肝经。

【性能特点】

辛散平而有毒，虫类搜剔走窜

→入肝经 →息肝风→止痉挛→息风止痉

→通经络→止疼痛→通络止痛

→攻邪毒、散结肿→攻毒散结

※ 辛散有毒，专入肝经。属虫类，善搜剔走窜。善息风、攻毒散结、通络，为治风动痉抽、顽痹拘挛、恶疮肿毒之要药。

※ 功似蜈蚣而性平，毒性稍缓，力稍和平，常相须为用（即止痉散），以增强药力。

※ 蝎尾毒大力强，高温下毒性大减乃至无毒。

【功效应用】

1. 息风止痉

◎中风口㖞——常配白附子、僵蚕等，如牵正散

◎半身不遂——常配蜈蚣、黄芪、赤芍、地龙、川芎等

◎惊风抽搐 ┌肝热急惊——常配牛黄、朱砂、胆南星、龙胆草等
           └脾虚慢惊——可配党参、天麻、白术、茯苓等

◎癫痫抽搐——常配蜈蚣、郁金、天麻、制南星等

◎破伤风——常配蜈蚣、蝉蜕、制南星、防风、僵蚕等

◎狂犬病——常配蜈蚣、马钱子、制南星、防风、蕲蛇等

2. 通络止痛

◎风湿顽痹——常配蜈蚣、川乌、马钱子、威灵仙、川芎等

◎头风头痛日久不愈——常配蜈蚣、川芎、僵蚕、细辛、蔓荆子等

3. 攻毒散结

◎瘰疬痰核——常配蜈蚣、夏枯草、猫爪草、浙贝母等

◎恶疮肿毒——常配蜈蚣、雄黄、麝香、儿茶等

◎癌肿——常配蜈蚣、雄黄、麝香、蟾酥等

【用法用量】本品内服，煎汤2~5g；研末每次0.6~1g。研末服不宜过量，蝎尾用量为全蝎的1/3。外用适量，研末调敷，或做成药线插入疮疡的瘘管中。

【使用注意】本品有毒，辛散走窜，故内服用量不宜过大，孕妇及血虚生风者慎服。

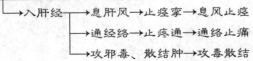
蜈　蚣

【来源】始载于《本经》。源于蜈蚣科动物少棘巨蜈蚣 *Scolopendra subspinipes mutilans* L. Koch 的干燥体。

【药性】辛，温。有毒。归肝经。

【性能特点】

辛散温而有毒，虫类搜剔走窜

┌──→入肝经──→息肝风→止痉挛→息风止痉
│   ├──→通经络→止疼通→通络止痛
│   └──→攻邪毒、散结肿→攻毒散结

※ 辛散有毒，专入肝经。属虫类，善搜剔走窜。善息风、攻毒散结、通络，为治风动痉抽、顽痹拘挛、恶疮肿毒之要药。

※ 功似全蝎而性温，毒大力强，常相须为用（即止痉散），以增强药力。

※ 古有蜈蚣入药需去头足或头部药力较强之说，今据临床经验，以其全体入药者力强，故不必去头足。

【功效应用】

1. 息风止痉

◎中风口㖞——常配白附子、僵蚕等，如牵正散加蜈蚣方

◎半身不遂——常配全蝎、黄芪、赤芍、地龙、川芎等

◎惊风抽搐┌肝热急惊——可配牛黄、朱砂、胆南星、龙胆草等
　　　　　└脾虚慢惊——可配党参、天麻、白术、茯苓等

◎癫痫抽搐——常配全蝎、郁金、天麻、制南星等

◎破伤风——常配全蝎、蝉蜕、制南星、防风、僵蚕等

◎狂犬病——常配全蝎、马钱子、制南星、防风、蕲蛇等

2. 通络止痛

◎风湿顽痹——常配全蝎、川乌、马钱子、威灵仙、川芎等

◎头风头痛日久不愈——常配全蝎、川芎、僵蚕、细辛、蔓荆子等

3. 攻毒散结

◎瘰疬痰核——常配全蝎、夏枯草、猫爪草、浙贝母等

◎恶疮肿毒——常配全蝎、雄黄、麝香、儿茶等

◎癌肿——常配全蝎、雄黄、麝香、蟾酥等

【用法用量】本品内服，煎汤2~5g；研末每次0.6~1g。研末服不宜过量。外用适量，研末调敷，或油浸涂敷患处。

【使用注意】本品有毒，辛散走窜，故内服用量不宜过大，孕妇及血虚生风者慎服。

第十六章　开窍药

一、含义

凡具辛香走窜之性，以开窍醒神为主要功效的药物，称为开窍药。

二、神志昏迷的证型

神志昏迷即神识不清，可分为虚证和实证。

1. **虚证（脱证）** 口张气微、两手摊开，脉虚无力。可见于大吐、汗、泻、久病体弱、热病后期，有阴证、阳证之别，需补。①元气大脱：气息声微，脉微欲绝。治当大补元气，方用独参汤。②气阳双脱：冷汗淋漓，气微肢冷。治当回阳补气，方用参附汤。③亡阳欲脱：四肢厥逆，脉微欲绝。治当回阳救逆，方用四逆汤。④亡阴欲脱：面红身热，汗出无苔。治当滋阴益气，方用生脉散。

2. **实证（闭证）** 两手紧握，牙关紧闭，脉实有力。有寒证、热证之别，需泄。①热闭：上述诸症基础上又见面赤、身热、脉数、苔黄，见于热病、中风、惊风、痫、癫等。治宜凉开，药用开窍药加清热药。②寒闭：上述诸症基础上又见面青、肢冷、脉迟、苔白，见于中风、小儿惊风、癫痫等。治宜温开，药用开窍药加回阳救逆药。

本章所讲的药物多用于治疗神昏实证，即闭证，脱证极少用。

三、药性特点、功效与主治病证

1. **药性特点** 味多辛香；性虽寒、温、平均有，但以温为多；多归心、肝、脾经。

2. **功效** 主能开窍（开心、脑、血管之窍，改善脑供血与微循环）醒神。部分药物兼能活血通经、行气化湿、辟秽、消肿止痛。

3. **主治病证** 主治神昏实证，即热病神昏，中风、气厥、痰厥、中恶窍闭，惊风窍闭，癫证，痫证等。部分药物兼治胸痹、经闭、癥瘕、跌打瘀肿、风湿痹痛、疮肿、瘰疬等。

4. **分类** ①温开：麝香、苏合香、蟾酥、樟脑、细辛、皂荚、菖蒲、远志、安息香（平）。②凉开：牛黄、郁金、冰片、安息香（平）。

四、使用注意

（1）只用于闭证，脱证一般不用。

（2）用于急救，治神志不清之标，待神清后，再随证用药，以治其本。

（3）多辛香走窜，极易挥发，故内服大多入丸散而不入汤剂。

（4）不宜长期或大量服用，以免耗泄元气。

麝　香

【来源】 始载于《本经》。源于鹿科动物林麝 *Moschus berezovskii* Flerov 等成熟雄体香囊中的干燥分泌物。又名元寸、当门子。

【药性】 辛，温。芳香。归心、肝、脾经。

【性能特点】

辛散温通，芳香走窜

→入心经→开窍辟秽→醒神、防腐

→入肝脾经→活血通经→消肿止痛、堕胎催产

※ 作用强烈，药力甚强，为开窍醒神第一要药，虽属温开，但凉开也常用，凡神昏闭证无论寒热均宜。

※ 善活血通经止痛，为治瘀血肿痛、癥瘕之佳品。

※ 为内、外、伤、妇科之良药，凡神昏窍闭、瘀血肿块或疼痛重症每用。

※ 其能强心、改善微循环。

【功效应用】

1. 开窍醒神

◎神昏闭证 ┌痰厥┐ 寒闭——常配苏合香等，如苏合香丸
　　　　　├中风┤ 热闭——常配牛黄、水牛角等，如安宫牛黄丸
　　　　　└高热┘ 热闭痉抽——常配石膏、羚羊角等，如紫雪散

2. 活血通经、消肿止痛、防腐辟秽

◎胸痹心痛——常配三七、人参各等份，研末服

◎顽痹疼痛——常配威灵仙、独活、蕲蛇等

◎癥瘕积聚——常配丹参、三棱、莪术、鳖甲等

◎痧胀腹痛——可配丁香、藿香等

◎痈肿疮毒——常配乳香、没药、雄黄等，如醒消丸

◎咽喉肿痛——常配朱砂、蟾酥、雄黄、蟾酥、冰片，如六神丸

◎跌打损伤——常配血竭、儿茶、乳香、没药、朱砂，如七厘散

◎经闭不行——常配当归、红花、桃仁、川芎等

3. 催产

◎难产死胎——可配皂角、天花粉引产（放置宫颈口）

◎胞衣不下——可配牛膝、益母草、红花等

因其开窍醒神力强，治神昏脱证亦可投用，但必须配伍相应的补虚药，且用量宜小。如《伤寒六书》回阳救急汤，治气阳双脱证，以熟附子、干姜、人参、甘草、白术、肉桂、陈皮、五味子、茯苓、半夏等各适量煎汤，临服时加麝香0.1 g（三厘）调下。

此外，还常用于癌肿，特别是肝癌的治疗。

【用法用量】本品内服0.03~0.1 g，入丸散，不入煎剂，或舌下含服。外用适量，调涂或放膏药（布膏）上敷贴，又可吹喉、嗜鼻、点眼，一般用于皮肉未破溃时。

【使用注意】本品走窜力强，能破血、兴奋子宫，故虚证慎服，妇女月经期及孕妇忌用。

苏合香

【来源】始载于《名医别录》。源于金缕梅科植物苏合香树 *Liquidambar orientalis* Mill.的树干渗出的香树脂，经加工精制而成。

【药性】辛，温。芳香。归心、脾经。

【性能特点】

辛散温通，芳香走窜

→入心脾经 →开窍辟秽→醒神（回苏）
→温通血脉→止痛

※ 昙功似麝香而善开窍醒神，但力较缓，为温开之品。

※ 专治猝然昏厥（中风、痰厥、气厥、中恶等）属寒闭者。

※ 善温通止痛，治气滞、血瘀、寒凝、痰浊之胸腹痞满冷痛。

【功效应用】

1. 开窍辟秽醒神

◎寒闭神昏——常配麝香、冰片等，如苏合香丸

2. 温通止痛

◎胸痹心痛——常配冰片、檀香等，如冠心苏合丸、苏冰滴丸

◎胸闷腹痛——常配麝香、冰片、丁香等，如苏合香丸

【用法用量】本品内服0.3~1 g，入丸散，不入煎剂。外用适量，溶于酒精或制成软膏、搽剂涂敷。

【使用注意】本品辛温香燥，故脱证、热闭证忌服，孕妇、阴虚及气虚者慎服。

石菖蒲

【来源】始载于《本经》，原名昌蒲。源于天南星科植物石菖蒲 *Acorus tatarinowii* Schott.的新鲜或干燥根茎。古云一寸九节者良，又名九节菖蒲。

【药性】辛、苦，温。芳香。归心、胃、肾经。

【性能特点】

辛散香窜，苦燥温化

→内服 →入心肾经→除痰开（心、肾之）窍→宁神
→入胃经→化湿浊→开胃、醒神
→外用→祛湿→止痒

※ 善祛湿邪痰浊而开窍开胃，治痰湿蒙蔽清窍或中阻皆宜。

【功效应用】

1. 除痰开窍宁神（内服）

◎湿温神昏——常配郁金等，如菖蒲郁金汤

◎癫狂神乱 ┬轻者——常配铁落等，如生铁落饮
　　　　　 └重者——可加入大承气汤中用

◎健忘恍惚——常配远志、人参、茯苓等，如开心散

◎耳聋耳鸣 ┬肝火上炎——可配胆草、栀子、黄芩等
　　　　　 └肝肾亏虚——常配磁石等，如耳聋左慈丸

2. 祛湿开胃（内服）

◎湿阻中焦 ┬寒者——可配苍术、半夏、陈皮、藿香等
　　　　　 └热者——可配苍术、黄芩、黄连、佩兰等

◎噤口痢 ┬湿热蕴结——常配黄芩、黄连、木香、石莲子等
　　　　 ├脾虚夹湿——常配党参、茯苓、白术、陈仓米等
　　　　 └热毒炽盛——常配黄芩、黄连、秦皮、白头翁等

3. 祛湿止痒（外用）

◎湿疹瘙痒——常配白鲜皮、地肤子、苦参等

【用法用量】本品内服5~10g，鲜品加倍，煎汤或入丸散。外用适量，研末敷或煎汤洗。

【使用注意】本品辛温香散，易伤阴耗气，故阴亏血虚及精滑多汗者慎服。

此外，另有名九节菖蒲者，其为毛茛科植物阿尔泰银莲花*Anemone altaica* 的干燥根茎，性能与本品相异，不得相混。

安息香

【来源】始载于《新修本草》。源于安息香科植物白花树*Styrax tonkinensis* (Pierre) Craib ex Hart.等的干燥树脂。

【药性】辛、苦，平。芳香。归心、肝、脾经。

【性能特点】

辛散苦泄，芳香走窜，性平不偏

┌→入心肝脾经 ┬→开窍、辟秽→醒神
　　　　　　　 └→行散→行气活血→止痛

※ 为开窍行散止痛之品，开窍醒神通用，寒闭、热闭均宜。

【功效应用】

1. 开窍辟秽醒神

◎闭证神昏 ┬寒闭——常配苏合香等，如苏合香丸
　　　　　 └热闭——常配玳瑁、冰片等，如至宝丹

2. 行气活血止痛

◎猝然心痛——可配附子、人参等

◎产后血晕胀闷欲死——可配五灵脂、生姜等

【用法用量】本品内服0.3~1.5g，研末冲或入丸散。

【使用注意】本品辛香苦燥，故阴虚火旺者慎服。

❖ 冰 片 ❖

【来源】始载于《名医别录》，原名龙脑香。源于龙脑香科植物龙脑香 *Dryobalanops aromatica* Gaertn.f.树干经水蒸气蒸馏所得的结晶。现多用人工合成冰片，即用樟脑、松节油等经化学方法合成，又名合成冰片。

【药性】辛、苦，微寒（凉）。芳香。归心、脾经。

【性能特点】

辛散苦泄，芳香走窜，微寒清凉

→内服→入心脾肺经→开窍辟秽（通过血脑屏障）→醒神
                    →清热消肿→止痛
→外用————→清热防腐→消肿、生肌、止痛

※ 功似麝香而力缓，长于散郁热，虽善凉开，但温开亦用。

※ 善开窍醒神、清热止痛、消肿生肌，为内、外、伤、眼、喉科之佳品。

※ 实验证明，其能扩张冠状动脉、通过血脑屏障。

【功效应用】

1. 开窍醒神

◎闭证神昏┌热闭——常配牛黄等，如安宫牛黄丸
          └寒闭——常配苏合香等，如苏合香丸

◎胸痹心痛——常配丹参等，如丹参滴丸、复方丹参丸

2. 清热止痛、消肿生肌

◎疮疡肿毒——各期均可酌用，多入复方，如生肌散等

◎湿热疮疹痒痛——常配蛇床子、黄柏、炉甘石等

◎目赤肿痛翳障——常配炉甘石、珍珠等，如八宝眼药散

◎咽喉肿烂——常配硼砂等，如冰硼散

◎跌打肿痛——常配血竭、儿茶、乳香等，如七厘散

此外，治心脑血管病证属血瘀气滞者，常配川芎、红花、丹参、三七等。

【用法用量】本品内服0.03~0.1g，入丸散，不入煎剂。外用适量，研末干掺或调敷。

【使用注意】本品辛香走窜，故孕妇及气血虚者慎服。

第十七章　补虚药

一、含义

凡能补充人体物质亏损，增强人体功能活动，提高机体抗病能力，消除虚弱证候为主要功效的药物，称为补虚药。习称补益药或补养药。

二、常见虚证及治法

1. **单一虚证**　常见：①气虚证：四肢倦怠，少气懒言，动则气喘，食少便溏，自汗，重者可致气虚暴脱证（休克）。此乃气虚即机能活动减退所致。治宜补气或大补元气。②阳虚证：畏寒肢冷，男子阳痿，女子宫冷，遗尿尿频，或小便不利，腹泻，舌淡，脉沉。此乃阳虚生内寒所致。治宜补肾壮阳。③血虚证：面色无华，唇爪苍白，眩晕耳鸣，心慌心悸，妇女血虚经闭、痛经，月经不调，舌淡脉沉。此乃血虚不能濡养肌体或心神失养所致。治宜养血。④阴虚证：形瘦色悴，咽干口燥，潮热盗汗，腰膝酸软，遗精梦交，五心烦热，舌红少苔，脉细数。此乃阴虚生内热所致。治宜滋阴退虚热。

2. **复合虚证**　人体在生命活动的过程中，气血阴阳是相互依存的，所以在虚损不足的情况下，也是相互影响的，临床常见的虚证大多是复合型虚证，具体有：①气阳两虚证：气为阳，气虚日久可见阳虚。也就是说，表示机体活动能力衰退的气虚与阳虚常常互见，一般阳虚多兼气虚，气虚日久常导致阳虚。气虚为阳虚之渐，阳虚为气虚之重。治宜补气助阳（气阳双补）。②阴血两虚证：血为阴，血虚日久可见阴虚。也就是说表示机体精血津液损耗的阴虚和血虚常常互见，阴虚多见血虚，血虚常导致阴虚。治宜养血补阴（阴血并补）。③气血双亏证：气血可以互生，气与血是不可分割的、相互依存的。气虚能导致血虚，血虚又往往兼气虚。治宜气血双补。④阴阳两虚证：阴与阳互根，互为依存，阳虚生化无力导致阴虚，阴虚生化无源导致阳虚。多见肾阴阳俱虚，因为肾主一身元阳、元阴，为水火之脏。但具体有轻重之别，或阳虚重阴虚轻，或阴虚重阳虚轻。治宜阴阳并补，阴中求阳。⑤气阴两虚：气短乏力，自汗，口干舌燥，潮热。多见于热病后期或久病，既耗气又伤阴。治宜补气养阴。⑥气血阴阳俱虚证：久病或日久营养不足即可见到。治宜气血阴阳并补，佐以健脾胃。有时要先从健脾胃入手，因脾胃为后天之本。

三、药性特点、功效、主治病证

1. **药性特点**　味多甘；性多温或平，少数寒凉；多归五脏之经。
2. **功效**　主能补气、血、阴、阳之虚而扶正；部分药物兼能祛邪。

3. **主治病证** 主治各种虚证，兼治虚实互见或邪实正虚证。

四、分类及主治

本类药可分为补气、补阳、补血、补阴四类。

1. **补气药** 味多甘；性多温，少平，个别凉。多归肺、脾、胃经。主能补气（补肺气、补脾气、补心气、补元气），兼能生津。主治气虚（肺气虚、脾气虚、心气虚）、气阴两虚、气血两虚、气血阴阳俱虚。补气药易甘壅滞气，故气滞、湿浊停留者不宜服。

2. **补阳药** 味甘、辛，或苦、辛；性多温热，少数平偏温。多归肾、肝、脾经。主能补肾阳、补命门火、补脾阳、补心阳，兼散寒暖肝。主治阳虚（肾阳虚、脾阳虚、心阳虚）、命门火衰、心肾阳衰、脾肾阳虚、气阳两虚、阴阳两虚、气血阴阳俱虚。补阳药易伤阴助火，故阴虚内热火旺者不宜服。

3. **补血药** 味或甘、或酸；性或寒，或温，或平。多归肝、肾经。主补血，兼滋阴。主治血虚（心血虚、肝血虚）、阴血亏虚、精血亏虚、气血双亏、气血阴阳俱虚。补血药易滋腻碍胃，故脾胃虚弱者不宜单服。

4. **补阴药** 味多甘；性多寒凉，少数平偏凉，个别平偏温。多归肺、脾、肾、肝、心、胃经。主能补阴（滋阴），兼退虚热。主治阴虚（肾阴虚、心阴虚、肝阴虚、肺阴虚、胃阴虚、脾阴虚）、阴血亏虚、气阴两虚、气血阴阳俱虚。补阴药易滋腻碍胃，故脾胃虚弱者不宜单服。

五、使用注意

（1）补虚药使用时因有敛邪之弊，若邪气未尽，不宜早用。
（2）常与陈皮、砂仁等健脾胃药同用，以保胃气。
（3）使用时注意保护胃气，不能一味讲补而过用补剂，以免腻膈碍胃或伤气。
（4）力求用药准确，以免犯虚虚实实之戒而贻误病情。

第一节 补气药

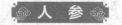

【来源】始载于《本经》。源于五加科植物人参 *Panax ginseng* C. A. Mey. 的干燥根。

【药性】甘、微苦，微温。归脾、肺经。

【性能特点】

甘补微温，微苦不泄

┗━→入肺脾经→补脾肺之气→大补元气→生津、益智、安神

※ 肺主一身之气，脾为后天之本。脾肺气足，则元气得补。

※ 补气强壮力强，为治虚劳内伤第一要药，气虚重症与气阳两虚证最宜。

【功效应用】

1. 大补元气

◎气虚欲脱，脉微欲绝——大量单用，即独参汤

◎气阳双脱——常配附子，即参附汤

◎气阴虚脱——常配麦冬、五味子，即生脉散

2. 补脾益肺

◎脾气虚弱——常配白术、茯苓、甘草，即四君子汤

◎肺气虚之久咳——可配五味子、紫菀、款冬花等

◎肺肾两虚喘息——常配蛤蚧、核桃仁，如人参蛤蚧散、人参胡桃汤

3. 生津安神（益智）

◎热病气津两伤 ┌高热汗出不止气短倦怠——常配石膏、知母等
　　　　　　　　└身热骤退、神疲汗凉——常配麦冬、五味子等

◎气津两伤消渴——常配山药、麦冬、五味子等

◎血虚萎黄——常配当归、熟地、制何首乌等

◎气血双亏——常配黄芪、当归、制何首乌等

◎阳痿——常配鹿茸、菟丝子等

此外，治气虚外感，常配羌活、防风等；治里实正虚，常配大黄、芒硝、枳实等能抗癌（有效成分为人参皂苷），治各种癌症，尤其是化疗、放疗或手术后体虚者，单用或配黄芪、仙鹤草等

【用法用量】本品内服，一般用5~9g，宜文火另煎，对入其他药汤内服用。日常保健1~3g，水煎或沸水泡服。益气救脱可用15~30g，煎汁分数次灌服。研末吞服，每次0.5~1g，日服1~2次。野生人参功效最佳，多用于挽救虚脱；生晒人参性较平和，适用于气阴不足者；红参药性偏温，多用于气阳两虚者。

【使用注意】本品甘补微温，故骨蒸劳热、血热吐衄、肝阳上亢、目赤头眩等一切实证、火郁证均忌服。服用人参时，不宜饮茶水和吃白萝卜。反藜芦，畏五灵脂，恶莱菔子、皂荚，均忌同用。服人参后腹胀、烦躁不安，可用炒莱菔子、炒枳壳煎汤服而解之。为防其温热助火，常配麦冬、天冬等。为防作胀，常配陈皮、炒枳壳等。长期、过量服用易患滥用人参综合症。

不同品类人参性效有别：

（1）按炮制法：生晒参，性平和，不温燥。善补气生津，多用于气津两伤或扶正祛邪。白糖参，性平和，力较更缓。多用于脾肺气虚证。红参，补气中带刚健之性，性温燥，振奋阳气，多用于虚脱急救、阳痿。

（2）按生长环境：野山参，生于野外数十年以上，年久质重效佳，大补元气而无温燥之性，补气中兼能生津润燥，用于补气救脱，多用于气虚欲脱或气阳双脱等。移山参，家种移山，或山长移家。药力介乎于野山参与园参之间。园参，家种，年少质轻，力缓和，价格便宜，一般治疗与保健可用。

（3）按产地：吉林参，产吉林新开河等地区，质较优，力较好。辽宁参，产辽

宁宽甸等地区，质量亦佳。高丽参，产朝鲜半岛，古称高丽故名，质较优，力较强。

附：人参须 始载于《本经逢原》，原附人参条，名参须。源于五加科植物人参的干燥细支根及须根。甘、微苦，性平。归肺、脾经。甘补性平，微苦不泄，药力较人参和缓，气虚轻症或保健多用。功能益气生津，补脾益肺。主治肺虚咳嗽，脾虚泄泻，胃虚呕吐，心神不宁，失眠健忘等。内服煎汤3~9g。内热火郁者慎服。

人参芦 始载于《本草蒙筌》，附人参条。源于五加科植物人参的干燥根茎。甘、微苦，微温。归肺、脾经。甘温升补，无涌吐之力。功能补气升阳，安神益智。主治脾虚气陷之久泻脱肛，老年体虚食少，神倦失眠心悸等。内服研末每次一个，煎汤1~2g。内热火郁者忌服。

人参叶 始载于《本草从新》，原附人参条，名参叶。源于五加科植物人参的干燥叶。苦、微甘，寒。归脾、肺经。苦寒清泄，微甘能补。功能解暑清热，生津止渴。主治暑热口渴，热病伤津，胃阴亏虚，消渴，肺燥咳嗽，虚火牙痛。内服煎汤5~10g。此外，治蜂蝎螫伤，取人参细苗，口嚼外敷；治疖肿，用人参茎叶浸膏外敷。

人参花 始载于《中药志》（1959年版），原附人参条，名参花。源于五加科植物人参的干燥花序。功能补气强身，延缓衰老。主治体虚乏力，头昏失眠，胸闷气短。内服泡茶3~6g。内热火郁者忌服。

人参子 始载于《本草纲目拾遗》。源于五加科植物人参的干燥果实，又名人参果。甘、微苦、微酸，平。归肺、胃、心经。甘补而平，微酸生津，微苦不泄。功能补气生津，养神益智，延缓衰老。主治久病体弱，气虚神疲，津伤口渴，失眠健忘，心悸，消渴等。内服煎汤3~10g，或提取人参果皂苷制成片服。内热火郁者忌服。

党 参

【来源】始载于《本经逢原》，原名上党人参。源于桔梗科植物党参 *Codonopsis pilosula*（Franch.）Nannf.等的干燥根。

【药性】甘，平，归脾、肺经。

【性能特点】

甘补而平，不燥不腻

└→入脾肺经→补脾肺气→补中益气→养血、生津

※ 功似人参而力缓，善补中气、益肺气，兼养血，不燥不腻。

※ 凡气虚、气血亏虚或气津两伤，无论兼寒兼热皆宜。

【功效应用】

1. 补中益气

◎脾胃气弱——常配白术、茯苓等，如党参四君子汤

◎中虚有寒——常配木香、砂仁、陈皮等

◎肺气亏虚——可配黄芪、蛤蚧、核桃仁等

2. 养血生津

◎血虚萎黄——常配当归、熟地、炒白芍等

◎气血双亏——常配黄芪、当归、白术等

◎气虚津亏——常配麦冬、五味子等

此外，治崩漏属气血亏虚，大量单用（30~60g）。与祛邪药同用，有扶正祛邪之效，如治气虚外感，常配紫苏、羌活等；治里实正虚，常配大黄、芒硝等。

【用法用量】本品内服6~10g，大剂量可用至30g，水煎，或入丸散。代人参用，量需加倍；或配伍白术、附子。

【使用注意】本品甘补，故实热证不宜服，正虚邪实者不宜单用。

太子参

【来源】始载于《中国药用植物志·第三册》。源于石竹科植物孩儿参 *Pseudostellaria heterophylla*（Miq.）Pax ex Pax et Hoffm.的干燥块根。又名孩儿参、童参。

【药性】甘、微苦，平。归脾、肺经。

【性能特点】

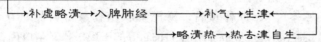

※ 功似党参而力缓，主补中气、益肺气，略兼清热，不燥不腻。

※ 善治气虚与气津两伤轻症，兼热而又不甚者尤宜，小儿病后体虚常用。

※ 太子参，有两种；古今品，不相同。石竹科，今所用；甘微苦，性和平；归脾肺，益气津；药力缓，治轻症。古曾用，小人参；五加科，力较胜。医药师，牢记心；细审查，勿相混。

【功效应用】

1. 补气生津

◎气津两伤——常配山药、五味子、党参等

◎病后体虚——常配陈皮、山药、茯苓等

【用法用量】本品内服10~30g，煎汤，或入丸散。小儿多用。

【使用注意】本品甘补，故邪实者慎服。

西洋参

【来源】始载于《本草从新》，原名西洋人参。源于五加科植物西洋参 *panax quinquefolium* L.的干燥根。又名花旗参、广东参。

【药性】苦、微甘，寒，归心、肺、肾经。

【性能特点】

微甘能补，苦寒清泄

→入心肺肾经 →补气养阴→气、阴充盈→化生为津┐
→清火→火不灼津、津自足→生津┘

※ 为寒补之品，补虚清泄两相兼，以补虚为主，补虚中兼清泄火热之邪。

※ 补气之功虽缓于人参，但能养阴清火，故生津力强于人参。

※ 凡气虚有热或气阴两伤火盛者宜用。虽无温燥之害，但有凉腻之弊。

【功效应用】

补气养阴、清火生津

◎阴虚火旺之咳嗽痰少带血丝——常配知母、贝母、百部等

◎热病气阴两伤烦倦口渴——常配五味子、麦冬、生地等

◎消渴属气阴两伤者——常配黄芪、知母、天花粉、葛根等

◎气虚津伤口渴——常配五味子、麦冬、黄芪、北沙参等

◎肠热便血——常配黄芩、龙眼肉、槐花、炒枳壳等

【用法用量】本品内服3~6g，另煎对服，或入丸散。

【使用注意】本品微甘能补，苦寒清泄，能伤阳助湿，故中阳虚衰、寒湿中阻及气郁化火等一切实证、火郁之证均忌服。

黄　芪

【来源】始载于《本经》，原作黄耆。源于豆科植物蒙古黄芪 *Astragalus membranaceus*（Fisch.）Bge. var. *mongholicus*（Bge.）Hsiao等的干燥根。又名口芪、北芪。

【药性】甘，微温，归脾、肺经。

【性能特点】

甘温补升，甘淡渗利；生用微温，蜜炙性温

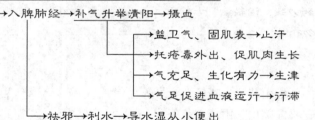

※ 集补、升、固、托、利于一体，主补升而固托，兼利水湿而祛邪。

※ 补气升阳利水之要药，凡气虚、气陷、气虚水肿、气血亏虚均可用。

※ 补气生津与人参相似，但力缓，长于升阳、固表、托毒、利水。

【功效应用】

1. **补气升阳（摄血）**

◎脾气虚弱——常单用，如黄芪膏，或配人参，如参芪膏

◎中气下陷——常配人参、升麻、柴胡等，如补中益气汤

◎脏器脱垂——常在补气升阳基础上再配大量枳实或枳壳等

◎气不摄血——常配人参、当归、陈皮等，如归脾汤

◎肺气虚咳嗽——可配党参、茯苓、紫菀、橘红等

◎气血双亏——常配当归，如当归补血汤

◎气虚发热——常配人参、当归等，如补中益气汤或归脾汤

2. 益卫固表

◎体虚多汗、气虚自汗——常配浮小麦、麻黄根、煅龙骨等

◎阳虚自汗——常配附子，如芪附汤

◎气虚夹风——常配防风、白术，如玉屏风散

◎阴虚盗汗——常配黄柏、知母、熟地等

3. 托毒生肌

◎气血亏虚
之疮痈证
　├脓成日久不溃——配人参、当归、皂刺等，如透脓散
　└溃后久不收口——配桂枝、人参、当归，如十全大补丸

4. 利水退肿

◎气虚水肿
　├脾气虚者——常配白术、茯苓、猪苓等
　└阳气虚者——常配附子、桂枝、茯苓等

5. 补气行滞

◎血痹肢麻——常配当归、鸡血藤、木瓜、夜交藤等

◎久痹兼气血亏虚——常配川芎、当归、羌活、独活、威灵仙等

◎半身不遂属气虚血瘀——常配当归、川芎等，如补阳还五汤

6. 补气生津

◎消渴属气津两伤——常配生山药、天花粉、生葛根等

此外，扶正御邪预防感冒，生黄芪煎汤滴鼻。又含大量多糖与硒，能增强免疫力，抑制癌细胞生长，治疗癌症，特别是癌症经放、化疗后，常单用或入复方。

【用法用量】本品内服10~15g，大剂量可用至30~120g，水煎或入丸散。补气升阳宜炙用，其他宜生用。

【使用注意】本品甘温补升止汗，易于助火敛邪，故表实邪盛、气滞湿阻、食积内停、阴虚阳亢、疮痈毒盛者，均不宜服。

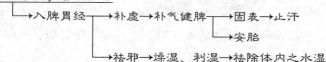

白　术

【来源】始载于《本经》，原名术。源于菊科植物白术 *Atractylodes macrocephala* Koidz. 的干燥根茎。

【药性】甘、苦，温。归脾、胃经。

【性能特点】

甘补渗利，苦温而燥

```
           ┌→入脾胃经→┬→补虚→补气健脾┬→固表→止汗
           │          │              └→安胎
           │          └→祛邪→燥湿、利湿→祛除体内之水湿
```

※ 集补、固、安、燥、利于一体，补泻兼施，扶正又祛水湿。

※ 既补气健脾又燥湿利水，凡脾虚气弱、脾虚夹湿、脾虚水肿均宜。

※ 生用、炒用性能小有差别，炒后补脾力强，生用祛湿力强。

※ 补气、固表、利水与黄芪相似，力量稍缓，但长于燥湿与安胎。

※ 白术、苍术，古时不分，宋金以降逐渐分用。二药均能燥湿健脾，同治脾虚有湿之证。但白术又能补气、止汗、安胎；苍术则燥湿力强，且可发汗散邪。故脾虚之虚证多用白术，湿盛之实证多用苍术；止汗安胎用白术，发汗散邪用苍术；若为脾虚湿盛，二者又常相须为用。

【功效应用】

1. **补气健脾、燥湿利水**

◎脾气虚弱——常配人参、茯苓、甘草，即四君子汤

◎脾虚夹湿——常配人参、薏苡仁、陈皮等，如参苓白术散

◎脾虚气滞——常配枳实，如枳术丸

◎心脾两虚——常配人参、当归、黄芪、龙眼肉等，如归脾丸

◎气虚水肿——常配黄芪、茯苓、猪苓等

◎阳虚水肿┌脾阳虚者——常配桂枝、茯苓等，如五苓散
　　　　　└肾阳虚者——常配附子、茯苓等，如真武汤

◎痰饮眩晕心悸——可配半夏、天麻、茯苓、生姜、泽泻等

◎湿浊带下——常配苍术、山药、陈皮、乌贼骨等

2. **固表止汗**

◎气虚自汗┌不夹风——单用或配黄芪、浮小麦、麻黄根等
　　　　　└夹风——常配防风、黄芪，如玉屏风散

3. **安胎**

◎气虚胎动不安┌无热者——可配党参、砂仁等
　　　　　　　└有热者——可配黄芩、竹茹等

此外，大量生用可通利大便，治老年脾虚便秘，取生白术 90 g，熟地 30 g，升麻 3 g，煎汤。治消渴病证属脾虚夹湿者，可酌情选用。

【用法用量】本品内服 5~15 g，通便 30~90 g，水煎，或入丸散。补气健脾宜炒用，健脾止泻宜炒焦用，燥湿利水宜生用。

【使用注意】本品苦燥伤阴，故津亏燥渴、阴虚内热或盗汗者不宜服。

附注：白术苍术功效简比

白术：补气健脾、固表止汗、安胎、燥湿利尿。

苍术：燥湿、发汗散邪、健脾。

❀ 白扁豆 ❀

【来源】始载于《名医别录》，原作藊豆。源于豆科植物扁豆 *Dolichos lablab* L.的干燥成熟种子。

【药性】甘，微温。归脾、胃经。

【性能特点】

甘补解毒，微温化湿

　　└─→入脾胃经─→补脾化湿─→消暑
　　　　　　　　└─→解酒毒、河豚鱼毒

※ 集补脾、化湿、消暑、解毒于一体，为补泄兼施之品。

※ 补虚力缓，兼能化湿而祛暑，并解毒，脾虚夹湿与暑湿宜用。

【功效应用】

1. 补脾化湿

◎脾虚夹湿轻症——可配党参、薏苡仁、茯苓等

◎病后体虚初进补剂——常配太子参、稻芽、谷芽等

2. 消暑

◎暑湿伤中——常配藿香、白豆蔻、砂仁、厚朴等

3. 解毒

◎大量饮酒中毒——常配陈皮、白豆蔻、葛花等

◎河豚鱼中毒——常配芦根等

【用法用量】本品内服6~20g，煎汤或入丸散。补脾化湿宜炒用，消暑解毒宜生用。

附：扁豆衣　始载于张秉成《本草便读》，原附扁豆条，名扁豆皮。源于豆科植物扁豆的干燥种皮。甘，微温。归脾、胃经。微温化湿，甘补而力缓。功能健脾化湿，消暑，解毒。主治暑湿吐泻，脾虚夹湿、脚气浮肿，酒精中毒等。内服煎汤6~15g。

扁豆花　始载于《图经本草》，附藊豆条。源于豆科植物扁豆的干燥未完全开放的花。甘，平。归脾、胃经。甘益芳化，平而偏凉。功能健脾和胃，清暑化湿。主治暑湿泄泻，痢疾，赤白带下。内服6~10g，煎汤或研末。

山　药

【来源】始载于《本经》，原名薯蓣。源于薯蓣科植物薯蓣 *Dioscorea opposita* Thunb. 的干燥根茎。

【药性】甘，平。归肺、脾、肾经。

【性能特点】

甘补兼涩，性平不偏

　　└─→入肺脾肾经─→补虚─→补气养阴─→生津
　　　　　　　　　└─→涩敛─→敛肺、固精、缩尿、止带、涩肠

※ 补涩相兼，以补为主，补中兼涩，为平补气阴兼涩敛之品。

※ 补力平和，虽缓于参、芪，但却味美宜食，食药两宜，可常用久服。

※ 益气、养阴、涩敛，气虚、阴虚、气阴两虚皆宜，兼便溏或遗滑者尤佳。

【功效应用】

1. 益气养阴

◎脾胃虚弱——常配人参、茯苓、薏苡仁等，如参苓白术丸

◎咳喘┌肺气虚者——常配党参、川贝母、百部等
　　　├肺阴虚者——常配南沙参、川贝母、知母等
　　　└肺肾虚者——常配核桃仁、蛤蚧、五味子等

◎阴虚潮热盗汗——常配知母、黄柏等，如知柏地黄丸

2. 固精缩尿、止带

◎肾虚下元不固┌遗精——常配金樱子、菟丝子、沙苑子等
　　　　　　　└遗尿——常配乌药、益智仁，如缩泉丸

◎带下┌脾虚湿注——常配白术、苍术、陈皮等，如完带汤
　　　├湿化热者——常配黄柏、车前子、芡实等，如易黄汤
　　　└脾肾两虚——常配山茱萸、五味子、乌贼骨等

3. 生津止渴

◎消渴属气阴两虚——单用或配黄芪、知母等，如玉液汤

【用法用量】本品内服，煎汤10~30 g，大量60~250 g；研末，每次6~10 g；或入丸散。外用适量，鲜品捣敷。健脾止泻宜炒用，补阴宜生用。

【使用注意】本品甘补涩敛，故湿盛中满等邪实证者忌服，便秘者慎服。

甘 草

【来源】始载于《本经》。源于豆科植物甘草 *Glycyrrhiza uralensis* Fisch. 等的干燥根及根茎。又名国老。

【药性】甘，平。归心、肺、脾、胃经。

【性能特点】

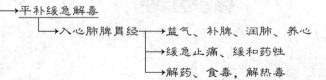

※ 能解药、食、热毒，故素有甘草解百毒之说。

※ 能益心气而安神志，故治心动悸脉结代。

※ 生者凉润，炙则温润，故治咳喘无论寒热、虚实均宜。

※ 大量长期使用，可引发水钠潴留性水肿，故水肿患者当谨慎。

【功效应用】

1. 补脾益气

◎中气虚弱——常配人参、白术、茯苓等，如四君子丸

◎气血双亏——常配黄芪、当归、党参等

2. 润肺止咳

◎咳嗽喘息┌风寒袭肺——常配麻黄、苦杏仁等，如三拗汤
　　　　　├风热犯肺——常配麻黄、生石膏等
　　　　　├燥邪伤肺——常配桑叶、苦杏仁、南沙参等
　　　　　├痰饮停肺——常配麻黄、细辛、干姜、五味子等
　　　　　└肺肾两虚——常配人参、五味子、核桃仁等

3. 养心

◎心动悸脉结代——常配人参、阿胶、桂枝、麦冬等，如炙甘草汤

◎血虚脏躁——常配小麦、大枣等，如甘麦大枣汤

4. 缓急止痛

◎脘腹挛急作痛——常配白芍，即芍药甘草汤，再酌配他药

◎四肢挛急作痛——常配白芍，即芍药甘草汤，再酌配他药

5. 缓和药性

◎与干姜、制附子同用，缓其燥热之性，以防伤阴

◎与生石膏、知母同用，缓其寒凉之性，以防伤胃

◎与大黄、芒硝同用，缓其峻泻之性，使泻而不猛

◎与黄芪、当归、熟地同用，使补力缓和而持久

◎与半夏配黄芩或干姜配黄连同用，使其相互协同

◎与乌头等毒烈药同用，可以缓解其毒烈之性

6. 清热解毒（生用）

◎口疮——可单用或配金银花、连翘、黄芩等

◎咽喉肿痛——常配桔梗、金银花、黄芩、牛蒡子等

◎疮肿——轻者单用，重者常配蒲公英、金银花、连翘等

7. 解食药毒

◎诸药中毒——轻者单用，重者常配绿豆、赤小豆等

◎食物中毒——单用或配其他药物

【用法用量】本品内服3~10g，大剂量可用至15~30g，煎汤，或入丸、散、膏剂。外用适量，研末调敷，或熬膏涂。泻火解毒宜生用，补气缓急宜炙用，尿道痛者宜用生甘草梢。

【使用注意】本品甘补润缓，易助湿壅气，故湿盛中满者不宜服。大剂量服用易引起浮肿，故水肿者不宜大量服，或与利水药同用。反大戟、甘遂、芫花、海藻，故忌同用。

蜂　蜜

【来源】始载于《本经》，原名石蜜。源于蜜蜂科昆虫中华蜜蜂 *Apis cerana* Fabricius 等酿的蜜。

【药性】甘，平。归脾、肺、大肠经。

【性能特点】

甘能补润缓，生者平偏凉，炼熟平偏温

└─→平补缓急润燥

　　└─→入脾肺胃大肠经─→益气、补脾、润肺

　　　　　　　　　　　　→缓急止痛、缓和药性

　　　　　　　　　　　　→润肠燥→缓通大便

　　　　　　　　　　　　→解药、食、热毒

※ 甘甜可口，药食兼用。

※ 性效与甘草相似而滋润力较强，除润肺外又兼润肠而通便。

※ 唯治燥咳、虚咳、劳嗽，无痰或痰少而黏者可用，痰多者忌投。

※ 蜜源不同，性效不同，用当区别。

※ 古有七月（阴历）勿食生蜜之说，因此时有毒植物开花较多，有的蜜有毒或剧毒，故务要辨清蜜源后再服用。

【功效应用】

1. 补中

◎脾胃虚弱——轻者单用，重者可配党参、黄芪等

2. 润肺

◎肺虚久咳劳嗽——常配川贝母、百部、紫菀、款冬花等

◎燥咳无痰或痰极少——常配川贝母、百部、南沙参等

3. 缓急止痛

◎中虚腹痛——常配陈皮、甘草等

4. 润肠通便

◎肠燥便秘——单用，或配火麻仁、枳壳、炒决明子等

5. 缓和药性

◎和百药——制中药丸剂常加炼蜜，以和药与赋型

◎解乌头、附子毒——单用即可

6. 清热解毒

◎口疮（生用）——单用或和生甘草粉外涂患处

◎疮疡（生用）——单用外敷或高压消毒后外敷

◎阴疮（生用）——常配生甘草粉调匀外涂患处

【用法用量】本品内服15~30 g，冲服，或入丸剂、膏剂。外用适量，涂敷。内服或制丸宜炼熟用，外涂治疮疡宜用新鲜生蜜。

【使用注意】本品甘平滋腻，助湿滞气滑肠，令人中满，故不宜恣食，痰湿内蕴所致中满痞胀、呕吐纳呆，以及痰浊咳喘、溏泻者忌服。对蜂蜜过敏者忌用。

大枣

【来源】始载于《本经》。源于鼠李科植物枣 *Ziziphus jujuba* Mill.的干燥成熟果实。

【药性】甘，温。归脾、胃经。

【性能特点】

温补甘缓
　└→入脾胃经─┬→补中益气→养血→安神
　　　　　　　└→缓和药物毒烈之性

※ 甘甜可口，药食兼用。

※ 其与饴糖虽均为温补甘缓之品，但长于养血安神，为补气养血之品。

※ 鲜枣生食大量易致便溏。

【功效应用】

1. 补中益气

◎脾胃虚弱 ┬体倦乏力——常配人参、白术、茯苓、陈皮等
　　　　　 └食少便溏——常配白术、干姜、鸡内金，如益脾饼

2. 养血安神

◎血虚萎黄——单用或配黄芪、当归、当归等

◎血虚脏躁——常配甘草、小麦，如甘麦大枣汤

◎血虚心悸——常配炙甘草、麦冬、阿胶等，如炙甘草汤

3. 缓和药性

◎与葶苈子同用，能缓解其峻烈之性，如葶苈大枣泄肺汤

◎与甘遂、大戟、芫花同用，能缓解其毒性，如十枣汤

此外，常与生姜同用作药引，若再配解表药，即可调和营卫，治风寒表虚有汗，如桂枝汤；再配补虚药，即可健脾益胃，以促进药力。

治非血小板减少性紫癜（单纯性或过敏性），每服生红枣10个，每日3次。

【用法用量】本品内服3~12g，或10~30g，或擘碎煎汤，或去皮核后入丸散。

【使用注意】本品温补甘缓，能助湿生热，令人中满，故湿盛中满、食积、虫积、龋齿作痛及痰热咳喘者均忌服，小儿患疳积者不宜服。生鲜枣能滑肠，故大便稀溏者不宜食。

饴糖

【来源】始载于《名医别录》。源于米、大麦、小麦、粟或玉蜀黍等粮食经发酵糖化制成的糖类食品。

【药性】甘，温。归脾、胃、肺经。

【性能特点】

温补甘缓质润
　└→温补缓润→入脾胃肺经─┬→补中益气
　　　　　　　　　　　　　└→润燥、解药毒

※ 甘甜可口、药食兼用。

※ 其与大枣虽均为温补甘缓之品，但长于润燥。

【功效应用】

1. 补中益气、缓急止痛

◎脾胃虚弱——常配桂枝、芍药、生姜等，如小建中汤

◎虚寒腹痛——常配人参、花椒等，如大建中汤

2. 润肺止咳

◎肺虚咳嗽——常配百部、百合、甜杏仁等

3. 兼润肠通便

◎肠燥便秘——古人单用或配香油制成栓剂纳入谷道（肛门）

4. 缓和药性而解毒

◎解乌头、附子毒烈之性——单用或配甘草

【用法用量】本品内服30~60 g，入汤剂，分二、三次冲服。也可熬膏或为丸服。

【使用注意】本品质润温补，能助湿生热，令人中满，故湿盛中满、食积、虫积、龋齿作痛及痰热咳喘者均忌服，小儿患疳积者不宜服。

红景天

【来源】始载于藏医经典《四部医典》，原名索罗玛布（藏名）。源于景天科植物大花红景天 *Rhodiola crenulata*（Hook.f.et Thoms.）H. Ohba等的干燥根及根茎。

【药性】甘、苦，平。归肺、脾、心经。

【性能特点】

甘补苦泄，平而偏凉

└─→平补行散─┬─→入肺脾经→益气、平喘

└─→入心经→活血→通脉

※ 原为藏药，今中医也常用。平补行散之中略兼清热。

※ 凡气虚或气虚血瘀、血脉不畅所致诸证皆可选用，兼热而不盛者尤宜。

※ 研究表明，有抗缺氧、抗微波辐射、抗病毒作用，能增强甲状腺和肾上腺功能，增强子宫内膜的受精着床。

【功效应用】

益气平喘、活血通脉

◎气虚体倦——单用或配黄芪、党参、仙鹤草等

◎久咳虚喘——单用或配人参、蛤蚧、核桃仁等

◎气虚血瘀┌胸痹心痛——单用，如诺迪康胶囊

└中风偏瘫——可配黄芪、川芎、丹参等

此外，治高原红细胞增多症，口服红景天糖浆，每次15~20 ml，日3次，4周为一疗程。治高原低血压，口服红景天糖衣片（每片含生药0.265 g），每次2片，日3次。

【用法用量】本品内服3~6 g，煎汤，或制成糖浆、片剂，或入丸散。

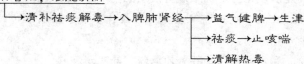

【来源】始载于《救荒本草》。源于葫芦科植物绞股蓝 *Gynostemma pentaphllum*（Thunb.）Makino 的干燥全草。又名七叶胆。

【药性】甘、苦，寒。归脾、肺、肾经。

【性能特点】

甘补苦泄，寒能清解
→清补祛痰解毒→入脾肺肾经→益气健脾→生津
                          →祛痰→止咳喘
                          →清解热毒

※ 民间喜用，扶正祛邪两相兼。

※ 治气虚或气津两伤兼热者尤佳，治咳嗽痰喘无论兼热兼虚均宜，治热毒疮痈或癌肿兼体虚者尤善。

※ 研究表明，具有降血脂、抗氧化、延缓衰老、降血压、调节免疫功能等作用。

【功效应用】

1. 健脾益气

◎气虚乏力——单用或配黄芪、党参、太子参等

◎气津两虚——单用或配黄芪、太子参、山药等

2. 祛痰止咳

◎痰热咳喘——可配黄芩、桑白皮、浙贝母等

◎燥痰劳嗽——可配知母、南沙参、川贝母等

3. 清热解毒

◎热毒疮痈——可配蒲公英、金银花、连翘等

◎癌肿——可配夏枯草、仙鹤草、山慈菇、半枝莲等

此外，治高脂血症，可服绞股蓝口服液。还治动脉硬化、肝炎及白发等。

【用法用量】本品内服煎汤 15~30 g；研末吞 3~6 g；亦可沸水浸泡代茶饮。

【使用注意】本品被少数患者服药后出现恶心、呕吐、腹胀、腹泻或便秘、头晕等不良反应，应加以注意。

第二节　补阳药

鹿　茸

【来源】始载于《本经》。源于鹿科动物梅花鹿 *Cervus nippon* Temminck 或马鹿 *Cervus elaphus* Linnaeus 的雄鹿未骨化密生茸毛的幼角。

【药性】甘、咸，温。归肝、肾经。

【性能特点】

甘温峻补，咸入肾走血

→峻补肾阳益精血而固本

　　→入肝肾经→补肾阳、益精血→强筋骨→固本

　　　　　　　　　　　　　　→温补→托疮

　　→入冲任带脉→温固冲任带脉→止血、止带

※ 源于梅花鹿、马鹿的幼角，习称血肉有情之品。

※ 补肾阳、益精血之主药，肾阳不足、精血亏虚、筋骨软弱及小儿发育不良（五迟、五软）之重症宜用。

※ 与鹿角胶、鹿角、鹿角霜相比，其补力最强，并能强筋骨。

※ 研究表明，其能强壮体质，促进红细胞、血红蛋白、网状红细胞新生。

【功效应用】

1. 补肾阳、益精血

◎肾阳亏虚、精血不足┬畏寒肢冷、腰膝冷痛┬单用浸酒服即可，或入复方，
　　　　　　　　　├阳痿早泄、宫冷不孕┤常配人参、熟地、白术、山
　　　　　　　　　├精神疲乏、头昏耳鸣┤药、山萸肉、枸杞等，如参
　　　　　　　　　└小便频数、遗尿　　┘茸固本丸与参茸卫生丸等。

2. 强筋骨

◎肝肾亏虚筋骨无力——单用或配炒杜仲、巴戟天、刺五加等

◎小儿发育不良——单用或配熟地、山药、山萸肉、茯苓、丹皮等

3. 温固冲任带脉

◎冲任虚寒、带脉不固┬崩漏不止——常配三七、当归、鹿角胶等
　　　　　　　　　　└带下清稀——常配狗脊、白蔹、乌贼骨等

4. 温补托疮

◎阴疽久溃不敛脓清稀——常配麻黄、芥子、熟地黄等

【用法用量】本品内服1~2g，研粉冲，或入丸散剂；亦可浸酒。小量可以提精神，大量可以增强性功能。

【使用注意】本品温热峻烈，易伤阴助火，故阴虚阳亢、实热、痰火内盛、血热出血及外感热病者忌服。宜从小剂量开始，逐渐加量，以免伤阴动血。

　　附：鹿角胶　始载于《本经》，原名白胶。源于鹿科动物梅花鹿或马鹿的角熬制而成的胶块。甘、咸，温。归肝、肾经。甘温补，咸入血，质黏腻，为温补肾阳益精血并止血之品。补力次于鹿茸，强于鹿角与鹿角霜。功能补肾助阳，益精养血，安胎止血。主治肾虚精血不足，虚劳羸瘦，阳痿遗精，宫冷不孕，胎动不安，虚寒出血诸证（吐、衄、崩、漏、尿血），阴疽疮疡等。内服5~10g，开水或黄酒化服，入汤剂应烊化服，或入丸散膏剂。因性温黏腻，故阴虚火旺、湿滞中满者忌服。

　　鹿角　始载于《本经》，附鹿茸条。源于鹿科动物梅花鹿或马鹿的角。咸，温。归肝、肾经。咸入血温补，长于行散，短于温补，为补肾阳益精血行血之品。

补力次于鹿角胶而强于鹿角霜。功能补肾阳，益精血，强筋骨，行血消肿。主治肾虚腰脊冷痛，阳痿遗精，崩漏，白带，尿频尿多，阴疽疮疡，乳痈肿痛，跌打瘀肿，筋骨疼痛。熟用益肾助阳、强筋健骨，但因力弱而少用。内服煎汤5~10g；研末1~3g，或入丸散。外用适量，磨汁涂，研末撒或调敷。因性温，故阴虚火旺者忌服。

鹿角霜 始载于《本草品汇精要》，附白胶条。源于鹿科动物梅花鹿或马鹿的角熬制鹿角胶后剩余的骨渣。咸、涩，温。归肝、肾经。咸软入肾，温涩补敛，虽补力小，但收敛力强，且有不助火、不滋腻碍胃之长。阳虚不受腻补，或兼脾胃虚寒而见食少便溏者最宜。功能补肾助阳，收敛止血。主治肾阳不足，阳痿遗精，遗尿尿频，崩漏，带下，创伤出血，疮疡久溃不愈等。内服10~15g，煎汤或入丸散。外用适量，研末敷。因性温，故阴虚火旺者忌服。

黄狗肾

【来源】始载于《本经》，原名牡狗阴茎。源于犬科动物黄狗 *Canis familiaris* L.的干燥阴茎和睾丸。又名狗鞭。

【药性】咸，温。归肾经。咸温。

【性能特点】

咸入肾而温补

└──→温阳填精→入肾经→壮阳补精

※ 源于动物，习称血肉有情之品。

※ 主含雄激素及人体必需的各种氨基酸、蛋白质等。鲜品带血、低温焙干吃，或泡酒服，或干品研末服，壮阳力均较强；而水煎则壮阳力减，但可补虚。

※ 性效与海狗肾相同而力稍弱，可用羊肾子（睾丸）、公鸡殖（睾丸）替代。

【功效应用】

壮阳补精

◎肾阳不足、精亏虚冷 ┌阳痿精冷─单用鲜品，勿用水洗，带血焙干
　　　　　　　　　　├腰膝酸软─吃，或研末，或入丸、泡酒服
　　　　　　　　　　└畏寒肢冷 或配淫羊藿、枸杞、覆盆子等

◎腹中冷痛──可配吴茱萸、高良姜、甘松等

【用法用量】本品内服：煎汤，3~9g；研末或装胶囊，每次1~2g；亦可泡酒。带血者焙干效佳，补虚可入汤剂，用治生殖功能障碍不入汤剂，研末装胶囊服。也可用鲜品，每次10g，切薄片，焙熟，口嚼服，早晚各一次。

【使用注意】本品温热壮阳，易伤阴助火，故不可过量、长期连续服用，阴虚火旺、痰热咳喘者忌服。

海狗肾

【来源】始载于《药性本草》，原名腽肭脐。源于海狮科动物海狗 *Callorhinus ursines* Linnaeus 和海豹科动物斑海豹 *Phoca largha* Pllas 等的干燥阴茎和睾丸。

【药性】咸，热。归肾经。

【性能特点】

咸热入肾而补

　　└→温阳填精→入肾经→壮阳补精

※ 源于动物，习称血肉有情之品。

※ 主含雄激素及人体必需的各种氨基酸、蛋白质等。鲜品带血、低温焙干吃，或泡酒服，或干品研末服，壮阳力均较强；而水煎则壮阳力减，但可补虚。

※ 性效与黄狗肾相同而力较强，可用羊肾子（睾丸）、公鸡殖（睾丸）替代。

【功效应用】

壮阳补精

◎肾阳不足、精亏虚冷 ┌阳痿精冷─单用鲜品，勿用水洗，带血焙
　　　　　　　　　　├腰膝酸软─干吃，或研末，或入丸、泡酒；
　　　　　　　　　　└畏寒肢冷─或配淫羊藿、枸杞、覆盆子等

◎腹中冷痛——可配吴茱萸、高良姜、甘松等

【用法用量】本品内服：煎汤，3~9g；研末或装胶囊，每次1~2g；亦可泡酒。带血者焙干效佳，补虚可入汤剂，用治生殖功能障碍不入汤剂，研末装胶囊服。也可用鲜品，每次10g，切薄片，焙熟，口嚼服，早晚各一次。

【使用注意】本品温热壮阳，易伤阴助火，故不可过量、长期连续服用，阴虚火旺、痰热咳喘者忌服。

雄蚕蛾

【来源】始载于《名医别录》，原名原蚕蛾雄者。源于蚕蛾科动物家蚕蛾 *Bombyx mori* L.的干燥雄性成虫。

【药性】咸，温，归肝、肾经。

【性能特点】

咸温补敛

　　└→温补固涩→入肝肾经→补肾壮阳、固精止遗

※ 源于动物，习称血肉有情之品。

※ 性效与海马相同，除补肾壮阳外，又固精止遗，外用还生肌止血。

【功效应用】

1. 补肾壮阳、固精止遗

◎肾虚阳痿遗精——单用研末或油炸服，或配枸杞、桑螵蛸等

◎阳虚宫冷不孕——单用研末或油炸服，或配枸杞、熟艾叶等

◎遗尿尿频——单用研末或油炸服，或配覆盆子、桑螵蛸、乌药等

2. 生肌止血（外用）

◎疮疡不敛——可配煅龙骨、儿茶、血竭等

◎外伤出血——可配三七、煅龙骨、儿茶等

【用法用量】本品内服1~5g，研末或油炸，或入丸散。用于壮阳起痿，用量可增大至30g。用时去足、翅、鳞毛。外用适量，研末掺或调涂。

【使用注意】本品性温壮阳，易伤阴助火，故阴虚火旺者忌服。

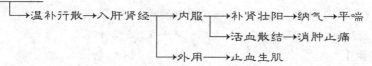

海 马

【来源】始载于《本草拾遗》。源于海龙科动物线纹海马*Hippocampus kelloggi* Jordan et Snyder等的干燥全体。

【药性】咸，温，归肝、肾经。

【性能特点】

咸温补散

→温补行散→入肝肾经→内服→补肾壮阳→纳气→平喘
　　　　　　　　　　　　　→活血散结→消肿止痛
　　　　　　　→外用→止血生肌

※ 源于动物，习称血肉有情之品。

※ 性效与雄蚕蛾相同，除补肾壮阳外，又兼纳气平喘、活血散结、消肿止痛，外用还能生肌止血。

【功效应用】

1. 补肾壮阳

◎肾虚阳痿——单用或配淫羊藿、鹿茸、炒杜仲等

◎遗尿尿频——可配菟丝子、沙苑子、覆盆子、桑螵蛸等

2. 纳气平喘

◎肾虚作喘——常配人参、蛤蚧、沉香、核桃仁等

3. 活血散结、消肿止痛、生肌止血

◎癥瘕积聚——常配丹参、三棱、莪术、土鳖虫等

◎跌打损伤——单用研末温黄酒送服，或配川芎、红花、延胡索等

◎难产——单用研末服，即《图经本草》方

◎恶疮肿毒——常配穿山甲、冰片、麝香、朱砂等，如海马拔毒散

◎疮疡不敛——可配乳香、没药、儿茶等，研粉外敷

◎外伤出血——可配煅龙骨、乌贼骨、三七等，研粉外敷

【用法用量】本品内服，煎汤3~9g，研末每次1~1.5g，多入丸散或泡酒。外用适量，研末掺或调涂。

【使用注意】本品温阳行散，故孕妇及阴虚火旺者忌服。

附：海龙 始载于《本草纲目拾遗》。源于海龙科动物刁海龙*Solenognathus hardwickii* (Gray) 等除去皮膜与内脏的干燥全体。甘、咸，温，归肝、肾经。甘温补，咸散结。为强壮药，有兴奋作用，适用于老人及体衰者，特别是精神疲惫者。功能温肾壮阳，催生下胎，散结消肿。主治肾虚阳痿，临产宫缩无力，癥瘕，瘿瘤，跌打肿痛等。内服煎汤3~10g，研末每次1~3g，或泡酒。因温散催生，故阴虚火旺者

忌服，孕妇慎服。

紫河车

【来源】始载于《本草拾遗》，原名人胞。源于健康人的干燥或新鲜胎盘。又名胎盘。

【药性】甘、咸，温。归肺、肝、肾经。

【性能特点】

甘咸温补而不燥热

└→温补→入肺肝肾经→补阳、填精、益气、养血→纳气平喘

※ 源于人体，平补气、血、精、阳，为血肉有情之品。

※ 药力较缓而不燥热，凡气血精阳虚皆可酌投。

※ 治肾虚久喘，在间歇期用之尤宜，可减少或预防发作。

【功效应用】

1. 补阳填精

◎肾虚不孕、阳痿——可配人参、枸杞等

2. 益气养血

◎气血双亏——单用或配黄芪、当归、党参等

◎癫痫久发气血亏——单用或配入复方

3. 纳气平喘

◎肾虚喘息——单用或配核桃仁等

【用法用量】本品内服1~3g，研末装入胶囊吞服，每日2~3次；或入丸散。也可用鲜品煨食，每次半个或1个，1周2~3次。现已制成片剂等，可供选用。治生殖功能障碍宜低温焙干研末服，补虚则水煎与研末服均可。

【使用注意】本品温热，故阴虚火旺者不宜单独应用，风寒痰喘者忌服。须用健康产妇的胎盘，患有甲肝、乙肝、丙肝、梅毒、艾滋病产妇的胎盘忌用。

附：脐带 始载于《本草拾遗》，原附新生小儿脐中屎条，名初生脐。源于人科初生婴儿的脐带。又名坎炁。甘、咸，温。归肺、肝、肾经。甘温补纳，咸能入肾。功能补肾，纳气，敛汗。主治肾虚咳喘，盗汗等。内服，研末，每次0.6~2g，或入丸散、汤剂。因温补恋邪，故风寒咳喘者忌服。

蛤 蚧

【来源】始载于《雷公炮炙论》。源于壁虎科动物蛤蚧 *Gekko gecko* Linnaeus除去内脏的干燥体。

【药性】咸，平。归肺、肾经。

【性能特点】

咸平补虚偏温

└→平补→入肺肾经→补肺气、助肾阳、益精血→定喘嗽

※ 源于动物，习称血肉有情之品，有雄性激素样作用。

※ 为治肺虚咳嗽、肾虚作喘之良药，对肾不纳气之喘尤效。

※ 与冬虫夏草、核桃仁相比，偏补肺气而定喘嗽。

※ 药力缓，久服方效。

【功效应用】

1. 补肺气、助肾阳、定喘嗽

◎肺虚咳嗽——常配人参、苦杏仁、五味子、百部等

◎肾虚作喘——常配人参或再配知母、川贝母等，如人参蛤蚧散

◎支气管哮喘缓解期属肺肾两虚一单用研末服，或入复方

2. 益精血

◎阳虚精亏┌阳痿遗精┐常单用或配人参、鹿茸、淫羊藿、杜仲等浸酒服。
　　　　　└腰膝酸软┘

【用法用量】本品内服，煎汤6~9g，研末每次1~2g，浸酒每次1~2对。古人认为尾部力强，入药只用尾。当代研究证明，全体也有效。古人又认为眼有毒而使用时须去头足。临床研究表明，眼无毒，故今之临床多用全体而不去头足。

【使用注意】本品滋补助阳，故风寒、实热及痰湿喘咳者忌服。

冬虫夏草

【来源】始载于藏医名著《月王药珍》，原名牙儿札更布（藏语）。源于麦角菌科真菌冬虫夏草 *Cordyceps sinensis* (Berk.) Sacc. 寄生在蝙蝠科昆虫幼虫上的子座及幼虫尸体的干燥复合体。简称虫草。

【药性】甘，平。归肾、肺经。

【性能特点】

甘平补虚

　　└→补虚兼化痰→入肾肺经→补肾肺→化痰止血→定喘嗽

※ 源于菌类，有镇静催眠与抗结核杆菌作用。

※ 与蛤蚧、核桃仁相比，晏均为治肺虚咳嗽、肾虚作喘之良药，但偏补肺阴而又善治肺痨咳嗽、痰中带血，兼治病后体虚或自汗畏寒。

※ 药力缓，久服方效。

【功效应用】

益肾补肺、化痰止血（纳气）

◎阳虚精亏┌阳痿遗精┐单用，或配淫羊藿、巴戟天、炒杜仲、川续断、
　　　　　└腰膝酸软┘刺五加等。

◎久咳虚喘属肺肾虚——单用炖食，或配蛤蚧、核桃仁等

◎劳嗽咳痰带血——常配南沙参、川贝母、阿胶、白及等

◎病后体虚自汗畏寒——单用与鸭、鸡、猪肉或素菜炖服

【用法用量】本品内服5~9g，煎汤，或与鸡、鸭、猪肉等炖服。

【使用注意】本品甘平补虚，故表邪未尽者慎服。

核桃仁

【来源】始载于《备急千金要方·食治》，原名胡桃。源于胡桃科植物胡桃 *Juglans regia* L.的干燥成熟种仁。又名胡桃肉。

【药性】甘，温。归肾、肺、大肠经。

【性能特点】

甘温补虚，多脂质润，香美可口

　　　└→温补滑润┬→入肾肺经→补肾益精、温肺定喘
　　　　　　　　└→入大肠经→滑润大肠→通便

※ 药食兼用，为补肺肾定喘嗽润肠之佳品。

※ 与蛤蚧、冬虫夏草相比，虽均为治肺虚咳嗽、肾虚作喘之良药，但偏于温肺，又善润肠通便，久咳虚喘有寒者宜用，兼肠燥便秘者尤佳。

※ 药力缓，久服方效。

【功效应用】

1. 补肾益精、温肺定喘

◎肾虚腰痛脚弱——常配炒杜仲、补骨脂等，如青娥丸

◎肾虚遗尿尿频——常配覆盆子、桑螵蛸、益智仁等

◎肾虚耳鸣——常配五味子、蜂蜜各适量，口嚼服

◎虚寒喘嗽┌民间单用火焙后，口嚼服
　　　　　└或配人参、五味子等，如人参胡桃汤

2. 润肠通便

◎津枯肠燥便秘——轻者单用，重者常配肉苁蓉、当归等

【用法用量】本品内服10~30g，煎汤或入丸散。定喘止咳连皮用，润肠通便去皮用。

【使用注意】本品性温滑润，故阴虚火旺、痰热咳喘及大便稀溏者慎服。

肉苁蓉

【来源】始载于《本经》。源于列当科植物肉苁蓉 *Cistanche deserticola* Y.C.Ma 等带鳞叶的干燥肉质茎。又名大芸。

【药性】甘、咸，温。归肾、大肠经。

【性能特点】

味咸入肾，甘温补润

　　　└→温补而润┬→入肾经→补肾阳、益精血
　　　　　　　　└→入大肠经→润肠燥→通便

※ 药力和缓从容不峻，故名苁蓉。

※ 与锁阳相比，虽均甘温润补而力和缓，助阳润肠而不燥热，但润肠力较强，

津枯肠燥便秘宜用，并治阴阳两虚之消渴。

【功效应用】

1. 补肾阳、益精血

◎肾阳亏虚、┌腰膝冷痛——常配巴戟天、杜仲等，如张氏金刚丸
　精血不足├筋骨无力——常配杜仲、马钱子等，如加味金刚丸
　　　　　├阳痿遗精——可配鹿茸、菟丝子、桑螵蛸等
　　　　　└宫冷不孕——常鹿角胶、当归、紫河车、熟地等

2. 润肠通便

◎津枯肠燥便秘——常配火麻仁、当归、柏子仁等

此外，治消渴属阴阳两虚者，常配枸杞、菟丝子、覆盆子等。

【用法用量】本品用量宜大，内服10~20g，煎汤或入丸散。

【使用注意】本品甘温助火滑肠，故阴虚火旺、热结便秘、便溏者忌服。

锁　阳

【来源】始载于《本草衍义补遗》。源于锁阳科植物锁阳*Cynomorium songaricum* Rupr.的干燥肉质茎。

【药性】甘，温。归肝、肾、大肠经。

【性能特点】

甘温补虚
　└→温补─┬→入肝肾经→补肾阳、益精血
　　　　　└→入大肠经→兼润肠燥→通便

※ 药力和缓，用量宜大。

※ 与肉苁蓉相比，虽均甘温润补而力和缓，助阳润肠而不燥热，但其润肠力较弱，治津枯肠燥便秘少用。

※ 今人临床研究表明，似无润肠之功，反有涩肠止泻作用，可参。

【功效应用】

1. 补肾阳、益精血

◎肾阳亏虚、┌腰膝冷痛——常配巴戟天、杜仲、萆薢、续断等
　精血不足├筋骨无力——常配杜仲、川续断、马钱子等
　　　　　├阳痿遗精——常配鹿茸、菟丝子、桑螵蛸等
　　　　　└宫冷不孕——常配鹿角胶、当归、紫河车、熟地等

2. 润肠通便

◎津枯肠燥便秘——常配火麻仁、当归、柏子仁、决明子等

【用法用量】本品内服10~20g，煎汤或入丸散。

【使用注意】本品甘温助火，故阴虚火旺、热结便秘者忌服。

补骨脂

【来源】始载于《雷公炮炙论》。源于豆科植物补骨脂*Psoralea corylifolia* L.的干燥成熟果实。又名破故纸。

【药性】苦、辛，温。归肾、脾经。

【性能特点】

苦辛温燥，补涩相兼

　　└→温补涩纳→入肾脾经 ┬→补火壮阳、固精缩尿、温肾纳气
　　　　　　　　　　　　　└→温脾阳→止泻

※ 药力较强，为壮阳纳气固精缩尿兼止泻之品。

※ 与益智仁相比，虽均补火壮阳兼收涩，但作用偏于肾，善补肾阳，多用于肾阳虚衰、下元不固诸病证；又兼纳气平喘，治肾阳不足喘息。

【功效应用】

1. 补火壮阳、固精缩尿

◎阳虚火衰、下元不固 ┬遗精阳痿——常配鹿茸、人参等
　　　　　　　　　　├宫冷不孕——常配淫羊藿、紫河车等
　　　　　　　　　　├带下清稀——常配白术、苍术、山药等
　　　　　　　　　　└遗尿尿频——常配山药、乌药、龙骨等

2. 温肾纳气

◎阳虚喘息——常配五味子、核桃仁、蛤蚧等

3. 温阳止泻

◎阳虚泄泻——常配肉豆蔻、吴茱萸、五味子，如四神丸

此外，治白癜风，取30g入95%酒精100ml中，浸7日过滤，以棉球蘸擦，每日3次，并配合紫外线照射或晒太阳。

【用法用量】本品内服均用5~10g，煎汤或入丸散。

【使用注意】本品温燥助阳而易伤阴，故阴虚火旺、大便燥结及性欲亢进者忌服。

益智仁

【来源】始载于《南方草木状》，原名益智子。源于姜科植物益智*Alpinia oxyphylla* Miq.的干燥成熟果实。

【药性】辛，温。归脾、肾经。

【性能特点】

辛温香燥，补涩相兼

　　└→温补固摄→入脾肾经 ┬→温补脾肾之阳、固精缩尿
　　　　　　　　　　　　　└→温脾散寒开胃→止泻、摄唾

※ 药力较强，温补脾肾之阳、散寒固涩，为壮阳固精缩尿开胃摄唾之品。

※ 与补骨脂相比，皋均补火壮阳兼收涩，但作用偏于脾，善温脾散寒，多用于中焦虚寒之腹痛吐泻；又善开胃摄唾，治食少多唾。

【功效应用】

1. 温脾开胃摄唾

◎脾胃受寒┬脘腹冷痛——常配高良姜、香附、干姜等

├呃逆呕吐——常配生姜、姜半夏、陈皮等

└泄泻┬初期——常配茯苓、炒泽泻等

├中期——常配干姜、炒白术、五味子等

└长期——常配肉豆蔻、五味子、莲子肉等

◎脾胃虚寒食少多唾——常砂仁、党参、炒白术、陈皮等

2. 温肾固精缩尿

◎阳衰遗滑┬遗尿尿频——常配山药、乌药等，如缩泉丸

├阳痿遗精——常配鹿茸、金樱子、六味地黄丸等

├宫冷不孕——常配淫羊藿、紫河车等

└带下清稀——常配白术、苍术、山药等

【用法用量】本品内服均用5~10g，煎汤或入丸散。

【使用注意】本品温燥，易助火伤阴，故热结便秘、阴虚火旺，以及因热所致的遗精、尿频者忌服。

菟丝子

【来源】始载于《本经》。源于旋花科植物菟丝子 *Cuscuta chinensis* Lam. 等的干燥成熟种子。

【药性】辛、甘，平。归肝、肾、脾经。

【性能特点】

甘补辛润，平而偏温，并兼收涩，不燥不腻

┬→平补固涩─→入肾经→补肾助阳、固精缩尿─┐

├→入肝经→养肝明目→安胎←─┤

└→入脾经→补脾止泻

※ 与沙苑子相比，皋均补虚助阳兼收涩，但性平，有既补阳又补阴之特点，故又称其为平补阴阳兼收涩之品，并兼安胎与健脾止泻。

※ 其性能受其宿主影响，源于寄生在有毒植物上者有毒，忌用。

【功效应用】

1. 补肾助阳、固精缩尿

◎阳虚下元不固┬腰膝酸痛——常配炒杜仲、枸杞、女贞子等

├阳痿遗精——常配五味子、金樱子等，如五子衍宗丸

└遗尿尿频——常配五味子、覆盆子、乌药、益智仁等

2. 养肝明目

◎肝肾亏虚目暗不明——常配枸杞、楮实、熟地等，如驻景丸

3. 补脾止泻

◎脾虚便溏或泄泻——常配炒山药、炒白术、茯苓、炒薏苡仁等

4. 安胎

◎肝肾亏虚胎动不安——常配阿胶、续断、桑寄生等，如寿胎饮

此外，能平补阴阳而生津止渴，治阴阳两虚之消渴证，可配枸杞、覆盆子、女贞子等。

【用法用量】本品内服9~15g，包煎，或入丸散、泡酒。外用适量，泡酒外涂。

【使用注意】本品虽曰平补阴阳，但仍偏补阳，且带涩性，故阴虚火旺而见大便燥结、小便短赤者不宜服用。

沙苑子

【来源】始载于《图经本草》，原附蒺藜子条，名白蒺藜。源于豆科植物扁茎黄芪*Astragalus complanatus* R.Br.的干燥成熟种子。又名沙苑蒺藜。

【药性】甘，温。归肝、肾经。

【性能特点】

甘温补涩，不燥不烈

→温补固涩→入肾经→补肾助阳、固精缩尿

→入肝经→养肝明目

※与菟丝子相比，虽均补虚助阳兼收涩，但性温，固涩力较强，兼治带下清稀。

※其与刺蒺藜非为一物，不得相混。

【功效应用】

1. 补肾助阳、固精缩尿

◎阳虚下元不固
- 阳痿遗精——常配菟丝子、枸杞、淫羊藿等
- 腰膝酸痛——单用或配炒杜仲、桑寄生、续断等
- 遗尿尿频——常配菟丝子、桑螵蛸、益智仁等

2. 养肝明目

◎肝肾亏虚目暗不明——常配枸杞、楮实、菟丝子等

3. 止带

◎虚寒带下——常配山药、白术、益智仁等

【用法用量】本品内服9~20g，水煎或入丸散。

【使用注意】本品温补固涩，易伤阴助火涩敛，故阴虚火旺及小便不利者忌服。

韭菜子

【来源】始载于《名医别录》，原附韭条，名韭子。源于百合科植物韭*Allium tuberosum* Rottler的干燥成熟种子。

【药性】辛、甘，温。归肝、肾经。

【性能特点】

辛甘发散，温补兼涩

　　└─→温补固涩→入肝肾经→补益肝肾、固精缩尿

※ 与阳起石相比，晷均性温善温肾壮阳，但其源于植物而无毒，又能固精缩尿；还兼补肝，治肝肾亏虚之腰膝冷痛、筋骨无力。

【功效应用】

补肾壮阳、固精缩尿、兼可养肝

◎肾肝亏虚　┌阳痿不举──常配山萸肉、鹿茸、枸杞等
　下元不固　├遗精早泄──常配金樱子、覆盆子、补骨脂等
　诸证　　　├宫冷不孕──常配淫羊藿、当归、巴戟天等
　　　　　　├带下清稀──常配芡实、乌贼骨、龙骨、附子等
　　　　　　├遗尿尿频──常配益智仁、乌药、覆盆子、山药等
　　　　　　└腰膝冷痛──常配炒杜仲、续断、桑寄生、狗脊等

【用法用量】本品内服5~15g，煎汤或入丸散。

【使用注意】本品温燥，易伤阴助火，故阴虚火旺者均忌服。

阳起石

【来源】始载于《本经》。源于硅酸盐类矿物角闪石族矿物透闪石及异种透闪石石棉的矿石。主含钙镁铁硅酸盐 $\{Ca_2(Mg, Fe^{2+})_5[Si_4O_{11}]_2[OH]_2\}$。

【药性】咸，温。归肾经。

【性能特点】

咸入肾，温补有毒

　　└─→温补有毒→入肾经→温肾壮阳

※ 与韭菜子相比，晷均性温善温肾壮阳，但其源于矿物而有毒，专于壮阳。

※ 因原药材为石棉类矿石钙镁铁硅酸盐，此类矿物已被国际医学界确认为强致癌物质，即便是煅后也不发生化学改变，故值得重视与研究。

【功效应用】

补肾壮阳

◎肾虚阳衰　┌阳痿不举──古单用，今配山萸肉、雄蚕蛾、韭菜子等
　下元不固　├遗精早泄──古单用，今配金樱子、覆盆子、韭菜子等
　诸证　　　├宫冷不孕──常配淫羊藿、当归、巴戟天、韭菜子等
　　　　　　├带下清稀──常配芡实、乌贼骨、龙骨、附子等
　　　　　　├遗尿尿频──常配益智仁、乌药、覆盆子、山药等
　　　　　　└腰膝冷痛──常配炒杜仲、续断、桑寄生、狗脊等

【用法用量】本品内服3~6g，多入丸散，也可入煎。

【使用注意】本品为矿物药而温燥有毒，能伤阴助火，故阴虚火旺者均忌服，

不宜大量或久服。或云为强致癌物质，不提倡服用，特别是研末服用。

胡芦巴

【来源】始载于《嘉祐补注神农本草》，原名葫芦巴。源于豆科植物胡芦巴 *Trigonella foenum-graecum* L.的干燥成熟种子。又名香豆子。

【药性】苦，温。归肝、肾经。

【性能特点】

苦燥温补

└→温补而燥→入肝肾经→温肾阳、暖肝、逐寒湿

※ 与蛇床子相比，虽为温肾散寒除湿之品，但祛寒燥湿力较强，尤宜阳虚兼寒湿者，并能暖肝。

【功效应用】

1. 温肾阳、除寒湿

◎阳痿遗精——常配韭菜子、菟丝子、沙苑子、枸杞等

◎宫冷不孕——常配淫羊藿、巴戟天、当归、仙茅等

◎肾寒虚冷胁腹胀痛——常配附子、干姜、陈皮、青皮等

◎寒湿下注脚气肿痛——常配蛇床子、木瓜、吴茱萸、槟榔等

2. 暖肝散寒

◎寒疝腹痛——常配木香、香附、青皮等

【用法用量】本品内服3~10g，煎汤或入丸散。

【使用注意】本品苦温燥热，易伤阴助火，故阴虚火旺或有湿热者忌服。

蛇床子

【来源】始载于《本经》。源于伞形科植物蛇床 *Cnidium monnieri*（L.）Cusson 的干燥成熟果实。

【药性】辛、苦，温。归肾经。

【性能特点】

辛散苦燥温补

└→温补散燥→入肾经┬→温阳、散寒

　　　　　　　　　　└→燥湿、祛风、杀虫→止痒

※ 与胡芦巴相比，虽均苦燥温补，为温肾散寒除湿之品。但唯燥湿力较强，又兼辛味而善祛风杀虫止痒。

【功效应用】

温肾壮阳、燥湿散寒、祛风杀虫、止痒

◎阳痿遗精——常配韭菜子、菟丝子、沙苑子、枸杞等

◎宫冷不孕——常配淫羊藿、巴戟天、当归、仙茅等

◎湿痹腰痛——常配独活、制苍术、木瓜、制川乌等

◎寒湿带下——常配制苍术、白术、芡实、山药、乌药等

◎皮肤湿疹——常配地肤子、木槿皮、土茯苓、炒苍耳子等

【用法用量】本品内服3~9g，煎汤或入丸散。外用15~30g，煎汤熏洗或研末敷。

【使用注意】本品辛散苦燥温补，易伤阴助火，故阴虚火旺及下焦湿热者不宜服。

仙　茅

【来源】始载于《雷公炮炙论》。源于石蒜科植物仙茅 *Curculigo orchioides* Gaertn.的干燥根茎。

【药性】辛，热。有毒。归肾、肝、脾经。

【性能特点】

辛热燥散，温补有毒

└─→温补散燥──→入肝肾经→补肾壮阳、强筋健骨、祛风除湿
　　　　　　└─→兼入脾经→散寒温脾→止泻

※ 治肝肾亏虚、阳气衰微及风寒湿痹兼肝肾虚或肾阳虚者可选，治脾虚有寒者可用。

※ 与淫羊藿、巴戟天相比，虽均能壮肾阳、强筋骨、祛风湿，但燥热性强而有毒，且兼入脾经，能温脾止泻。

【功效应用】

1. 补肾壮阳、强筋健骨

◎肾虚阳衰┬阳痿精冷——常配金樱子、枸杞、沙苑子、鹿茸等
　　　　　├宫冷不孕——常配淫羊藿、巴戟天、当归、小茴香等
　　　　　├遗尿尿频——单用泡酒，或配覆盆子、桑螵蛸等
　　　　　└筋骨无力——常配巴戟天、桑寄生、炒杜仲、刺五加等

2. 祛风除湿散寒

◎风寒湿痹兼阳虚——常配桂枝、独活、羌活、刺五加等

3. 温脾止泻

◎脾肾阳虚腹痛泄泻——常配干姜、炒白术、茯苓、党参等

此外，治月经不调、更年期高血压或综合症，证属阴阳两虚，常配淫羊藿、当归、巴戟天、知母、黄柏，如二仙汤。

【用法用量】本品内服3~9g。水煎或泡酒，也可入丸散。

【使用注意】本品辛热有毒，有伤阴助火之弊，久服极易令人口舌焦燥，故用量不宜过大，不能长期服用，阴虚火旺与湿热火毒者忌服。

淫羊藿

【来源】始载于《本经》。源于小檗科植物淫羊藿 *Epimedium brevicornum* Maxim.等的干燥地上部分。又名仙灵脾。

【药性】辛、甘，温。归肝、肾经。

【性能特点】

辛散甘补温燥

　　→温补燥散→入肝肾经→补肾阳、强筋骨、祛风湿

※ 其叶形似小豆而圆薄，故古称为藿。早在南北朝时期，著名药物学家陶弘景曾云："服此使人好为阴阳。西川北部有淫羊，一日百遍合，盖食藿所致，故名淫羊藿。"研究证明，其有雄性激素样作用。

※ 与仙茅、巴戟天相比，虽均能壮肾阳、强筋骨、祛风湿，但兼甘味与入肝经，燥热性虽小而疗效确切。不但补肾阳力强，而且祛风湿力也较强。

※ 既善治肝肾亏虚、阳气衰微诸证，又可治风寒湿痹兼肝肾虚或肾阳虚者。

【功效应用】

1. 补肾阳、强筋骨

◎肾虚阳衰┬阳痿精冷——单用或配金樱子、枸杞、沙苑子等
　　　　　├宫冷不孕——单用或配仙茅、巴戟天、当归、小茴香等
　　　　　├遗尿尿频——常配覆盆子、桑螵蛸、菟丝子、乌药等
　　　　　└筋骨无力——常配巴戟天、桑寄生、炒杜仲、刺五加等

2. 祛风湿

◎风寒湿痹兼阳虚——常配桂枝、独活、羌活、刺五加等

此外，治偏枯不遂（小儿麻痹症），急性期制成注射液，能抑制脊髓灰质炎病毒；后遗症期能强筋骨，多配桑寄生、五加皮、萆薢、炒杜仲等。

治月经不调、更年期高血压病或综合征，证属阴阳两虚，常配仙茅、当归、巴戟天、知母、黄柏，如二仙汤。含黄酮苷，口服淫羊藿总黄酮苷片，治冠心病有效。

【用法用量】本品内服10~15 g，煎汤，或浸酒、熬膏及入丸散。壮阳当用羊油炒。

【使用注意】本品辛燥温热，有伤阴助火之弊，故阴虚火旺与湿热火毒者忌服。

巴戟天

【来源】始载于《本经》。源于茜草科植物巴戟天 *Morinda officinalis* How的干燥根。

【药性】辛、甘，微温。归肾、肝经。

【性能特点】

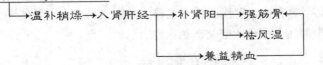

※ 与仙茅、淫羊藿相比，虽均能壮肾阳、强筋骨、祛风湿，但微温而燥热性最小，药力平和，且兼益精血。

※ 治肝肾亏虚、阳气衰微诸证及风寒湿痹兼肝肾虚常用，治宫冷不孕、月经不调及经寒痛经可投。

【功效应用】

1. 补肾阳、益精血

◎肾阳虚衰精亏血虚有寒

- 阳痿精冷——常配鹿茸、金樱子、枸杞、沙苑子等
- 宫冷不孕——常配仙茅、肉桂、当归、艾叶等
- 遗尿尿频——常配覆盆子、桑螵蛸、益智仁、乌药等
- 月经不调——常配当归、川芎、炒白芍、柴胡、香附等
- 经寒痛经——常配当归、炮姜、艾叶、川芎、肉桂等

2. 强筋骨、祛风湿

◎肝肾亏虚腰膝酸软——常配炒杜仲、桑寄生、续断、刺五加等。

◎风寒湿痹兼肝肾虚——常配独活、桑寄生、淫羊藿、熟地等。

此外,治月经不调、更年期高血压病或更年期高血压综合征,证属阴阳两虚,常配仙茅、淫羊藿、知母、黄柏、当归,如二仙汤。

【用法用量】本品内服 10~15 g,煎汤或入丸散。

【用法用量】本品辛燥温热,有伤阴助火之弊,故阴虚火旺与湿热火毒者忌服。

杜　仲

【来源】始载于《本经》。源于杜仲科植物杜仲 *Eucommia ulmoides* Oliv. 的干燥树皮。

【药性】甘,温。归肝、肾经。

【性能特点】

甘温补虚

→温补→入肝肾经→补肝肾 → 强筋骨、降血压
　　　　　　　　　　　　　→安胎

※ 与续断、狗脊相比,虽均入肝肾经而能补肝肾、强筋骨,但甘温而补力较强,并能安胎。

※ 既为治肝肾亏虚之腰痛、筋骨无力之佳品,又为治肝肾亏虚胎动不安或频惯堕胎之良药,还为治高血压属肝肾亏虚或肝阳上亢者所常用。

※ 研究证明,其既使血压降低,又改善头晕头昏等症状;还兼利尿,以利于降压。炒用比生用好,煎剂比酊剂好。

【功效应用】

1. 补肝肾、强腰膝、安胎

◎肝肾亏虚诸证

- 肾虚腰痛——常配补骨脂、核桃仁,即青娥丸,或再配续断等
- 筋骨无力——可配鹿胎、肉苁蓉、萆薢等,如张氏金刚丸
- 小儿麻痹后遗症——可配鹿胎、萆薢、马钱子等,如加味金刚丸
- 胎动不安——常配菟丝子、桑寄生、续断、阿胶等
- 频惯堕胎——常配桑寄生、菟丝子、续断、艾叶等

2. 降血压

◎高血压 ┌肝肾亏虚者——常配熟地、当归、磁石、牛膝、钩藤等
　　　　　└肝阳上亢者——常配夏枯草、钩藤、天麻、白芍、牡蛎等

【用法用量】本品内服 10~15 g，煎汤或入丸散。炒用疗效较佳。

【使用注意】本品甘温补虚，易伤阴助火，故阴虚火旺者慎服，不宜单用。

续　断

【来源】始载于《本经》。源于川续断科植物川续断 *Dipsacus asperoides* C.Y.Cheng et T.M. Ai 的干燥根。

【药性】苦、甘、辛，微温。归肝、肾经。

【性能特点】

甘补微温，苦泄辛散

```
         ┌→生用→温补行散
         │           ┌→补肝肾→强筋骨、安胎
         │       ┌→入肝肾经→→行血脉→续筋骨→消伤肿、止痛
         │                   └→扶正托疮、消肿生肌→促疮疡愈合
         └→炒炭→温补行散中兼收敛→止血→虚寒出血兼瘀
```

※ 温补行散，有补而不滞之长，虽补力不及杜仲，但兼行散，为妇、伤、外、内科所常用。

※ 生用、炒炭性能有别，生用温补行散，炒炭温补行散兼收敛。

【功效应用】

1. 补肝肾、强腰膝、安胎

◎肝肾亏虚诸证 ┌肾虚腰痛——常配杜仲、桑寄生、牛膝、木瓜等
　　　　　　　├筋骨无力——可配杜仲、牛膝、巴戟天、熟地等
　　　　　　　├胎动欲堕——常配菟丝子、桑寄生、阿胶，如寿胎丸
　　　　　　　├胎漏下血——常配阿胶、菟丝子、苎麻根、艾炭等
　　　　　　　└血瘀崩漏——常炒炭后配熟地炭、藕节炭、艾炭等

2. 通血脉、续筋骨

◎筋骨折伤——常配骨碎补、自然铜、土鳖虫、乳香等，如接骨丹

◎痈疽溃疡——常配紫花地丁、连翘、金银花、当归、黄芪等

◎乳痈肿痛——常配蒲公英、牛蒡子、瓜蒌、鹿角霜等

◎乳汁不下——常配王不留行、漏芦、穿山甲等

【用法用量】本品内服 10~20 g，水煎或入丸散。外用适量，研末调敷。治崩漏下血宜炒炭用。

【使用注意】本品甘补微温，有伤阴助火之虞，故阴虚火旺者不宜单用。

狗　脊

【来源】始载于《本经》。源于蚌壳蕨科植物金毛狗脊*Cibotium barometz*（L.）J.Sm.的干燥根茎。又名金毛狗脊。

【药性】苦、甘，温。归肝、肾经。

【性能特点】

甘温而补，苦能燥泄

　　┌→温补燥散→入肝肾经┬→补肝肾→强筋骨→兼固涩
　　　　　　　　　　　　　└→祛风寒湿邪

※ 温补燥散，虽补力不及杜仲，但兼能祛风寒湿邪。

※ 善治肝肾虚兼风寒湿痹，尤宜腰背强痛俯仰不利（退行性脊椎炎）者。

※ 兼固涩，治肾虚不固小便不禁与冲任虚寒，白带过多宜用。

【功效应用】

1. 补肝肾、强腰膝、祛风湿

◎肝肾亏虚兼有风湿┬腰背强痛┬常配杜仲、续断、牛膝、木瓜、
　　　　　　　　　├俯仰不利┘塞隆骨、熟地黄等，如狗脊饮
　　　　　　　　　├腰痛较弱——常配熟地、牛膝、海风藤，秦艽等
　　　　　　　　　└筋骨无力——常配桑寄生、杜仲、当归、黄芪等

2. 兼固涩

◎肾气不固┬小便不禁——常配桑螵蛸、覆盆子、益智仁等
　　　　　└白带过多——常配乌贼骨、白蔹、鹿茸、山药等

【用法用量】本品内服 10~15 g，煎汤，或入丸散，或浸酒。

【使用注意】本品温补固涩，故肾虚有热、小便不利或短赤、口苦口干者忌服。

骨碎补

【来源】始载于《雷公炮炙论》。源于水龙骨科植物槲蕨*Drynaria fortunei*(Kunze) J. Sm,的干燥根茎。又名申姜、猴姜。

【药性】甘、苦，温。归肝、肾经。

【性能特点】

甘补苦泄温通

　　┌→温补行散┬→入肾经→补肾→强骨────┐
　　　　　　　　└→入肝经┬→活血→止痛──→续伤（续筋接骨）
　　　　　　　　　　　　　└→止血

※ 既补肾强骨，又活血止血止痛，为治肾虚腰痛与筋伤骨折之要药。

【功效应用】

补肾强骨止痛、活血止血续伤（续筋接骨）

◎肾虚
- 腰痛——常配杜仲、牛膝、桑寄生等
- 耳鸣耳聋——以其煎汤送服六味地黄丸
- 牙痛——单用水煎服，或配他药
- 泄泻——可配炒白术、补骨脂、沙苑子等

◎跌打损伤、筋伤骨折——常配续断、川芎、丹参、黄芪等

此外，治链霉素所致耳聋耳鸣，可单用，或分别配生葛根或配黄精等。治斑秃，可配闹羊花或配斑蝥、辣椒、松针等浸酒外涂。

【用法用量】本品内服9~20g，水煎或入丸散。外用适量，鲜品捣敷或干品研末调敷，也可浸酒外涂。

【使用注意】本品苦温燥散，易伤阴助火，故阴虚内热及无瘀血者不宜服。既活血化瘀又续筋接骨的药还有自然铜、土鳖虫、川续断，要注意鉴别。

羊红膻

【来源】始载于《陕西新医药》1972年第1期。源于伞形科植物刻叶茴芹 *Pimpinella thelungiana* Wolff的干燥根或全草。

【药性】甘、辛，温。归肾、脾、心、肺经。

【性能特点】

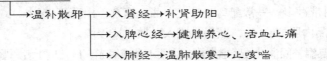

甘补辛散温通
→温补散邪
- →入肾经→补肾助阳
- →入脾心经→健脾养心、活血止痛
- →入肺经→温肺散寒→止咳喘

【功效应用】

1. **补肾助阳**

◎肾虚阳痿、精冷不育——单用或配淫羊藿、枸杞等

2. **健脾养心**

◎脾虚倦怠——单用或配党参、白术、黄芪等

◎虚烦心悸——可配甘草、大枣、炒枣仁等

3. **活血止痛**

◎血瘀胸痹心痛——可配丹参、川芎、红花等

4. **温肺散寒**

◎肺寒咳喘——可配苦杏仁、苏子、炙麻黄、甘草等

【用法用量】本品内服10~15g，水煎，沸水泡，或入丸散。

【使用注意】本品甘辛性温，能伤阴助火，故阴虚内热及肺热咳嗽者忌服。

第三节 补血药

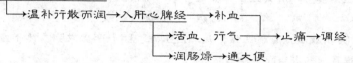

当 归

【来源】 始载于《本经》。源于伞形科植物当归*Angelica sinensis*（Oliv.）Diels的干燥根。

【药性】 甘、辛，温。归肝、心、脾经。

【性能特点】

甘能润补，辛温行散

→温补行散而润→入肝心脾经─→补血
                →活血、行气 ──→止痛→调经
                →润肠燥→通大便

※ 温补行散兼润，凡血虚、血瘀、气滞、有寒、肠燥者宜用，为妇、内科之良药。

【功效应用】

1. 补血活血、调经止痛

◎妇科血虚 ┌月经不调──常配川芎、芍药等，如四物汤
血瘀诸证 ├痛经经闭──常配桃仁、红花等，如桃红四物汤
         ├异位妊娠──常配三棱、莪术、丹参等，如宫外孕方
         ├磕碰伤胎──常配川芎、续断等，如佛手散
         └产后瘀痛──常配川芎、桃仁、炮姜等，如生化汤

◎内科 ┌血虚萎黄──常配黄芪、熟地、制何首乌等，如当归补血汤
      ├虚寒腹痛──常配桂枝、白芍、饴糖等，如当归建中汤
      ├血痹痛麻──常配鸡血藤、木瓜、白芍等
      └风湿久痹──常配桑寄生、威灵仙、独活、蕲蛇等

◎外科痈疽疮疡 ┌久溃不敛──常配黄芪、桂枝等，如十全大补汤
              ├脓成日久不溃──常配黄芪、皂刺等，如透脓散
              └初起未脓──配金银花、天花粉等，如仙方活命饮

◎伤科跌打瘀肿──常配穿山甲、大黄、天花粉等，如复元活血汤

2. 润肠通便

◎肠燥便秘──常配肉苁蓉、枳壳、牛膝等，如济川煎

此外，还能止咳平喘，治久咳虚喘夹痰证属肾虚水泛，可配熟地、陈皮、茯苓等，如金水六君煎；治夜咳久不愈者，可在辨证组方的基础上加入当归。能升高白细胞，常配黄芪治放疗、化疗白细胞减少证属气血双亏者。

【用法用量】 本品内服5~15g，煎汤，浸酒，熬膏，入丸散。外用适量，多入药膏中用。当归身补血，当归尾破血，全当归和血。一般生用，酒炒增强活血作用，血瘀有寒宜用。

【使用注意】

本品主甘补温润，故湿盛中满、大便泄泻者忌服。

熟地黄

【**来源**】始载于《备急千金要方·卷二十七》，原名熟干地黄。源于玄参科植物地黄 *Rehmannia glutinosa* Libosch.根的炮制加工品。

【**药性**】甘，微温。归肝、肾经。

【**性能特点**】

质润黏腻，甘补微温

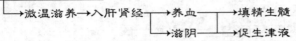

※ 补血滋阴而微温，滋腻性强，凡血虚有寒、阴血两虚或阴虚热不盛及阴阳两虚者均宜，脾胃虚弱者当配健脾胃药。

【**功效应用**】

1. **养血滋阴、填精补髓**

◎血虚 ┬萎黄眩晕——常配当归，如内补丸

┣心悸气短——常配人参，如两仪膏

┣月经不调——常配当归、川芎等，如四物汤

┗崩漏——常配当归、党参、乌贼骨等

◎肾阴虚 ┬腰酸盗汗——常配山药、丹皮等，如六味地黄丸

┗火旺潮热——常配知母、黄柏等，如知柏地黄丸

◎精血虚 ┬头晕眼花——常配当归、枸杞、楮实等

┣耳鸣耳聋——常配菖蒲、磁石等，如耳聋左慈丸

┗须发早白——常配制何首乌、女贞子、墨旱莲等

2. **生津液**

◎阴虚津亏消渴——常配生山药、山茱萸等，如六味地黄丸

此外，治肾虚水泛咳喘，常配当归、陈皮、半夏等，如金水六君煎。

【**用法用量**】本品内服10~30g，煎汤或入丸散膏剂。为防其滋腻，宜与健脾胃的砂仁、陈皮等同用。

【**使用注意**】本品滋腻恋邪，易碍消化，故脾胃气滞、痰湿内阻之脘腹胀满、食少便溏者忌服。

附注：鲜地黄、干地黄、熟地黄性效比较

鲜地黄：寒，能清热凉血、滋阴生津、润肠，热盛津伤者宜之。

干地黄：寒，能滋阴凉血、清热生津、润肠，津伤血热，肠燥者宜之。

熟地黄：微温，能养血滋阴、填精生髓，血虚，阴虚热不甚者宜之。

何首乌

【**来源**】始载于李翱《何首乌录》。源于蓼科植物何首乌 *Polygonum multiforum* Thunb.的干燥块根。

【药性】苦、甘、涩，微温。归肝、肾经。

【性能特点】

生用、制用性效有别，入肝肾经

├─制用→微温甘补兼涩，不燥热不滋腻
│　　　　└→补虚兼涩敛→补肝肾、益精血→乌须发、强筋骨。
└─生用→平偏凉，多苦泄，少甘补，且兼润
　　　　└→清解行散兼补润┬→解毒→截疟
　　　　　　　　　　　　　└→润肠→缓通便

※ 制首乌善滋补精血，不燥不腻，兼敛精气，故为滋补良药。

※ 制首乌所含卵磷脂为生成神经组织与血球细胞膜的主要物质，可证其具滋补精血之效。

【功效应用】

1. 补肝肾、益精血、乌须发、强筋骨、敛精气（制用）

◎精血亏虚诸证┬─面色萎黄、苍白——常配熟地黄、当归、党参等
　　　　　　　├─腰膝酸软┐
　　　　　　　├─头晕眼花─┤常配枸杞、菟丝子、当归、牛膝、
　　　　　　　├─须发早白─┤补骨脂、茯苓等，如七宝美髯丹
　　　　　　　├─遗精不育┘
　　　　　　　├─崩漏带下——常配当归、茯苓、白术、乌贼骨等
　　　　　　　└─月经不调——常配当归、川芎、赤芍或白芍等

2. 解毒兼行散（生用）

◎疮肿日久兼正虚——常配蒲公英、金银花、黄芪等
◎瘰疬日久兼证虚——常配夏枯草、浙贝母、猫爪草等

3. 截疟兼补虚（生用）

◎体虚久疟——常配常山、青蒿等

4. 润肠通便（生用）

◎血虚肠燥便秘——常配炒枳壳、当归、决明子等
此外，尚可降血脂，治高血脂、脂肪肝，用量多在15g以上。

【用法用量】本品内服10~30g，煎汤，熬膏，浸酒，入丸散。外用适量，煎汤洗，研末撒或调敷。补益精血当用制首乌，截疟、解毒、润肠通便宜用生首乌。鲜首乌的解毒润肠作用较干生首乌更佳。

【使用注意】本品制用微温甘补兼涩，故湿滞痰壅者不宜服。生用缓通大便，故脾虚便溏者慎服。

龙眼肉

【来源】始载于《本经》，原名龙眼。源于无患子科植物龙眼 *Dimocarpus longan* Lour.的干燥假种皮。

【药性】甘，温。归心、脾经。

【性能特点】

甘润温补

└─→温补→入心脾经→补心脾、益气血→安心神

※ 药食兼用，甘甜温补，且不滋腻，故为滋补心脾之良药。

【功效应用】

补心脾、益气血、安心神

◎心脾两虚惊悸失眠健忘——常配酸枣仁等，如归脾汤

◎体虚羸瘦——常配制何首乌、当归、熟地等

◎气血双亏——常配党参、大枣等

【用法用量】本品内服10~15g，大剂量30g，煎汤，熬膏，浸酒，入丸剂。

【使用注意】本品甘温，易生湿助火，故湿阻中满或内有停饮、停痰、郁火者忌服。虽可食用，但不能无节制过量服食，最多不超过60g，多则口鼻出血。

阿 胶

【来源】始载于《本经》。源于马科动物驴 *Equus asinus* Linnaeus 的皮，经漂泡去毛后熬制而成的胶块。

【药性】甘，平。归肝、肾经。

【性能特点】

甘能补，质黏腻，平不偏

└─→平补滋润 ─→入肝经→补血、止血

　　　　　　　└─→入肾经→滋阴→润燥（肠燥、肺燥）

※ 滋补力强，能促进红细胞和血红蛋白生长，为血肉有情之品。

※ 善补血、滋阴、止血，凡血虚、阴亏、阴血双亏皆宜，兼出血者尤佳。

【功效应用】

1. 补血

◎血虚萎黄眩晕惊悸——单用，或配黄精、当归、地黄等

2. 滋阴

◎阴虚心烦不眠——常配麦冬、生地、丹参等

◎阴虚风动惊惕肉瞤——常配白芍、生龟甲、生地等，如大定风珠

3. 止血

◎血虚有寒崩漏经多——常配艾叶等，如胶艾汤

4. 润燥

◎肺燥咳嗽 ┌凉燥者——常配杏仁、百部、紫菀等
　　　　　　└温燥者——常配桑叶、川贝母、南沙参等

◎虚劳咳嗽痰中带血——常配知母、川贝母、白及等

◎肠燥便秘——常配火麻仁、郁李仁、决明子、炒枳壳

此外，治阴虚小便不利、水肿，常配猪苓、茯苓、滑石等，如猪苓汤；治久痢血虚，可配木香、黄连、当归等。

【用法用量】本品内服5~10g，用开水或黄酒化开，入汤剂应烊化冲服，亦可入丸服。阿胶虽不入煎，而阿胶珠则可以入煎。止血宜蒲黄炒，润肺宜蛤粉炒。

【使用注意】本品滋腻黏滞，故脾胃不健、纳食不佳、消化不良及大便溏泻者忌服。

附：新阿胶 始载于《山东中医杂志》1985年第6期。源于猪科动物猪 *Sus scrofa domestica* Brisson 的皮，经漂泡去毛后熬制而成的胶块。性味归经功效应用同阿胶，可代阿胶。

黄明胶 始载于《图经本草》，附阿胶条。源于牛科动物牛 *Bos taurus domesticus* Gmelin. 的皮，经漂泡去毛后熬制而成的胶块。性味归经功效应用同阿胶，可代阿胶。

　　　　　　　　　　　❀ 白 芍 ❀

【来源】始载于《本经》，原名芍药。源于毛茛科植物芍药 *Paeonia lactiflora* Pall.的干燥根。

【药性】酸、甘、苦，微寒。归肝、脾经。

【性能特点】

甘补酸敛，苦微寒兼清泄

→养血敛阴→入肝脾经→平肝、柔肝→调经、止痛
　　　　　　　　　　→止汗

※ 肝为刚脏，体阴用阳，主疏理条达，主藏血，血虚阴亏则肝阳偏亢、肝失柔和，白芍养血敛阴，阴血足，阳亢消，肝体阴用阳之功即得以恢复，故曰平肝、柔肝。

※ 主入肝经，既养血敛阴，又平肝柔肝止痛，还略兼清热，为治血虚阴亏、肝阳亢、虚风内动、肝急诸痛之要药，兼内热或便秘者宜生用，兼里寒或便溏者宜炒用。

※ 既敛肝阴，又敛营阴，故善敛阴止汗。凡体虚多汗，无论盗汗自汗还是风寒表虚汗出不止皆可选用。

※ 善平肝柔肝止痛，为治肝急诸痛要药，无论兼寒兼热、属虚属实抑或虚实夹杂，也无论是平滑肌痉挛还是横纹肌痉挛，皆可酌选，常与甘草相须为用。

※ 白芍、赤芍，汉代不分，《本经》通称芍药。南朝梁代，陶弘景《本经集注》首言芍药有赤、白两种，并云白质优，赤小利。唐宋已有赤白之分，《太平圣惠方》祛邪多用赤，补虚多用白。金元时期，成无己《注解伤寒论》云：白补而赤泻，白收而赤散。明代《滇南本草》《本草品汇精要》将其分列，遂成事实。

【功效应用】

1. 养血调经

◎血虚面白无眩晕耳鸣——可配熟地黄、制首乌、当归等

◎妇科、血虚、诸证 ┬ 月经不调 ┐ 配川芎、地黄、当归，如四物汤
              ├ 痛经 │ 偏热再配黄芩、栀子、丹皮等
              ├ 崩漏 │ 偏寒再配官桂、艾叶、小茴香等
              └ 妊产诸疾 ┘ 兼肝郁再配柴胡、香附、蒺藜等

2. 敛阴止汗

◎体虚多汗 ┬ 盗汗——常配五味子、浮小麦、黄柏、知母等
        ├ 自汗——常用炒白芍配桂枝、黄芪、煅龙骨等
        └ 外感风寒表虚自汗——常配桂枝、生姜、大枣等

3. 平抑肝阳

◎虚风内动惊惕肉瞤——常配龟甲、地黄、生牡蛎等，如大定风珠

◎肝阳上亢——常配生地黄、生牛膝、生赭石等，如镇肝息风汤

4. 柔肝止痛

◎肝急诸痛 ┬ 肝郁胁痛——再配柴胡、香附、当归等，如逍遥散
（常配甘草）│ ┌ 肝气乘脾——常配防风等，如痛泻要方
         ├ 脘腹挛急痛 ┼ 中寒肝乘脾——常配饴糖等，如小建中汤
         │ ├ 热痢里急后重——常配黄连等，如芍药汤
         │ └ 术后肠粘连——常配木香等，如粘连松解汤
         └ 四肢挛急痛 ┬ 血虚不养筋——配木瓜、鸡血藤等
                 └ 久痹血虚兼瘀——配羌活、独活等

此外，治习惯性便秘，可用大量生白芍配甘草、枳壳同用。治糖尿病证属阴血亏虚而热胜者，以生白芍配天花粉、黄连同用。

【用法用量】本品内服 5~10 g，大剂量 15~30 g，煎汤，或入丸散。炒用偏温，故养血调经多炒用，平肝敛阴多生用。杭白芍效最佳。

【使用注意】本品微寒有伤阳之虞，故阳衰虚寒者不宜单用。反藜芦，故内服忌与藜芦同用。

附注：赤芍与白芍性效简比

赤芍：微寒，能清热凉血，活血化瘀，止痛，清肝火，治疗血热，血瘀，肝火诸症。

白芍：微寒，能养血敛阴，平肝柔肝调经止痛，止汗，治疗血虚阴亏，肝旺，肝急，虚汗。

第四节　补阴药

南沙参

【来源】始载于《本经》，原名沙参。源于桔梗科植物轮叶沙参 *Adenophora*

tetraphylla（Thunb.）Fisch.等的干燥根。

【药性】甘、微苦，微寒。归肺、胃经。

【性能特点】

甘补而微苦微寒清泄

┌→清补→入肺胃经→清肺胃热、养肺胃阴、兼益气→生津
└─────────────→兼祛痰→止咳嗽←───────┘

※ 源于桔梗科，药用历史久，汉代《本经》即载，功善清补。

※ 与北沙参一样，均为清热养阴生津之品，肺胃阴伤有热宜用。然因其兼微苦味，清泄力较强，且兼祛痰、益气，故燥咳痰黏有热者最宜。又因其质虚轻清上浮，故治肺热咳嗽痰黏、口干而表邪又未尽者也可酌选。

※ 还兼益气，故阴虚有热兼气虚者亦可酌选。

【功效应用】

1. 清肺养阴、祛痰益气

◎燥热咳嗽——常配桑叶、苦杏仁、麦冬等，如沙参麦门冬汤

◎阴虚劳嗽——常配天冬、麦冬、知母、川贝母等

◎肺热咳嗽痰黄——常配桑白皮、瓜蒌、黄芩、浙贝母等

◎热咳有痰兼表——常配黄芩、桑叶、枇杷叶、桔梗等

◎气阴两虚口渴——常配麦冬、太子参、黄精等

2. 益胃生津

◎胃阴虚 ┌热病伤阴者——常配鲜生地、鲜石斛等
　　　　└久病伤阴津亏者——常配石斛、玉竹等，如益胃汤

【用法用量】本品内服10~15 g，鲜品15~60 g，煎汤或入丸散。鲜用，即常用的鲜沙参，清热养阴生津力较好，热病津伤者每用。

【使用注意】本品甘微寒而清补，故风寒作嗽、寒饮喘咳及脾胃虚寒者忌服。又反藜芦，故内服不宜与藜芦同用。

北沙参

【来源】始载于《本草汇言》。源于伞形科植物珊瑚菜 *Glehnia littoralis* Fr.Schmidt ex Miq.的干燥根。

【药性】甘，微寒。归肺、胃经。

【性能特点】

甘补微寒清泄

└→清养→入肺胃经→清肺胃热、养肺胃阴→生津

※ 源于伞形科，药用史短。明代《本草汇言》率先使用"真北沙参"之名。明末清初，北沙参逐步从沙参中分出。至清中期，《本草从新》随将沙参分南北两种分论。

※ 与南沙参一样，为清热养阴生津之品，肺胃阴伤有热宜用。然因其质较瓷实、

味唯甘而滋阴力强，故肺胃阴伤较重兼热者多用，如燥热咳嗽无痰或阴虚劳嗽等。

【功效应用】

1. 清肺养阴

◎阴虚劳嗽——常配天冬、麦冬、知母、川贝母等

◎燥热咳嗽——常配桑叶、苦杏仁、麦冬等，如沙参麦门冬汤

◎肺热咳嗽——常配桑白皮、浙贝母、瓜蒌、黄芩等

2. 益胃生津

◎胃阴虚 ┌热病伤阴者——可配鲜生地、鲜石斛等

└久病伤阴津亏者——常配石斛、玉竹等，如益胃汤

此外，治肝肾阴虚、血燥气郁，可配生地、枸杞、川楝子等，如一贯煎。

【用法用量】本品内服10~15g，鲜品20~30g，煎汤、入丸散或熬膏服。

【使用注意】本品甘补微寒，故风寒作嗽、脾胃虚寒及寒饮喘咳者忌服。

石　斛

【来源】始载于《本经》。源于兰科植物环草石斛 *Dendrobium loddigesii* Rolfe.、铁皮石斛 *Dendrobium candidum* Wall.ex Lindl. 或金钗石斛 *Dendrobium nobile* Lindl. 等的新鲜或干燥茎。

【药性】甘，微寒。归胃、肾经。

【性能特点】

甘能滋养，微寒清凉

└→甘腻清养┬→入肾经→滋肾阴、清虚火→强腰、明目

　　　　　└→入胃经→养阴清热→益胃生津→止渴

※ 既滋阴又清热，既退虚热又除实热，凡阴亏津伤有热者皆可投用，兼虚热者径用，兼实热火毒者当配清热泻火之品。

【功效应用】

1. 养胃生津、滋阴清热

◎热病津伤（气分、营分、血分）——常配生地、麦冬、玄参等

◎胃阴亏虚（口干舌燥）——常配沙参、玉竹等，如益胃汤

◎阴虚发热——常配生地、青蒿、白薇、地骨皮等

◎内热消渴——常配天花粉、玉竹、麦冬、知母等

2. 明目强腰

◎阴亏视力减退——常配枸杞、石决明等，如石斛夜光丸

◎阴虚腰膝酸软——常配熟地、桑寄生、牛膝等

【用法用量】本品内服6~15g，鲜品15~30g，煎汤，熬膏或入丸散。鲜石斛清热生津力强，热病伤津者多用；一般阴虚口干可用干石斛。干品入汤剂宜先煎。

【使用注意】本品甘补恋邪助湿，故温热病不宜早用，湿温尚未化燥者忌服。

附注：霍山石斛（简称霍石斛），效佳而性不太寒，宜老人、体虚津亏不宜大

寒者。川石斛，宜用于胃阴不足者。金钗石斛，作用较差而价廉，症轻者可用。耳环石斛（又名枫斗），价贵而生津力最强，寒凉性差，可代茶用。

天 冬

【来源】始载于《本经》，原名天门冬。源于百合科植物天冬 *Asparagus cochinensis* (Lour.) Merr. 的干燥块根。

【药性】甘、苦，大寒。归肺、肾经。

【性能特点】

甘润滋养，苦寒清降

→清养滋润→入肺肾经→清肺降火滋阴→生津润燥 ┬→止咳、通便
                           └→止渴

※ 清热养阴润肠。善清养肺肾之阴，凡肺肾阴虚火旺者每用。

※ 与麦冬同源百合科而功效相似，虽均能清热养阴润肠，但因其甘苦大寒，清润滋腻性强，故清火润燥力与滋腻性均强于麦冬。

【功效应用】

1. 清肺养阴

◎燥热咳嗽——常与麦冬同用，再配知母、贝母等

◎劳嗽咳血——常与麦冬同用，再配川贝母、百部、白及等

◎久咳伤阴——常与麦冬同用，再配紫菀、百部、川贝母等

◎肺火咳喘痰黄——常配桑白皮、地骨皮、黄芩、生石膏等

◎热病阴伤口干 ┬无气虚——单用或配麦冬为膏，即二冬膏
        └兼气虚——常配人参、地黄，即三才汤

◎内热消渴——常与麦冬同用，再配天花粉、生葛根、知母等

◎咽喉肿痛 ┬肾阴虚虚火上炎——常配熟地、玄参、麦冬等
     └肺火炽盛——常配黄芩、桔梗、生甘草、射干等

2. 润肠通便

◎阴虚肠燥便秘——常与麦冬同用，再配知母、玄参、生地等

此外，治乳腺增生及乳腺癌，单用鲜品削皮隔水蒸服，或配柴胡、夏枯草、猫爪草、漏芦等。

【用法用量】本品内服 6~15 g，煎汤、熬膏、隔水蒸或入丸、散。

【使用注意】本品甘润滋养，苦寒清降，故虚寒泄泻、风寒或痰饮咳嗽者忌服。

麦 冬

【来源】始载于《本经》，原名麦门冬。源于百合科植物麦冬 *Ophiopogon japonicus* (L. f.) Ker-gawl. 的干燥块根。

【药性】甘、微苦，微寒。归肺、心、胃经。

【性能特点】

甘能补润，微苦微寒清泄

→清养滋润 →入肺胃经→清养肺胃→养阴生津 →润肺益胃止渴
　　　　　　　　　　　　　　　　　　 →润肠→通便

　　　　　 →入心经→清心养阴→除烦

※ 因其入肺心胃经，故善清养肺胃心之阴，凡肺胃心阴伤有热者每用。

※ 与天冬同源百合科而功效相似。虽均能清热养阴润肠，但因其甘微苦微寒，清滋性较弱，故清热润燥与滋腻性均弱于麦冬，并兼能清心除烦。

※ 因其清养而滋腻性不强，故治肺燥咳嗽常用，温燥或燥邪化火者尤宜。

【功效应用】

1. 清肺养阴

◎燥热咳嗽 ┌外感温燥——常配桑叶、阿胶等，如清燥救肺汤
　　　　　 └燥邪化火——常配天冬，或再配知母、川贝母等

◎劳嗽咳血——常配天冬同用，再配川贝母、百部、白及等

2. 养胃生津

◎胃阴亏虚 ┌无兼证——常配石斛、玉竹、南沙参等，如益胃汤
　　　　　 ├兼气逆呕呃——可配姜半夏、粳米、甘草等
　　　　　 └兼气虚——可配党参、五味子等，如党参生脉散

◎内热消渴——常配天冬同用，再配天花粉、生葛根、知母等

3. 清心除烦

◎心烦不眠 ┌阴虚火旺——可配知母、炒枣仁、黄柏等
　　　　　 ├热病邪入营血——可配生地、丹参、赤芍等
　　　　　 └气阴两虚自汗——常配人参、五味子，如生脉散

4. 润肠通便

◎阴虚肠燥便秘——常与天冬同用，再配知母、玄参、生地黄等

【用法用量】本品内服10~15g，煎汤、熬膏或入丸散。清养肺胃之阴多去心用，滋阴清心多连心用。

【使用注意】本品微寒润养，故风寒或痰饮咳嗽、脾虚便溏者忌服。

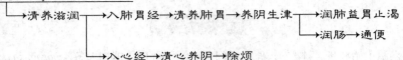

❀ 百 合 ❀

【来源】始载于《本经》。源于百合科植物卷丹 *Lilium lancifolium* Thunb.、百合 *Lilium brownii* F. E.Brown var.*viridulum* Baker等的干燥肉质鳞叶。

【药性】甘，微寒。归肺、心经。

【性能特点】

甘能补润，微寒清泄

→清养 →入肺经→清肺热、养肺阴→润肺而止咳
　　　 →入心经→清心热、养心阴→除烦而安神

※ 药食兼用，力较缓。

※ 善清养肺心，凡肺心阴虚有热即可酌选。

【功效应用】

1. 滋阴润肺

◎肺虚久咳——常配款冬花、生熟地等

◎劳嗽咳血——常配天冬、麦冬、川贝母、白及等

2. 清心除烦（安神）

◎虚烦惊悸——常配麦冬、生地、炒枣仁、磁石等

◎失眠多梦——常配茯神、酸枣仁、柏子仁等

◎精神恍惚心神不安——常配生地、知母等，如百合地黄汤等

此外，治疮肿不溃，单用鲜品，洗净捣烂外敷。

【用法用量】本品内服10~30g，煎汤，蒸食或煮粥食。外用适量，鲜品捣敷。

【使用注意】本品寒润，故风寒咳嗽或中寒便溏者忌服。

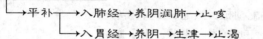

【来源】始载于《本经》，原名女萎。源于百合科植物玉竹 *Polygonatum odoratum*（Mill.）Druce 的干燥根茎。又名葳蕤。

【药性】甘，平。归肺、胃经。

【性能特点】

柔润甘补，平而不偏

```
                 ┌→入肺经→养阴润肺→止咳
└→平补
                 └→入胃经→养阴→生津→止渴
```

※ 功似沙参而清热力不及。

※ 长于养阴，短于清热。力平和，不腻不恋邪，凡阴虚无论兼否表证皆宜。

【功效应用】

1. 养阴润肺

◎燥咳 ┌温燥——常配桑叶、杏仁、川贝母等
　　　└凉燥——常配百部、款冬花、紫菀等

◎劳嗽——常配麦冬、天冬、川贝母、百部等

◎阴虚外感——常配白薇等，如加减葳蕤汤

2. 益胃生津

◎胃阴亏虚——常配沙参、石斛等，如益胃汤

此外，能降糖，治消渴属热不盛者，常配天花粉、百合、麦冬、生葛根等。能强心（大量用），治心衰属心阴不足者，常配麦冬、人参、五味子等。

【用法用量】本品内服10~15g，煎汤、熬膏或入丸散。阴虚热盛者宜生用，而热不甚者宜蒸制用。

【使用注意】本品柔润甘补，故脾虚有痰湿者不宜服。

黄 精

【来源】始载于《雷公炮炙论》。源于百合科植物黄精 *Polygonatum sibiricum* Red. 等的干燥根茎。

【药性】甘，平。归脾、肺、肾经。

【性能特点】

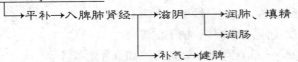

※ 功似山药，昰均能平补气阴（或平补三阴经），但能润肠，气阴虚便秘者宜用。

【功效应用】

滋阴润肺、补脾益气

◎肺燥咳嗽 ┌温燥者——常配紫苏、杏仁、紫菀等
　　　　　└凉燥者——常配桑叶、贝母、南沙参等

◎劳嗽久咳——常可配沙参、百部、川贝母等

◎肾虚精亏——常配枸杞，如二精丸

◎精血双亏——常配当归，如九转黄精丹

◎消渴 ┌热盛者——常配生石膏、知母、黄连等
　　　├阴伤重者——常配生地、熟地、知母等
　　　├阴阳两虚——常配枸杞、熟地、山萸肉等
　　　└气阴两虚——常配西洋参、山药、太子参等

◎脾胃虚弱 ┌气虚者——常配人参、白术、甘草等
　　　　　├阴虚者——常配玉竹、麦冬、石斛等
　　　　　└气阴两虚——常配山药、太子参、南沙参等

此外，能降血脂，治高血脂症，可配生何首乌、泽泻、女贞子等。治足癣，可单用泡酒外涂。治链霉素中毒性耳聋、耳鸣，以之配骨碎补，各15g，水煎服。

【用法用量】本品内服10~15g，鲜者30~60g，煎汤、熬膏或入丸散，干品入汤剂宜先煎。外用适量，煎水洗，或以酒、醋泡涂。

【使用注意】本品滋腻，易助湿邪，故脾虚有湿、咳嗽痰多及中寒便溏者忌服。

枸 杞

【来源】始载于《名医别录》，原附枸杞条，名枸杞实。源于茄科植物宁夏枸杞 *Lycium barbarum* L. 的干燥成熟果实。又名枸杞子。

【药性】甘，平。归肝、肾、肺经。

【性能特点】

质润甘补，平而偏温

└→平补 ┬→入肝肾经→┬补肝肾阴→明目
　　　　│　　　　　└益肾阳→治肾阳虚
　　　　└→入肺经→滋润肺脏→止嗽

※ 药食兼用，补虚而不燥热，药力较强。

※ 为平补阴阳之品，凡肾虚或肝肾亏虚者皆宜。

【功效应用】

1. 滋补肝肾明目

◎肝肾阴虚┬视物昏花─常配黄精，如二精丸
　　　　　├头晕目眩─常配菊花、熟地等，如杞菊地黄丸
　　　　　└腰膝酸软─再配炒杜仲、川续断、桑寄生等

◎阴血亏虚┬面色萎黄─常与鸡蛋同煮
　　　　　├须发早白─常配制何首乌、熟地、墨旱莲等
　　　　　└失眠多梦─再配炒枣仁、柏子仁、夜交藤等

◎阴阳精血俱虚┬全身羸瘦─单用口嚼服或配入食品食用
　　　　　　　├阳痿遗精─常配鹿茸等，如龟鹿二仙胶
　　　　　　　└宫虚不孕─常配菟丝子等，如五子衍宗丸

◎阴阳俱虚消渴——单用口嚼服，或配地黄、山药等

2. 兼润肺止嗽

◎阴虚劳嗽——常配天冬、百部、百合、白及等

此外，治疖肿、烫伤，单用焙脆，研粉，凡士林调匀外涂。

【用法用量】本品内服 5~15 g，煎汤，熬膏，浸酒，口嚼，入丸散。外用适量，鲜品捣敷。

【使用注意】本品滋阴润燥，易生湿滑肠，故脾虚有湿及泄泻者忌服。

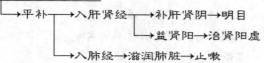

桑　椹

【来源】始载于《新修本草》，附桑根白皮条。源于桑科植物桑 *Morus alba* L.的新鲜或干燥成熟果穗。

【药性】甘，寒。归心、肝、肾经。

【性能特点】

甘寒质润滋补

└→清补→入心肝肾经→滋补阴血→生津→止渴、润燥通便

※ 药食兼用，为平和的滋补肝肾之品。

※ 与黑芝麻相比，其甘甜可口而性寒，为甘寒滋补生津润肠之品，功偏补血，润肠力较缓。

【功效应用】

1. 滋阴补血

◎阴血亏虚┬失眠多梦——常配炒枣仁、夜交藤、龙骨等

　　　　　├头晕眼花——单用熬膏，或配枸杞、熟地等

　　　　　└须发早白——常配制首乌、熟地、墨旱莲等

2. 生津止渴

◎津伤口渴——常配天冬、麦冬、生地黄、石斛等

◎内热消渴——常配天花粉、黄连、生白芍、知母等

3. 润肠通便

◎肠燥便秘——常配炒决明子、郁李仁、瓜蒌仁等

【用法用量】本品内服10~15 g，煎汤，熬膏，浸酒，入丸散，或生啖。桑椹膏15~30 g，温开水送服。

【使用注意】本品甘寒滋润滑肠，故脾虚溏泻或湿滞者忌服。

❀ 黑芝麻 ❀

【来源】始载于《本经》，原名胡麻。源于脂麻科植物脂麻 *Sesamum indicum* L.的干燥成熟种子。又名巨胜子。

【药性】甘，平。归肝、肾经。

【性能特点】

甘平滋补，油润多脂

└→平补滑润→入肝肾经┬→滋补阴血

　　　　　　　　　　└→兼润滑肠道→通便

※ 药食兼用，为平和的滋补肝肾之品。

※ 与桑椹相比，其香美可口而性平，为甘平滋补滑肠之品，功偏补精血，润肠力较强。

【功效应用】

1. 补益精血

◎精血亏虚┬头晕眼花——常配桑叶、枸杞等，如桑麻丸

　　　　　└须发早白——可配桑椹、制首乌、墨旱莲等

2. 润肠通便

◎肠燥便秘——大量单用或配决明子、瓜蒌仁等

【用法用量】本品内服10~30 g，煎汤，或入丸散（宜炒熟）。外用适量，煎汤洗浴，或捣敷。

【使用注意】本品甘香滋润，故大便溏泻者不宜服。

❀ 银 耳 ❀

【来源】始载于《本经》，附桑根白皮条五木耳中。源于银耳科植物银耳

Tremella fuciformis Berk.的干燥子实体。又名白木耳、桑鹅。

【**药性**】甘，平。归肺、胃经。

【**性能特点**】

甘补虚，平偏凉
→平补→入肺胃经——→滋阴——→润肺→止咳
　　　　　　　 　 →益气——→生津

※ 药力平和，药食兼用。

【**功效应用**】

1. 滋阴润肺

◎虚劳久咳——常配冰糖，或川贝母、南沙参等

◎燥咳痰少带血——可配川贝母、白及、紫珠等

2. 益气生津

◎热病气津两伤口渴——常配南沙参、太子参、北沙参等

◎病后体虚属气津两伤——常配太子参、扁豆、山药等

此外，治肠燥便秘，单用煮烂食，或配他药。

【**用法用量**】本品内服3~10g，煎汤，或与冰糖或肉类炖服，用于肠燥便秘宜煮烂服。

【**使用注意**】本品甘平偏凉，故风寒咳嗽及痰湿咳嗽者忌服。

女贞子

【**来源**】始载于《本经》，原名女贞实。源于木犀科植物女贞 *Ligustrum lucidum* Ait.的干燥成熟果实。

【**药性**】甘、苦，凉。归肝、肾经。

【**性能特点**】

甘补凉清，苦泄不腻
→凉补不腻→入肝肾经→滋补肝肾之阴——→退虚热
　　　　　　　　　　　　　　　　　　→明眼目

※ 补而不腻，药力平和，宜缓补久服者。

※ 与墨旱莲相比，虽均为寒凉性滋补肝肾之品，但却长于滋阴、退虚热，且明目作用较强。

【**功效应用**】

1. 滋肾补肝明目

◎肝肾阴虚之腰膝酸软、头目昏花、须发早白——常配墨旱莲，如二至丸

◎肝肾亏虚之目暗不明——常配菟丝子、沙苑子、枸杞等

2. 兼退虚热

◎阴虚发热——常配生地、青蒿、白薇等

此外，能升高白细胞，治放疗之白细胞减少属阴虚者，单用或入复方。药力

较缓，可长期服用。

【用法用量】本品内服10~15g，煎汤、熬膏或入丸剂。外用适量，熬膏点眼。

【使用注意】本品虽补而不腻，但性凉，故脾胃虚寒泄泻及肾阳虚者忌服。

墨旱莲

【来源】始载于《新修本草》，原名鳢肠。源于菊科植物鳢肠 *Eclipta prostrata* L.的干燥或新鲜地上部分。

【药性】甘、酸，寒。归肝、肾经。

【性能特点】

甘酸滋补，寒能清泄
└─→清补凉血→入肝肾经─┬→滋补肝肾之阴→滋阴
　　　　　　　　　　　└→入血分→凉血→止血

※ 清补凉血止血。

※ 与女贞子相比，晷均为寒凉性滋补肝肾之品，但却长于清热凉血止血，阴虚热盛或阴虚血热出血者用之为佳。

【功效应用】

1. 滋阴益肾补肝

◎肝肾阴虚┬腰膝酸软┐
　　　　　├头目昏花┼常配女贞子等，如二至丸
　　　　　└须发早白┘

2. 清热凉血止血

◎阴虚血热出血┬轻者——单用鲜品捣汁或干品煎服
　　　　　　　└重者——常配生地、白茅根、侧柏叶等

◎外伤出血——单用鲜品捣烂或干品研粉外敷

此外，治白喉，单用鲜品捣汁服。治痢疾，单用干品水煎服。

【用法用量】本品内服10~30g，煎汤、熬膏、捣汁或入丸、散服。外用适量，鲜品捣敷，干品研末撒，或捣绒塞鼻。

【使用注意】本品滋补清泄，故肾阳虚或脾胃虚寒、大便泄泻者不宜服。

楮实

【来源】始载于《名医别录》。源于桑科植物构树 *Broussonetia papyrifera*（L.）Vent.的干燥成熟果实。

【药性】甘，寒。归肝、肾、脾经。

【性能特点】

甘寒清补渗利
└─→清补祛邪─┬→入肾经→滋补肾阴
　　　　　　　├→入肝经→滋肝阴、清肝热→明目
　　　　　　　└→入脾经→健脾利水

※ 补虚兼祛邪，暑甘补但不恋水湿之邪，真阴亏虚兼水湿者宜用。

【功效应用】

1. 滋阴益肾、清肝明目

◎肾虚腰酸阳痿不育——常配蛇床子、枸杞、菟丝子等

◎肝肾阴虚之目暗不明——常配车前子、熟地黄，如驻景丸

◎肝热目翳——常配青葙子、谷精草、密蒙花等

2. 健脾利水

◎脾虚阴伤水肿——常配血余炭、阿胶、茯苓等

【用法用量】本品内服6~10g，煎汤或入丸散服。外用适量，捣敷。

【使用注意】本品甘寒清补，故脾胃虚寒、大便溏泻者慎服。

龟 甲

【来源】始载于《本经》。源于龟科动物乌龟 *Chinemys reevesii*（Gray）的背甲及腹甲。

【药性】甘、咸，寒。归肝、肾、心经。

【性能特点】

甘能滋补，质重镇潜，味咸入血，寒可清泄

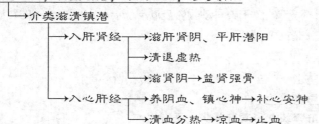

※ 其源于动物，故习称为血肉有情之品。古人曾只用其平整的腹甲，故名龟版。今用其全壳，故改名为龟甲。

※ 其与鳖甲同为介类滋清镇潜之品，暑均善滋阴潜阳与清退虚热，但滋阴力强，又能益肾强骨，还能补心安神、凉血止血。

※ 朱丹溪补虚习用龟版，认为龟版大能补阴。在《丹溪心法》补损门的24个方中有个15方使用了龟板，即是明证。

【功效应用】

1. 滋阴清热、平肝潜阳

◎阴虚发热——常配熟地、知母、黄柏、猪脊髓等，如大补阴丸

◎骨蒸潮热——常配知母、黄柏、秦艽、胡黄连、地骨皮等

◎热病伤阴虚风内动——常配生鳖甲、生牡蛎等，如三甲复脉汤

◎肝阳上亢眩晕——常配生赭石、生白芍、生牛膝等，如镇肝息风汤

2. 益肾强骨

◎肾虚精亏腰膝酸软——常配鹿角、人参、枸杞，如龟鹿二仙膏

◎小儿囟门不合——常配熟地、赛隆骨（代虎骨）等，如虎潜丸

3. 补心安神

◎心虚惊悸失眠健忘——常配龙骨、远志、石菖蒲等，如枕中丹

4. 凉血止血

◎治阴虚血热出血——常配生地、阿胶、墨旱莲、白茅根等

此外，烧灰性收敛，治疮疡不敛，外用即可。

【用法用量】本品内服10~30g，煎汤、熬膏或入丸、散，入汤剂宜打碎先煎。外用适量，烧灰研末敷。

【使用注意】本品甘寒清补，故脾胃虚寒者忌服。古云其能治难产，故孕妇慎服。

附：**龟甲胶**　始载于《景岳全书·本草正》，原名龟板膏。源于龟科动物乌龟的甲壳经熬煮成的固体胶块。甘、咸，寒。甘补咸寒质滋。功能滋阴退热，养血止血，养心安神。主治阴虚发热，骨蒸潮热，阴虚血热出血，血虚心烦失眠等。内服3~10g，烊化对服，或入丸膏剂。因其黏腻滋补，有碍胃恋邪之弊，故外有表邪、内有痰湿或食积者忌服，脾胃虚弱、食少便溏者慎服。

鳖　甲

【来源】始载于《本经》。源于鳖科动物鳖 *Trionyx sinensis* Wiegmann 的背甲。

【药性】咸，寒。归肝、肾经。

【性能特点】

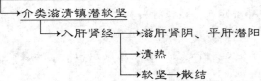

※ 因其源于动物，故习称其为血肉有情之品。

※ 其与龟甲同为介类滋清镇潜之品，皆均善滋阴潜阳与清退虚热，但清热力较强，多用于阴虚发热，并善软坚散结。

【功效应用】

1. 滋阴清热、潜阳

◎阴虚发热——常配青蒿、知母、地骨皮等，如青蒿鳖甲汤

◎骨蒸潮热 ┌骨蒸劳热——常配青蒿、胡黄连等，如清骨散
　　　　　　└风劳骨蒸——常配秦艽、知母等，如秦艽鳖甲汤

◎热病伤阴虚风内动——常配生鳖甲、生牡蛎等，如三甲复脉汤

2. 软坚散结

◎久疟疟母——常配射干、土鳖虫、丹参等，如鳖甲煎丸

◎肝脾肿大——单用或郁金、丹参、三棱、土鳖虫等

◎经闭癥瘕——常配桃仁、红花、大黄、土鳖虫等，如鳖甲丸

【用法用量】本品内服10~30 g，煎汤、熬膏或入丸、散，入汤剂宜打碎先煎。外用适量，烧灰研末敷。滋阴潜阳宜生用，软坚散结宜醋炙用。

【使用注意】本品咸寒质重，故孕妇及脾胃虚寒之食少便溏者慎服。

附：鳖甲胶 始载于《卫生宝鉴·卷十六》鳖甲煎丸的制备方法中。源于鳖科动物鳖的背甲煎熬而成的胶块。咸，寒。归肝、肾经。咸软性寒质滋。功能滋阴退热，养血止血，软坚散结。主治阴虚发热，骨蒸潮热，阴虚血热出血，肝脾肿大，久疟疟母，癥瘕等。内服均3~10 g，烊化对服，或入丸膏剂。因其黏腻滋补，故外有表邪、内有痰湿或食积者忌服，脾胃虚弱、食少便溏者慎服。

哈蟆油

【来源】始载于《饮片新参》，原名蛤士蟆腹中物。源于蛙科动物中国林蛙 *Rana tenporaria chinsinensis* David 或黑龙江林蛙 *Rana amurensis* Boulenger 雌蛙的干燥输卵管。

【药性】甘、咸，平。归肾、肺经。

【性能特点】

甘补虚，咸入肾，平不偏
├─→平补──→入肾经→补肾填精
│   └─→入肺经→养阴润肺

※ 药食兼用，含性激素与多种氨基酸。

※ 养阴益精而力平和，阴虚精亏者可用。

【功效应用】

1. **补肾填精**

◎肾虚精亏、体虚羸瘦——单用炖汤服，或配其他药

2. **养阴润肺**

◎潮热盗汗——单用或配知母、黄柏等

◎劳嗽咯血无痰者——常配银耳、冰糖各适量炖服

【用法用量】本品内服5~15 g炖汤，或入丸散。

【使用注意】本品甘咸滋腻，有恋邪之弊，故外有表邪、内有痰湿者忌服。

第十八章　收涩药

一、含义

凡以收敛固涩为主要功效的药物，称为收涩药。又称收敛药或固涩药。

二、病因及治法

气血精液是人体的最宝贵物质，不断地新陈代谢，出入应相等。滑脱不禁为出大于入，多为正气虚衰所致，治疗大法应固涩与补虚双管齐下，以节流开源。

三、药性特点、功效与主治病证

1. 药性特点　药味多酸涩，性温、平、寒、凉，归肺、脾、肾、大肠、膀胱等经。

2. 功效与主治病证　①功效：主能收敛固涩，具体有敛汗、敛肺止咳、涩肠止泻、固精止遗、缩尿、止带、止血等。部分药物兼能清热、生津、补虚、杀虫等。②主治病证：主治正虚无邪滑脱不禁诸证，具体有体虚多汗、自汗盗汗、肺虚久咳、虚喘、久泻久痢、脱肛、肾虚遗精、滑精早泄、遗尿尿频、尿失禁、带下日久、崩漏经多、大出血等。部分药物兼能兼治津伤口渴、疥癣等。

四、使用注意

（1）本章药物多于治标少于治本，故常配伍补虚药，以扶正固本。

（2）有敛邪之弊，邪气未尽时不宜使用本章药物。

第一节　收涩兼补虚（标本兼治）类药

五味子

【来源】始载于《本经》。源于木兰科植物五味子 *Schisandra chinensis*（Turcz.）Baill. 的干燥成熟果实。

【药性】酸，温。归肺、肾、心经。

【性能特点】

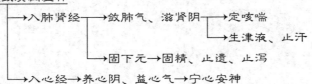

酸敛质润温补

※ 五味俱备，唯酸独胜；虽曰性温，但质滋润；敛补相兼，节流增源。

※ 药力较强，为补虚强壮收涩之要药。有南、北两种，北者效果较好。

【功效应用】

1. 敛肺滋肾

◎肺虚久咳——可配米壳、饴糖等，煎膏服

◎肾虚喘息┌偏阴虚——常配熟地、山药等，如都气丸
　　　　　└偏阳虚——可配补骨脂、沉香及桂附地黄丸等

◎痰饮咳喘日久不愈——常配干姜、细辛、麻黄等

2. 生津止汗

◎气阴虚津伤口渴——常配麦冬、人参，如生脉散

◎消渴证属气阴虚——常配麦冬、西洋参、天花粉等

◎自汗——常配生黄芪、白术、麻黄根、煅龙骨等

◎盗汗——常配黄柏、知母、地骨皮、青蒿、鳖甲等

3. 固精止泻

◎肾虚遗精——常配沙苑子、菟丝子、枸杞子、山萸肉等

◎肾虚久泻——常配吴茱萸、补骨脂、肉豆蔻，如四神丸

4. 宁心安神

◎虚烦心悸、失眠多梦┌气阴两虚——常配人参、麦冬、炒枣仁等
　　　　　　　　　　├气血亏虚——常配人参、龙眼肉等，如归脾汤
　　　　　　　　　　└阴血亏虚——常配丹参、麦冬等，如天王补心丹

此外，能降转氨酶，在辨证组方基础上适量加入本品，对减低转氨酶有帮助。有适应原样作用，能补虚强壮、安神增智。

【用法用量】本品内服，煎汤2~6 g，研末每次1~3 g，也可入丸散、熬膏。

【使用注意】本品酸温补涩敛，故表邪未解、内有实热、咳嗽初起及麻疹初发均忌服。

山萸肉

【来源】始载于《本经》，原名山茱萸。源于山茱萸科植物山茱萸 *Cornus officinalis* Sieb. et Zucc.的成熟果肉。又名枣皮。

【药性】酸、甘，微温。归肝、肾经。

【性能特点】

酸能固涩，甘温补虚
　　└→入肝肾经→补肝肾、固精气→固表、固脱、涩肠

※ 温补固涩，药力较强，凡肝肾亏虚或滑脱不禁有寒者宜用。

【功效应用】

1. 补益肝肾

◎肝肾亏虚、精气不固┌肾阳虚——常配肉桂、附子等，如金匮肾气丸
　　　　　　　　　　└肾阴虚——常配知母、黄柏等，如知柏地黄丸

2. 收敛固脱

◎冲任带脉不固
- 崩漏经多——常配黄芪、棕榈炭等，如固冲汤
- 带下日久——常配白术、乌贼骨、山药等

◎大汗虚脱——大量单用或配黄芪、附子等

◎体虚欲脱——单用煎汤或配人参、附子等

此外，治放化疗后白细胞下降，证属肝肾亏虚有寒者，单用或配鸡血藤等。

【用法用量】本品内服6~12 g，可重用至30 g，煎汤，或入丸散。

【使用注意】本品温补固涩，故命门火炽、素有湿热及小便不利者慎服。

莲子肉

【来源】始载于《本经》，原附藕实茎条，名藕实。源于睡莲科植物莲*Nelumbo nucifera* Gaertn.的干燥成熟种子。又名脾果。

【药性】甘、涩，平。归脾、肾、心经。

【性能特点】

甘补涩敛，平而不偏
- →入脾经→补脾止泻
- →入肾经——→益肾固精
- →入心经→养心安神←交通心肾←（益肾固精）

※ 药食兼用，药力平和。

※ 与芡实相比，虽均能补脾止泻、益肾固精，但偏于补脾止泻，补力较强，多用于脾虚，素有“脾果”之称。

※ 交通心肾而养心安神，治心虚或心肾不交之失眠多梦宜用。

【功效应用】

1. 补脾止泻

◎脾虚泄泻——常配人参、茯苓、白术等，如参苓白术丸

◎益肾固精
- 肾虚遗精尿不禁——常配芡实、菟丝子、莲须等，如金锁固精丸
- 脾肾虚带下不止
  - 寒者——常配白果、金樱子、芡实、炒山药等
  - 热者——常配苍术、黄柏、车前子等

2. 养心安神、交通心肾

◎虚烦失眠、多梦健忘
- 兼遗精滑精者——常配炒枣仁、龙骨、夜交藤等
- 心肾不交——常配远志、石菖蒲、炒枣仁、地黄等
- 心脾两虚——常配五味子、茯苓、党参、炒枣仁等

【用法用量】本品内服用量6~15 g，煎汤，或入丸散。

【使用注意】本品甘涩止泻，故大便秘结者不宜服。

附：石莲子　始载于《本草拾遗》，原名石莲。源于坠于污泥的睡莲科植物莲的干燥种子。甘、涩、苦，寒。归脾、胃、心经。苦寒清泄，甘益涩敛。功能清热除湿，开胃进食，清心宁神，涩精止泄。主治噤口痢（常配石菖蒲、黄连、木香

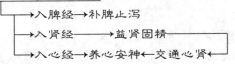

等），心烦失眠，遗精，尿浊，带下。内服 6~12 g，煎汤或入丸散。清心宁神宜莲心用。虚寒久痢者不宜服。

莲子心 始载于《食性本草》。源于睡莲科植物莲的种子的干燥胚芽。苦，寒，归心经。苦寒清泄。功能清心除烦。主治热病心烦、神昏谵语，口疮牙痛等。内服 1~3 g，煎汤或沸水泡。脾胃虚寒者忌服。

莲须 始载于《绍兴本草》，原附藕实茎条，名金樱草。源于睡莲科植物莲的干燥雄蕊。涩，平。归心、肾经。涩能敛，平偏凉。功能清心固肾，涩精止血。主治肾虚遗尿、尿频、遗精，吐血，衄血，崩漏等。常配他药，如金锁固精丸。内服 1~3 g，煎汤或入丸散。

荷叶 始载于《食疗本草》，原名藕叶。源于睡莲科植物莲的新鲜或干燥叶。苦、涩，平。归肝、脾、胃经。苦泄涩敛，平而偏凉。功能清暑利湿，升阳止血。治暑热烦渴，可配西瓜翠衣、扁豆花、金银花等；治血热出血，常配生侧柏叶、生艾叶、生地黄，如四生丸。近年常用于高血脂症。内服 3~10 g，煎汤或入丸散。

荷梗 始载于《本草再新》，附荷叶条。源于睡莲科植物莲的干燥叶柄或花柄。苦，平。归肝、胃经。苦泄散，平不偏。功能理气宽胸。主治暑湿胸闷，可配苏梗、佩兰等。内服 3~10 g，煎汤。

荷叶蒂 始载于《本草拾遗》，原名荷鼻。源于睡莲科植物莲的叶中央近叶柄处。苦，平。归肝、胃经。苦泄散，平偏凉。功能清暑祛湿，和胃安胎。主治热毒血痢，湿热泻痢，胎动不安。内服 5~10 g，煎汤。

莲房 始载于《食疗本草》，原名藕房。源于睡莲科植物莲的干燥成熟花托。苦、涩，温。归肝经。苦泄温通。功能化瘀止血。主治出血兼瘀，脱肛。宜炒炭用。内服 5~10 g，煎汤。

附注： 石莲子、莲子心、藕叶、荷叶蒂、莲房始载本草的文献依据均为《大观本草》藕实茎条。

芡 实

【**来源**】始载于《本经》，原名鸡头实。源于睡莲科植物芡 *Euryale ferox* Salisb. 的干燥成熟种仁。

【**药性**】甘、涩，平。归脾、肾经。

【**性能特点**】

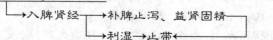

甘补涩敛，平而不偏
→入脾肾经 →补脾止泻、益肾固精
→利湿 →止带

※ 药食兼用，药力平和。

※ 与莲子肉相比，曾均能补脾止泻、益肾固精，但偏于补肾固精，补力不及莲子肉，多用于肾虚或脾肾两虚证。

※ 又兼祛湿，不燥不腻，不敛邪，为补虚收敛祛湿之品，最善治脾虚或脾肾

两虚兼湿者。

【功效应用】

1. 补脾止泻

◎脾虚泄泻——常配莲子肉、人参、茯苓、白术等

2. 益肾固精

◎肾虚遗精尿不禁——常配芡实、山药、益智仁、覆盆子等

3. 祛湿止带

◎脾肾虚带下不止┌兼寒者——常配金樱子，即水陆二仙丹
　　　　　　　　└兼热者——常配山药、黄柏等，如易黄汤

【用法用量】本品内服用量6~15g，煎汤，或入丸散。

【使用注意】本品甘涩止泻，故大便秘结者不宜服。

桑螵蛸

【来源】始载于《本经》。源于螳螂科动物大刀螂 *Tenodera sinensis* Saussure 等的干燥卵鞘。

【药性】甘、咸，平。归肾、肝经。

【性能特点】

甘能补，咸入肾，平偏温，兼涩敛

　　└→入肾肝经→固精缩尿、补肾助阳→止带

※ 源于动物，为血肉有情之品。

※ 既补益又收敛，为补肾助阳、固精缩尿之良药，凡肾虚阳衰、下焦滑脱不禁咸宜，尤以遗尿尿频用之为佳。

※ 与覆盆子相比，虽均补敛相兼，标本兼治，但平而偏温，甘补兼敛，主入肾经，兼入肝经，又治肾虚带下过多。

【功效应用】

固精缩尿、补肾助阳

◎阳虚不固┌遗尿尿频——常单用或配乌药、益智仁、山药等
　　　　　└遗精滑精——常配覆盆子、枸杞子、沙苑子、菟丝子等

◎肾虚阳痿——常配淫羊藿、枸杞子、菟丝子、羊红膻等

◎宫冷不孕——常配覆盆子、肉桂、当归、艾叶、淫羊藿等

◎带下清稀不止——常配覆盆子、山药、益智仁、乌贼骨等

【用法用量】本品内服3~10g，宜入丸散，也可煎汤。

【使用注意】本品补肾助阳固涩，故膀胱湿热者忌服，阴虚火旺者不宜服。

覆盆子

【来源】始载于《名医别录》。源于蔷薇科植物华东覆盆子 *Rubus chingii* Hu 的干燥果实。

【药性】甘、酸，微温。归肝、肾经。

【性能特点】

甘补酸敛，微温质润

└──→入肝肾经→补肝益肾、固精缩尿→助阳、明目

※ 源于植物，善补肝肾固涩，治遗尿尿频效佳。遗尿尿频愈，不必起夜，即可将所用便盆扣置一旁，故名覆盆。

※ 既补阳，又补阴，还固涩明目，为平补肝肾（或平补阴阳）兼固涩之良药，凡肝肾亏虚、下焦滑脱不禁咸宜，尤以遗尿尿频用之为佳。

※ 与桑螵蛸相比，虽均补敛相兼，标本兼治，但微温质润，主入肝经，兼入肾经，平补阴阳，又治肝肾亏虚目暗不明及须发早白。

【功效应用】

补肝益肾、固精缩尿、助阳明目

◎肾虚不固 ┌遗尿尿频——单用或配乌药、益智仁、山药等
　　　　　　├遗精滑精——常配桑螵蛸、枸杞子、沙苑子、菟丝子等
　　　　　　└阳痿不举——常配淫羊藿、枸杞子、菟丝子、黄狗肾等

◎宫冷不孕——常配桑螵蛸、肉桂、当归、艾叶、淫羊藿等

◎带下清稀不止——常配桑螵蛸、山药、益智仁、乌贼骨等

◎肝肾亏虚 ┌腰膝酸软——常配熟地、山药、枸杞子、炒杜仲等
　　　　　　├目暗不明——常配枸杞子、菟丝子、女贞子、楮实等
　　　　　　└须发早白——常配制首乌、女贞子、墨旱莲、熟地等

【用法用量】本品内服3~10g，煎汤或入丸散。

【使用注意】本品微温补虚固涩，故膀胱湿热者忌服，阴虚火旺者不宜服。

第二节　收敛不补虚（治标）类药

麻黄根

【来源】始载于《名医别录》，附麻黄条。源于麻黄科植物草麻黄*Ephedra sinica* Stapf或中麻黄*Ephedra intermedia* Schrenk et C.A.Mey.的干燥根及根茎。

【药性】甘，平。归肺经。

【性能特点】

甘平涩敛

└──→入肺经→收涩走表→止汗

※ 性平不偏，专入肺经，功专收涩走表而止汗，内服、研粉外扑皆可。

【功效应用】

止汗

◎自汗——常配桂枝、炒白芍、煅龙骨、煅牡蛎、浮小麦等

◎盗汗——常配黄柏、知母、地骨皮、糯稻根须、浮小麦等

【用法用量】本品内服3~10g，煎汤，或入丸散。外用适量，研粉扑之。

【使用注意】本品专于收敛，故表邪未尽者忌用。

浮小麦

【来源】始载于《本草蒙筌》，附小麦米条。源于禾本科植物小麦 *Triticum aestivum* L.的干燥未成熟颖果。

【药性】甘，凉。归心经。

【性能特点】

甘凉清敛，略兼补益
└→入心经→除热益气→止虚汗→退劳热

※ 甘凉清敛略补，专入心经，功能除热益气止汗。力缓，用量宜大。

【功效应用】

1. 止虚汗

◎自汗——常配桂枝、炒白芍、煅龙骨、煅牡蛎、麻黄根等

◎盗汗——常配黄柏、知母、地骨皮、糯稻根须、桑叶等

2. 退劳热

◎虚劳发热——常配地骨皮、银柴胡、黄柏、黄芪等

【用法用量】本品内服15~30g，煎汤，或炒焦研末。

糯稻根须

【来源】始载于《本草再新》。源于禾本科植物糯稻 *Oryza sativa* L.var. *glutinosa* Matsum.的干燥根须。

【药性】甘，平。归心、肝经。

【性能特点】

甘平偏凉，清敛驱虫
└→入心肝经┬→退虚热→止虚汗、生津
　　　　　 └→驱丝虫

※ 甘平偏凉清敛，功能止汗退热生津驱虫。力缓，用量宜大。

【功效应用】

1. 止虚汗

◎盗汗——常配黄柏、知母、地骨皮、浮小麦、桑叶等

◎自汗——常配桂枝、炒白芍、煅龙骨、麻黄根等

2. 退虚热

◎潮热——常配地骨皮、银柴胡、黄柏、知母、青蒿等

3. 生津

◎热病津伤口渴——常配南沙参、石斛、知母、麦冬等

4. 驱丝虫

◎马来丝虫病——单用30g至500g，水煎服

此外，治乳糜尿，单用12g，水煎服即可。

【用法用量】本品内服15~30g，煎汤。

五倍子

【来源】始载于《本草拾遗》。源于漆树科植物盐肤木 *Rhus chinensis* Mill.等叶上的虫瘿，主要由五倍子蚜 *Melaphis chinensis* (Bell) Baker 寄生而形成。

【药性】酸、涩，寒。归肺、大肠、肾、肝经。

【性能特点】

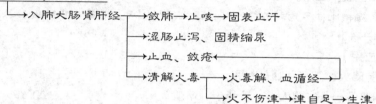

※ 收敛清火兼生津，凡久咳或滑脱不固有热者皆可选用。

※ 功似五味子而性寒，含大量鞣质，不具补虚之功。

【功效应用】

1. 敛肺止汗

◎肺虚久咳——常配五味子、罂粟壳等

◎自汗盗汗——单用或入复方，内服外用均可，宜敷脐

2. 降火生津

◎内热消渴——可配生地、生葛根、天花粉、天冬等

3. 涩肠止泻

◎久泻久痢脱肛——常配五味子、赤石脂、椿白皮等

4. 固精缩尿

◎遗精遗尿——常配桑螵蛸、覆盆子、益智仁等

5. 收敛止血

◎内外伤出血——单用或入复方，内服外用均可

6. 解毒消肿（外用）

◎疮疖肿毒——可配黄柏、大黄，各等份研末涂

7. 收湿敛疮（外用）

◎湿疮流水——可配细辛、冰片等，研细外敷

此外，治子宫脱垂，单用煎汤，熏洗并坐浴。

【用法用量】本品内服1~6g，宜入丸散剂用。外用适量，煎汤熏洗或研末敷。

【使用注意】本品酸涩收敛，故外感咳嗽、湿热泻痢者忌服。

<h1 align="center">诃 子</h1>

【来源】始载于《新修本草》，原名诃梨勒。源于使君子科植物诃子 *Terminalia chebula* Retz.等的干燥成熟果实。

【药性】苦、酸、涩，平。归肺、大肠经。

【性能特点】

苦能泄降，酸涩收敛
```
         ┌→生用平偏凉→入肺经→敛肺下气降火┬→止咳逆
         │                              └→利咽→开音
         └→煨用平偏温→入大肠经→涩肠下气→消胀止泻
```

※ 苦多于酸，生用、煨用性能有别，久泻久痢有寒兼腹胀者宜用。

※ 与乌梅相比，虽均能敛肺涩肠，但生用平偏凉，苦降之性较好，又能降火下气、利咽开音。

【功效应用】

1. 敛肺降火、下气利咽（生用）

◎肺虚咳喘——常配人参、五味子、蛤蚧等

◎久咳失音——单用含之咽汁或配桔梗、生甘草等

2. 涩肠止泻（煨用）

◎久泻久痢（兼腹胀）┬有寒者最宜——单用或配罂粟壳、炮姜等
　　　　　　　　　　└湿热未尽者——常配黄连、木香、甘草等

此外，煨用还可用于崩漏、带下、遗精、尿频等。

【用法用量】本品内服3~10g，煎汤或入丸散。用时去核取肉，涩肠止泻宜煨用，清肺开音宜生用。**藏青果**为未成熟的诃子果实，清肺开音功效更胜于诃子。

【使用注意】本品收涩，故外有表邪、内有湿热积滞者忌服。

附注：汉代，张仲景《金匮要略》已用，但《本经》不载。

<h1 align="center">乌 梅</h1>

【来源】始载于《本经》，原名梅实。源于蔷薇科植物梅 *Prunusmume*（Sieb.）Sieb.et Zucc.的干燥近成熟果实。

【药性】酸，平。归肝、脾、肺、大肠经。

【性能特点】

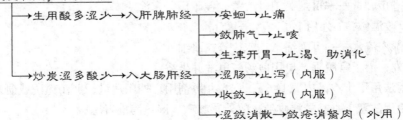

酸涩收敛，平而不偏
```
      ┌→生用酸多涩少→入肝脾肺经┬→安蛔→止痛
      │                        ├→敛肺气→止咳
      │                        └→生津开胃→止渴、助消化
      └→炒炭涩多酸少→入大肠肝经┬→涩肠→止泻（内服）
                               ├→收敛→止血（内服）
                               └→涩敛消散→敛疮消胬肉（外用）
```

※ 药食兼用，为酸涩安蛔生津开胃之品，生用、炒炭性效有别。

※ 蛔虫得酸则静，得辛则伏，得苦则下。生用酸甚，故善安蛔，为治蛔厥腹痛（即胆道蛔虫症、蛔虫性肠梗阻）之要药。

※ 与诃子相比，虽均敛肺涩肠，但性平不偏，酸味独甚，生用安蛔生津开胃，炒炭止血，外用消疮毒、蚀胬肉。

※ 与罂粟壳相比，虽均敛肺涩肠，但却无毒，生用又能安蛔、生津止渴、开胃，炒炭又能收敛止血。

【功效应用】

1. 敛肺止咳

◎肺虚久咳——常配罂粟壳、苦杏仁等，如一服散、小百劳散

2. 涩肠止泻

◎久泻久痢——炒炭，并配罂粟壳、诃子、肉豆蔻等，如固肠丸

3. 安蛔

◎蛔厥腹痛——常配黄连、黄柏、花椒、附子等，如乌梅丸

4. 生津止渴

◎津伤口渴——单用或配天花粉、麦冬、生葛根等，如玉泉丸

◎胃阴虚消化不良（开胃）——常配北沙参、石斛、山楂、炒枳壳等

5. 收敛止血

◎便血——常配地榆炭、黄芩、炒枳壳、乌贼骨、棕榈炭等

◎崩漏（炒炭）——单用或配乌贼骨、地榆炭、当归炭、仙鹤草等

此外，治疮疡、胬肉攀睛、烧伤烫伤之疤痕，炒炭研末外敷。

【用法用量】本品内服 10~30 g，煎汤或入丸散。外用适量，研末敷。止泻止血宜炒炭，生津安蛔当生用。

【使用注意】本品酸涩收敛，故表邪未解及实热积滞者不宜服。

罂粟壳

【来源】始载于《医学启源·药类法象》，原名御米壳。源于罂粟科植物罂粟 *Papaver somniferum* L.的干燥成熟果壳。简称米壳。

【药性】酸、涩，平。有毒。归肺、大肠、肾经。

【性能特点】

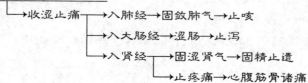

酸涩收敛，性平有毒

收涩止痛 → 入肺经 → 固敛肺气 → 止咳
　　　　→ 入大肠经 → 涩肠 → 止泻
　　　　→ 入肾经 → 固涩肾气 → 固精止遗
　　　　　　　　 → 止疼痛 → 心腹筋骨诸痛

※ 性平有毒，为收敛固气止痛之品。上能敛肺而止咳，中能涩肠而止泻，下可固肾而止遗。止痛力强，心腹筋骨诸痛皆可酌选。

※ 所含可待因、吗啡等均有镇咳作用，但吗啡能使支气管平滑肌收缩，加重支气管哮喘的病情，故哮喘性喘咳不宜用。

※ 所含吗啡镇痛作用显著，并有高度的选择性，病人止痛后意识清楚；可待因也能镇痛。故止痛力强，可治心腹筋骨诸痛、癌痛，对持续性钝痛疗效尤佳。

※ 与乌梅相比，晷均能敛肺涩肠，但却有毒，又善止痛，并能固精止遗。

【功效应用】

1. 敛肺止咳

◎肺虚久咳——单用蜜炙或配乌梅、地龙，如一服散、小百劳散

2. 涩肠止泻

◎久泻久痢——常配乌梅炭、诃子、肉豆蔻等，如固肠丸

3. 固精止遗

◎遗精滑泄——多入复方

4. 麻醉止痛

◎心腹、筋骨诸痛——单用或入复方

【用法用量】本品内服3~10g，煎汤或入丸散。止咳宜蜜炙，止痛止泻宜醋炙。

【使用注意】本品酸涩收敛有毒，并易成瘾，故咳嗽与泻痢初起者忌服，不宜大量或久服，哮喘患者忌服。因所含吗啡能使胆道与肾小管平滑肌痉挛，故胆绞痛、肾绞痛不宜用。

本品属当今法定的特殊管理麻醉有毒中药，过量使用易致中毒。急性中毒有三大特征，即昏睡、瞳孔缩小及呼吸抑制。解救方法：进行人工呼吸，或给氧（不宜给纯氧），使用中枢兴奋剂尼可刹米（可拉明）或吗啡颉颃药纳络酮。

⁂ 肉豆蔻 ⁂

【来源】始载于《雷公炮炙论》。源于肉豆蔻科植物肉豆蔻 *Myristica fragrans* Houtt. 的干燥成熟种仁。又名玉果。

【药性】辛，温。芳香。归脾、胃、大肠经。

【性能特点】

温而涩敛，辛香燥散
└──→入脾胃大肠经→涩肠止泻、温脾开胃、行气宽中。

※ 既辛香燥散又敛涩，因涩敛力强，故列入本章。

※ 与石榴皮相比，晷均温敛，但兼能温脾开胃、行气宽中，虚寒久泻兼寒湿气滞用之为佳，并治中焦寒湿气滞之证。

※ 少量服用，可刺激胃肠蠕动增进食欲，促进消化，并有轻微的制酵作用。

【功效应用】

1. 涩肠止泻

◎虚寒久泻——常配补骨脂、五味子、吴茱萸，如二神丸、四神丸

◎久痢脱肛——单用或配煨诃子、罂粟壳、人参等，如真人养脏汤

2. 温脾开胃、行气宽中

◎中焦寒湿气滞诸证之脘腹胀痛食少呕吐——常配木香、陈皮、半夏、白豆蔻、生姜、甘草等

【用法用量】本品内服，煎汤3~10g，入丸散1~3g。生用能滑泻，故温中止泻宜煨用。

【使用注意】本品温中固涩，过量服用可致中毒，产生昏睡、谵妄，乃至死亡，故湿热泻痢者忌服，不宜超大量服用。

🌸 石榴皮

【来源】始载于《名医别录》，原名安石榴酸实壳。源于石榴科植物石榴 *Punica granatum* L.的干燥果皮。

【药性】酸、涩，温，有小毒。归肝、胃、大肠经。

【性能特点】

<u>酸涩收敛，温有小毒，药力较强</u>

```
        ┌→内服┬→入胃大肠经→涩肠止泻→杀虫
        │     └→入肝经→收敛→止血、止带
        └→外用→抗皮肤真菌、病毒→杀虫止痒、收湿敛疮
```

※ 酸涩收敛，温有小毒，为酸涩温毒收敛杀虫之品。

※ 与肉豆蔻相比，昌均温敛，但能杀虫，除善治久泻久痢脱肛外，又善治湿热痢疾与阿米巴原虫痢，以及绦、蛔虫症等。

※ 杀虫成分为石榴皮碱，尤善杀绦虫。外用对多种皮肤真菌与病毒有抑制与杀灭作用。

【功效应用】

1. 涩肠止泻

◎久泻久痢脱肛——单用或入复方

◎湿热痢疾腹痛——常配黄连、木香、黄柏、白头翁等

◎阿米巴原虫痢疾——单用或配白头翁等

2. 杀绦蛔虫

◎绦虫病、蛔虫病——单用或配槟榔、苦楝皮等

3. 止血止带（炒炭）

◎崩漏——常配三七、地榆炭、仙鹤草、藕节炭等

◎带下——常配苍术、白术、乌贼骨、芡实等

4. 杀虫止痒

◎顽癣瘙痒——单用或配白矾等研末外用

5. 收湿敛疮

◎水火烫伤——单用研粉掺或煎汤喷撒

◎湿疮痒痛——单用煎汤，待冷，日日擦涂

【用法用量】本品内服 3~9 g，煎汤，或入丸散。外用适量，煎水熏洗，或研末调敷。

【使用注意】本品所含石榴碱有毒，过量用可导致运动障碍、呼吸麻痹等。故用量不宜过大，泄痢初期者慎服。

赤石脂

【来源】始载于《本经》，原名五色石脂，此为其中之一。源于硅酸盐类矿物多水高岭土的一种红色块状体。主含水化硅酸铝 $[Al_4(Si_4O_{10})(OH)_8 \cdot 4H_2O]$。

【药性】甘、酸、涩，温。归大肠、胃经。

【性能特点】

酸涩收敛，甘温调中，质重下沉

→内服→入大肠胃经→涩肠止泻、止血止带

→煅后收涩性增强→外用→收湿、生肌→敛疮

※ 金石类药，酸涩收敛而性温，善固涩下焦滑脱，阳虚有寒者宜之。

※ 与禹余粮相比，皆均质重涩敛，作用偏于下焦，善涩肠止泻、止血止带，但性温，外用还能收湿生肌敛疮。

※ 本品为水化硅酸铝，有吸附作用，能吸收消化道有毒物质、细菌毒素及食物异常发酵的产物，并能保护消化道黏膜，对胃肠道有止血作用。

【功效应用】

1. 涩肠止泻（生用）

◎久泻久痢脱肛——常配禹余粮等，如赤石脂禹余粮汤

2. 止血止带（生用）

◎便血崩漏——常配乌贼骨、侧柏炭、仙鹤草、三七等

◎带下清稀——常配乌贼骨、炮姜炭、白术、炒白芍等

3. 收湿敛疮、生肌（煅用）

◎湿疮流水——常配炉甘石、龙骨、冰片、枯矾等

◎疮疡不敛——常配乌贼骨、青黛、乳香、儿茶等

◎金疮出血——常配血竭、龙骨、儿茶、没药等

【用法用量】本品内服 10~20 g，入汤剂应打碎先煎。外用适量，研细末撒或调敷。

【使用注意】本品质重性温涩敛，故湿热积滞者忌服，孕妇慎服。畏官桂，故不宜与肉桂类药同用。

禹余粮

【来源】始载于《本经》。源于氧化物类矿物褐铁矿的一种天然粉末状矿石。主含三氧化二铁（$Fe_2O_3 \cdot 3H_2O$）。

【药性】甘、涩，平。归胃、大肠经。

【性能特点】

甘平质重，固涩下焦。

└──→入胃大肠经→涩肠止泻、止血止带

※ 金石类药，甘涩收敛而性平，善固涩下焦滑脱，无论偏寒偏热咸宜。

※ 与赤石脂相比，虽均质重涩敛，作用偏于下焦，善涩肠止泻、止血止带，但性平，专于固涩下焦，不做他用。

【功效应用】

1. 涩肠止泻

◎久泻久痢脱肛——常配赤石脂等，如赤石脂禹余粮汤

2. 止血止带

◎便血崩漏——常配乌贼骨、侧柏炭、仙鹤草、三七等

◎带下清稀——常配乌贼骨、炮姜炭、白术、炒白芍等

【用法用量】本品内服10~20g，入汤剂应打碎先煎。外用适量，研细末撒或调敷。

【使用注意】本品功专收涩，故实证忌服。《本草纲目》云其能"催生"，故孕妇慎用。

金樱子

【来源】始载于《雷公炮炙论》。源于蔷薇科植物金樱子 *Rosa laevigata* Michx. 的干燥成熟果实。

【药性】酸、涩，平。归肾、膀胱、大肠经。

【性能特点】

酸涩固敛，性平不偏

└──→入肾膀胱经→固精缩尿

└──→入大肠经→涩肠止泻

※ 源于植物，专于固涩而无补虚之功，善固涩下焦滑脱，无论偏寒偏热咸宜。

※ 与刺猬皮相比，除均善固精缩尿外，又善涩肠止泻。

【功效应用】

1. 固精缩尿

◎遗精滑精——单用熬膏或配补骨脂、菟丝子、沙苑子等

◎遗尿尿频——单用或配芡实、益智仁、山药等，如水陆二仙丹

◎崩漏下血——常配乌贼骨、山萸肉、仙鹤草、三七等

◎带下清稀——常配桑螵蛸、乌贼骨、山药、芡实等

2. 涩肠止泻

◎久泻久痢——常配乌梅炭、煨肉豆蔻、莲子肉等

此外，治子宫脱垂，单用制成100%水煎液，每服40ml，日3次。

【用法用量】本品内服6~18g，煎汤，熬膏，或制成丸剂。

【使用注意】本品酸涩收敛，故内有实火、湿邪者忌服。

❧ 刺猬皮 ❧

【来源】始载于《本经》，原名蝟皮。源于刺猬科动物刺猬 *Erinaceus europaeus* L.等的干燥皮。

【药性】苦，平。归胃、大肠、肾经。

【性能特点】

苦泄降，平不偏，灸炒后兼涩敛
└→入胃大肠肾经→固精缩尿、收敛止血、化瘀止痛

※ 源于动物，为收敛行泄之品。收敛，即指固精关、缩小便、止出血；行泄，即指活血化瘀止痛。

※ 与金樱子相比，除善固精缩尿外，又收敛止血、化瘀止痛。

【功效应用】

1. 固精缩尿

◎遗精滑精——单用炙焙为末服，或配补骨脂、桑螵蛸等

◎遗尿尿频——单用炙焙为末，黄酒送服3g，或配桑螵蛸等

2. 收敛止血

◎痔漏便血脱肛——常配地榆、槐角、黄芩等

3. 化瘀止痛

◎血瘀气滞脘痛——常配炒九香虫、柴胡、香附、延胡索等

【用法用量】本品内服，煎汤3~10g，散剂一次1~3g。

【使用注意】本品能行血化瘀，故孕妇忌服。

❧ 椿 皮 ❧

【来源】始载于《新修本草》，并入椿木叶条；《药性本草》首将其分列，原名樗白皮。源于苦木科植物臭椿 *Ailanthus altissima*（Mill.）Swingle的干燥根皮或干皮。又名樗皮、臭椿皮。

【药性】苦、涩，寒。归胃、大肠、肝经。

【性能特点】

寒清苦燥，涩能收敛
├→入胃大肠肝经→收敛清燥──┬→清热燥湿涩敛→止带、止泻、止痢
│   └→清热凉血收敛→止血
└→杀虫──┬→内服→主杀肠道寄生虫
         └→外用→杀灭皮肤与黏膜寄生虫、霉菌→止痒

※ 走气走血，收敛清凉，燥湿杀虫，有收敛而不敛热邪湿邪之长。

※ 生用苦多涩少性寒，长于清燥；炒炭涩多苦少寒性减，长于涩敛。

【功效应用】

1. 清热燥湿、止带

◎湿热带下——宜生用，并配黄芩、黄柏、苍术等

◎寒湿带下——宜炒用，并配乌贼骨、白术、山药等

2. 涩肠止泻、止痢

◎湿热泻痢——宜生用，并配黄连、黄柏、木香等

◎久泻久痢——宜炒用，并配煨诃子、乌梅炭、肉豆蔻等

3. 凉血收敛、止血

◎痔漏便血——宜炒用，并配槐角、地榆、黄芩炭等

◎崩漏——宜炒用，并配乌贼骨、槐花、地榆炭等

◎月经过多——宜炒用，并配三七、贯众炭、侧柏炭等

4. 杀虫止痒

◎阿米巴痢疾——生用，常配白头翁、秦皮等（内服）。

◎蛔虫虫积腹痛——生用，常配槟榔、苦楝皮等（内服）。

◎疥癣瘙痒——生用，常配土槿皮、花椒、白鲜皮等（外用）。

◎外阴湿痒——生用，常配黄柏、苍术、艾叶、枯矾等（外用）。

此外，治宫颈癌，生椿根皮适量煮汤，加麦芽糖外涂患处。

【用法用量】本品内服3~10 g，煎汤或入丸散。外用适量，煎水洗浴或煎膏外涂。

【使用注意】本品苦寒，故脾胃虚寒者慎服。

附：香椿皮 始载于《新修本草》，原附椿木叶条，名椿木皮。源于楝科植物香椿 *Toona sinensis*（A.Juss）Roem. 干皮或根皮的干燥韧皮部。苦、涩，微寒，归胃、大肠、肝经。苦燥泄，涩收敛，微寒清。与臭椿皮相似，但偏走血分，长于凉血收敛止血。功能清热燥湿，涩肠，止血，止带，杀虫。主治泄泻，痢疾，肠风便血，崩漏，带下，蛔虫病，丝虫病。内服6~15 g，煎汤或入丸散。外用适量，煎水洗浴或煎膏外涂。湿热泻痢初起及脾胃虚寒者慎服。

乌贼骨

【来源】始载于《本经》，原名乌贼鱼骨。源于乌鲗科动物无针乌贼 *Sepiella maindronide* Rochebrune 等的干燥内壳。又名海螵蛸。

【药性】咸、涩，微温。归肝、肾经。

【性能特点】

质燥涩敛，咸能走血，微温和血

  →内服→入肝肾经→收敛、燥湿、制酸→止血、止带、止痛

  →外用→收敛、燥湿→收湿敛疮、生肌止血

※ 善收敛燥湿制酸，为治妇科崩漏带下与内科胃痛吐酸之良药。

※ 与桑螵蛸名称相似，虽同为收涩药，但性效相差较大，当鉴别。

【功效应用】

1. 收敛止血（内服）

◎崩漏经多——常配山萸肉、棕榈炭、生黄芪等，如固冲汤

◎吐血衄血——常配三七、槐花、白茅根等

2. 燥湿止带（内服）

◎白带过多——常配白术、茯苓、莲子、芡实等

3. 制酸止痛（内服）

◎胃痛吐酸——常配白及、川贝母、陈皮、炒枳壳等

4. 收湿敛疮（外用）

◎湿疹湿疮——常配青黛、黄柏、蛇床子、地肤子等

5. 生肌止血（外用）

◎金疮出血——常配三七粉、白及粉、血竭等

【用法用量】本品内服，煎汤6~12g，研末每次1~3g。外用适量，研细末敷。

【使用注意】本品温燥，能伤阴助热，故阴虚内热者忌服，大便燥结者慎服。

第十九章　涌吐药

一、含义

凡以促使呕吐为主要功效的药物，称为涌吐药，又称催吐药。

吐法，为中医传统的一大治法，今之临床仍用，此即《内经》所云的"其高者因而越之""在上者涌之"。

二、药性特点、功效与主治病证

1. **药性特点**　味多苦，性多寒，均有毒或大毒，涌吐力强。
2. **功效与主治病证**

涌吐 ┬毒物——→误食毒物时短，停留于胃尚未被吸收
　　 ├宿食——→暴饮暴食，宿食不化，胃脘胀痛
　　 └痰涎——→痰涎壅塞→咽喉梗阻、呼吸困难
　　　　　 └→痰浊上泛蒙蔽清窍→癫、狂、痫

部分药物兼能截疟、除湿热、攻毒、退黄、杀虫等，兼治疟疾、湿热黄疸、疥癣等。此外，通过涌吐能反射性地调节人体的神经及消化道的功能，可治怪病与疑难病证。

三、使用注意

（1）大多峻烈有毒，每使人呕吐不止或昏厥，故应掌握防止中毒及解救方法，以防中毒及产生不良后果。

（2）易伤胃气，脾胃虚弱者不宜服，孕妇、素患血证、高血压患者忌服。

（3）多用散剂，便于直接发挥药效。

（4）吐后不能马上进食，待胃肠功能恢复正常后再进食。

四、解救方法

古人曾用口服冰水或新汲井水等方法解救。

瓜　蒂

【来源】始载于《本经》。源于葫芦科植物甜瓜 *Cucumis melo* L.的干燥果蒂。又名苦丁香。

【药性】苦，寒。有毒。归胃经。

【性能特点】

苦泄寒清，毒烈上涌

→入胃经→入口→涌吐宿食痰涎

→入鼻→引去阳明经湿热→退黄

※ 为涌吐专药，药力颇强。

※ 所含葫芦素 B、E 有降酶、保肝作用。所含喷瓜素能刺激胃感觉神经，反射性地兴奋神经中枢，从而达到调节神经功能之目的。

【功效应用】

1. 涌吐（内服）

◎痰热壅滞 ┌ 郁于胸中、蒙蔽清窍之癫狂、痫 ┐
　　　　　├ 郁于肺脏、气机受阻之喉痹喘息 ├ 单用即可
　　　　　└ 内扰神明、神志失调之烦躁不眠 ┘

◎宿食停滞——单用

2. 引去湿热退黄（嗜鼻）

◎湿热黄疸——研末嗜（嗅）鼻，至黄水流出

【用法用量】本品内服，煎汤 2~5 g，入丸散 0.3~1 g。服后含咽沙糖可助涌吐。外用小量，研末吹或嗜鼻，待鼻中流出黄水即停药。

【使用注意】本品作用强烈，易损伤正气，故孕妇、体虚、失血及上部无实邪者忌服。若呕吐不止，可取麝香 0.01~0.015 g，开水冲服。

藜 芦

【来源】始载于《本经》。源于百合科植物黑藜芦 *Veratrum nigrum* L. 的干燥根茎。

【药性】辛、苦，寒。有大毒。归肺经。

【性能特点】

辛散苦泄，寒清毒烈

→入肺经 ┬ →内服→上行涌泄→涌吐风痰或痰涎
　　　　└ →外用→毒杀皮肤、黏膜寄生虫、癣菌

※ 涌泄杀虫之品，毒大而作用强烈，单用即效。

【功效应用】

1. 涌吐（内服）

◎中风痰壅——单用或配天南星等

◎喉痹不通——单用或配瓜蒂、防风等

◎癫痫痰盛——可配郁金等

2. 杀虫（外用）

◎疥癣瘙痒—单用研末调涂

◎虱蚤臭虫—单用研末干掺

此外，杀灭孑孓及蝇蛆，单用即可。

【用法用量】本品内服0.03~0.06g，入丸散。外用适量，研末油调涂或干掺。

【使用注意】本品毒性峻烈，故体弱、失血患者及孕妇忌服。反细辛、赤芍、白芍、人参、丹参、南沙参、苦参、玄参、酒，忌同用。

又，陕西某实验者，曾一次试服约70 mg，即出现口角发麻，咀嚼困难，当即服三根葱白以解其毒性，症状未见减轻，反而剧烈呕吐、腹泻、胸闷，直到昏倒。某中医学院二名中药专业人员为验证藜芦毒性，各用白酒送服自采鲜藜芦须根一条（约寸许，干重不足30 mg），半小时左右即出现明显的血压下降和呼吸抑制，血压80 / 40 mmHg，呼吸每分钟9次，但无呕吐现象。2小时后，血压和呼吸逐渐恢复正常。故内服要慎之又慎。

常 山

【来源】始载于《本经》。源于虎耳草科植物常山 *Dichroa febrifuga* Lour. 的干燥根。又名鸡骨常山。

【药性】苦、辛，寒。有毒。归肺、心、肝经。

【性能特点】

苦泄寒清，辛能开宣，毒烈上涌

→入肺心经→上行引吐胸中痰水→涌吐

→入肝经→行胁下痰水、抗疟原虫→截疟

※ 无痰不成疟，善开痰结兼清热，故为治疟疾之良药。

※ 主含常山全碱，而常山全碱的抗疟效价是奎宁的26倍。

※ 有抗心律不齐作用，经改造所含黄常山乙碱结构制成的常咯啉已用于临床。

【功效应用】

1. 涌吐

◎胸中痰饮积聚——常配甘草（2∶1）水煎服，或再加蜂蜜适量

2. 截疟

◎新久疟疾——常配槟榔、柴胡等，如截疟七宝饮、常山饮

此外，抗心律不齐，治早搏或室性心动过速，可服用常咯啉。

【用法用量】本品内服5~9g，煎汤或入丸散。涌吐宜生用，截疟宜酒炒用。用治疟疾时，应在疟发前2~4小时服。

【使用注意】本品毒烈，易伤正气，故用量不宜过大，孕妇及体虚者慎服。

附：**蜀漆** 始载于《本经》。源于虎耳草科植物常山的干燥嫩枝叶。苦，平。有毒。归肝、脾经。苦泄而平凉，有毒而力强，药力胜于常山。功能截疟退热，涌吐祛痰。主治疟疾，痰积痞结，痰郁惊狂（常配龙骨、牡蛎、大黄）。内服煎汤 3~6 g；或入丸散。治疟疾应在发病前2~4小时服。用量不宜过大，孕妇及体虚者慎服。

胆 矾

【来源】始载于《本经》，原名石胆。源于硫化铜矿氧化分解形成或人工制成

的含水硫酸铜。又名蓝矾。主含带有5分子结晶水的硫酸铜（$CuSO_4 \cdot 5H_2O$）。

【药性】酸、辛，寒。有毒。归肝、胆、脾经。

【性能特点】

辛宣开泄，酸敛寒清，质燥毒烈

```
       ┌→内服→入肝胆脾经┬→涌吐风热痰涎与胃中毒物
       │                └→燥湿或兼补血
       └→外用→作用于皮肤及黏膜→解毒收湿、蚀疮去腐
```

※ 其可治黄胖病。该病习称幸福病，即贫血导致的虚浮黄肿，或由感染钩虫所致。早在公元12世纪中期，宋人许叔微《普济本事方》紫金圆，即以胆矾配大枣等为丸服，治该病取效。现代研究发现，胆矾所含的铜离子对造血有特异作用，它能催化铁离子进入原卟啉，而原卟啉又是血红蛋白形成的必要激活剂。同时又发现，当机体缺乏铜元素时，红血球的寿命会缩短，骨髓造血基地也会缩小，因而发生或加重贫血。此研究成果表明，许氏用胆矾治黄胖贫血十分科学。据此似可认为，胆矾或能补血。

【功效应用】

1. 涌吐（内服）

◎中风痰壅——单用，温醋汤调服

◎痰热癫狂——单用，温水调服

◎喉痹喉风——可配僵蚕共为末，吹入喉中，如严氏二圣散

◎服毒不久——单用，温水调服

2. 兼补血（内服）

◎黄胖病（贫血）——配大枣、黄蜡为丸服，如紫金圆

3. 收湿解毒（外用）

◎风眼赤烂——单用，千倍凉白开溶解，洗目

◎口疮牙疳——可配黄连、玄明粉等

4. 蚀疮去腐（外用）

◎痔疮肿痛——单用火煅研末，蜜水调敷

◎疮毒肿硬不破或恶肉不脱——单用研末外敷

◎胬肉疼痛——单用研末外敷

【用法用量】本品内服0.1~0.3g，水化服。外用适量，研细撒或调敷，或水化洗。洗目宜千倍稀释。

【使用注意】本品涌吐有毒，故不可过量服，体虚者忌服。

第二十章　杀虫燥湿止痒药

一、含义

凡以攻毒杀虫、燥湿止痒为主要功效的药物，称为杀虫燥湿止痒药。

二、药性特点、功效与主治病证

1. **药性特点**　大多有毒，或寒或温。以外用为主，兼可内服。
2. **功效**　主能攻毒杀虫、燥湿止痒等。部分药物兼能截疟、壮阳等。
3. **主治病证**　主治疥癣、湿疹、痈肿疮毒、麻风、梅毒及毒蛇咬伤等。部分药物兼治疟疾、肾阳虚弱等。

三、使用注意

（1）毒性剧烈者，外用时尤当慎重，既不能过量，也不能大面积涂敷，还不宜在头面及五官使用，以防吸收中毒；还应严格遵守炮制、控制剂量，谨遵使用方法与宜忌，以避免因局部过强刺激而引起严重反应。

（2）可内服的有毒之品，更应严格遵守炮制，控制剂量，注意使用方法与宜忌，并宜制成丸剂，以缓解其毒性。同时，还应避免持续服用，以防蓄积中毒。

❀ 硫　黄 ❀

【**来源**】始载于《本经》，原名石硫黄。源于自然元素类矿物硫族自然硫或含硫矿物的加工品。

【**药性**】酸，温。有毒。归肾、大肠经。

【**性能特点**】

酸涩温助有毒

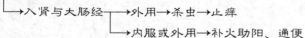

※ 善杀虫止痒，为治疥疮癣痒之要药。

※ 杀虫止痒的机制：

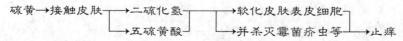

※ 通利大便的机制：硫黄（S），入胃不变化。入肠，在碱性环境与大肠杆菌特别是脂肪分解酶的作用下易生成 HS_2（二硫化氢）等硫化物（肠内容物中脂肪性物质较多时生成的就多）。大量 HS_2 等硫化物能刺激肠黏膜，增强肠蠕动，遂致泻下。

【功效应用】

1. 杀虫止痒（外用）

◎疥癣瘙痒——单用研细末或配雄黄等┬创面干燥凡士林调涂
　　　　　　　　　　　　　　　　　└创面湿烂即研末干掺

◎皮肤湿疹——可配枯矾、雄黄等，研末调敷或干掺

2. 补火助阳（内服）

◎肾阳衰微、下元虚冷┬畏寒倦怠肢冷——可与猪大肠合用
　　　　　　　　　　├肾虚喘息——常配沉香、补骨脂等，如黑锡丹
　　　　　　　　　　├阳痿腰痛——可配鹿茸、补骨脂等
　　　　　　　　　　├遗尿尿频——单用内服或外敷肚脐
　　　　　　　　　　└五更泻——单用或入复方，内服或敷肚脐

3. 通利大便

◎虚冷便秘——常配半夏，即半硫丸；也可配肉苁蓉等

【用法用量】本品外用适量，研末撒或调敷，或烧烟熏。内服1~3g，炮制后入丸散。内服宜与豆腐同煮，以减其毒，即制硫黄。

【使用注意】本品温燥有毒，故孕妇及阴虚火旺者忌服。

雄 黄

【来源】始载于《本经》。源于硫化物类矿物雄黄族雄黄。又名雄精、苏尖、刁黄。主含二硫化二砷（As_2S_2）。

【药性】辛、苦，温。有毒。归肝、胃、肺经。

【性能特点】

辛散苦燥，温毒峻烈

┬→入肝胃经┬→解疮毒、蛇虫毒→消疮肿
│　　　　　└→燥湿杀虫→止痒、辟疫
├→入肝经→祛痰截疟→疗疟疾寒热
└→入肺经→劫痰平喘→治喘哮

※ 既解毒又燥湿，凡疮肿无论初起未脓还是溃后创面湿烂奇痒均宜。

【功效应用】

1. 解毒

◎痈疽肿毒┬单用，干者油调敷，湿者干掺
　　　　　├常配枯矾外敷，如二味拔毒散
　　　　　└或入复方内服，如六神丸、醒消丸、平安散等

◎蛇虫咬伤——内服外用均可，如配五灵脂为末酒调敷并服

◎带状疱疹——单用为末，75%酒精调敷患处

2. 燥湿杀虫

◎疥癣瘙痒——配枯矾、硫黄等研末，湿者干掺，干者油调敷

◎虫积腹痛
- 蛔虫证——可配牵牛子、大黄等
- 钩虫证——可配苦楝皮、槟榔等
- 蛲虫证——单用香油调涂肛门，日数次
- 血吸虫病——可配芦荟、槟榔、雷丸等
- 脑囊虫病——常配干漆、雷丸、穿山甲各等分

3. 截疟

◎疟疾寒热——可配六一散（滑石、生甘草），如验方金玉散

4. 劫痰平喘

◎哮喘——取500 g加白糊精为丸1000粒，成人每次1丸，日3次

此外，用于药物灸，常与艾叶等，制成雷火神针燃灸。辟疫疠邪气，与大黄、白芷、苍术、檀香等同用，制成香囊佩戴。

用于空气消毒，与苍术、艾叶、白芷等燃烟（$2As_2S_2+7O_2=2As_2O_3+4SO_2\uparrow$）。

【用法用量】本品外用适量，研末撒或调敷，或烧烟熏。内服0.05~0.1 g，入丸散，不入汤剂。

【使用注意】本品有毒，故外用不可大面积或长期涂敷，头面部不宜涂敷，体虚者慎服，孕妇忌服，不能过量或长期服用。主含二硫化二砷（As_2S_2），煅后生成三氧化二砷（As_2O_3），使其毒性剧增，故入药忌火煅。易溶于乙醇，故内服不可浸酒。要注意选择药材，赤如鸡冠、明彻不臭、质地松脆、无石性者为佳。中毒后，轻症用绿豆汤解毒，重症者立即送医院抢救。另有雌黄因含杂质较多而极少用。

白　矾

【来源】始载于《本经》，原名矾石。源于硫酸盐类矿物明矾石的加工品。又名明矾，煅后名枯矾。白矾主含含结晶水的硫酸铝钾［$KAl(SO_4)_2\cdot12H_2O$］，而明矾则主含碱性硫酸铝钾［$KAl_3(SO_4)_2(OH)_6$］。

【药性】酸、涩，寒。归肺、大肠、肝经。

【性能特点】

酸涩收敛，寒清质燥
- →入肺大肠肝经
  - →外用→解毒杀虫、燥湿止痒
  - →内服→止泻止血、清热消痰、祛湿热
- →皮下注射→消痔收脱

※ 白矾含结晶水，煅后失去结晶水燥湿收敛性更强。

【功效应用】

1. 解毒杀虫、燥湿止痒（外用）

◎痈疮肿毒——常配雄黄或铅丹，如二味拔毒散、二仙散

◎疥癣瘙痒——常配雄黄、硫黄、蛇床子、地肤子等

◎湿疹瘙痒——常配硫黄、炉甘石、苦参、白鲜皮等

◎中耳流脓——常配黄柏、冰片、煅石膏等

◎口舌生疮——可配细辛、黄连、黄柏、人中白等

◎目赤翳障——可配硼砂、炉甘石、冰片等

◎水火烫伤——常配大黄、地榆等

◎蚊虫咬伤肿痒不止——单用沾水涂擦患处

2. 消痔收脱（皮下注射）

◎痔疮——制成消痔灵注射液。机制为硬化血管致缺血坏死脱落

◎脱肛、子宫脱垂——用消痔灵注射液

◎狐臭、血管瘤——用消痔灵注射液

3. 止血止泻（内服）

◎多种出血 ┬肺痨咳血——常配孩儿茶，既止血又抗痨
　　　　　├胃出血——常配乌贼骨、延胡索等
　　　　　└其他出血——可配五倍子等

◎泻痢不止 ┬初起——可用熟鸡蛋沾白矾粉3g食用
　　　　　└久痢——可配五倍子、诃子、五味子，如玉关丸

4. 清热消痰（内服）

◎痰热痫癫发狂 ┬癫或痫热不明显——单用为末服
　　　　　　　├癫或痫热明显——常配郁金，如白金丸
　　　　　　　└若发狂——可配冰糖各120g化水服，令吐泻

◎中风痰盛牙关紧闭——常配皂角，以增催吐，如稀涎散

◎痰壅喉闭——可配半夏、皂角、甘草、姜汁，如稀涎千缗汤

◎痰热咳嗽——可配黄芩、浙贝母、竹沥等

此外，还能清肝胆湿热而退黄疸，治肝炎、肝硬化、阻塞性黄疸属肝胆湿热（湿热黄疸）者，单用制成胶囊或糖浆，或以枣肉为丸服。

【用法用量】本品外用适量，研末撒，或调敷，或化水洗患处。内服0.6~1.5g，入丸散。清热消痰、祛湿热、解毒宜用白矾，燥湿敛疮止痒宜用枯矾。

【使用注意】本品酸寒收敛性强，故体虚胃弱及无湿热痰火者忌服。严重高血压及肾病患者不宜服，过量服用可引起口腔喉头烧伤、呕吐、腹泻，乃至虚脱等，故不宜用过量或久服。服过量中毒，可用牛奶洗胃或服镁盐（$MgSO_4$）抗酸剂等对症疗法。

皂 矾

【来源】始载于《新修本草》，原附矾石条，名青矾。源于硫酸盐类矿物水绿矾Melanterite的矿石或化学合成品。又名黑矾、绿矾，炒后名绛矾、矾红。皂矾主含硫酸亚铁（$FeSO_4 \cdot 7H_2O$）。

【药性】酸，凉。归肝、脾经。

【性能特点】

酸凉质燥
└─→入肝脾经─→解毒、燥湿、杀虫
　　　　　　└─→兼补血

※ 本品口服生成三价铁离子，治缺铁性贫血可与含二价铜离子的胆矾同用。这是因为，没有三价铁离子骨髓造血就是一句空话，而没有二价铜离子的催化作用，三价铁离子就不能进入原卟啉，而原卟啉又是血红蛋白形成的必要激活剂，血红蛋白生成无望。

※ 外用能使蛋白质沉淀，其稀薄液有收敛作用，浓厚者则产生刺激。

【功效应用】

解毒燥湿、杀虫补血

◎疮肿——可配雄黄、硼砂等外用

◎疥癣——可配硫黄、花椒、冰片等外用

◎缺铁性贫血——单用或配胆矾（微量）等服

◎钩虫病黄肿贫血——可配苍术、厚朴、大枣、胆矾等为丸服

【用法用量】 本品外用适量，研末撒，或调敷，或为溶液涂洗。内服多煅用，入丸散不入汤剂，每次0.3~0.6 g，日2~3次。

【使用注意】 本品内服易引起呕吐、腹痛、泄泻、头晕等不良反应，故孕妇、胃病患者及三个月内有呕血史者不宜服。又为低价铁盐，遇鞣质易生成不溶于水的鞣酸铁，失去疗效，故在服用本品或含本品的中成药期间，忌服茶水及含茶的饮品，忌服含鞣质的五倍子等中药煎剂及含此类中药的成药。

大风子

【来源】 始载于《宝庆本草折衷》桐油项附蓍油条，但未言其名；《本草品汇精要》以大枫子名收载，但未言其功。源于大风子科植物泰国大风子 *Hydnocarpus anthelmintica* Pier. 及海南大风子 *Hydnocarpus hainanensis*（Merr.）Sleum的干燥成熟种子。也可取仁榨油用，名大风子油。

【药性】 辛，热。有大毒。归脾、肝、肾经。

【性能特点】

辛热燥散，毒大峻烈
└─→入脾肝经─→祛风燥湿、攻毒杀虫

※ 善祛风燥湿攻毒杀虫，为治麻风梅毒之专药，瘤型麻风最宜。

【功效应用】

祛风燥湿、攻毒杀虫

◎麻风——常配苦参为末外敷，或防风、露蜂房等为丸服

◎梅毒——常配轻粉各等份为末外敷

◎疥癣——可配硫黄、雄黄、枯矾等为末外用

◎风疹（少用）——可配大蒜捣烂外敷

【用法用量】本品外用适量，捣敷或煅存性研末敷，或制成散、膏剂外敷。内服，一次量0.3~1g，多入丸散。生用作用较强，但刺激性大；炒炭存性外用或制成大风子霜内服，可减轻毒副反应，但其作用亦相应缓慢。

大风子油：外用适量，涂擦。内服适量，和药为丸。

【使用注意】本品辛热燥烈，故多作外用，内服宜慎。内服易致恶心、呕吐及胸腹疼痛，甚则出现溶血，损伤肝肾，产生蛋白尿、管型等，必须做内服剂用时，当稀释于复方中，且不能过量或持续服，阴虚血热、胃肠炎及目疾患者忌服。

木槿皮

【来源】始载于《本草拾遗》，原名木槿。源于锦葵科植物木槿 *Hibiscus syriacus* L.的干燥根皮或茎皮。又名川槿皮。

【药性】甘、苦，凉。归肝、脾、大肠经。

【性能特点】

甘淡渗利，苦凉清泄
→入肝脾大肠经→外用→清热解毒、杀虫→止痒、止血
→内服→清热解毒、利湿→止带、止泻、止血

※ 治癣疮要药，外用内服皆可。

【功效应用】

杀虫止痒、清热解毒、利湿止血

◎外用
- 疥癣瘙痒——单用或配地肤子、蛇床子等
- 痔疮脱肛——单用煎汤熏洗
- 外伤出血——单用或配他药，研末外敷

◎内服
- 湿热泻痢——可配黄芩、黄连、木香等
- 赤白带下——可配车前子、苍术、芡实、黄柏等
- 肠风下血——单用或配防风炭、荆芥炭等

【用法用量】本品外用适量，酒浸搽擦，或煎水熏洗。内服3~10g，煎汤。

【使用注意】本品性凉，故无湿热者不宜服。

土荆皮

【来源】始载于《本草纲目拾遗》，附川槿皮条。源于松科植物金钱松 *Pseudolarix amabilis*（Nelson）Rehd.的干燥树皮或根皮。又名土槿皮。

【药性】辛、苦，温。有毒。归肺、脾经。

【性能特点】

辛散苦燥，温而有毒
→入肺脾经→燥湿、祛风、杀虫→止痒

【功效应用】

燥湿祛风、杀虫止痒

◎手足癣——配制成复方土槿皮酊外涂（溃烂处不宜用）

◎体癣头癣——单用或配他药，研末醋调敷

◎鹅掌风——可配花椒、明矾、大蒜、醋等

【用法用量】本品外用适量，醋或酒浸涂擦，或研细粉以醋调敷。

【使用注意】本品有毒，故一般不作内服。

樟 脑

【来源】始载于《本草品汇精要》。源于樟科植物樟 *Cinnamomum camphora*（L.）Presl的枝、干、根、叶，经提炼制成的颗粒状结晶。又名樟冰、台脑、潮脑。

【药性】有毒。归心、脾经。

【性能特点】

辛散香窜，燥热有毒

┌→入心脾经┬→外用→温散、除湿、辟秽、杀虫→止痒、止痛
            └→内服→开窍、辟秽→醒神

※ 辛香性热走窜之品，作用强烈，外用内服皆可。

※ 能兴奋中枢神经、强心、升血压、祛痰、驱风、局部麻醉、镇痛、止痒。

【功效应用】

1. 除湿杀虫、温散止痛

◎癣疮瘙痒——可配硫黄、雄黄、花椒等，研末外敷

◎冻疮肿痛——取樟脑3 g，溶入30 g酒中，搽冻疮处

◎跌打伤肿——取樟脑3 g，溶入30 g酒中，涂搽伤处

2. 开窍辟秽、醒神

◎痧胀腹痛——单用溶入高粱酒中，或入复方

◎寒闭神昏——可配麝香、苏合香等

【用法用量】本品外用适量，研末撒或调敷。内服0.1~0.2 g，入散剂或用酒溶化。

【使用注意】本品辛热芳香，温燥有毒，故内服宜慎，不宜过量，孕妇、气虚阴亏及内有热者忌服。又易燃，故忌火煅。切勿与冰片相混。

松 香

【来源】始载于《本经》，原名松脂。源于松科植物马尾松 *Pinus massoniana* Lamb.或其同属植物树干中取得的油树脂，经蒸馏除去挥发油后的遗留物。

【药性】苦、辛，温。芳香。归肝、脾、肺经。

【性能特点】

辛香走散，苦燥温通

└──→入肝脾肺经┬─→外用→燥湿杀虫、拔毒生肌
　　　　　　　└─→内服→祛风散寒→止痛

※ 为温燥杀虫拔毒生肌之品，多外用少内服。

【功效应用】

1. 温燥杀虫、拔毒生肌（外用）

◎疥癣——可配雄黄、轻粉、硫黄等

◎湿疮——可配枯矾、炉甘石、煅石膏等

◎疮痈┬已脓未溃——常配蓖麻子、轻粉等，如千槌膏
　　　└脓尽收口——可配黄蜡、麻油为膏外敷

2. 祛风止痛（内服）

◎风湿痹痛——单用适量，浸酒7日后服

此外，治外伤出血，可配白矾或枯矾为末外敷。

【用法用量】本品外用适量，研末敷。内服每次0.5~1g，入丸散或浸酒。

【使用注意】本品辛温香燥易燃，故内热有火者忌服，忌见火与火煅。

第二十一章　攻毒消肿敛疮药

一、含义

凡以攻毒化腐、消肿敛疮为主要功效的药物，称为攻毒消肿敛疮药。

二、药性特点、功效与主治病证

（1）药性特点：大多有毒，或寒或温。以外用为主，兼可内服。

（2）功效：主能攻毒或拔毒化腐、消肿蚀疮或敛疮等。部分药物兼能止痛、开窍、破血等。

（3）主治病证：主治痈疽疮疖肿痛或脓成不溃、腐肉不尽或久溃不敛等证。部分药物兼治各种疼痛、痧胀吐泻昏厥、经闭、癥瘕、痹痛拘挛等。

三、使用注意

（1）本类药有毒者居多，其中毒性剧烈者，外用时尤当慎重，既不能过量，也不能大面积涂敷，还不宜在头面及五官使用，以防吸收中毒；同时，还应严格遵守炮制、控制剂量，谨守使用方法与宜忌，以避免因局部过强刺激而引起严重反应。

（2）可内服的有毒之品，更应严格遵守炮制、控制剂量、注意使用方法与宜忌，并宜制成丸剂，以缓解其毒性；同时，还应避免持续服用，以防蓄积中毒。

砒　石

【来源】始载于《日华子本草》，原附砒霜条，名砒黄。源于氧化物类矿物砷华或硫化物类矿物毒砂等的加工品。又名信石、红信石、白信石、人言（拆信字）。主含三氧化二砷（As_2O_3）。

【药性】辛，大热。有大毒。归肺、肝经。

【性能特点】

```
辛热燥烈，毒剧力猛
    ┌→外用┬→攻毒、蚀疮、去腐→疗恶疮腐肉与癌肿
    │     └→杀虫→疗疥癣
    └→内服→劫痰┬→入肺经→平喘
                └→入肝经→杀疟原虫→截疟
```

※ 其能腐蚀机体、抗肿瘤，杀灭疟原虫、阿米巴原虫及其它微生物。

※ 其易溶于水，口服后生成离子砷，其中三价离子砷等有原浆毒作用。口服 5~50 mg 即可中毒，致死量为 60~200 mg。

※ 专家认为，砷在一定条件下可能对人体有益，不应只看到砷的危害方面。

【功效应用】

1. 攻毒蚀疮、去腐杀虫（外用）

◎疮疡腐肉不脱——单用外掺

◎瘰疬痰核——单用，针破塞之。也可内服

◎痔核瘘管——多入复方，如枯痔钉、枯痔散

◎癌肿——单用或入复方，多外用

◎走马牙疳（坏死性龈口炎）——可配人中白、冰片等

◎疥癣瘙痒——可配硫黄等，干者油调敷，湿者干掺

2. 劫痰平喘、截疟（内服）

◎寒痰喘哮——单用，豆面为丸，如《本事方》紫金丹

◎疟疾寒热——单用为丸服，或置膏药中心贴大椎穴

此外，治复发难治性急性早幼粒细胞白血病、结核病、阿米巴痢疾等。

【用法用量】本品外用适量，研末撒，调敷，或入药膏、药捻、药饼中用。内服，每次0.002~0.004g，入丸散，不入汤剂。

【使用注意】本品有大毒，故外用不宜过量或长时间大面积涂敷，疮疡腐肉已净者忌用，头面及疮疡见血者忌用；内服不能浸酒，不可超量或持续使用；孕妇忌服。中毒后可用二硫基丙醇（BAL）解。

轻 粉

【来源】始载于《本草拾遗》，原名水银粉。源于水银、明矾、食盐等经升华法制成的氯化亚汞（Hg_2Cl_2）结晶性粉末。又名腻粉。主含氯化亚汞（Hg_2Cl_2）。

【药性】辛，寒。有毒。归肺、大肠经。

【性能特点】

辛寒燥烈，毒大力强
┗→入肺与大肠经 ┬→外用→攻毒杀虫、收湿敛疮
　　　　　　　 ┗→内服→攻毒杀虫、利水通便

※ 其能抗菌、泻下、利尿，直接撒于受损皮肤可产生明显的组织变性坏死。

※ 大量口服可致汞中毒。汞是一种原浆毒，汞离子与各器官的组织蛋白结合生成汞蛋白，从而使细胞发生各种营养不良性改变，甚至坏死。汞离子在体内能抑制许多酶的活性，引起中枢神经和植物神经功能紊乱。汞以肾脏为主要排泄器官，约占汞全部吸收量的75%。由肾脏排泄时，抑制实质细胞巯基酶系统的活动，故急性中毒者可见肾肿大，皮质增厚，肾小管上皮肿大坏死等。

【功效应用】

1. 攻毒杀虫

◎梅毒 ┬外用——单用研末干掺或调涂
　　　 ┗内服——可配大风子、土茯苓、苦参等

2. 收湿敛疮（外用）

◎疮疡兼热者——可配煅石膏、枯矾、黄连粉等

◎疥癣——可用10%轻粉软膏外涂，或配硫黄等研粉调涂

3. 利水通便

◎大腹水肿、二便不利——常配牵牛子等，如舟车丸

【用法用量】本品外用适量，研末调敷或干掺。内服，每次0.06~0.15g，1日不超过2次，入丸散或装胶囊服。

【使用注意】本品有毒，外用不可大面积或长久涂敷；内服宜慎，不可过量或久服，孕妇及肝肾功能不全者，特别是肾衰性水肿者忌服；服后要及时漱口，以免口腔糜烂；皮肤过敏者忌用。与水共煮，易析出水银，使毒性增强，故禁入煎剂。

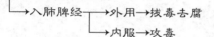

升 药

【来源】始载于《外科大成》，原名灵药。源于由水银、火硝、明矾或由水银与硝酸炼制而成的红色粗制氧化汞。又名三仙丹。主含氧化汞（HgO）。

【药性】辛，热。有大毒。归肺、脾经。

【性能特点】

辛热燥烈，毒大力猛

→入肺脾经 →外用→拔毒去腐
→内服→攻毒

※ 具有抗菌、促进创口愈合、防腐、止痒等作用。氧化汞的致死量为1~1.5g。

【功效应用】

1. 拔毒去腐（外用）

◎痈疽溃后，脓出不畅，腐肉不去，新肉不生——常配煅石膏制成丹药，升药与煅石膏配比不同，效用有别：

九转丹：升药煅石膏之比为9：1。拔毒力最强，深部脓肿重症，药捻用。

五五丹：升药煅石膏之比为5：5。拔毒力次强，又名化腐丹，腐肉多用。

八二丹：升药煅石膏之比为2：8。拔毒力弱，纸捻拔毒常用，脓尽即止。

九一丹：升药煅石膏之比为1：9。拔毒力最弱，轻症撒敷用，脓尽即止。

若见疮口坚硬、肉黯紫黑或有脓不尽，也可单用为极细末，取少许干掺。

2. 攻毒（内服）

◎梅毒┌内服三仙丹合剂（含升药等）、清血搜毒丸等
　　　└漱口用漱口灵（土茯苓、金银花、青黛、薄荷、冰片）

【用法用量】本品外用微量，研为极细末，干掺或调敷，或以药捻蘸药粉用。极少内服，内服须入丸散剂。

【使用注意】本品有大毒，故一般不作内服，孕妇及体弱者忌服。其拔毒去腐力强，故外用时，一般不用纯品，多与煅石膏研末同用。撒在疮面以似有似无为佳，腐肉已去或脓水已净者不宜投用。升药制好之后，应放置一段时间，去火毒。

铅 丹

【来源】始载于《本经》。源于纯铅经加工炼制而成的四氧化三铅。又名黄丹、广丹、血丹、东丹、漳丹。主含四氧化三铅（Pb_3O_4）。

【药性】辛、微涩，微寒。有毒。归心、肝经。

【性能特点】

辛散涩敛，微寒能清，质重镇坠，有毒力强

→入心肝经 ┬→外用→拔毒止痒、敛疮生肌
　　　　　 └→内服→坠痰镇惊、攻毒截疟

※ 多外用，少内服；既入丸散，又入膏药。

【功效应用】

1. 拔毒止痒、敛疮生肌（外用）

◎痈疽疮疡、黄水疮 ┬初起未脓可消——可配黄明胶熔合，外涂能消
　　　　　　　　　├已脓未溃——用上方，敷之能消肿止痛
　　　　　　　　　├溃后脓水多——常配煅石膏，如桃花散
　　　　　　　　　└脓净生肌收口——常配乳香等，如八宝生肌散

◎疥癣瘙痒——可配硫黄、雄黄、轻粉等

◎皮肤湿疹——可配枯矾、苦参等

2. 坠痰镇惊、攻毒截疟（内服）

◎惊痫癫狂——可配柴胡、龙骨、牡蛎等，如柴胡龙牡汤

◎疟疾寒热——可配常山或大蒜等

此外，本品经植物油炸熬（火麻油）合成膏药（油酸铅）后，具有胶黏性，可紧密附着于皮肤，临床常以此做黑膏药的基础剂，随证配入其它解毒、活血、止痛、生肌之品，制成用途不同的膏药，用治多种疾病。

【用法用量】本品外用适量，研末撒、调敷，或熬膏贴敷。内服每次0.3~0.6g，入丸散或研末冲服。

【使用注意】本品微寒有毒，故内服宜慎，不可过量或持续内服，孕妇及寒性吐逆者忌服；外用不能大面积或长期涂敷。急慢性中毒者要及时救治。

附：密陀僧 始于《雷公炮炙论》，原名蜜陀僧。源于铅或方铅矿加工而成的粗制氧化铅。又名没多僧。主含氧化铅（PbO）。咸、辛，平。有毒。归肝、脾经。咸软辛散，毒大力强。外用能攻毒杀虫，收敛防腐；内服能坠痰镇惊，截疟，止痢。主治疮疡脓多，湿疹流水，狐臭，汗斑，酒齄鼻，惊痫，疟疾，泻痢等。外用适量，研末掺撒或调涂。内服入丸散，每日0.3~1g。宜作外用，不宜内服。若内服不可过量或久服，以免引致铅中毒。

炉甘石

【来源】始载于《本草品汇精要》。源于碳酸盐类矿物方解石族菱锌矿石。又

临床中药学备要

名甘石。主含碳酸锌（$ZnCO_3$）。

【药性】甘，平。归肝、脾经。

【性能特点】

甘能解毒，平和涩敛

  →入肝脾经 →解毒明目退翳
     →收湿、生肌→止痒、敛疮

※ 为疮疡目疾之要药，疮面湿烂瘙痒及目赤烂弦、流泪用之为宜。

※ 本品煅后主含氧化锌，能防腐、收敛、保护炎症皮肤或黏膜的创面等。

【功效应用】

解毒明目退翳、收湿止痒敛疮

◎目赤翳障——可配玄明粉等点眼

◎眼缘赤烂——可配冰片、硇砂、麝香等

◎胬肉攀睛——常配乌梅炭等

◎疮疡不敛脓水淋漓——单用或配铅丹等，如八宝生肌散

◎湿疹瘙痒——单用或配枯矾等

◎皮肤湿痒——单用或配甘油等，如炉甘石洗剂

【用法用量】本品外用适量，研末撒或调敷，点眼水飞。多作外用，火煅醋淬或三黄水（黄连、大黄、黄柏）淬后入药。内服罕见。

硼 砂

【来源】始载于《日华子本草》，原名蓬砂。源于天然硼酸盐类硼砂族矿物硼砂经提炼精制而成的结晶体。又名月石、盆砂。主含四硼酸钠（$Na_3B_4O_7 \cdot 10H_2O$）。

【药性】甘、咸，凉。归肺、胃经。

【性能特点】

甘能解毒，咸能软坚，凉可清热

  →入肺胃经 →外用→清热解毒、防腐消肿
     →内服→清肺化痰→止咳

※ 善清热解毒、防腐消肿，且无毒而平和，为眼、口腔、外科之良药。

【功效应用】

1. 清热解毒、防腐消肿

◎痈肿疮毒——单用水溶冲洗，或入复方，如平安散

◎咽喉肿痛——常配朱砂、冰片、玄明粉，如冰硼散

◎口舌生疮——常配朱砂、冰片、玄明粉，如冰硼散

◎鹅口疮——可配雄黄、甘草、冰片，如四宝丹

◎目赤翳障——可配炉甘石、玄明粉、荸荠粉等

2. 清热化痰

◎痰热咳嗽——可配黄芩、浙贝母、桑白皮等

此外，治霉菌性阴道炎，取硼砂97g，冰片3g。温开水溶，坐浴。

【用法用量】本品外用适量，研极细末，干撒或调涂；或沸水溶解，待温，冲洗创面。内服1~3g，入丸散。

【使用注意】本品多作外用，内服宜慎。

毛 茛

【来源】始载于《本草拾遗》，原名毛建草。源于毛茛科植物毛茛*Ranunculus japonicus* Thunb.等的新鲜全草。又名老虎脚迹草。

【药性】辛，温。有毒。

【性能特点】

辛散燥烈，毒大温灼

└→攻毒、杀虫、截疟

└→引赤发泡→止痛、定喘

※ 多外用，少内服，为天灸常用药。

【功效应用】

1. 发泡止痛

◎风湿痹痛、头痛、胃脘痛、牙痛、伤痛——单用敷灸

2. 攻毒截疟

◎疮毒、瘰疬、疟疾、黄疸——单用敷灸

3. 定喘杀虫

◎喘咳、癣癞——单用鲜品捣烂或干品研末调后敷灸

此外，杀灭蝇蛆、孑孓，单用鲜品捣烂撒布。

【用法用量】本品外用适量，鲜品捣敷，煎水洗，或晒干研末调敷。直接敷患处，或按特定部位、辨证循经取穴敷。贴灸穴位时，在贴药前须垫衬铜钱或带孔胶布（孔眼对准穴位），以保护正常皮肤。发泡后，小者不必刺破，大者刺破放水。刺破时又当注意无菌操作，或涂以龙胆紫等。

【使用注意】本品有毒，一般只作外用。外用能刺激皮肤，故不宜久敷，有皮肤过敏史者慎用，孕妇、小儿及体弱者不宜用。敷于面部时，以不起泡为原则，用时宜慎。

大 蒜

【来源】始载于《名医别录》，原名葫。源于百合科植物大蒜*Allium sativum* L.的鳞茎。

【药性】辛、甘，温。归脾、胃、肺、大肠经。

【性能特点】

生辛熟甘，辛温行散，甘能补虚

├→入脾胃肺大肠经 ─→生用主行散→温中行滞、解毒杀虫消肿

└→熟用专温补→温中补脾→健体

※ 药食兼用，生用味多辛，温散解毒杀虫消肿，熟用味甘温补健体解馋。

※ 具有抗菌、抗原虫、降血脂、抗动脉粥样硬化、降血压、增强免疫功能、抗炎、降血糖及改善慢性铅中毒症状等作用。

【功效应用】

1. 解毒消肿、杀虫止泻

◎痈肿疮毒、癣痒——单用捣烂外涂、切片外擦

◎痨嗽（肺结核）——与粳米煮粥，送服白及粉

◎顿咳（百日咳）——蒜汁和白糖服

◎痢疾、泄泻——单用或配马齿苋等内服，也可灌肠

◎钩虫病 ┌预防——常在下田时用蒜汁涂抹四肢
　　　　 └治疗——常配槟榔、雷丸等

◎蛲虫病——捣烂取汁，加菜油少许涂于肛门周围，日数次

2. 温中行滞

◎脘腹冷痛——单用醋浸服，或配乳香等

3. 补虚健体

◎体虚——常配肉品等食物炖吃

此外，抗癌（含硒、锗），防治癌症，单用或配其他食物。降血脂，防治高血脂症与动脉粥样硬化，单用或配其他食物。防治流感、流脑，单用生吃。

治肾炎水肿，属慢性尿蛋白不退者，取大蒜去皮放入西瓜中，糠火煨干制成黑西瓜霜服；属急性者，与西瓜同蒸食。

天灸常用药，捣烂或切片，辨证循经取穴敷，防治多种疾病。

【用法用量】本品外用适量，捣敷，切片擦或隔蒜灸。内服3~5瓣，生食、煮食、煎汤或制成糖浆服。亦可取汁制成大蒜液灌肠。

【使用注意】本品辛辣性温，外敷能引赤发泡，故不可久敷，阴虚火旺及有目、口、齿疾者不宜服。能兴奋子宫，故孕妇忌用其汁灌肠。吃后口有蒜臭味者，可口嚼茶叶或当归饮片。

木芙蓉叶

【来源】始载于《图经本草》，原附地芙蓉条，名地芙蓉叶。源于锦葵科植物木芙蓉 *Hibiscus mutabilis* L.的干燥或新鲜叶。又名拒霜叶。

【药性】辛、苦，凉。归肺、肝经。

【性能特点】

辛能行散，苦凉清泄

　└→入肺肝经→凉血解毒、消肿止痛

※ 多外用，疮疡已溃未溃均可。未脓可消肿止痛，已脓可拔毒聚脓。

【功效应用】

凉血解毒、消肿止痛

◎痈疮红肿热痛或脓成未溃┌单用鲜品，捣敷，干则换
　　　　　　　　　　　　└单用干品，研末调敷，干则换

◎丹毒——单用或配赤芍、丹皮、大青大黄等为末调敷

◎水火烫伤——单用或配虎杖、大黄、四季青等为末调敷

◎跌打肿痛——单用研末调敷，或配丹参、血竭、苏木等

【用法用量】本品外用适量，研末调敷，或鲜品捣敷。

【使用注意】本品苦凉清泄，故阴疽不红不肿者忌用。

木鳖子

【来源】始载于《日华子本草》。源于葫芦科植物木鳖子*Momordica cochinchinensis*（Lour.）Spreng.的成熟种子。

【药性】苦、微甘，温。有毒。归肝、脾经。

【性能特点】

苦温泄散，微甘有毒

　　└→入肝胃经→解毒散结→消肿止痛

※ 不含士的宁，与番木鳖非为一类，切勿相混。

【功效应用】

解毒散结、消肿止痛

◎疮痈肿痛——可配草乌、半夏等，如乌龙膏

◎瘰疬结肿——可配蓖麻子、乳香等，如千锤神效膏

◎无名肿毒——可配全瓜蒌等

◎咽喉肿痛——可配山豆根等

◎痔疮肿痛——可配芒硝等

◎顽癣秃癞——单用或配其他药

◎跌打损伤——可配肉桂、丁香等

【用法用量】本品外用适量，研末调敷、磨汁涂或煎水熏洗。内服0.5~1g，多入丸散。

【使用注意】本品有毒，故内服宜慎，孕妇及体虚者忌服。

儿 茶

【来源】始载于《饮膳正要》，原名孩儿茶。源于豆科植物儿茶*Acacia catechu*（L.f.）Willd.的去皮枝、干的干燥煎膏。《纲目》名乌爹泥，误入土部。

【药性】苦、涩，微寒。归肺、大肠经。

【性能特点】

苦寒清泄，涩能收敛

　　→入肺大肠经 →收湿敛疮、生肌止血、解热毒
　　　　　　　　 →清热化痰、生津止泻、兼消食

※ 清解收敛兼消痰生津之品，内服外用两相宜。

【功效应用】

1. 收湿敛疮、生肌止血、（解热毒）

◎湿疮流水——常配冰片、轻粉、龙骨，如龙骨儿茶散

◎溃疡不敛——常配乳香、没药、血竭等，如腐尽生肌散

◎咽喉肿烂——可配硼砂、冰片等

◎牙疳口疮——常配人中白、青黛、薄荷等，如人中白散

◎下疳阴疮——可配珍珠粉、冰片，为末外敷

◎痔疮肿痛——可配麝香、冰片，为末外敷

◎血热出血——常配白及、黄芩、栀子等

◎外伤出血——可配血竭、煅龙骨等，研末外敷

◎水火烫伤——可配黄芩、黄柏、冰片等

2. 清热化痰

◎痰热┌咳嗽——常配黄芩、桑白皮、浙贝母等
　　　└喘咳——常配麻黄、杏仁、甘草、石膏等

3. 生津止泻

◎暑热烦渴——可配滑石、生甘草、荷叶等

◎湿热泻痢——单用或配生葛根、黄芩、黄连等

4. 消食积

◎小儿消化不良——单用为末服，或入复方，如荆门上清丸

【用法用量】本品内服，入丸散0.1~1g，入汤剂1~3g，包煎。外用适量，研末撒或调敷。陈久者效佳。习称黑儿茶。源于茜草科者名棕儿茶、方儿茶，性效与此同。

蟾 酥

【来源】始载于《药性本草》，原附虾蟆条，名蟾蜍眉脂。源于蟾蜍科动物中华大蟾蜍 *Bufo bofo gargarizans* Cantor等耳后腺分泌的白色浆汁的加工品。

【药性】辛，温。有毒。芳香。归心、胃经。

【性能特点】

辛散温通，香开辟秽，峻烈有毒

　　→入心胃经 →攻毒消肿、局麻→止痛
　　　　　　　 →开窍辟秽→醒神

※ 既攻毒消肿又局麻止痛，善治疮肿瘰疬癌肿，内服外用皆效。

※ 既强心又利尿，善治心衰性水肿。

【功效应用】

1. 攻毒消肿、局麻止痛

◎痈肿疔疮——可单用外敷，或配雄黄、枯矾、麝香等内服

◎咽喉肿痛——常配牛黄、麝香、朱砂、百草霜等，如六神丸

◎瘰疬痰核——常入复方，内服或外用

◎癌肿恶疮——单用或配他药，内服外用均可

◎龋齿牙痛——单用少许或用六神丸塞入龋齿的孔中

2. 开窍醒神

◎痧胀腹痛吐泻神昏——常配丁香、麝香等，如蟾酥丸

此外，能强心利尿，治心衰性水肿，每次4~8 mg，装胶囊，饭后冷开水冲服，每日2~3次。

【用法用量】本品内服0.015~0.03 g，入丸散。外用适量，研末调敷或入膏药。

【使用注意】本品毒大，发泡腐蚀性强，故内服不可过量，孕妇忌服；外用不可入目，过敏体质及皮肤溃烂处禁敷。

附：蟾皮 始载于《本经逢原》，原附蟾蜍条，名蟾蜍皮。源于蟾蜍科动物中华大蟾蜍等的皮。又名癞蟆皮。辛，凉。有微毒。辛散微毒。功能清热解毒，利水消胀。主治痈疽肿毒，疳积腹胀。今人用治喘咳痰多及恶性肿瘤。内服3~6 g，煎汤或研末。外用适量，干者研末调敷，鲜者（刚剥下者）以外皮面着肉或皮肤贴患处。

斑 蝥

【来源】始载于《本经》。源于芫青科动物南方大斑蝥 *Mylabris phalerata* Pall. 或黄黑小斑蝥 *Mylabris cichorii* L.的干燥体。

【药性】辛，热。有大毒。归肝、脾、肾经。

【性能特点】

辛热散泄，毒剧力猛

├──→入肝脾肾经──→外用→引赤发泡、攻毒蚀疮

│   └──→内服→攻毒、破血散结

※ 多外用少内服，因毒剧，内服须米拌炒，以减缓其毒烈之性。

※ 能抗肿瘤、影响免疫功能、抗真菌。

【功效应用】

1. 引赤发泡、攻毒蚀疮

◎痈疽脓成不破——单用为末，和蒜捣敷患处

◎咽喉肿痛——单用少许末，置膏药中，贴人迎穴，起泡即去

◎顽癣——单用研末，蜜或醋调敷

◎斑秃——可配闹羊花、补骨脂，浸于95%酒精5天后外涂

◎疟疾——与芥子为末，置膏药上，疟发前3小时贴第3胸椎

◎面瘫——单用为末水调贴敷患侧颊部，起泡即去

◎头痛——单用为末，布包，贴痛处，起泡即去

2. 破血散结

◎经闭——可配桃仁、大黄为丸服，如斑蝥痛经丸

◎癥瘕——可配三棱、桃仁、丹参等

◎瘰疬——可去头足，米炒后，配发芽黑豆为丸服

此外，外用还治风湿痹痛、神经性皮炎。内服还治狂犬咬伤。口服斑蝥素治肝癌等。

【用法用量】本品内服0.03~0.06g，米炒制研末，或入丸散，或提取斑蝥素用。外用适量，研末敷贴，发泡，或酒、醋浸涂。斑蝥素，每次1mg，每天最多3mg。

【使用注意】本品有大毒，外涂皮肤能引赤发泡或引发中毒，故只宜小面积暂用，不可大面积或长时间敷，皮肤有灼热感即除去，切忌入目。内服宜慎，不可超量，孕妇及体弱肾病患者忌服。因肾脏对斑蝥素有很高的敏感性，故肾病患亦当忌服。

斑蝥毒剧，正常人服0.6g可产生严重中毒反应，致死量约为3g。斑蝥素的毒更大，致死量为30mg。口服斑蝥急性中毒表现为消化道、泌尿系统及中枢神经系统症状，可引发口腔黏膜起水泡或溃疡、恶心、呕吐、腹绞痛、便血、血尿、尿频、尿道灼热感、排尿困难、头痛、头晕、视物不清，甚至高热、休克等。

【来源】始载于《本经》。源于胡蜂科动物大黄蜂 *Polistes mandarinus* Saussure 或同属近缘昆虫的巢。

【药性】苦，平。有小毒。归胃、肝经。

【性能特点】

苦泄质轻，平而小毒
→入胃肝经——→攻毒消肿
　　　　　　→祛风杀虫——→止痛、止痒

【功效应用】

攻毒消肿、祛风杀虫、止痛止痒

◎痈疽疮毒——多入复方，无论新久均宜，内服外用均可

◎瘰疬结肿——单用或夏枯草、猫爪草等，内服外用均宜

◎喉痹牙痛——单用或配白僵蚕等，内服外用均可

◎风疹瘙痒——可配蝉蜕、荆芥穗、地肤子等，内服外用均可

◎癣疮瘙痒——可单用或配枯矾、蛇床子等，内服外用均可

◎风湿痹痛——可配羌活、独活、秦艽等，内服外用均可

◎癌肿——常配全蝎、僵蚕、守宫等，如验方消瘤丸

【用法用量】本品内服煎汤2~5g，研末每次0.5~1g。外用适量，煎汤漱口或熏洗，或研末调敷，或烧灰研末调敷。

【使用注意】本品有小毒，故气血虚弱者不宜服。

守宫

【来源】始载于《本草经集注》，原附石龙子条，名蝘蜓。源于壁虎科动物无蹼壁虎 *Gekko suinhouna* Guenther 或其他几种壁虎的干燥全体。又名壁虎、蝎虎、天龙。

【药性】咸，寒。有小毒。归肝经。

【性能特点】

咸软毒寒，搜剔走窜

入肝经 → 攻毒散结 → 消肿
　　　 → 祛风通络 → 止痛
　　　 → 祛风凉肝 → 定惊

※ 其为虫类，善搜剔走窜，透筋达络，故药力较强。

【功效应用】

1. 攻毒散结

◎瘰疬痰核 ┌ 未溃——单用或入复方内服
　　　　　└ 已溃 ┌ 创面浅而大——单用研细末外掺
　　　　　　　　 └ 创面深而小——可用尾焙干捣直插入

◎疮疡肿毒 ┌ 溃烂疼痛——单用研末，油调敷
　　　　　└ 久不收口成瘘——单用尾直插瘘管底部

◎癌肿——常配龙葵、山豆根、肿节风等

2. 通络止痛

◎风湿顽痹——常配地龙、草乌、威灵仙、蕲蛇等

◎中风瘫痪——可配地龙、川芎、丹参、黄芪等

3. 祛风定惊

◎破伤风——常配天南星、白附子、防风等

◎惊风癫痫——可配朱砂、珍珠等

此外，治食道癌，民间用活壁虎泡酒服。

【用法用量】本品内服，煎汤2~5g，研末每次1~2g，或入丸散、浸酒。外用适量，研末调敷，或量瘘管或窦道大小深浅，剪尾插入至底部。

【使用注意】本品性寒有小毒，故血虚气弱者慎服。

附　　编

附编一　认证选药

按语：认证选药，即通过问诊辨别患者的病证，选择适合治疗该病证的恰当药物。文中所列百余条认证选药，所列药物除个别外，均为该书所列，旨在帮助读者进一步研习每个药的功效主治，为临证精准选药打下初步基础。由于临床症状与病证繁多，一病可有多个证，而一证又有许多个症状，故不免有以偏概全之弊。每证下所列药物，只是从各药能治该病证出发，虽均可用于该病证的治疗，但各自的性能特点、功效擅长却各有千秋。临证选用时，还必需根据所治患者的病因病机与兼证，以及每药特有的性能特点及功效擅长等，精准选用与配伍它药，只有这样才能达到预期疗效。

1. 感冒
（1）风寒：紫苏、荆芥、防风、生姜、葱白、麻黄、桂枝、细辛、白芷、藁本、丁公藤等。
（2）风热：荆芥、银花、连翘、薄荷、桑叶、菊花、牛蒡子、芦根、板蓝根、贯众、柴胡、葛根、升麻等。
（3）表证夹湿：羌活、独活、藁本、苍术、苍耳子、白芷、防风、秦艽、丁公藤、藿香等。
（4）阴虚外感（骨蒸潮热又感表邪）：白薇、青蒿、秦艽等，并常配玉竹、知母、黄柏等。
（5）暑天感冒（夹湿）：藿香、香薷、佩兰、青蒿等，并常配西瓜翠衣、荷叶、绿豆、滑石、厚朴等。

2. 鼻渊头痛
（1）属寒者：辛夷、白芷、苍耳子、细辛、鹅不食草等。
（2）属热者：辛夷、白芷、苍耳子、细辛、鹅不食草、蔓荆子、金银花、连翘、鱼腥草、芦根、生石膏、黄芩、栀子等。

3. 风疹瘙痒
（1）散风止痒：荆芥、蝉蜕、蛇蜕、薄荷、菊花、蒺藜、牛蒡子、僵蚕、银花、连翘、浮萍、夜交藤、露蜂房等。
（2）散风除湿止痒：防风、地肤子、蛇床子、白鲜皮、苦参、苍耳子、茵陈等。
（3）凉血活血止痒：生地、赤芍、牡丹皮、紫草、凌霄花、苏木、丹参、茜草、益母草、生何首乌等。

（4）外洗：炉甘石、地肤子、蛇床子、枯矾等。

4. 斑疹不透

（1）初期兼表证：薄荷、蝉蜕、荆芥、芦根、升麻、牛蒡子、浮萍、钩藤、银花、连翘等。

（2）血热毒盛兼动风：紫草、水牛角、玳瑁、羚羊角、大青叶、板蓝根、银花、连翘等；色不红活：红花等。

5. 麻疹不透

（1）兼风寒表证：紫苏、荆芥、西河柳、胡荽等。

（2）兼咳喘者：麻黄、石膏等。

6. 阳明病

（1）气分实热证：石膏、知母、银花、连翘、芦根、栀子、竹叶、天花粉、大青叶、板蓝根等。

（2）津伤轻或未伤：黄连、黄芩、黄柏、胡黄连等。

7. 肝热目赤

夏枯草、决明子、密蒙花、青葙子、谷精草、龙胆草、车前子、石决明、木贼、熊胆、蝉蜕、薄荷、菊花、桑叶、蒺藜、秦皮、槐花、千里光、夜明砂等。

8. 黄疸

（1）湿热黄疸（阳黄）：茵陈、溪黄草、栀子、大黄、郁金、虎杖、苦参、秦艽、白鲜皮、黄连、黄柏、金钱草、积雪草、地耳草、蒲公英、龙胆草、胡黄连、垂盆草、当药、玉米须、赤小豆等。

（2）寒湿黄疸（阴黄）：附子、桂枝、干姜、姜黄、茵陈、溪黄草、木香、白术、茯苓、猪苓、泽泻、玉米须、赤小豆等。

9. 肝脾肿大

丹参、郁金、生鳖甲、生牡蛎、赤芍、白芍、土鳖虫、鸡内金、三棱、莪术、海藻、昆布等。

10. 疟疾寒热

常山、槟榔、蜀漆、青蒿、马鞭草、仙鹤草、鸦胆子、生首乌、柴胡、黄芩、草果、知母、砒石、雄黄等。

11. 湿热痞满

黄芩、黄连、黄柏、胡黄连、唐松草、栀子、滑石、半夏、厚朴、砂仁、白豆蔻、草豆蔻、陈皮、苍术、藿香、佩兰、石菖蒲、扁豆、槟榔、薏苡仁等。

12. 湿滞伤中

藿香、佩兰、白豆蔻、砂仁、草豆蔻、苍术、厚朴、陈皮、大腹皮、半夏、白术、茯苓、槟榔等。

13. 虚热骨蒸

银柴胡、白薇、秦艽、青蒿、胡黄连、黄柏、丹皮、地骨皮、鳖甲、龟甲、女贞子、石斛、知母、生地、玄参、麦冬、阿胶、北沙参、玉竹、枸杞等。

14. 肺痈吐脓

鱼腥草、桔梗、金荞麦、芦根、薏苡仁、桃仁、败酱草、冬瓜子、金银花、连翘、穿心莲、白毛夏枯草、地耳草等。

15. 肠痈腹痛

蒲公英、败酱草、地榆、瓜蒌、地锦草、红藤、瓜瓣、重楼、冬瓜子、金银花、连翘、穿心莲、紫花地丁、黄芩、黄连、黄柏、唐松草、大黄、芒硝、地耳草、羊蹄、木香、川楝子、槟榔、丹皮、赤芍、三棱、莪术、桃仁等。

16. 乳痈肿痛

蒲公英、紫花地丁、金银花、连翘、漏芦、瓜蒌、牛蒡子、浙贝母、川贝母、夏枯草、玄参、败酱草、野菊花、冬葵子、橘叶、青皮、陈皮、川楝子、穿山甲、赤芍、丹皮、丹参、木通、乳香、没药、白芷、天花粉、皂刺、鹿角等。

17. 咽喉肿痛

金银花、连翘、山豆根、射干、马勃、牛蒡子、玄参、大青叶、薄荷、桔梗、胖大海、生甘草、木蝴蝶、朱砂根、橄榄、金果揽、余甘子、肿节风、丹皮、赤芍、熊胆、牛黄、万年青等。

18. 热毒血痢

白头翁、黄连、黄柏、秦皮、马齿苋、苦参、地榆、唐松草、铁苋、胡黄连、仙鹤草、白芍、地锦草、翻白草等。

19. 疮肿疔毒

（1）清热解毒消肿：蒲公英、紫花地丁、重楼（蚤休）、金银花、连翘、败酱草、白蔹、穿心莲、野菊花、黄柏、黄连、黄芩、天花粉、栀子、大黄、虎杖、升麻、生首乌、朱砂、儿茶等。

（2）化瘀消肿：大黄、穿山甲、乳香、没药、血竭、丹参、赤芍、丹皮、麝香、鹿角、红花、泽兰、川芎、当归等。

（3）兼有表证：荆芥、银花、连翘、白芷、牛蒡子、菊花、防风、升麻等。

（4）排脓透脓：穿山甲、皂刺、天花粉、白芷、冬葵子、木芙蓉叶（围毒聚脓）等。

（5）补虚托疮：生黄芪、当归、党参、熟地、鹿角胶、肉桂等。

（6）外用：雄黄、砒石、铅丹、硼砂、炉甘石、冰片、商陆、全蝎、蜈蚣、升药、松香等。

20. 阴疽内陷

麻黄、肉桂、芥子、鹿角胶、远志、当归、生黄芪、熟地黄等。

21. 疮疡肿毒（血热毒盛，伴有神昏高热抽搐）

水牛角、玳瑁、羚羊角、紫草、钩藤、野菊花等。

22. 瘰疬痰核

夏枯草、连翘、猫爪草、川贝母、浙贝母、玄参、昆布、海藻、红大戟、穿山甲、生首乌、守宫、生牡蛎、海浮石、瓦楞子、麝香、海蛤壳、砒石等。

23. 瘿瘤

夏枯草、海藻、昆布、连翘、浙贝母、川贝母、黄药子、生牡蛎、玄参、海蛤壳等。

24. 痔疮肿痛

地榆、槐角、槐花、升麻、大黄、马兜铃、苦参、黄芩、羊蹄、虎杖、马齿苋、白蔹、拳参、芒硝（外用）等。

25. 斑秃脱发

（1）血虚：制首乌、墨旱莲、女贞子、桑椹、黑芝麻、熟地黄、全当归、白芍、黄精、鹿角胶、紫河车、黄芪、党参等。

（2）血热：侧柏叶、生地、赤芍、丹皮、丹参、玄参、墨旱莲等。

（3）外用：骨碎补、菟丝子、补骨脂、生姜片、斑蝥等。

26. 腹痛

（1）寒疝腹痛：小茴香、干姜、荜茇、荜澄茄、澄茄子、吴茱萸、肉桂、葫芦巴、附子、川乌、草乌、丁香、沉香、乌药、木香、佛手、香橼、青皮、高良姜、槟榔、延胡索、川楝子、荔枝核、山楂核、橘核等。

（2）食积腹痛：山楂、神曲、麦芽、谷芽、稻芽、鸡内金、莱菔子、青皮、陈皮、莪术、枳实、厚朴、大黄、巴豆霜、砂仁、牵牛子、槟榔、建曲、阿魏等。

（3）脘腹冷痛：附子、川乌、肉桂、桂枝、干姜、高良姜、花椒、吴茱萸、荜茇、荜澄茄、澄茄子、小茴香、乌药、砂仁、白豆蔻、草豆蔻、胡椒、白芷等。

（4）蛔虫腹痛：苦楝皮、乌梅、使君子、榧子、鹤虱、芜荑、牵牛子、雷丸、花椒、槟榔、石榴皮等。

27. 寄生虫病

（1）蛲虫病：苦楝皮、百部、使君子、榧子、石榴皮、贯众、牵牛子、吴茱萸、鸦胆子、雷丸、槟榔等。

（2）钩虫病：苦楝皮、百部、使君子、榧子、石榴皮、贯众、牵牛子、吴茱萸、鸦胆子、雷丸、槟榔等。

（3）绦虫病：槟榔、南瓜子、鹤草芽、雷丸、牵牛子、石榴皮等。

（4）脑囊虫病：干漆、穿山甲、雄黄、雷丸等。

28. 风寒湿痹

（1）兼表邪：桂枝、白芷、细辛、防风、羌活、独活、藁本、苍耳子、苍术、秦艽、麻黄、丁公藤、蔓荆子等。

（2）通络：威灵仙、秦艽、海桐皮、海风藤、青风藤、络石藤、寻骨风、徐长卿、鸡血藤、夜交藤、伸筋草、钻地风、老鹳草、穿山龙、桑枝、路路通、八角枫、两面针、蚕沙、木瓜、蚕沙、豨莶草、臭梧桐、蕲蛇、金钱白花蛇、乌梢蛇等。

（3）祛风湿：选以上各药再加防己、松节、闹羊花、片姜黄等。

（4）祛寒湿：草乌、川乌、松节、晚蚕沙、附子、关白附、桂枝、蛇床子、淫羊藿、仙茅、狗脊、艾叶、细辛等。

29. 久痹顽痹

威灵仙、川乌、草乌、蕲蛇、金钱白花蛇、乌梢蛇、细辛、穿山龙、马钱子、闹羊花、八角枫、地龙、全蝎、蜈蚣、八角枫、雷公藤等；兼血瘀，常配活血通络的麝香、穿山甲、乳香、没药、川芎、当归、鸡血藤、夜交藤、丹参等。

30. 热痹关节红肿热痛

秦艽、木通、忍冬藤、络石藤、桑枝、防己、白鲜皮、生牛膝、虎杖、青风藤、丹参、黄柏、苍术、丝瓜络、豨莶草、蔓荆子等；并配凉血活血清热解毒赤芍、丹皮、茜草、丹参、金银花、连翘、蒲公英、熟大黄等。

31. 风湿痹痛兼肝肾不足

桑寄生、杜仲、五加皮、刺五加、续断、狗脊、千年健、狗骨、塞隆骨、巴戟天、淫羊藿、仙茅、牛膝、鹿茸、石楠叶、骨碎补、雪莲花、鹿衔草等。

32. 血虚肢麻拘急

鸡血藤、当归、夜交藤、木瓜、桑寄生、五加皮、刺五加、杜仲、白芍、甘草等。

33. 淋证涩痛（小便黄赤或浑浊不清）

木通、车前子、车前草、滑石、泽泻、萹蓄、瞿麦、石韦、海金砂、金钱草、广金钱草、淡竹叶、小蓟、栀子、芦根、白茅根、鸭跖草、黄柏、龙胆草、苦参、蒲公英、连翘、白薇、半边莲、鱼腥草、通草、梗通草、防己、萆薢、地肤子、土茯苓、生蒲黄、益母草、王不留行、牛膝、川牛膝、土牛膝等；兼肾虚膀胱气化不行常配乌药、澄茄子、荜澄茄、桂枝、茯苓、猪苓、白术、肉桂、附子等。

34. 肝胆或泌尿系结石

金钱草、广金钱草、海金砂、积雪草、郁金、鸡内金、虎杖、猫须草、石韦、玉米须、肾精子、琥珀、芦根、生茜草、木香（肝胆结石）、蝼蛄、冬葵子、乌药（泌尿系结石）等。

35. 水肿

茯苓（平）、茯苓皮（平）、猪苓、泽泻、车前子、桑白皮、冬瓜皮、滑石、木通、川木通、防己、萆薢、益母草、瞿麦、萹蓄、白茅根、金钱草、地肤子、半边莲、椒目、葶苈子、生姜皮、葫芦、赤小豆、蝼蛄、泽漆、冬葵子、大腹皮（微温）、香加皮（温）、五加皮（温）、槟榔（温）等；兼脾虚者常配黄芪、白术、茯苓、薏苡仁等；兼阳虚常配桂枝、附子、肉桂、干姜等。

36. 风水水肿（宣肺行水）

麻黄、浮萍、香薷、桔梗等。

37. 水肿重症（体实）

大黄、甘遂、大戟、芫花、番泻叶、牵牛子、商陆、泽漆、蝼蛄等。

38. 梅毒湿疮

土茯苓、大风子、苦参、白鲜皮、轻粉、升药、水银等。

39. 麻风疮癞

大风子、白鲜皮、苦参、蕲蛇、金钱白花蛇、乌梢蛇、生首乌、皂刺、皂荚等。

40. 水火烫伤

大黄、虎杖、地榆、四季青、紫草、羊蹄、榠木、紫珠草、石榴皮、白及、白矾等。

41. 带下

（1）寒湿带下：乌贼骨、龙骨、苍术、白术、鸡冠花、莲子肉、芡实、萆薢、沙苑子、山药、赤石脂、禹余粮、石榴皮、金樱子等。

（2）湿热带下：椿皮、黄柏（配苍术）、苦参、车前子、白果、芡实、泽泻、土茯苓、地肤子、五倍子、防己、白鲜皮等。

（3）脾肾阳虚带下：鹿茸、鹿角霜、韭菜子、蛇床子、补骨脂、益智仁、沙苑子、艾叶、葫芦巴、阳起石、仙茅、淫羊藿、巴戟天、桑螵蛸、川乌、草乌、附子、肉桂、官桂等。

42. 咳嗽

（1）风寒咳嗽：麻黄、紫苏、苦杏仁、白前、桔梗、细辛、橘红、款冬花、紫菀、百部等。

（2）风热咳嗽：桑叶、菊花、桔梗、芦根、前胡、牛蒡子、胖大海、苦杏仁、穿心莲等。

（3）肺燥咳嗽：知母、桑叶、芦根、天花粉、瓜蒌、川贝母、生地、枇杷叶、南沙参、北沙参、麦冬、天冬、玄参、玉竹、百合、紫菀、款冬花、甜杏仁、山药、枸杞、榧子、黄精、梨皮、甘草、石斛、阿胶、侧柏叶等。

43. 咳喘

（1）寒痰咳喘：麻黄、细辛、干姜、五味子、法半夏、清半夏、远志、桂枝、苦杏仁、白前、桔梗、陈皮、橘红、化橘红、紫菀、款冬花、百部、苏子、芥子、莱菔子、旋覆花、厚朴、制南星、茯苓、桃仁等。

（2）肺热或痰热咳喘：黄芩、石膏、地骨皮、桑白皮、全瓜蒌、瓜蒌皮、瓜蒌仁、川贝母、浙贝母、牛蒡子、射干、芦根、桑叶、鱼腥草、穿心莲、竹沥、竹茹、前胡、葶苈子、枇杷叶、马兜铃、天花粉、车前子、猴枣、枳实、地龙、胆星、紫菀、款冬花、百部、石韦、南沙参、侧柏叶、麻黄+石膏等。

（3）久咳喘促（纳气平喘合收敛肺气）：磁石、补骨脂、胡桃肉、冬虫夏草、蛤蚧、五味子、沉香、肉桂、花椒、硫黄、乌梅、诃子、五倍子、白果、罂粟壳、山药等。

44. 肺痨

（1）咳嗽：川贝母、百部、冬虫夏草、山药、矮地茶、南沙参、北沙参、知母、天冬、麦冬、百合、生地、熟地、黄精、阿胶、款冬花、紫菀、龟甲、玉竹、银耳、哈蟆油等。

（2）咳血：白及、阿胶、三七、紫珠草、仙鹤草、藕节、血余炭、地榆、矮地茶等。

45. 遗精滑精

桑螵蛸、补骨脂、韭菜子、鹿茸、锁阳、山药、金樱子、五味子、葫芦巴、补骨脂、山萸肉、菟丝子、莲须、龙骨、牡蛎、刺猬皮等。

46. 遗尿尿频

益智仁、山药、桑螵蛸、补骨脂、乌药、山萸肉、五味子、菟丝子、沙苑子、覆盆子、金樱子、莲子肉、龙骨、鹿茸、鸡内金、刺猬皮等。

47. 自汗盗汗

麻黄根、浮小麦、五味子、山萸肉、白术、黄芪、糯稻根须、龙骨、煅牡蛎、柏子仁、白芍、酸枣仁等；桑叶治盗汗，黄柏配知母治盗汗，桂枝配白芍治自汗；自汗常配补气固表药，盗汗常配滋阴除蒸药；若体虚大汗淋漓：再加人参、黄芪、山萸肉等。

48. 中气下陷，脏器脱垂

黄芪、白术、人参、党参、升麻、柴胡、枳实（治胃下垂超大量用）、枳壳（治胃下垂超大量用）等。

49. 气虚乏力

人参、党参、太子参、黄芪、白术、刺五加、黄精、西洋参、山药、五味子、扁豆、山萸肉、莲子肉、紫河车、茯苓、炙甘草、蛤蚧、红景天、绞股蓝等。

50. 阳痿宫冷

鹿茸、黄狗肾、紫河车、淫羊藿、仙茅、锁阳、菟丝子、山萸肉、补骨脂、沙苑子、附子、肉桂、肉苁蓉、人参、蛇床子、羊红膻、雄蚕蛾、艾叶（宫冷）等；偏阴虚阳痿用知柏地黄丸之类，湿热下注者三妙丸合知柏地黄丸加减，肝郁者以舒肝为主，脾虚者以健脾为主。

51. 血虚萎黄

熟地黄、当归、制首乌、阿胶、黄明胶、新阿胶、大枣、黄精、白芍、桑椹、鸡血藤、夜交藤、山萸肉、紫河车、枸杞、党参、黄芪、桑寄生、鹿角胶、五味子、黑芝麻等，或加少量肉桂能促进气血生长。

52. 须发早白

（1）血虚精亏：制首乌、墨旱莲、女贞子、黑芝麻、桑椹、熟地黄、全当归、枸杞、覆盆子、楮实等。

（2）血热：侧柏叶、生地、赤芍、丹皮、丹参、茜草、墨旱莲等。

53. 津伤口渴

芦根、天花粉、知母、生石膏、生地、白茅根、荸荠、地骨皮、木瓜、乌梅、生葛根、山药、党参、西洋参、南沙参、北沙参、玄参、麦冬、天冬、玉竹、石斛、五味子、西瓜汁等。

54. 消渴

（1）内热伤津：天花粉、知母、生葛根、生地黄、玄参、石斛、地骨皮、天冬、北沙参、麦冬、百合、女贞子、墨旱莲、玉竹。

（2）气阴两虚：西洋参、山药、黄精、南沙参、五味子、人参配麦冬、生黄芪配天花粉与黄连。

（3）津伤热不盛：乌梅、熟地、山萸肉等。

（4）阴阳两虚：枸杞、菟丝子、覆盆子等。

55. 肠燥便秘

火麻仁、郁李仁、柏子仁、苦杏仁、甜杏仁、瓜蒌仁、核桃仁、黑芝麻、南瓜子、榧子、冬葵子、苏子、决明子、全瓜蒌、瓜蒌仁、冬瓜子、知母、生地、生首乌、玄参、麦冬、天冬、蜂蜜、阿胶、肉苁蓉、当归等。

56. 便秘

（1）热结便秘：大黄、芒硝、番泻叶、芦荟、羊蹄、生首乌、虎杖、甘遂、决明子、牵牛子等。

（2）寒积便秘：大黄、干姜、巴豆等。

57. 热结旁流

大黄、芒硝等。

58. 神志昏迷

（1）寒闭：麝香、安息香、苏合香、蟾酥、樟脑、细辛、石菖蒲、皂荚等。

（2）热闭：麝香、牛黄、冰片、郁金；配水牛角、羚羊角、竹沥水、竹叶卷心、玳瑁、黄连、栀子等。

59. 脚气肿痛、湿疹湿疮

（1）寒湿：苍术、槟榔、吴茱萸、花椒、木瓜、防风、大腹皮、乌贼骨、苍耳子、晚蚕沙、蛇床子等。

（2）湿热：黄柏、苍术、薏苡仁、苦参、黄连、滑石、木通、车前子、唐松草、龙胆草、秦皮、萆薢、地肤子、栀子、防己、白鲜皮、胡黄连、黄芩、土茯苓、椿皮等。

（3）兼血热血瘀：加益母草、赤芍、丹皮、苏木、丹参、虎杖等。

60. 破伤风

防风、蝉蜕、天南星、全蝎、蜈蚣、天麻、僵蚕、禹白附、穿山甲、地龙、蕲蛇、金钱白花蛇、乌梢蛇、荆芥等。

61. 急惊寒热

钩藤、蝉蜕、胆星、天竺黄、蚤休、熊胆、朱砂、牛黄、郁金、青黛、地龙、羚羊角、猴枣、石决明、黄连、僵蚕、礞石、琥珀等。

62. 脾虚慢惊

天麻、乌梢蛇、防风、朱砂、琥珀等。

63. 虚风内动

天麻、白芍、鳖甲、龟甲、玳瑁、生牡蛎、石决明、磁石、钩藤、菊花，以及滋肝肾的阿胶、生地、枸杞、麦冬、玄参等。

64. 肝阳或肝火眩晕

菊花、桑叶、白芍、蒺藜、天麻、夏枯草、钩藤、地龙、赤芍、决明子、石决明、龙胆草、槐花、槐角、生牛膝、川牛膝、芦荟、龟甲、鳖甲、生牡蛎、生龙骨、玳瑁、珍珠母、赭石、磁石、羚羊角等。

65. 失眠多梦

朱砂、磁石、牡蛎、龙骨、龙齿、珍珠、珠母、琥珀、紫石英、紫贝齿、枣仁、柏子仁、龙眼肉、远志、夜交藤、茯神、莲子肉、茯苓、人参、景天三七、五味子、大枣、丹参、小麦、麦门冬、石菖蒲、合欢皮、合欢花、灵芝、百合、小麦、刺五加等。入睡难：加半夏、大量薏苡仁，或夏枯草、大量薏苡仁。

66. 呕吐呃逆

（1）寒凝者：丁香、刀豆、柿蒂、生姜、半夏、姜汁、花椒、高良姜、干姜、灶心土、荜茇、荜澄茄、白豆蔻、砂仁、草豆蔻、沉香、香橼、木香、佛手、旋覆花等。

（2）湿滞者：半夏、吴茱萸、砂仁、白豆蔻、藿香、陈皮、厚朴、苍术、大腹皮、佩兰等。

（3）热蕴者：芦根、竹茹、枇杷叶、黄连、白茅根，或加黄芩、黄连等。

（4）顽固者：旋覆花、赭石、姜汁、丁香等。

67. 寒湿腹泻

白术、苍术、茯苓、炮姜、姜炭、吴茱萸、薤白、花椒、白豆蔻、厚朴、陈皮、砂仁、紫苏、藿香等；并据情选配温里药。

68. 湿热腹泻

黄连、黄芩、黄柏、三颗针、胡黄连、唐松草、秦皮、马齿苋、白头翁、地锦草、苦参、地榆、椿皮、铁苋、生葛根等。

69. 食滞腹泻

焦山楂、焦麦芽、焦神曲、焦槟榔、炒枳壳、姜厚朴、鸡内金、炒莱菔子、砂仁、木香、青皮、陈皮、巴豆霜、建曲、熟大黄等。

70. 水湿腹泻

茯苓、猪苓、泽泻、车前子、滑石、炒白术、炒薏苡仁、大腹皮等。

71. 腹泻

（1）脾虚腹泻：人参、党参、炙黄芪、炒白术、苍术、茯苓、炒扁豆、炒山药、莲子肉、煨葛根、炒薏苡仁、益智仁、芡实等；兼气陷者加柴胡、升麻、煨葛根、枳壳、枳实等；兼气滞者加煨木香、砂仁、白豆蔻、陈皮、丁香等。

（2）阳虚腹泻：补骨脂、五味子、吴茱萸、煨肉豆蔻、沙苑子、益智仁、附子、肉桂、干姜、良姜等。

（3）久泻肠滑：赤石脂、禹余粮、煨肉豆蔻、煨诃子肉、罂粟壳、乌梅肉、五味子、石榴皮、五倍子、椿皮、莲子肉、金樱子、鸡冠花、莲房等。

72. 肝郁胁痛

柴胡、香附、郁金、赤芍、白芍、川楝子、香橼、佛手、枳壳、青皮、枳实、延胡索、丝瓜络、橘络、三棱、莪术、薄荷、五灵脂等；还可加月季花、川芎、乳香、没药等。

73. 胸痹绞痛

瓜蒌、薤白、枳壳、枳实、檀香、降香、丹参、川芎、红花、三七、麝香、延胡索、郁金、桃仁、苏木、琥珀、生山楂、五灵脂、蒲黄、丹皮、赤芍、毛冬青、血竭、泽兰、虎杖、附子、川乌、桂枝、高良姜、苏合香、细辛、安息香、冰片、荜茇、蟾酥、人参、五味子、麦冬、刺五加、红景天等。

74. 血热妄行

栀子、大蓟、小蓟、槐花、槐角、地榆、白茅根、苎麻根、侧柏叶、羊蹄、贯众、茜草、紫珠、鸡冠花、大黄、黄芩、黄连、黄柏、生地黄、赤芍等。

75. 肠风下血

地榆、槐角、槐花、黄芩、防风炭、荆芥炭、苦参、椿皮、刺猬皮、石榴皮、升麻炭、大黄炭、栀子、马兜铃等。

76. 瘀血经闭

桃仁、红花、当归、丹参、川芎、丹皮、赤芍、三七、郁金、益母草、泽兰、苏木、五灵脂、牛膝、川牛膝、土牛膝、茺蔚子、虎杖、土鳖虫、虻虫、水蛭、大黄、生山楂、木通、花蕊石、瞿麦、红藤、生蒲黄、肉桂、麝香等。

77. 癥瘕积聚

丹参、郁金、土鳖虫、三棱、莪术、桃仁、红花、水蛭、赤芍、大黄、射干、丹皮、瞿麦、红藤、鸡血藤、当归、三七、凌霄花、木通、花蕊石、茜草、生蒲黄、麝香等。

78. 产后瘀阻腹痛

桃仁、川芎、当归、益母草、败酱、红藤、泽兰、续断、鸡血藤、三七、苏木、刘寄奴、大黄、肉桂、丹皮、赤芍、瞿麦、红藤、生蒲黄、麝香等。

79. 崩漏下血

乌贼骨、贯众炭、三七、阿胶、荆芥炭、仙鹤草、地榆炭、乌梅炭等；

血热者再加生地黄、赤芍、丹皮、墨旱莲、茜草、地榆、槐花、槐角、黄芩、栀子、白茅根、苎麻根、大蓟、小蓟、侧柏叶、生艾叶等；虚寒者再加附子、肉桂、干姜、炮姜、姜炭、艾叶、山萸肉、藕节炭等。

80. **调补冲任药**

（1）补冲任气阳：人参、鹿茸、巴戟天、紫河车、黄芪、五味子、蛇床子、覆盆子、杜仲、仙茅、淫羊藿、菟丝子、桑寄生、续断、肉苁蓉、鹿衔草、羊红膻等。

（2）补充任精血：鹿角胶、龟甲胶、阿胶、乌骨鸡、枸杞、当归、熟地、黄精、猪蹄、鲫鱼等。

（3）疏调冲任：当归、香附、牛膝、川芎、荔枝核、升麻、川贝母、半夏、柴胡、王不留行、路路通等。

（4）兴冲缩宫：益母草、蒲黄、茜草、枳壳、山楂、贯众、桃仁、红花、马齿苋、吴茱萸、丹参、远志、薏苡仁、姜黄、艾叶、金樱根、川芎、棕榈炭等。

（5）固涩冲任：鹿角霜、补骨脂、乌贼骨、赤石脂、棕榈炭、金樱子、白果、龟甲、牡蛎、龙骨、侧柏叶、桑螵蛸、芡实、莲子肉、山萸肉、五味子、五倍子等。

（6）清冲任：丹皮、黄芩、黄柏、侧柏叶、生地、芍药、马齿苋、栀子等。

（7）温冲任：吴茱萸、炮姜、肉桂、艾叶、花椒、小茴香等。

（8）镇冲降逆：紫苏、陈皮、半夏、砂仁、伏龙肝、竹茹、赭石、旋覆花等。

81. **妊娠恶阻**

（1）寒者：砂仁、藿香、生姜、半夏、灶心土、苏梗、香附、旋覆花、陈皮等。

（2）热者：竹茹、黄芩、枇杷叶、芦根等。

82. **胎动不安**

（1）肝肾亏虚者：桑寄生、续断、菟丝子、阿胶、杜仲等。

（2）血虚胎漏者：桑寄生、阿胶、艾叶、莲房等。

（3）气滞者：砂仁、苏梗、香附等。

（4）脾虚夹湿者：白术等。

（5）胎热或湿热者：苎麻根、竹茹、黄芩等。

83. **乳汁不下或乳少（即通乳作用较明显者）**

穿山甲、王不留行、路路通、漏芦、木通、通草、冬葵子、蒺藜、猪蹄甲等；若为肝郁者需再加柴胡、青皮、香附、橘络等；若为血虚者需再加当归、熟地、炙黄芪、黑芝麻、党参、鸡血藤膏等。

84. **跌打损伤**

川芎、当归、丹参、三棱、莪术、降香、月季花、虎杖、红花、桃仁、鸡血藤、泽兰、益母草、土鳖虫、刘寄奴、北刘寄奴、五灵脂、苏木、水蛭、乳香、没药、血竭、儿茶、大黄、三七、菊三七、景天三七、蒲黄、当归、骨碎补、花蕊石、麝香、冰片、红藤、赤芍、丹皮、天花粉、栀子、马钱子、海风藤等。

85. 筋骨折伤

自然铜、骨碎补、土鳖虫、续断、天花粉、合欢皮、乳香、没药、血竭、儿茶等。

86. 治诸出血证的各类备选止血药

（1）凉血止血：侧柏叶、白及、大蓟、小蓟、墨旱莲、栀子、郁金、大黄、丹参、黄芩、黄柏炭、黄连、桑叶、羊蹄、地榆、蒲黄、马齿苋、拳参、白头翁、马齿苋、白毛夏枯草、铁苋、槐花、槐角、紫珠、生地炭、羊蹄、白茅根、苎麻根、白薇、桑白皮等。

（2）收敛止血：白及、仙鹤草、紫珠、棕榈炭、乌贼骨、藕节炭、禹余粮、明矾、赤石脂、龙骨、石榴皮、乌梅炭、贯众炭、椿皮炭、荆芥炭、百草霜、莲须、蒲黄炭、莲房炭、鸡冠花、山萸肉、五倍子、刺猬皮、儿茶、花生衣等。

（3）化瘀止血：三七、菊三七、景天三七、茜草、生蒲黄、花蕊石、炒灵脂、郁金、血余炭、大黄炭、莲房炭、藕节炭、血竭、骨碎补等。

（4）补虚止血：当归炭、阿胶、鹿角胶、熟地黄、山萸肉、三七、仙鹤草、生地炭、龟甲胶、鳖甲胶、墨旱莲、鹿衔草、白及等。

（5）温经止血：灶心土、艾叶、炮姜、姜炭、当归炭、山萸肉等。

（6）引血下行止血：牛膝、川牛膝、土牛膝等。

（7）升阳止血：荷叶、升麻炭、防风炭等。

（8）降逆止血：煅赭石等。

（9）补气摄血：黄芪等。

附编二　性状影响性能的规律

药物的性状与其性能之间存在着一定的内在联系。对于具体药物而言，性状与性能同源于一个物质基础，性状是药物在自然规律的支配下所生成的固有的外在表现，而性能则是在中医药理论指导下将药物用于人体后机体系列反应的高度概括。从理论上讲，性状的变化在一定程度上反映其物质基础的变化，而物质基础的变化又必然会影响其性能。也就是说，性状能影响性能，性状相近性能相似，性状相异性能相别。一种中药的性状往往有多种，对于不同中药而言，单性状异同者影响其性能的概率较小，多性状异同者影响其性能的概率较大，特别是按照植、动物学分类的分属于各科或属而有多点性状异同的中药更是如此。其次，人为的干预也会影响或改变其性状，从而影响其性能，如炮制、制剂与生产工艺等均能影响或改变药物的性状，进而累及其性能。古今中医药学家在论述中药药性理论和各药的性能特点，以及解释其作用机理时，往往是主以性能，辅以性状。鉴此，为进一步研究性状与性能之关系，特将性状影响性能的规律初步概括如下。

一、植物科属与性能

1. 伞形科类药

多辛温行散，药有羌活、防风、独活、藁本、白芷、胡荽、小茴香、川芎、蛇床子、当归、羊红膻、阿魏等；少数性微寒清泄，药有柴胡、前胡、北沙参、积雪草等。

2. 唇形科类药

多发散或行散，药有荆芥、紫苏、薄荷、香薷、广藿香、泽兰、益母草、茺蔚子、夏枯草、半枝莲、溪黄草、香茶菜、丹参、苏子等。

3. 大戟科类药

多峻下逐水，药有京大戟、甘遂、巴豆、千金子、泽漆、狼毒、蓖麻子、乌桕树根皮等；部分药性寒凉，能清解，药有地锦草、铁苋等；个别甘平，如余甘子等。

4. 玄参科类药

多寒凉清热，药有生地黄（干地黄、鲜地黄）、玄参、胡黄连、北刘寄奴、熟地黄（微温）等。

5. 姜科类药

多辛热温散，属果实种子类的有砂仁、白豆蔻、草豆蔻、草果、红豆蔻、益智仁等；属根茎类的有生姜、姜汁、煨姜、干姜、炮姜、姜炭、良姜、姜黄、莪术、山奈等；少数辛散寒凉，药有生姜皮、郁金等。

6. 百合科类药

多甘寒滋润清热，药有知母、麦冬、天冬、百合、玉竹、黄精、川贝母、浙贝母、蚤休（清热）等；个别苦寒而清热泻下，如芦荟等；或苦寒有毒而涌吐，如藜芦等；或甘平偏凉利湿，如土茯苓等。部分温通，药有薤白、葱白、韭子等。

7. 蓼科类药

多寒凉行散，能清热通肠或兼活血，药有大黄、拳参、羊蹄、虎杖、生何首乌、扁蓄、金荞麦、土大黄、水红花子、夜交藤（平稍偏凉）等。

8. 芸香科类药

果实多辛温香燥行散，药有陈皮、橘红、青皮、佛手、香橼、化橘红、川椒、吴茱萸等；少数寒凉，药有枳实、枳壳、椒目等；根皮、茎皮、根则多寒凉而清燥，药有白鲜皮、黄柏、两面针等。

9. 天南星科类药

多性燥而化痰祛湿，药有半夏、天南星、禹白附、石菖蒲、千年健、胆星（苦寒）等。

10. 五加科类药

多甘补，能补虚强壮，药有人参、西洋参、刺五加、五加皮、三七、竹节参、太子参（古）、珠子参等；个别平而偏凉，如通草等。

11. 罂粟科类药

多辛温而镇痛，药有延胡索、罂粟壳、夏天无、白屈菜等。

12. 樟科类药

多辛热散寒，药有桂枝、官桂、肉桂、桂心、桂丁香（肉桂子）、乌药、澄茄子、樟脑、阴香等。

13. 龙胆科类药

多苦寒清利而燥，能清热燥湿利胆，药有龙胆草、秦艽、当药、青鱼胆等。

14. 胡椒科类药

多辛热散寒，药有胡椒、荜茇、荜澄茄、海风藤等。

15. 石竹科类药

多寒凉清热，药有瞿麦、银柴胡、太子参（今）、王不留行（平偏凉）等。

16. 茄科类药

（1）曼陀罗属类药多辛温而止痛，药有洋金花、曼陀罗子等；莨菪属多止痛，药有莨菪、三分三、马尿泡等。

（2）枸杞属类药多养阴，药有枸杞（平补阴阳）、地骨皮（清热益阴）等。

17. 毛茛科类药

一部分性寒凉而能清热，药有升麻、黄连、赤芍、丹皮、白芍、唐松草、白头翁、川木通等；一部分味辛性温热，能温散，药有附子、乌头、草乌、天雄、侧子、关白附、威灵仙、毛茛（外）、石龙芮（外）、猫爪草（平）等。

18. 禾本科类药

茎、叶、根多清热，药有竹叶、淡竹叶、竹叶卷心、竹沥、天竺黄、竹茹、芦根、玉米须、白茅根、糯稻根须等；果实多性凉兼补虚，药有小麦、浮小麦、麦芽、谷（粟）芽、稻芽、粳米、薏苡仁、秫米等。

19. 桑科类药

性多寒凉而能清热，药有桑叶、桑白皮、桑枝（平而偏凉）等；果实多性平补虚，药如桑椹、楮实、火麻仁、无花果等。

20. 葫芦科类药

性多寒凉而能清热，药有冬瓜皮、冬瓜子、瓜蒌、瓜蒌皮、瓜蒌子、天花粉、绞股蓝、瓜蒂、丝瓜络（平偏凉）等；少数平而不偏，药有葫芦、南瓜子等；个别温，如木鳖子等。

21. 景天科类药

多寒凉能清热，药有垂盆草、景天三七、红景天（平而偏凉）等。

22. 茜草科类药

性多寒凉，能清热或凉血，药有栀子、白花蛇舌草、红大戟、茜草、钩藤等；个别温补，如巴戟天等。

23. 豆科类药

种子或果皮多甘凉，有的能补虚解毒，药有豆豉、决明子、绿豆、赤小豆、稆豆衣、扁豆、扁豆衣、大豆、花生衣等；少数温补而降或祛痰，如补骨脂、沙苑子、葫芦巴、刀豆、皂角等；根茎或根性多寒凉而清热，药有葛根、苦参、山豆根、生甘草等；个别温补，药有黄芪等；干皮、藤茎、心材多行散，药有海桐皮、鸡血藤、苏木、降香、合欢皮等；叶或全草或煎膏多性寒凉而清热，药有番泻叶、广金钱草、儿茶等。

24. 菊科类药

多性寒凉而清热，药有苍耳草、牛蒡子、菊花、野菊花、蒲公英、漏芦、青蒿、千里光、豨莶草、茵陈蒿、大蓟、小蓟、槐花、槐角、菊三七、金沸草、墨旱莲、佩兰（平偏凉）等；部分性温或偏温，药有苍耳子、苍术、雪莲花、木香、艾叶、红花、旋覆花、紫菀、款冬花、白术等；个别平而杀虫，药有鹤虱等。

25. 马鞭草科类药

多寒凉而能清解，药有蔓荆子、紫珠、马鞭草等。

26. 木樨科类药

多寒凉而清热，药有连翘、秦皮、女贞子等。

27. 防己科类药

多寒凉而清热，药有北豆根、防己、金果榄、青风藤等。

28. 苦木科类药

多苦寒，能清热解毒燥湿，药有苦木、鸦胆子、椿皮等。

29. 马兜铃科类药

多有毒，药有细辛、青木香、马兜铃、关木通、广防己、天仙藤、寻骨风（毒较小）等。

30. 薯蓣科类药

多性平或平偏凉，药有穿山龙、萆薢、黄药子、山药等。

31. 桔梗科类药

多性平或平偏凉，药有桔梗、半边莲、南沙参、党参等。

32. 蔷薇科类药

果实（肉）多甘而生津，药有山楂、梨、桃、苹果、杏、木瓜、乌梅、李肉、郁李肉、欧李肉、海棠果、覆盆子（温补涩敛）、金樱子（平而酸涩）等；种子多油润，能润肠，药有郁李仁、杏仁、桃仁等；花多芳香行散，药有玫瑰花、绿萼梅、月季花等；个别性平能涩敛解毒杀虫，药有仙鹤草（全草）、鹤草芽（根芽）等；个别清降化痰，药有枇杷叶等。

33. 苋科类药

性多寒凉，能清热凉血，药有青葙子、鸡冠花、牛膝、川牛膝、土牛膝等。

34. 莎草科类药

多行散，药有香附、三棱等；个别微寒能清热化痰生津，药有荸荠等。

35. 十字花科类药

性多行散，药有莱菔子、芥子、葶苈子、白萝卜、薤菜等。

36. 楝科类药

多苦寒杀虫，药有川楝子、苦楝皮、苦楝子、香椿皮等。

二、植物类药的药用部位与性能

1. 树脂类药

多行散活血，药有血竭、乳香、没药、干漆、琥珀（树脂化石）等。

2. 类树脂类药

多行散活血或消肿，药有松香、冰片、苏合香、沉香、安息香、儿茶、芦荟等。

3. 藤类药

多行散而通经络，药有海风藤、石楠藤、丁公藤、青风藤、雷公藤、络石藤、忍冬藤、大血藤（红藤）、鸡血藤、夜交藤、木通、鸡矢藤、天仙藤等。

4. 木材心类药

多行散，药有苏木、沉香、降香、檀香等。

5. 枝类药

多走肢臂，药有桂枝、桑枝等。

6. 梗类药

多走宽胸理气，药有苏梗、荷梗、薄荷梗、藿梗等。

7. 叶类药

多质轻而发散，药有苏叶、薄荷叶、桑叶、藿香叶、香薷叶、竹叶等。

8. 花类药

多芳香行散，药有菊花、金银花、野菊花、厚朴花、玫瑰花、月季花、梅花、红花、合欢花、旋覆花（降中有散）、款冬花、西红花等。

9. 皮类药

多利水，药有生姜皮、桑白皮、五加皮、香加皮、大腹皮、冬瓜皮、茯苓皮、葫芦等。

10. 种子、果仁药

多润燥，药有火麻仁、郁李仁、牛蒡子、苏子、苦杏仁、甜杏仁、桃仁、柏子仁、松子仁、南瓜子、瓜蒌仁、核桃仁、黑芝麻、冬瓜子、榧子、使君子、桑椹、菟丝子、女贞子、枸杞、决明子、冬葵子、酸枣仁等。

11. 滋膏类药

多补虚润燥，药有蜂蜜、饴糖、复方鸡血藤膏等。

12. 海中植物类药

多化痰软坚，药有海藻、昆布、海带、紫菜等。

三、动物类药的性状与性能

1. 虫类药

多搜剔走窜或行散，一部分能息风止痉、通络搜风，药有全蝎、蜈蚣、蕲蛇、乌梢蛇、金钱白花蛇、地龙、僵蚕、穿山甲、蝉蜕、蛇蜕、守宫等；一部分能活血化瘀，药有穿山甲、水蛭、虻虫、土鳖虫、九香虫、刺猬皮、蝮蛇毒（包括其他蛇的蛇毒）；个别能利尿通淋排石，药有蝼蛄等。

2. 胆类药

多性凉清化，药有牛黄、熊胆、猪胆粉（汁）、羊胆汁、鸡胆汁、蛇胆汁等。

3. 胶类药

多止血，药有阿胶、鹿角胶、鳖甲胶、龟甲胶、黄明胶、新阿胶、血余胶（血余熬制而成）等。

4. 含激素的动物药

多助阳，药有鹿茸、黄狗肾、海狗肾、海龙、海马、雄蚕蛾、紫河车、脐带、公鸡殖、驴鞭、鹿鞭、桑螵蛸等；个别益阴，药有哈蟆油等。

5. 贝壳类药

质重生用多滋阴、平肝潜阳或镇惊安神，药有生牡蛎、龟甲、鳖甲、石决明、珍珠母、珍珠、玳瑁、紫贝齿等；煅用多收敛、制酸，药有煅牡蛎、煅龙骨、煅海蛤壳、煅瓦楞子、炒乌贼骨等。

6. 海中贝壳动物类药

多化痰软坚，药有海蛤壳、海浮石（火山岩或骨突胎虫的骨骼）、牡蛎、瓦楞子等。

四、矿物类药的性状与性能

1. 金石类药

质重多平肝潜阳、镇惊安神，药有磁石、赭石、礞石、朱砂、铅丹、铁落、紫石英等。

2. 化石类药

多质重，能安神，药有龙骨、龙齿、琥珀等。

3. 矿石类药

煅后多收敛，药有煅石膏、煅石灰、枯矾、煅炉甘石等。

4. 硫酸盐类药

多泻下或清热，药有芒硝、玄明粉、西瓜霜、朴硝、硫酸镁、明矾、胆矾、皂矾、石膏、红石膏等。

5. 含钙的药

生用、煅用性能相异，生用性多寒凉而清热，药有石膏、寒水石、牡蛎、瓦楞子、海蛤壳、珍珠母、龙骨（平）、乌贼骨（平）等；煅或炒用后，寒凉性减而性燥，能收敛制酸，药有石膏、寒水石、牡蛎、石决明、瓦楞子、海蛤壳、珍珠母、龙骨（平）、乌贼骨（平）等。

6. 含砷的药

大多性热毒烈，药有砒石、砒霜、雄黄、雌黄、礜石等；另有红石膏（含少量砷）、赭石（含少量砷）等。

7. 含硫的药

或杀虫，药有硫黄、雄黄、雌黄等；或重镇散血，药有朱砂、自然铜等。

8. 含汞的药

多毒烈而力强，药有朱砂、水银、轻粉、升药（性热）等。

9. 含铁的药

多质重，药有磁石、赭石、禹余粮、皂矾、自然铜等。

10. 含铅的药

多有毒，能攻毒收敛，药有铅丹、密陀僧等。

11. 含铝的药

多酸涩收敛，药有白矾、赤石脂等。

12. 含二氧化硅的药

有白石英、海浮石（火山岩）、赤石脂（硅酸铝）等。

13. 含硼的药

甘咸凉清，能清解消肿，药有硼砂等。

14. 含锌的药

甘平燥敛，能解毒收湿，药有炉甘石等。

15. 含氟的药

甘温镇降，能镇心温肾，药有紫石英等。

16. 含石棉的药

温补有毒，能温肾壮阳，药有阳起石等。

此外，药物的色泽与归经似有联系，色白者能入肺经，药有桑白皮、白及等；色赤者能入心经，药有丹参、朱砂、血竭、琥珀等；色黑者能入肾，药有黑大豆、黑芝麻、墨旱莲、胡黄连、玄参、熟地黄等。

药 名 索 引

（本索引的词条，包括药物的正名、别名及首载本草的原名）

临床 **中药学** 备要

临床
中药学
备要